幽门螺杆菌感染
诊疗指南 第3版

胡伏莲 主编

人民卫生出版社
·北京·

图书在版编目（CIP）数据

幽门螺杆菌感染诊疗指南 / 胡伏莲主编 . -- 3 版 . 北京 ： 人民卫生出版社，2025. 6. -- ISBN 978-7-117 -38034-8

Ⅰ. R573.6-62

中国国家版本馆 CIP 数据核字第 2025ZF4400 号

人卫智网	www.ipmph.com	医学教育、学术、考试、健康，购书智慧智能综合服务平台
人卫官网	www.pmph.com	人卫官方资讯发布平台

幽门螺杆菌感染诊疗指南

Youmen Luoganjun Ganran Zhenliao Zhinan

第 3 版

主　　编：胡伏莲

出版发行：人民卫生出版社（中继线 010-59780011）

地　　址：北京市朝阳区潘家园南里 19 号

邮　　编：100021

E - mail：pmph @ pmph.com

购书热线：010-59787592　010-59787584　010-65264830

印　　刷：三河市宏达印刷有限公司

经　　销：新华书店

开　　本：787×1092　1/32　　印张：21.5

字　　数：390 千字

版　　次：2006 年 1 月第 1 版　　2025 年 6 月第 3 版

印　　次：2025 年 8 月第 1 次印刷

标准书号：ISBN 978-7-117-38034-8

定　　价：79.00 元

主　　编　胡伏莲

常务编委（按姓氏笔画排序）
王蔚虹　成　虹　刘文忠　刘芳勋　杨桂彬
张万岱　张建中　郜恒骏　高　文

编　　者（按姓氏笔画排序）
丁松泽　教授　河南省人民医院
王江滨　教授　吉林大学中日联谊医院
王昱洁　博士　北京清华长庚医院
王蔚虹　教授　北京大学第一医院
白　杨　教授　南方医科大学南方医院
冯桂建　教授　北京大学人民医院
冯　硕　博士　中国中医科学院广安门医院
成　虹　教授　北京大学第一医院
吕有勇　教授　北京大学肿瘤医院
危伊萍　博士　北京大学口腔医院
刘文忠　教授　上海交通大学医学院附属仁济医院
刘芳勋　博士　北京大学国际医院
刘思德　教授　南方医科大学南方医院

许树长　博士　中国幽门螺杆菌分子医学中心

牟方宏　教授　航天中心医院

纪开宇　副教授　北京济爱医疗

李　红　教授　四川大学华西医院

李　江　主管技师　北京大学第一医院

李晓宇　教授　航天中心医院

杨亚田　博士　中国幽门螺杆菌分子医学中心

杨桂彬　教授　航天中心医院

吴霞宇　博士　首都医科大学附属北京中医医院

张万岱　教授　南方医科大学南方医院

张庄宜　博士　北京大学第三医院

张声生　教授　首都医科大学附属北京中医医院

张学智　教授　北京大学第一医院

张建中　研究员　中国疾病预防控制中心传染病
　　　　　　　　预防控制所

张晋东　博士　北京大学第三医院

陈　羽　教授　南方医科大学第七附属医院

陈　烨　教授　南方医科大学深圳医院

林舒晔　博士　北京大学肿瘤医院

金　哲　博士　北京大学第一医院

周　强　博士　首都医科大学附属北京中医医院
郑小丽　副教授　北京医院
郑鹏远　教授　郑州大学第五附属医院
赵文芳　博士　中南大学湘雅三医院
胡文杰　教授　北京大学口腔医院
胡伏莲　教授　北京大学第一医院
胡品津　教授　中山大学附属第一医院
钟子劭　博士　中国幽门螺杆菌分子医学中心
郜恒骏　教授　同济大学医学院消化疾病研究所
段丽萍　教授　北京大学第三医院
宫雅楠　教授　中国疾病预防控制中心传染病预防
　　　　　　　控制所
姚永莉　教授　南方医科大学南方医院
姚　晨　教授　北京大学第一医院
徐灿霞　教授　中南大学湘雅三医院
高　文　教授　北京大学第一医院
唐小琼　博士　四川大学华西医院
黄　煌　博士　郑州大学第五附属医院
崔梅花　教授　航天中心医院
董欣红　副教授　北京大学第一医院

董锦沛　博士　北京大学第一医院

韩　英　教授　中国人民解放军总医院第七医学中心

樊代明　院士　西京医院

滕贵根　博士　北京大学第一医院

序

人类对幽门螺杆菌的观察已近130年，特别是对其分离成功并与人类若干胃肠病包括胃肿瘤相关联也已有40多年历史。在此期间，无论是基础研究，还是临床诊疗都取得了革命性进展和划时代成果。从一种细菌铸成如此之大的医学成就，从古至今在世界上也屈指可数。

然而，幽门螺杆菌的故事还没讲完，仍将继续。现今最需回答的问题有三个。

一是世界怎么办？我们需要对世界相关文献进行全面评估，深度分析，从而整合成全人类对幽门螺杆菌的最新认识，这个工作要全面。

二是中国怎么办？我们需要对中国相关状况进行全面评估，深度分析，从而整合成全中国对幽门螺杆菌的最新看法，这个工作要加强。

三是将来怎么办？我们需要对未来幽门螺杆菌与人类健康相关走向进行全面展望，深度分析，从而整合出医学界对幽门螺杆菌的防治战略。这个工作要切实。

上述三个问题既要考虑到幽门螺杆菌对人体的危害性，也要考虑到幽门螺杆菌对人类的有用性，世界上一切事物都具有双面性，也许恨得多切，爱得就有多深。

胡伏莲教授是我国幽门螺杆菌基础研究和临床诊治领域的开拓者和权威。她几乎将职业生涯后半的全部时间和精力都献给了幽门螺杆菌及其相关疾病的预防诊治。她曾对前两版《幽门螺杆菌感染诊疗指南》做出重要贡献，这次再次担纲修订第 3 版，既是学界人心所向，又是她本人力所能及。我相信，全国同道在她的领导和指导下，一定会迎来一个新的里程碑。

从 2006 年第 1 版到 2013 年第 2 版是 7 年，从 2013 年第 2 版到 2023 年第 3 版是 10 年时间。10 年磨一剑，10 年铸一剑，剑指世界，剑指中国，剑指未来。剑到之处，一定会切磋成良玉，相击出灵光。是为序。

樊代明

中国工程院院士

美国医学科学院外籍院士

法国医学科学院外籍院士

2024 年 10 月 1 日

前 言

《幽门螺杆菌感染诊疗指南》于 2006 年问世，至 2013 年第 2 版修订。承蒙广大读者厚爱，使其在临床、教学和科研三大领域中得到广泛应用，我们备受鼓舞。

随着对幽门螺杆菌（*Helicobacter pylori*，以下简称 *H. pylori*）感染的基础和临床研究不断深入，人们对 *H. pylori* 的诊断和治疗又有了新认识和新见解，从而又达成了新的共识。在 *H. pylori* 的处理中，还存在某些需要继续深入研究和探索的热点问题。鉴于《幽门螺杆菌感染诊疗指南》第 2 版出版已 10 年有余，所以亟须对《幽门螺杆菌感染诊疗指南》进行第 3 版修订。

《幽门螺杆菌感染诊疗指南》第 3 版共九章，内容包括：*H. pylori* 研究回眸与展望，*H. pylori* 感染的流行病学，*H. pylori* 感染与临床疾病及其诊断和治疗，*H. pylori* 感染处理中的热点问题，*H. pylori* 感染治疗的中医认识与策略，*H. pylori* 处理的国内外共识及重要参考文献分类速查。

第 3 版《幽门螺杆菌感染诊疗指南》不仅在第 2 版基础上进行了更新，还新增了第七章至第九章内容。其中，第七章 *H. pylori* 研究中的热点问题和需要继续探索的问题，这也是临床医生最感兴趣的课题；第八章介绍了 *H. pylori* 感染治疗的中医认识与策略；第九章对 *H. pylori* 处理的国内外共识及重要参考文献作了分类速查。

指南的推出不仅是为了增添某些新共识，更重要的是将当前对 *H. pylori* 研究的热点问题及新观点和新进展呈现给大家。时间在前进，医学在发展。*H. pylori* 学者回眸过去、呈现现在、展望未来，体现了他们对待科学的严谨态度。在 *H. pylori* 研究的征途上，他们经历了认识—实践—再认识—再实践的过程，从而逐步达到或接近科学本质。

H. pylori 的发现是人们对某些上胃肠道疾病重新认识和处理的里程碑，也是人们对 *H. pylori* 相关疾病在病因学和治疗学上重新认识的一场革命。自1982 年 *H. pylori* 被分离至今已 40 余年，从基础到临床研究都得到了长足发展，成就"辉煌"。但实际上，人们对 *H. pylori* 的"本性"并未完全明了。对某些问题的认识尚处在"未识庐山真面目"的阶段。为什么一种细菌会引起一系列临床疾病？尤其是一些负相关疾病机制尚未完全明了。*H. pylori* 的

"两面性"也引发了学术界的不同声音。*H. pylori* 与胃癌和食管腺癌关系复杂,至今尚未完全阐明。*H. pylori* 感染在治疗上也很棘手。如何提高 *H. pylori* 根除率?如何合理应用抗生素?如何实现 *H. pylori* 精准诊断和精准治疗?如何从整合医学角度诠释和处理与 *H. pylori* 感染相关问题?这些都是当前 *H. pylori* 研究中有待解决的焦点问题。

H. pylori 治疗存在地区差异和人群差异。国外共识只能借鉴,不能照搬。临床医生对 *H. pylori* 的认识程度有可能存在差异,以致处理上有可能出现某些不合理。《幽门螺杆菌感染诊疗指南》仅能给广大临床医生指出一个方向,而面对患者,则仍然需要根据具体情况进行个体化处理。

作为指南,本书具有权威性和实用性,内容上图文并茂、简明扼要、重点突出、条理分明、层次清楚;装帧设计上选用手册的形式,便于临床医生随身携带和查阅。

本次修订工作凝聚了从事 *H. pylori* 研究的学者和消化病学专家的共同心血,在此表示衷心感谢!

特别要感谢我国著名消化病学家，中国工程院院士樊代明对本书的精心指导和作序。

本书若有疏漏之处，恳请同道们指正。

胡伏莲

2024 年 10 月 1 日

目　录

第一章　幽门螺杆菌研究回眸与展望…………… 1

第一节　幽门螺杆菌的发现史 …………………… 1

第二节　幽门螺杆菌的命名史 …………………… 5

第三节　幽门螺杆菌的研究史及研究展望 ……… 8

　一、幽门螺杆菌的发现是对上胃肠道疾病

　　　重新认识的里程碑 …………………… 8

　二、中国幽门螺杆菌学组的创立和壮大 …… 9

　三、中国幽门螺杆菌学者的科研合作和共识

　　　发布 …………………………………… 11

　四、幽门螺杆菌的研究展望 ………………… 12

第二章　幽门螺杆菌感染的流行病学…………15

第一节　自然人群中幽门螺杆菌感染特点 …… 15

　一、自然人群中幽门螺杆菌感染特点 …… 15

　二、幽门螺杆菌生物流行病学特点 ……… 16

第二节　中国自然人群中幽门螺杆菌流行病学

　　　　调查 ………………………………… 17

　一、中国自然人群中幽门螺杆菌感染状况 … 17

　二、幽门螺杆菌感染的影响因素 ………… 18

　三、目前幽门螺杆菌感染率呈下降趋势 … 19

第三节　幽门螺杆菌传播途径 ………………… 21

　一、动物的螺杆菌感染 …………………… 21

二、幽门螺杆菌传播的家庭聚集性 ………… 21

三、幽门螺杆菌通过粪-口传播 …………… 22

四、幽门螺杆菌通过口-口和胃-口传播…… 23

五、幽门螺杆菌通过医源性传播 ………… 23

六、幽门螺杆菌感染的防治 ……………… 24

第三章　幽门螺杆菌致病机制研究……………**29**

第一节　幽门螺杆菌的致病机制 …………… 29

一、幽门螺杆菌在胃部定植 ……………… 29

二、幽门螺杆菌毒素及Ⅳ型分泌系统 …… 32

三、免疫逃逸机制和宿主细胞的失调 …… 35

四、DNA损伤和端粒长度 ………………… 37

五、幽门螺杆菌感染与自噬 ……………… 38

六、miRNA和宿主细胞的失调 …………… 39

第二节　幽门螺杆菌致病因子与胃黏膜屏障损伤 … 43

一、正常胃及十二指肠黏膜屏障的保护

作用 ……………………………………… 44

二、幽门螺杆菌致病因子及其对胃黏膜的

损伤 ……………………………………… 46

三、对抗 *H. pylori* 黏附机制和保护胃黏膜是

治疗 *H. pylori* 感染的新思路 ………… 52

第三节　幽门螺杆菌黏附素及其受体 ……… 57

一、幽门螺杆菌重要黏附素及其受体 …… 57

二、黏附素在幽门螺杆菌致病机制中的核心

作用 ……………………………………… 61

三、展望 ……………………………………… 63

第四章　幽门螺杆菌与上胃肠道疾病…………**67**

第一节　幽门螺杆菌与慢性胃炎 …………… 68

第二节　幽门螺杆菌与消化性溃疡 …………… 70

　一、幽门螺杆菌发病机制现代理念 ………… 70

　二、从整合医学角度认识治疗消化性溃疡的

　　　基本原则和策略 ……………………… 73

第三节　幽门螺杆菌与胃癌 …………………… 75

第四节　幽门螺杆菌与胃黏膜相关淋巴样组织

　　　　淋巴瘤 ………………………………… 81

第五节　幽门螺杆菌与消化不良 …………… 87

　一、消化不良基本概念中的误区 ………… 88

　二、幽门螺杆菌胃炎本质 ………………… 90

　三、幽门螺杆菌胃炎是部分患者消化不良的

　　　原因 ……………………………………… 91

　四、幽门螺杆菌相关消化不良是一种独特的

　　　疾病实体 ………………………………… 92

　五、相关共识及指南的推荐 ……………… 94

　六、如何实施"根除幽门螺杆菌作为消化不良

　　　处理的一线治疗" ……………………… 94

　七、结语 …………………………………… 96

第六节　幽门螺杆菌与胃食管反流病 ……… 98

　一、幽门螺杆菌对胃食管反流病的保护作用

　　　研究 ……………………………………… 99

　二、幽门螺杆菌在胃食管反流病中可能的

　　　致病机制 …………………………… 100

　三、幽门螺杆菌对胃食管反流病治疗的

　　　影响 ………………………………… 101

四、从整合医学角度认识和处理幽门螺杆菌
与胃食管反流病 ………… 104
第七节 幽门螺杆菌与非甾体类药物 ………… 109

第五章 幽门螺杆菌与上胃肠道外疾病………… 117
第一节 概述 ………… 117
第二节 幽门螺杆菌与心脑血管疾病 ………… 123
一、冠状动脉粥样硬化性心脏病 ………… 124
二、心律失常 ………… 128
三、缺血性脑卒中 ………… 128
四、帕金森病 ………… 129
五、偏头痛 ………… 130
六、阿尔茨海默病 ………… 131
七、展望 ………… 133
第三节 幽门螺杆菌与血液疾病 ………… 137
一、幽门螺杆菌感染与原发性免疫性血小板
减少症 ………… 138
二、幽门螺杆菌感染与缺铁性贫血 ………… 141
三、幽门螺杆菌感染与其他血液系统
疾病 ………… 143
第四节 幽门螺杆菌与皮肤疾病 ………… 148
一、慢性荨麻疹 ………… 148
二、酒渣鼻 ………… 151
三、银屑病 ………… 152
四、其他皮肤疾病 ………… 152
五、结语 ………… 153

第五节　幽门螺杆菌与呼吸系统疾病 ………… 156

一、幽门螺杆菌感染与慢性阻塞性肺
疾病 ……………………………… 157

二、幽门螺杆菌感染与肺结核 ………… 160

三、幽门螺杆菌感染与肺癌 …………… 162

四、幽门螺杆菌感染与支气管扩张 …… 164

五、幽门螺杆菌感染与支气管哮喘 …… 164

第六节　口腔中幽门螺杆菌与口腔病变及胃内
病变 …………………………………… 171

一、口腔中幽门螺杆菌的检测 ………… 171

二、口腔中幽门螺杆菌的定植 ………… 172

三、口腔中幽门螺杆菌与胃内病变 …… 173

四、口腔中幽门螺杆菌与口腔病变 …… 174

五、小结 ………………………………… 176

第六章　幽门螺杆菌诊断技术 ……………… 180

第一节　幽门螺杆菌感染常用诊断技术 …… 180

一、幽门螺杆菌感染诊断方法概述 …… 180

二、侵入性检查 ………………………… 181

三、非侵入性检查 ……………………… 187

四、分子生物学检测 …………………… 195

五、结语 ………………………………… 198

第二节　幽门螺杆菌感染诊断和抗菌药物敏感性
检测常用技术 ………………………… 200

一、幽门螺杆菌感染诊断和抗菌药物敏感性
检测常用技术介绍 ……………… 200

二、诊断技术发展需求 ………………… 201

第三节　幽门螺杆菌感染检测方法评价与诊断
　　　　标准 …………………………………… 207

一、幽门螺杆菌感染主要检测方法 ……… 207

二、幽门螺杆菌感染主要检测方法的
　　评价 …………………………………… 208

三、幽门螺杆菌感染的诊断标准 ………… 227

四、幽门螺杆菌根除疗效判断 …………… 228

第四节　幽门螺杆菌菌株分型及其临床意义 … 233

一、幽门螺杆菌分型研究的发展历史 …… 234

二、幽门螺杆菌抗体分型方法及其临床
　　意义 …………………………………… 238

三、幽门螺杆菌基因分型方法及临床
　　意义 …………………………………… 240

第五节　幽门螺杆菌耐药基因研究与应用
　　　　现状 …………………………………… 251

一、幽门螺杆菌耐药分子机制 …………… 251

二、幽门螺杆菌耐药基因型与表型 ……… 256

三、突变检测技术 ………………………… 257

四、展望 …………………………………… 259

第六节　幽门螺杆菌个性化诊疗分子检测临床
　　　　策略 …………………………………… 264

一、幽门螺杆菌个性化诊疗重要性 ……… 264

二、幽门螺杆菌个性化诊疗中的检测内容
　　与方法 ………………………………… 266

三、幽门螺杆菌个性化诊疗分子检测的
　　处理流程 ……………………………… 269

第七节　幽门螺杆菌诊断方法的展望 ………… 279

一、对幽门螺杆菌诊断方法的需求改变 … 279

二、相关技术的发展及诊断方法展望 … 281

第七章　幽门螺杆菌感染治疗及其耐药研究… 285

第一节　幽门螺杆菌感染治疗常用药物及其
　　　　临床应用 ………………… 285

一、了解抗生素的特点有利于合理制订
　　治疗方案 ……………… 286

二、地区细菌对抗生素耐药情况影响治疗
　　方案选择及其疗效 ………… 298

三、合理选择抗生素组合对提高疗效具有
　　重要意义 ………………… 299

四、抑酸剂的应用对根除疗效的影响 …… 300

五、铋剂的应用 ………………… 301

六、益生菌在治疗中的应用 ………… 302

七、中医药在治疗中的临床应用 ……… 303

八、治疗时机的选择 ……………… 303

第二节　幽门螺杆菌感染治疗中细菌耐药性及
　　　　治疗失败原因分析 ………… 306

一、幽门螺杆菌对抗生素的耐药状况及
　　机制 …………………… 306

二、幽门螺杆菌根除治疗失败原因分析 … 311

第三节　幽门螺杆菌混合感染和耐药 ……… 328

第四节　幽门螺杆菌多重耐药研究进展 ……… 336

一、概述 ……………………… 336

二、幽门螺杆菌发生多重耐药的主要机制 … 337

三、 诱导幽门螺杆菌发生多重耐药的主要
原因 ……………………………………… 341

四、 挑战与展望 ………………………………… 342

第五节 特殊幽门螺杆菌感染者根除治疗的
获益与风险 ……………………………… 348

一、 概述 ………………………………………… 348

二、 老年幽门螺杆菌感染者根除治疗的
获益与风险 ……………………………… 349

三、 儿童幽门螺杆菌感染不同于成人的
临床特征及抗生素应用问题 …………… 353

四、 结语 ………………………………………… 355

第六节 关注幽门螺杆菌治疗中抗生素合理
应用与研究进展 ………………………… 360

一、 幽门螺杆菌感染治疗中合理应用
抗生素的重要性 ………………………… 360

二、 处理好"共识"与"个体化治疗"的
关系是合理应用抗生素的前提 ……… 361

三、 掌控药物"疗效"与"安全性"是
幽门螺杆菌治疗成功的关键 ………… 362

四、 目前抗生素应用中主要问题 ………… 364

五、 避免或降低抗幽门螺杆菌耐药性策略 … 365

六、 从"整合医学"角度处理 *H. pylori* 感染
是合理应用抗生素的重要举措 ……… 366

第七节 "幽门螺杆菌精准治疗"研究现状与
展望 ……………………………………… 370

一、 基于幽门螺杆菌抗生素敏感性检测
指导精准治疗 …………………………… 372

二、基于宿主 *CYP2C19* 基因多态性指导
精准治疗 ································· 374

三、基于 *H. pylori* 球形变指导精准治疗 ··· 376

四、患者教育管理 ······················· 377

五、适合我国国情的幽门螺杆菌精准诊疗
路径 ································· 378

六、展望 ······························· 380

**第八章　幽门螺杆菌感染处理和研究中热点
问题** ······························· **386**

第一节　从整合医学角度诠释"难治性幽门
螺杆菌感染"处理原则和策略 ······· 386

一、概述 ······························· 386

二、幽门螺杆菌治疗现状与挑战 ··········· 386

三、共识治疗与个体化治疗 ··············· 387

四、难治性幽门螺杆菌感染的治疗原则和
策略 ································· 388

五、幽门螺杆菌治疗新路径 ··············· 391

六、结语 ······························· 392

第二节　中国幽门螺杆菌耐药地图及其意义 ······· 396

一、概述 ······························· 396

二、中国幽门螺杆菌抗生素耐药地图的
构建背景 ····························· 396

三、中国幽门螺杆菌抗生素耐药地图的
绘制及发布 ··························· 397

四、中国幽门螺杆菌抗生素耐药地图的
意义和展望 ··························· 398

第三节　幽门螺杆菌治疗新路径进展 ………… 400

一、幽门螺杆菌治疗现状与挑战 ……… 401

二、幽门螺杆菌感染治疗新策略 ……… 401

第四节　幽门螺杆菌根除治疗对胃肠微生态的

影响 ……………………………… 411

一、幽门螺杆菌感染与胃肠微生态 …… 412

二、幽门螺杆菌根除对胃肠微生态的

影响 …………………………… 415

三、益生菌对幽门螺杆菌根除的辅助

作用 …………………………… 419

四、结语 …………………………… 420

第五节　幽门螺杆菌与炎性肠病问题解读 … 428

一、概述 …………………………… 428

二、炎性肠病发病与幽门螺杆菌感染

关系的流行病学研究 ………… 429

三、幽门螺杆菌感染与炎性肠病发生

发展关系的研究进展 ………… 430

四、展望 …………………………… 433

第六节　幽门螺杆菌感染与结直肠癌问题

解读 ……………………………… 436

一、概述 …………………………… 436

二、结直肠癌与幽门螺杆菌感染关系的

流行病学研究 ………………… 437

三、幽门螺杆菌感染与结直肠癌发生发展

关系机制研究进展 …………… 441

四、展望 …………………………… 444

第七节　从幽门螺杆菌认知与防控看健康教育
　　　　重要性 ……………………………………… 451

一、引言 ………………………………………… 451

二、幽门螺杆菌认知的重要性 ……………… 452

三、健康教育在幽门螺杆菌防控中的
　　重要性 ……………………………………… 453

四、国内有关幽门螺杆菌诊疗的指导性
　　文件 ………………………………………… 454

第八节　中国居民家庭幽门螺杆菌感染防控的
　　　　临床实践和存在问题 ………………… 456

一、概述 ………………………………………… 456

二、幽门螺杆菌的感染和在家庭成员间的
　　传播 ………………………………………… 458

三、家庭幽门螺杆菌感染防控策略提出的
　　背景及与其他策略的区别 ……………… 459

四、居民家庭幽门螺杆菌感染防控共识的
　　制定及其意义 …………………………… 461

五、家庭幽门螺杆菌感染情况的全国流行
　　病学调查结果分析 ……………………… 466

六、家庭幽门螺杆菌防控策略预防相关
　　疾病的卫生经济学分析 ………………… 469

七、家庭幽门螺杆菌根除的临床实践和
　　研究进展 ………………………………… 475

八、家庭幽门螺杆菌根除产生的影响及
　　挑战 ………………………………………… 477

九、结语 ………………………………………… 480

第九节　黏蛋白 17 表达与幽门螺杆菌感染在
　　　　胃癌中的作用与调控机制 ………… 486

一、黏蛋白表达与幽门螺杆菌感染诱发
　　胃黏膜病变演化的关系 ………… 487

二、幽门螺杆菌对胃癌中 MUC17 表达和
　　病理学特征的影响 ………… 495

三、幽门螺杆菌通过下调 MUC17 表达促进
　　胃癌细胞增殖 507

四、MUC17 抑制幽门螺杆菌毒力蛋白
　　CagA 转运的作用机制 ………… 512

五、幽门螺杆菌通过抑制 MUC17 表达促进
　　胃癌细胞增殖的作用机制 530

第十节　从幽门螺杆菌外膜脂多糖结构剖析中
　　　　揭示东西方菌株差异 ………… 542

一、前言 ………… 542

二、东西方菌株脂多糖分子中的类脂 A
　　结构高度保守 ………… 543

三、东西方菌株脂多糖分子中的核心多糖
　　结构高度保守 ………… 544

四、东西方菌株脂多糖分子中的 O- 抗原
　　结构存在巨大差异 ………… 546

五、小结与展望 ………… 551

第十一节　临床研究设计和统计学考虑 ……… 555

一、研究设计 ………… 558

二、研究对象 ………… 561

三、随机化和盲法 ………… 563

四、　统计分析计划 ……………………… 565

五、　数据质量 …………………………… 569

六、　结语 ………………………………… 574

第九章　幽门螺杆菌感染治疗的中医认识与
　　　　策略 ……………………………… 579

第一节　幽门螺杆菌感染中医分型及辨证
　　　　论治 ……………………………… 579

一、　中医药干预幽门螺杆菌感染相关
　　　基础研究 …………………………… 580

二、　中医药干预幽门螺杆菌感染相关临
　　　床研究 ……………………………… 582

三、　幽门螺杆菌感染相关疾病证候研究 … 584

四、　幽门螺杆菌感染相关疾病的中医药
　　　辨证论治 …………………………… 586

五、　小结 ………………………………… 589

第二节　幽门螺杆菌感染的中西医协作对策 … 595

一、　概述 ………………………………… 595

二、　幽门螺杆菌根除的临床困境 ……… 596

三、　中医对幽门螺杆菌的认识 ………… 596

四、　中医药是治疗幽门螺杆菌感染的
　　　新路径 ……………………………… 597

五、　幽门螺杆菌感染的中西医协作对策 … 598

六、　结语 ………………………………… 603

第三节　第二次中国中西医整合治疗幽门
　　　　螺杆菌相关"病 - 证"共识 ………… 608

第十章　幽门螺杆菌研究重要参考文献分类速查 ·················· **623**

一、综述和 meta 分析 ················ 623

二、基础研究 ················ 631

三、临床研究 ················ 648

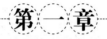

第一章

幽门螺杆菌研究回眸与展望

第一节　幽门螺杆菌的发现史

关于幽门螺杆菌（*Helicobacter pylori*，以下简称 *H. pylori*）早期的发现，可以追溯到 19 世纪末。意大利病理学家 Giulio Bizzozero 在哺乳动物（犬）的胃组织学检查中发现了螺杆菌的存在，并于 1893 年报道，提出：螺杆菌存在于犬胃的幽门和胃底部，且在胃腺体的基底部直到上皮细胞表面都有分布[1]。进入 20 世纪，Krienitz 在 1906 年报道在胃癌患者胃内发现有螺杆菌[2]，Luger 在 1917 年和 1921 年分别发表研究结果，提示胃液内有螺杆菌存在，而且与胃癌患者相比，健康人群中胃液内螺杆菌比较少见[3, 4]。此后，Doenges 通过对胃尸检标本观察，在胃和肠黏膜上发现了螺杆菌，并通过分析指出，这种微生物存在于 43% 的病理标本中，而且人胃内螺杆菌检出阳性率低于猴[5]。1940 年，Freedberg 和 Barron 报道通过银染法观察手术切除的胃组织，发现溃疡标本的螺杆菌阳性率为 63%，而非溃疡标本中螺杆菌阳性率为 14%[6]。

1954 年，Palmer 采用 HE 染色法来验证 1 140 例人胃黏膜组织标本是否存在螺杆菌[7]，但这种检测方法没有发现胃内有螺杆菌，于是得出细菌不能在人胃部生长的结论，并指出以往论文报道胃部存在的螺杆菌是标本污染所致。Palmer 的这一则研究报告，使人们在一段时间内一直认为"人体胃部无细菌生长"。直到胃镜获得广泛应用之后，关于人胃部细菌的报道又开始出现。1975 年，Steer 发现胃黏膜上皮细胞有细菌黏附[8]，并通过研究发现，胃部细菌和溃疡是同时发生的[9]；1979 年，Fung 等人使用电子显微镜，在慢性胃炎患者的胃小凹微绒毛表面发现了很多细菌[10]。

自 1979 年开始，澳大利亚皇家佩思医院病理科医生 Robin Warren 通过对胃镜活检组织标本进行传统染色，发现了胃黏膜的螺旋状细菌。随后，Robin Warren 与年轻实习医生 Barry Marshall 采用 Warthin-Starry 染色法观察到胃黏膜标本上存在细菌，其感染与慢性活动性胃炎有关[11]。Marshall 用四环素治疗 1 例胃内有细菌的老年胃炎患者，发现清除细菌后胃炎症状得到改善，随后他们开始合作，试图从胃黏膜上培养分离出该菌，但反复培养 30 余次均未获得成功。直至 1982 年 4 月做第 37 次培养，终于分离出此菌[12]。

1982 年 10 月 22 日，在澳大利亚皇家内科学院会议上，Barry Marshall 等首次报告了这种细菌与胃炎相关[12]。随后，Barry Marshall 和 Robin

Warren 于 1983 年在 *Lancet* 杂志上报道了这 3 年来在 135 例胃黏膜活检标本中发现弯曲状或 S 状杆菌[11]，该菌在光镜下形态与空肠弯曲菌相似，采用 Warthin-Starry 染色容易被辨认，这种细菌位于胃黏膜上皮表面、胃小凹或小凹之间，在胃窦部多见。

在分离培养出细菌之后，Marshall 亲自喝下了菌液（在喝菌液之前，他的胃黏膜组织学检查正常），之后，他出现了急性胃炎症状[13]。在喝下菌液的第 10 天，Marshall 的胃黏膜组织学检查显示为胃炎；另两位学者 Morris 和 Nicholson 也亲自喝下了培养的菌液[14]，Morris 在喝下菌液之前的胃黏膜组织学检查也是正常的，在喝下后第 11 天，从 Morris 的胃窦和胃体活检组织中成功分离培养了细菌，并且组织学检查证实 Morris 患上了胃炎，直到 3 年以后通过水杨酸铋三联疗法才根除了他胃内的细菌。这些研究提示，这种细菌感染可能与相关疾病有关。

1990 年第九届世界胃肠病学大会，明确了这种细菌（当时称为幽门弯曲菌）与慢性胃炎、消化性溃疡等胃病密切相关。

（牟方宏）

参 考 文 献

[1] BIZZOZERO G. Ueber die Schlauchformigen Drusen des

Magendarmakanals und die Bezienhungen ihres Epithels zu dem Oberfachenepithel der Schleimhaut [J]. Arch Mikr Anat, 1893, 42: 82-152.

[2] KRIENITZ W. Uber das Auftreten von Spirochaeten verschiedener Form im Mageninhaltbe Carcinoma Ventriculi [J]. Dtsch Med Wochenschr, 1906, 22: 872.

[3] LUGER A. Uber Spirochaten und fusiforme Bazillen im darm, miteinem Beitrag zur Frage der Lamblien-enteritis [J]. Wein Klin Wochenschr, 1917, 52: 1643-1647.

[4] LUGER A, NEUBERGER H. Uber Spirochatenbefunde im Magensaft und deren diagnostische Bedeutung fur das Carcinoma ventiriculi [J]. Z Klin Med, 1921, 92: 54.

[5] DPENGES JL. Spirochetes in the gastric glands of Macacus rhesus and of man without related disease [J]. Arch Pathol, 1939, 27 (2): 469-477.

[6] FREEDBERG AS, BARRON LE. The presence of spirochetes in human gastric mucosa [J]. Am J Dig Dis, 1940, 7 (10): 443-445.

[7] PALMER ED. Investigation of the gastric mucosa spirochetes of the human [J]. Gastroenterology, 1954, 27 (2): 218-220.

[8] STEER HW. Ultrastructure of cell migration through the gastric epithelium and its relationship to bacteria [J]. J Clin Pathol, 1975, 28 (8): 639-646.

[9] STEER HW, COLIN-JONES DG. Mucosal changes in

gastric ulceration and their response to carbenoxolone sodium [J]. Gut, 1975, 16（8）: 590-597.

[10] FUNG WP, PAPADIMITRIOU JM, MATZ LR. Endoscopic, histological and ultrastructural correlations in chronic gastritis [J]. Am J Gastroenterol, 1979, 71（3）: 269-279.

[11] WARREN JR, MARSHALL B. Unidentified curved bacilli on gastric epithelium in active chronic gastritis [J]. Lancet, 1983, 321（8336）: 1273-1275.

[12] MARSHALL BJ, ROYCE H, ANNEAR DL, et al. Original isolation of campylobacter pyloridis from human gastric mucosa [J]. Microbios Lett, 1984, 25: 83-88.

[13] MARSHALL BJ, ARMSTRONG JA, MC GEGHIE DB, et al. Attempt to fulfil Kochs postulates for pyloric Campylobacter [J]. Med J Aust, 1985, 142（8）: 436-439.

[14] MORRIS A, NICHOLSON G. Ingestion of Campylobacter pyloridis causes gastritis and raised fasting gastric pH [J]. Am J Gastroenterol, 1987, 82（3）: 192-199.

第二节 幽门螺杆菌的命名史

幽门螺杆菌的命名史体现了人类对该菌认知程度不断变化的过程。1983 年，澳大利亚学者 J. Robin Warren 与 Barry J. Marshall 在 *Lancet*

杂志报道分离培养出该菌时，还无法将该菌准确归类，根据该菌形态等暂称为"未鉴定的弯曲状杆菌"（unidentified curved pyloric）[1]。同年，Skirrow[2]认为，这种细菌寄生在特定的胃窦部，体外培养条件与弯曲菌属的细菌非常相似，故称之为"*pyloric campylobacter*"；尔后，Marshall等[3]推荐把它命名为"*Campylobacter pyloridis*"，中文译名为"幽门弯曲菌"。还曾有专家将其归为"弯曲菌样微生物（Campylobacter-like organism，CLO）"范畴[4, 5]。以上命名曾交叉使用了一段时间，但均未严格按照细菌拉丁语双命名原则进行。直至1987年，Marshall等根据国际细菌命名准则，将其规范命名为"*Campylobacter pylori*"，中文译名仍为"幽门弯曲菌"。

随着研究不断深入，发现该菌的16S rRNA序列、脂肪酸构成等与其他弯曲菌明显不同，也无法归入较相似的沃林属。1989年，Goodwin等[6]提出设立一个新的螺杆菌属，即Helicobacter. spp，该菌作为其中的一个模式种，英文名称为"*Helicobacter pylori*"，简称*H. pylori*或HP，中文规范译名为"幽门螺杆菌"。

由于幽门螺杆菌的名称多次变化和对国际细菌命名和书写原则不够了解等原因，至今仍时有不规范的名称被应用，包括字母大小写误用和中文译名不规范等，主要包括："*Helicobacter Pylori*""*H. pylori*""Hp"和"幽门螺旋杆菌"等。

（张建中）

参 考 文 献

[1] WARREN JR, MARSHALL B. Unidentified curved bacilli on gastric epithelium in active chronic gastritis [J]. Lancet, 1983, 1 (8336): 1273-1275.

[2] SKIRROW MB. Report on the session: taxonomy and biotyping [C] //PEARSON DA, SKIRROW MB, ROWE B, et al, eds. Campylobacter Ⅱ. Proceeding of the Second International Workshop on Campylobacter Infections. London: Public Health Laboratory Service, 1983: 33-38.

[3] MARSHALL BJ, GOODWIN CS. Revised nomenclature of Campylobacter pyloridis [J]. Int J Syst Bacteriol, 1987, 37 (1): 68.

[4] ROMANIUK PJ, ZOLTOWSKA B, TRUST TJ, et al. Campylobacter pylori, the spiral bacterium associated with human gastritis, is not a true Campylobacter sp [J]. J Bacteriol, 1987, 169 (5): 2137-2141.

[5] THOMPSON LM, SMIBERT RM, JOHNSON JL, et al. Phylogenetic study of the genus Campylobacter [J]. Int J Syst Bacteriol, 1988, 38 (2): 190-199.

[6] GOODWIN CS, ARMSTRONG JA, CHILVERS T, et al. Transfer of Campylobacter pylori and Campylobacter mustelac to Helicobacter gen. nov. as Helicobacter

pylori comb. nov. and Helicobacter mustelae comb. nov. respectively ［J］. Int J Syst Bacteriol, 1989, 39 （4）: 397-409.

第三节　幽门螺杆菌的研究史及研究展望

H. pylori 的研究史从 1892 年开始至今已有 133 年之久。第一阶段（1892—1982 年）是"幽门螺杆菌先驱者"（*H. pylori* pioneers）经历了两个世纪，历时 90 年漫长而又艰辛的研究，给后人的 *H. pylori* 研究奠定了坚实基础。第二阶段（1982 年至今）是从 1982 年 *H. pylori* 被首次分离至今，无论基础研究还是临床研究都得到了长足发展，且成就"辉煌"。

一、幽门螺杆菌的发现是对上胃肠道疾病重新认识的里程碑

H. pylori 的发现是人们对某些上胃肠道疾病重新认识的里程碑，也是某些上胃肠道疾病的病因学和治疗学上的一场革命。现已确认，*H. pylori* 与慢性胃炎、消化性溃疡、胃癌、胃黏膜相关淋巴组织淋巴瘤的发生密切相关。

1. *H. pylori* 与慢性胃炎的关系　*H. pylori* 是引起慢性胃炎的主要原因。在根除 *H. pylori* 之后，症状缓解，胃黏膜组织学病变亦随之改善，而且已有受试者证实 *H. pylori* 与慢性活动性胃炎符合科赫法则这一事实已被公认（详见第四章第

一节幽门螺杆菌与慢性胃炎)。

2. *H. pylori* 与消化性溃疡的关系　人们不得不承认的事实：目前很少见到消化性溃疡患者，也很少见到溃疡复发，而由于溃疡穿孔或出血者更是少见，这个"奇迹"不能不归功于对消化性溃疡患者的 *H. pylori* 根除治疗，因此人们才终于明白消化性溃疡为什么是一种复发性疾病；人们也终于明白消化性溃疡"愈合"与溃疡"治愈"是完全不同的两个概念(详见第四章第二节幽门螺杆菌与消化性溃疡)。

3. *H. pylori* 与胃癌的关系　目前国内外系列研究和大数据已经证实了根除 *H. pylori* 可以降低胃癌发病率，1994 年，世界卫生组织(WHO)下属的国际癌症研究机构(IARC)将 *H. pylori* 定义为胃癌 I 类致癌因子。我国是 *H. pylori* 高感染率国家，也是胃癌高发病率国家，所以对 *H. pylori* 的研究成为了胃肠病专家和 *H. pylori* 学者的热点研究课题(详见第四章第三节幽门螺杆菌与胃癌)。

二、中国幽门螺杆菌学组的创立和壮大

自从 *H. pylori* 被成功分离后，国内学者紧跟国际动态，有关 *H. pylori* 的研究得到了迅速发展[1, 2]。无论从流行病学、细菌学、致病机制到诊断和治疗都做了逐渐深入的研究。*H. pylori* 成为胃肠病领域中最热门的研究课题。继 1985 年上海第二医科大学张振华教授和萧树东教授在国

内首次分离出 *H. pylori* 后[1]，1986 年，北京大学第一医院胡伏莲教授和沈宝铨教授相继从十二指溃疡患者胃黏膜中分离出了 *H. pylori*（图 1-1）。

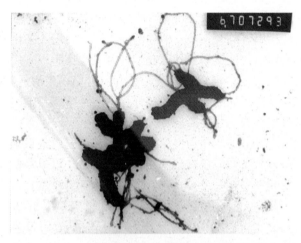

图 1-1　十二指肠溃疡病患者的胃黏膜中分离出的 Hp 呈 S 形或 L 形，菌体光滑，可见单极 4~6 根鞭毛

　　1997 年 4 月，在广州举行的第二届全国 *H. pylori* 会议期间，由第一军医大学周殿元、张万岱教授，北京大学第一医院贾博琦、胡伏莲教授，上海第二医科大学萧树东教授及中山医科大学胡品津教授联合倡议成立中国幽门螺杆菌科研协作组。1998 年 4 月，中国幽门螺杆菌科研协作组在上海正式成立，由张万岱教授任组长，萧树东、胡伏莲、胡品津教授任副组长。2000 年，经中华医学会理事会批准，"全国 *H. pylori* 科研

协作组"更名为"中华医学会消化病学分会幽门螺杆菌学组"。

三、中国幽门螺杆菌学者的科研合作和共识发布

中华医学会消化病学分会幽门螺杆菌学组自成立以来，完成了一项历时 3 年多，涉及全国 20 个省市、40 个中心的中国自然人群 *H. pylori* 感染流行病学调查[3]和涉及全国 16 个省市的全国 *H. pylori* 耐药及耐药原因分析研究[4]。*H. pylori* 学组成立以来，历届学组都组织了全国 *H. pylori* 学者进行了一系列关于 *H. pylori* 感染的基础和临床研究，并发表了大量的高质量论文（详见第十章 *H. pylori* 重要参考文献分类速查—基础和临床研究）。

1. 中国幽门螺杆菌共识意见　由于 *H. pylori* 感染处理中还存在若干问题，包括如 *H. pylori* 诊断标准、治疗方案以及 *H. pylori* 感染治疗适应证，某些临床问题（如 *H. pylori* 与 GERD；*H. pylori* 与 FD；*H. pylori* 与 NSAIDs 之间关系）及其处理原则等。1999 年 4 月 29—30 日，全国 *H. pylori* 科研协作组邀请国内 *H. pylori* 研究专家 56 人在海南省三亚市举行了我国第一次 *H. pylori* 专家共识会，会议主要对 *H. pylori* 的命名、流行病学、诊断方法、耐药性、治疗方案以及 *H. pylori* 与临床疾病的关系等问题在进行充分讨论后汇总 41 个问题进行了书面表决，形成了我国首个

H. pylori 共识——1999 年海南共识。

我国 *H. pylori* 学者对 *H. pylori* 若干问题处理先后已形成六次共识意见，即 1999 年海南共识、2003 年桐城共识、2007 年庐山共识、2012 年井冈山共识、2016 年杭州共识及 2022 年第六次共识。

2. 中国幽门螺杆菌学者系列著作　我国学者紧跟国际动态，对 *H. pylori* 进行了迅速而深入的研究，不仅发表了一系列高质量论文，还出版了一系列相关著作，包括：于 1992 年出版的我国首部《幽门螺杆菌与十二指肠疾病》[5]；1997 年出版的《幽门螺杆菌感染的基础与临床》[6]（分别于 2002 年和 2009 年修订再版）；2001 年出版的《幽门螺杆菌研究进展》[7]；2005 年出版的《幽门螺杆菌感染诊疗指南》[8]（分别于 2013 年和 2021 年修订再版）；2020 年出版的科普著作《曲径通"幽"——揭开幽门螺杆菌神秘面纱》[9]；2021 年出版的由百名作者共同撰写的我国首部《整合胃生态学》，以及 2023 年 6 月出版的《中国幽门螺杆菌感染防控》白皮书。中国 *H. pylori* 信息中心的青年学者还将 Barry Marshall 主编的《Pioneers》译成了《螺杆菌先驱者》[10]。

四、幽门螺杆菌的研究展望

H. pylori 的研究成果确实很"辉煌"，但在现实或实践中人们对 *H. pylori* 的"本性"并不是

完全明了，在 *H. pylori* 研究中的某些问题仍有困惑。

全球 *H. pylori* 感染率大于 50%，为什么只有少数人患病？*H. pylori* 为什么会引起一系列临床疾病，尤其是一些负相关疾病？*H. pylori* 的"两面性"也引发学术界的不同声音。*H. pylori* 与胃癌和食管腺癌关系及 *H. pylori* 与胃食管反流的关系至今也未完全阐明。

H. pylori 治疗也很棘手。随着对 *H. pylori* 研究的深入，*H. pylori* 对抗生素耐药率渐增，而根除率渐降，所以开创"幽门螺杆菌感染治疗新路径"是 *H. pylori* 治疗发展必由之路（参见第八章第三节幽门螺杆菌治疗新路径进展）。人们不仅需要从整合医学角度来认识 *H. pylori* 所引起的一系列临床疾病，特别是负相关疾病，同样还需要从整合医学角度来治疗 *H. pylori* 感染。治疗原则虽然应按照共识，但具体到每一个体则需要进行个体化治疗。*H. pylori* 感染处理的宏伟目标是精准诊断和精准治疗。

（董欣红　胡伏莲）

参 考 文 献

［1］张振华，李小宾，袁美英，等．胃黏膜活检标本中弯曲菌样细菌的检出［J］．中华消化杂志，1985，5（4）：231-234.

［2］胡伏莲，贾博琦，沈宝铨，等．幽门弯曲菌及其与

慢性胃炎和消化性溃疡的关系［J］.中华内科杂志，
1988，27（12）：721-723.

［3］张万岱，胡伏莲，萧树东，等.中国自然人群幽门
螺杆菌感染的流行病学调查［J］.现代消化及介入
治疗，2010，15（5）：265-270.

［4］成虹，胡伏莲，谢勇，等.中华医学会消化病分会
幽门螺杆菌学组／全国幽门螺杆菌科研协作组.中
国幽门螺杆菌耐药状况以及耐药对治疗的影响—全
国多中心临床研究［J］.胃肠病学，2007，12（9）：
525-530.

［5］周殿元，杨海涛，张万岱.幽门螺杆菌与十二指肠
疾病［M］.上海：上海科学技术文献出版社，1992.

［6］胡伏莲，周殿元.幽门螺杆菌感染的基础与临床
［M］.北京：中国科技出版社，2009.

［7］刘文忠，施尧，戈之铮.幽门螺杆菌研究进展［M］.
上海：上海科技文献出版社，2001.

［8］胡伏莲.幽门螺杆菌感染诊疗指南［M］.北京：人
民卫生出版社，2021.

［9］胡伏莲.曲径通"幽"——揭开幽门螺杆菌神秘面
纱［M］.北京：人民卫生出版社，2021.

［10］胡伏莲，张万岱.整合胃生态学——幽门螺杆菌基
础与临床［M］.北京：人民卫生出版社，2021.

［11］MARSHALL B.螺杆菌先驱者［M］.李红，主译.
北京：人民卫生出版社，2015.

第二章

幽门螺杆菌感染的流行病学

第一节 自然人群中幽门螺杆菌感染特点

一、自然人群中幽门螺杆菌感染特点

H. pylori 在全球自然人群的感染率超过50%。影响 *H. pylori* 流行模式的因素包括感染、自愈和再感染率及其速度等[1]，全球各地差异甚大，发展中国家高于发达国家，经济越落后、文化水平越低，*H. pylori* 感染率越高。*H. pylori* 感染率随年龄增加而增加。对正常人群大量血清流行病学调查资料显示，*H. pylori* 感染率随年龄上升的模式有两大类[2, 3]。第一类为儿童期易感型，儿童期为感染率剧增期，每年以3%~10%甚至更高的速度急剧上升，至10岁有40%~60%以上的人受感染，以后感染速度减慢，每年以0.5%~1%速度缓增，至50岁左右感染率基本上不增，进入平坦期，到70岁以上由于免疫功能下降，血清法检测可见阳性率下降，但不代表感染率真正下降，发展中国家包括我国属于这一

类型。第二类为感染均衡型，感染率随年龄增加的速度在儿童期和成年期基本一致，以每年0.5%~1%速度上升，有些地区50岁以后感染率非但未进入平台期，还明显增高，这代人在儿童期受感染，把高感染率带到现在，发达国家属于这一类型[4]（图2-1）。

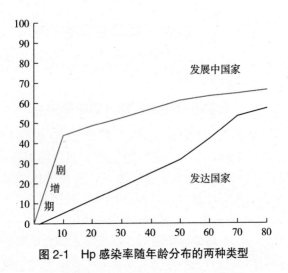

图 2-1　Hp 感染率随年龄分布的两种类型

二、幽门螺杆菌生物流行病学特点

分子生物学流行病学调查显示在 *H. pylori* 感染后，还存在 *H. pylori* 不同菌株的重复感染。*H. pylori* 二重感染率总的来说不高，在不同地区和人群中差别较大[5]。近年来，利用 *H. pylori* 基因多态性进行菌株分布流行病学调查的报告很多，主要利用 CagA 致病岛和 *VacA* 基因。*VacA*

基因又有三个信号区（S_{1a}、S_{1b}、S_2）和两个中区（m_1、m_2），构成不同的基因亚型。各型菌株毒力不同，CagA（+）型毒力较强；VacA型中S_1/m_1型毒力强，S_1/m_2低，S_2/m_2无毒性。CagA（+）型在世界各地特别是我国和东南亚占大多数，在消化性溃疡（peptic ulcer，PUD）、胃癌、功能性消化不良（functional dyspepsia，FD）患者中比"健康"对照显著增高。VacA亚型分布，北欧和东欧以S_{1a}型为主，北美及中南欧S_{1a}和S_{1b}大致相等，中南美以S_{1b}为主，日本以S_{1a}为主，而m_1和m_2世界各地分布大致相同。我国上海和广州以S_{1a}/m_2为主，西安以S_{1a}/m_1为主[6, 7]。

第二节 中国自然人群中幽门螺杆菌流行病学调查

一、中国自然人群中幽门螺杆菌感染状况

中华医学会消化病学分会幽门螺杆菌学组于2002—2004年开展了一项涉及全国19个省市39个中心的大规模 H. pylori 流行病学调查[8]，调查结果显示，我国各地 H. pylori 感染率存在很大差异（图2-2）。

我国属发展中国家，H. pylori 感染率高，此次全国性 H. pylori 流行病学调查结果显示我国 H. pylori 感染率为40%~90%，平均为59%。H. pylori 感染率最低的地区是广东省，为42%；

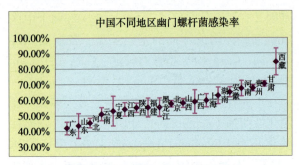

图2-2　中国不同地区 Hp 感染率

H. pylori 感染率最高人群——西藏喇嘛为90%。我国 *H. pylori* 现症感染率为42%~64%，平均55%，现症感染率最低地区是广东省，为42%；最高地区是陕西省，为64%。儿童 *H. pylori* 感染率为25%~59%，平均40%。儿童 *II. pylori* 感染率平均每年以0.5%~1%的速度递增。

二、幽门螺杆菌感染的影响因素

感染的影响因素：流行病学调查[8]显示，*H. pylori* 感染率与经济状况、居住条件、文化程度、职业以及饮用水有关（表2-1）。经济状况越差、居住越拥挤、文化程度越低，*H. pylori* 感染率越高。农村居民 *H. pylori* 检出率显著高于城镇居民；饮用池塘/沟渠/河水者 *H. pylori* 的检出率显著高于饮用井水或自来水者；教育程度高的大学及以上学历者 *H. pylori* 检出率显著低于中学以下者；农民、教师、医务人员 *H. pylori* 检出率显著高于工人和干部。家庭人数多者 *H. pylori*

感染率高。但是否吸烟或饮酒其 *H. pylori* 感染率无显著差异。

表 2-1 *H. pylori* 感染危险因素

H. pylori 感染危险因素
经济状况差
文化程度低
居住拥挤
卫生条件差
污染水源或食物
暴露于 *H. pylori* 感染者
胃肠镜医生
护士
共同居住的家人有 *H. pylori* 感染

三、目前幽门螺杆菌感染率呈下降趋势

近年研究证实，我国自然人群中 *H. pylori* 感染率呈下降趋势。Nagy 等[9] 在 2016 年进行的一项系统回顾中，对来自国内的 25 项研究中 28 份数据资料进行 meta 分析发现，随时间推移，中国人群 *H. pylori* 感染率显著下降（图 2-3），至 2015 年，感染率降为大约 40%，具有显著性差异（*P*=0.000 18），其中城市人口感染率下降为主要因素。对比 2007 年《世界胃肠病学组织（WGO-OMGE）临床指南——发展中国家幽门螺

杆菌感染》一文中报道[10]，我国大于 21 岁的成人感染率 55%，3~12 岁儿童感染率 44%，有显著下降。国内一些地区，如西藏、广西，也有零星小型流行病学调查显示，整体呈下降水平。在 2021 年 9—12 月，一项大规模调查显示，我国 31 个省级行政区中的 29 个省（自治区、直辖市），10 735 个家庭（31 098 人）H. pylori 个体平均感染率为 40.66%，其中成人为 43.45%，儿童和青少年为 20.55%[11]。随着人们生活水平的不断提高，卫生条件的改善，以及人们对于疾病防控意识水平的提高，H. pylori 感染受到越来越多的重视，从而使得预防为主的正确理念得到推广。很多人抛弃传统的聚餐制度、使用公筷、接受更加科学的分餐制度，预防 H. pylori 经口传播。

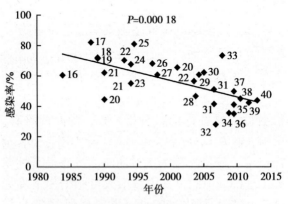

图 2-3　中国人群不同时期 H. pylori 感染率

第三节　幽门螺杆菌传播途径

一、动物的螺杆菌感染

H. pylori 嗜寄居于人类，但作为实验动物，蒙古沙鼠、猪、猫和猩猩等亦可被 *H. pylori* 感染，有报道可以从这些动物中分离出 *H. pylori*[12]，在自然环境中，人是唯一传染源，人 - 人间传播是唯一传播途径，主要通过粪 - 口、口 - 口、胃 - 口传播，是否还有其他传播途径，目前尚未完全了解。

二、幽门螺杆菌传播的家庭聚集性

国内一项针对 150 对夫妻（平均结婚 6.5 年）的 *H. pylori* 感染情况调查，发现一方 *H. pylori* 阳性者，配偶另一方 *H. pylori* 阳性率为 78.94%；而一方 *H. pylori* 阴性者，其配偶 *H. pylori* 阳性率为 20%，提示 *H. pylori* 感染存在家庭聚集性[13]。

儿童主要通过父母感染：*H. pylori* 阳性儿童为先证者的整个家庭成员的 *H. pylori* 感染率为 68.8%，父母双亲感染率为 63.6%；而 *H. pylori* 阴性儿童先证者家庭父母感染率分别是 15.4% 和 22.2%，差异非常显著[14]。国外报道父母均受 *H. pylori* 感染者，子女感染率明显高于父母仅一方阳性者，其中母亲影响更大，而且家庭成员

感染多属于同种 *H. pylori* 亚群。

2021 年 9—12 月，调查全国 29 个省、自治区、直辖市共 10 735 个家庭 *H. pylori* 感染情况结果显示：基于家庭的感染率为 50.27%~85.06% 不等，平均感染率为 71.21%。28.87%（3 099/10 735）的登记家庭中，没有感染；其余 71.13%（7 636/10 735）的家庭有 1~7 名成员感染，在 19.70%（1 504/7 636）的家庭中，所有成员都被感染。在 7 961 对登记的夫妇中，33.21% 没有感染，但 22.99% 的夫妇，双方都被感染。儿童期感染与父母感染显著相关。家庭感染的独立危险因素是受感染的家庭成员，生活在高度感染地区和家庭中的大家庭。然而，受教育程度较高且收入水平较高的家庭成员，使用公筷或公勺，家庭中世代较多，以及较年轻的家庭成员感染率较低（*P*<0.05）[11]。

三、幽门螺杆菌通过粪 - 口传播

胃黏膜上皮更新脱落快，寄居其上的 *H. pylori* 必然随之脱落，通过胃肠道从粪便中排出，污染食物和水源，通过粪 - 口传播感染。目前已从胃液中分离培养出 *H. pylori*，从腹泻和胃酸缺乏的患者粪便中培养出 *H. pylori*[15]。从自然环境中分离培养出 *H. pylori* 亦是粪 - 口传播的证据。有报告显示，从南美国家沟渠水中成功分离 *H. pylori*[16]。但也有研究显示 *H. pylori* 在牛奶和自来水中不能繁殖，但可存活 10 天和 4 天左右，并转为球形菌。正常人体十二指肠液对 *H. pylori* 有很强的杀菌作用，一般情况下 *H. pylori* 不可能通过这一屏障在粪便中存活 [17]。

四、幽门螺杆菌通过口 - 口和胃 - 口传播

H. pylori 可通过口 - 口和胃 - 口途径传播的依据是：随胃黏膜上皮细胞脱落的 *H. pylori* 可存活在胃液中，通过胃 - 食管反流可进入口腔，滞留在牙菌斑中，通过唾液传播感染。已有报道显示，从唾液、反流呕吐物、牙菌斑中检测发现 *H. pylori*，多数是采用聚合酶链反应（PCR），亦有个别报道培养成功，但因无法重复实验结果，尚未得到认可。有报道显示，母亲通过咀嚼食物后喂养的幼儿，与非咀嚼喂养的幼儿比较，*H. pylori* 感染的危险系数高 2.9 倍 [18]。国内一项配偶间 *H. pylori* 感染的调查研究显示：*H. pylori* 不仅可以在夫妻之间传播，而且其感染率随着结婚时间增加而增加 [19]。

五、幽门螺杆菌通过医源性传播

H. pylori 可通过医源性传播，医源性传播中胃镜检查是引起 *H. pylori* 感染传播的重要途径。在 *H. pylori* 阳性患者检查后，用 PCR 法可发现 61% 胃镜表面和内道受 *H. pylori* 污染，活检钳污染更为严重，被 *H. pylori* 污染的胃镜引起患者感染 *H. pylori* 已得到 DNA 指纹法的证实 [20]。一组对 281 例镜检前 *H. pylori* 阴性患者的前瞻观

察显示，1.1% 镜检后获 *H. pylori* 感染。另有学者观察到 1 913 939 例胃镜检查中有 420 例（占 0.02%）检查后约 1 周内发生急性胃黏膜病损，这部分患者镜检前血清 *H. pylori* 抗体阴性，镜检后过半数转为阳性，认为病损是内镜引起急性 *H. pylori* 感染引致，所以必须以物理和化学方法对内镜进行彻底消毒[21]，是预防 *H. pylori* 医源性感染的重要措施。

六、幽门螺杆菌感染的防治

国内 *H. pylori* 感染率大于 50%，我国又是胃癌的高发国家，二者密切相关，在当今无疫苗的形势下，*H. pylori* 防治是关系到公众健康的大问题。一方面，要加强 *H. pylori* 防治的健康教育；另一方面，社区与家庭层面的防治工作也非常重要。

随着临床实践和认识的深入，家庭成员的 *H. pylori* 感染问题被逐渐引起关注[22]。除了传统的"检测和治疗"和"筛查和治疗"策略之外，新近提出了"以家庭为单位防控 *H. pylori* 感染"的策略或理念[23]。即对被感染的家庭成员进行筛查、治疗和随访，以期提高家庭成员的防范意识、预防或减少细菌的传播，减少胃黏膜病变和胃癌发生的风险，以节省后期医疗费用。我国多位学者经过讨论，通过了新的"中国居民家庭幽门螺杆菌感染的防控和管理专家共识报告（2021年）"[24]，这也是对此前根除 *H. pylori* 策略的进一步拓展。但也看到，随着治疗人数的增多，抗生素的耐药情况也可能增加，难治性病例增多，值得关注和防范。

（董欣红　胡伏莲）

参 考 文 献

［1］胡伏莲，周殿元．幽门螺杆菌感染的基础与临床［M］．3 版．北京：中国科学技术出版社，2008.

［2］MALATY HM, GRAHAM DY, WATTIGNEY WA, et al. Natural history of Helicobacter pylori in childhood［J］. Clin Inf Dis, 1999, 28（2）: 279-282.

［3］POUNDER RE, NG D. The prevalence of Helicobacter pylori infection in different countries［J］. Aliment Pharmacol Ther, 1995, 9（suppl 2）: 33-39.

［4］PARSONNET J. The incidence of Helicobacter pylori infection［J］. Aliment Pharmacol Ther, 1995, 9（suppl 2）: 45-51.

［5］NABWERA HM, LOGAN RP. Epidemiology of Helicobacter pylori: transmission translocation and extragastric reservoirs［J］. J Physiol Pharmacol, 1999, 50（5）: 711-722.

［6］PAN ZJ, BERG DE, VANDER HULST RW, et al. Prevalence of vacuolating cytotoxin production and distribution of distinct Vac A alleles in Helicobacter pylori from China［J］. J Infect Dis, 1998, 178（1）: 220-226.

［7］张万岱，徐智民．幽门螺杆菌研究现状［J］．现代消化及介入诊疗杂志，2000，5（2）：4-7.

［8］张万岱，胡伏莲，萧树东，等．中国自然人群幽门螺杆菌感染的流行病学［J］．现代消化及介入治疗，2010，15（5）：265-270.

［9］NAGY P，JOHANSSON S，MOLLOY-BLAND M. Systematic review of time trends in the prevalence of Helicobacter pylori infection in China and the USA［J］. Gut Pathog，2016，8（1）：8.

［10］HUNT RH，XIAO SD，MEGRAUD F，et al. 世界胃肠病学组织（WGO-OMGE）临床指南——发展中国家幽门螺杆菌感染［J］．胃肠病学，2007，12（1）：40-52.

［11］ZHOU XZ，LYU NH，ZHU HY，et al. Large-scale，national，family-based epidemiological study on Helicobacter pylori infection in China：the time to change practice for related disease prevention［J］. Gut，2023，72（5）：855-869.

［12］ZHOU D，YANG H. Epidemiology of Helicobacter pylori in People's Republic of China［J］. Chin Med J，1995，108（4）：304-311.

［13］潘志军，萧树东，江绍基，等．幽门螺杆菌血清流行病学调查［J］．中华消化杂志，1992，12（4）：198-200.

［14］杨海涛，梁冠峰，宋海，等．幽门螺杆菌感染在家庭内聚集［J］．中华消化杂志，1992，12（2）：42-44.

［15］KELLY SM, PITCHER MCI, FERMERY SM, et al. Isolation of Helicobacter pylori from feces of patients with dyspepsia in United Kingdom［J］. Gastroenterology, 1994, 107（6）: 1671-1674.

［16］HULTEN K, HAN SW, ENROTH H, et al. Helicobacter pylori in the drinking water in Peru［J］. Gastroenterology, 1996, 110（4）: 1031–1035.

［17］MITCHELL HM, LI YY, HU PJ, et al. The susceptibility of Helicobacter pylori to bile may be an obstacle to fecal transmission［J］. Eur J Gastroenterol Hepatol, 1992, 4（Suppl 1）: 78-83.

［18］ALBENGUE M, TALL F, DABIS F, et al. Epidemiological study of Helicobacter pylori transmission from mother to child in Africa［C］. In: Rev Esp Enferm Dig, 1990, 78（suppl 1）: 48.

［19］占义军, 邓涛, 李红艳, 等. 配偶间幽门螺杆菌感染的调查研究［J］. 胃肠病学和肝胆病学杂志, 2011, 20（12）: 1112-1114.

［20］SUGIYAMA T, NAKA H, YACHI A, et al. Direct evidence by DNA fingerprinting that endoscopic cross-infection of Helicobacter pylori is a cause of post endoscopic acute gastritis［J］. J Clin Microbiol, 2000, 38（6）: 2381-2382.

［21］TYTGAT GNJ. Endoscopic transmission of Helicobacter pylori［J］. Aliment Pharmacol Ther, 1995, 9（suppl 2）: 105-110.

［22］丁松泽. 重视全家庭幽门螺杆菌感染及相关胃黏膜

癌前病变的诊治管理和临床研究［J］. 中华医学杂志, 2019, 19: 1446-1448.

［23］DING SZ. Global whole family based-Helicobacter pylori eradication strategy to prevent its related diseases and gastric cancer［J］. World J Gastroenterol, 2020, 26（10）: 995-1004.

［24］DING SZ, DU YQ, LU H, et al. Chinese Consensus Report on Family-Based *Helicobacter pylori* Infection Control and Management（2021 Edition）［J］. Gut, 2022, 71（2）: 238-253.

第三章

幽门螺杆菌致病机制研究

第一节　幽门螺杆菌的致病机制

引言

　　幽门螺杆菌可导致胃炎、消化性溃疡、胃癌等上消化道疾病，全球几乎一半人口受其影响。*H. pylori* 的发现在医学界引起了轰动，这一细菌能够在胃的酸性环境中存活，挑战了关于胃无菌的传统观念。自 1982 年 Warren 和 Marshall 首次将其与慢性胃炎联系起来以来，*H. pylori* 的研究一直备受关注。了解其复杂的致病机制，包括细菌的致病性、宿主的遗传特征以及环境因素，对于理解不同类型的慢性胃炎至关重要。*H. pylori* 感染与胃癌密切相关，了解 *H. pylori* 的致病机制对于预防胃癌具有重要意义。

一、幽门螺杆菌在胃部定植

　　H. pylori 具有耐受胃内酸性环境的能力，要归功于鞭毛的活动能力，使其能够穿过具有保护作用的黏液层，到达黏膜的表面。在 *H. pylori* 的

定植中，调节铁离子的摄取至关重要。铁离子的平衡、酸适应性和氧化应答都受到铁摄取调节蛋白（ferric uptake regulator，Fur）的调控。最近研究[1]表明，Fur 在 *H. pylori* J99.1 株中正向调节着鞭毛运动蛋白开关，酶 LuxS 在 *H. pylori* 运动中发挥着关键作用，它催化自体诱导分子-2（AI-2）的产生。fur 突变株中 AI-2 减少，表明 Fur 还通过影响 AI-2 产生来控制 *H. pylori* 的运动能力。

　　H. pylori 穿过黏液层的运动实际上是一种趋化运动。*H. pylori* 具有四种化学感受器，即 TlpA、TlpB、TlpC 和 TlpD，以及 CheA 激酶、CheY 响应调节器和多个耦联蛋白，它们在趋化运动中起着关键作用[2]。CheW 和 CheV1 的协同作用确保了 CheA 趋化复合物的正确形成，并激活了 CheA 激酶，优化了趋化功能。在酸性环境下，组蛋白样（HU）蛋白会抑制 CheA。CheA 是 CheA-CheY 复合系统的传感器，这个复合系统会根据环境变化，如 H^+ 离子浓度的升高，调节鞭毛的运动。研究发现，缺乏 TlpB 的 *H. pylori* 变异株能够检测到，并远离 HCl 浓度梯度，表明 TlpB 和 TlpD 是新的酸感受器。其失活可以降低 *H. pylori* 在小鼠胃的定植。全基因组和染色质免疫共沉淀分析（ChIP）揭示了 TlpD 的定位以及 *H. pylori* 的 TlpD 依赖性能量感知，后者可能还介导酸的排斥感知，这些都是通过涉及趋向运动的组胺激酶 CheAY2、中心代谢酶顺式异构酶 AcnB 和抗氧化酶过氧化氢酶 KatA 的蛋白质相

互作用调控的。除了氧化应激外，铁离子耗竭和铁-硫修复系统 NifSU 也改变了 TlpD 依赖的细菌行为。

H. pylori 在胃定植还需要镍的摄取与金属酶中的结合镍达到最佳平衡[3]。镍结合需要在 HypA 的 N 末端 NHE 处进行，结合后参与了尿素酶和［NiFe］氢化酶的成熟，这些对于 *H. pylori* 的耐酸性至关重要。最近，一个新的 *H. pylori* 镍转运系统 NiuBDE 被确定。NiuBDE 对于依赖镍的尿素酶激活和耐酸性至关重要，对于胃定植是必不可少的。此外，通过两个小型富含组氨酸的镍结合同源基因 Hpn 和 Hpn-2，维持了非毒性的胞内镍水平，它们对于胃定植至关重要。镍是 NikR 的辅助因子，NikR 是对镍反应基因的转录调控因子。Vanini 等人通过结合 RNA 和 ChIP 测序方法确定了 NikR 的靶基因，包括金属离子转运蛋白、毒力因子、非编码 RNA 和毒素-抗毒素系统，从而反映出对应激适应的多向性调节。此外，NikR 还是与耐酸适应有关的 ArsRS 的正向转录调节因子，在镍存在的情况下，NikR 对 ArsRS 启动子上的 Fur 介导的调控和 DNA 紧缩起拮抗作用。

黏附素是 *H. pylori* 胃内定植的关键因子，研究最深入的黏附素是血型抗原结合黏附素（BabA）。它能够结合到由胃上皮细胞和黏膜表达的 ABO/Leb 血型抗原（Leb）和富糖基碳水化合物。最近的研究表明，*H. pylori* 的 BabA 介导的黏附对酸敏感，增加对 pH 敏感，且可逆转[4]。BabA 蛋白的序列影响了其在 Leb 结合中的酸敏感性，对于 *H. pylori* 在胃酸分泌变化中的酸适应性起着关键作用[5]。BabA 的结合会抑制细菌增殖，提示黏液在宿主对抗 *H. pylori* 的防御中可能发挥新的作用。在动物模型中，babA 的表达会因相位变异或与 babA 位点中的 babB 同源基因的重组而丧失。研究还揭示了细菌黏附素 HopQ 与癌胚抗原相关细胞黏附分子（CEACAM）家族成员之间的新型相互作用，这种相互作用与 CagA 进入宿主细胞和 *H. pylori* 结合到非分泌型胃上皮有关，并为 *H. pylori* 与非分泌型胃上皮结合的机制提供了解释。研究发现 CEACAM-6 由 CagA 上调，并可能代表早期胃癌的诊断生物标志物。

二、幽门螺杆菌毒素及Ⅳ型分泌系统

我们早期的研究[6, 7]发现 *H. pylori* 毒素可通过增加原癌基因 *c-met* 和 *c-myc* 表达参与胃癌的早期发生过程，特别是在胃黏膜的癌前病变中。此外，*H. pylori* 感染还与 c-met 原癌基因蛋白表达率增加相关，尤其在胃黏膜萎缩、肠化生和异型增生等病变中。*H. pylori* 细胞毒素被发现能够显著损害小鼠胃黏膜，尤其是损害胃黏膜而不引起明显的炎症反应，这提示 *H. pylori* 细胞毒素在导致胃部疾病方面具有重要作用[8]。此外，*H. pylori* 感染还被发现与胃癌上皮细胞生长抑制有关，可通过诱导细胞凋亡和干扰细胞周期调节来影响细胞生长[9, 10]。这些早期研究为深入探讨 *H. pylori* 与胃癌发展的分子机制提供了重要线索，尽管还需要进一步的研究来更全面地理解这一关联及其潜在机制。

H. pylori 是一种引起胃部疾病的致病菌，其致病性主要与 cag 致病性岛（cagPAI）密切相关。这个岛编码了一个 4 型分泌系统（T4SS）以及一种致癌蛋白 CagA，这些成分在 *H. pylori* 的致病性中起着关键作用[11]。

在小鼠和灵长类动物模型中，T4SS 功能的丧失通常发生在感染过程中，这与 *cagY* 基因中的重组有关。在慢性 *H. pylori* 感染期间，研究[12]表明 *cagY* 的重组可以调节人类和啮齿类动物中 T4SS 功能，这对于长期感染至关重要。*cagY* 的改变机制在人类和鼹鼠样本中略有不同，人类样本中主要是单碱基突变，而鼹鼠样本则涉及添加 / 删除基序。这些 *cagY* 的重组事件可能代表了一种逃避宿主免疫反应的策略，因为它们在 Rag1-/- 免疫缺陷小鼠模型中未发现。此外，其他两个小鼠模型，缺乏干扰素 γ 受体（IFNGR）和 IL10-/- 小鼠模型，进一步证明了 CD4+、Th1 极化反应对于 CagY 介导的 T4SS 功能丧失至关重要。

H. pylori 的致病性还依赖于 T4SS 的其他组分[13]，包括 CagL、CagI 和 CagU。CagL 位于 T4SS 的顶端，通过与宿主的 α5β1 整合素的黏附

是 CagA 的转位所必需的。它通过一个精氨酸-甘氨酸-天冬氨酸（RGD）基序与宿主的 α5β1 整合素相互作用。最近，还发现了两个新的整合素结合基序，即 TSPSA 和 TASLI，后者位于 RGD 基序的对面。此外，CagL 的 C 末端螺旋结构区域似乎对于依赖于 β1 整合素 /FAK 的黏附和 IL-8 的产生是必要的，而与 TGFα/EGFR 无关。CagI 是 T4SS 的 β1 整合素结合组分，可能与稳定 CagA 有关。CagU 最近被揭示为对于 T4SS 的功能和生物发生也有关键作用。CagU 是一种与内膜相关的蛋白质，通过部分 C 末端加工，并可能自体联合成二聚体。重要的是，CagA 的表面定位似乎依赖于 CagU。除了 cagPAI 内编码的蛋白质外，最近报道了自传输蛋白 ImaA（HP0289），它被发现可以调节最初的 *H. pylori*-α5β1 整合素相互作用，早于 cagPAI T4SS 的相互作用和相关的促炎活性。ImaA 还可能直接影响宿主整合素水平。

　　H. pylori 的定植依赖于对宿主细胞的成功操控，然而，这对宿主来说长期定植是有害的。CagA（细菌致癌蛋白 A）和 VacA（空泡毒素 A）是 *H. pylori* 的两个重要毒力因子。

　　CagA 多聚化基序（CM）的多态性在 CagA 的地理变异体中被观察到[14]，包括东亚和西方菌株。这些多态性影响了 CagA 与 PAR1b（蛋白酶活化受体 1b）的结合以及对 PAR1b 的抑制。PAR1b 对于细胞极性的建立和维护非常关键。

通过抑制 PAR1b，CagA 导致细胞极性的破坏，促使铁从胃黏膜跨越细胞膜转移到宿主细胞的基底侧，从而有助于 *H. pylori* 成功定植于胃的生态位。此外，一些 *H. pylori* 菌株具有不同数量的 cagA 拷贝（从 0 到 4 个拷贝），这种多态性在染色体上串联排列。cagA 拷贝数的变化与 *H. pylori* 毒力直接相关。

VacA 是 *H. pylori* 的另一重要毒力因子[15]，其毒性受信号区（s1/s2）、中部区（m1/m2）和中间区（i1/i2）内的等位多态性控制。最近研究还发现了 vacA mRNA 的 5'UTR 内的新多态性，与 *H. pylori* 阳性患者胃炎水平显著相关，并分层了疾病风险。此外，VacA 可诱导 CagA 磷酸化，导致一系列细胞信号通路的激活。

这些研究结果深化了我们对 *H. pylori* 毒素致病机制的理解，包括 T4SS 的重要组分和 CagA、VacA 等毒力因子的作用，以及它们与宿主细胞相互作用的方式。同时，一些研究还指出 *H. pylori* 感染与胃癌发展之间的潜在联系，这为进一步研究和预防提供了重要线索。

三、免疫逃逸机制和宿主细胞的失调

大多数 *H. pylori* 感染的个体没有症状，只有少数人在长期感染期间会发展成胃溃疡、十二指肠溃疡、MALT 淋巴瘤或胃癌。因此，精确理解宿主对 *H. pylori* 的响应分子机制可能有助于更有效地干预。

一旦进入细胞，CagA 致癌蛋白会激活多种细胞内信号传导途径[16]，包括通过 EGFR 激活的 NF-κB 途径和 MAP 激酶途径。在以前的研究中，有报道称，H. pylori 主要通过从胃上皮细胞释放的肝素结合 EGF 样生长因子（HB-EGF）来诱导 EGFR 的转录活化。然而，最近的研究表明，EGFR 的新的丝氨酸残基磷酸化也能导致 EGFR 的内化和激活，与 HB-EGF 结合无关。在 H. pylori 感染早期阶段，这种新的 EGFR 激活途径对于人类 β 防御素 3（hBD3）的产生至关重要，hBD3 是抗微生物肽（AMP）家族中最有效的成员之一。AMP 家族成员（包括 hBD1、hBD2、hBD3）已广泛研究，被认为是对抗 H. pylori 感染的重要宿主防御机制。hBD1 在未感染的胃上皮细胞中为构成性表达，并在 H. pylori 感染的胃上皮细胞中下调。hBD2 的表达依赖于 H. pylori cagPAI 的存在，并受核苷酸结合寡聚化结构域 -1（NOD1）的调控。最后，hBD3 的表达依赖于 EGFR/MAP 激酶途径。需要注意的是，与 hBD2 相比，hBD3 在体外实验中具有 100 倍更强的抗 H. pylori 活性。因此，从 H. pylori 感染的胃细胞中释放的 hBD3 对于宿主的天然免疫反应至关重要。Muhammad 等人的研究表明，在感染的早期阶段，TAK1-p38α 途径介导了上述 EGFR 丝氨酸残基的磷酸化，然后通过 MAP 激酶和 JAK/STAT 信号传导诱导了 AGS 细胞中 hBD3 的产生。在这项研究中，使用一个 CagA 敲除的

H. pylori 菌株感染后，并未观察到对 hBD3 的抑制，这与先前的报告相矛盾。之前研究表明，在共培养晚期，CagA 通过 SHP-2 抑制 hBD3，从而终止 EGFR 激活和其下游信号传导。然而，这些研究的限制在于，体外实验无法排除多个细胞内信号分子之间的相互作用，或在慢性持续感染期间与免疫细胞相互作用引入的修饰。

四、DNA 损伤和端粒长度

H. pylori 感染引发的上皮细胞 DNA 损伤是导致胃癌的主要促发因素之一。研究表明，*H. pylori* 感染可导致 DNA 双链断裂（DSBs）在多种胃癌发生模型中的出现，如转基因胰岛素 - 胃泌素（INS-GAS）小鼠和蒙古沙鼠。这是通过促进炎症反应和诱导上皮细胞 DNA 损伤来实现的。某些抑制剂，如吉非替尼，已经被证明可减少 *H. pylori* 感染引起的上皮细胞 DNA 损伤，阻断了相关的信号通路，进一步降低了癌变风险。这意味着在 *H. pylori* 感染个体中，抑制上皮细胞中 DNA 损伤可能是一种潜在的癌症预防策略。

此外，端粒是基因组 DNA 中的序列，其长度的缩短反映了氧化应激和染色体的不稳定性积累，这是终身感染导致的结果。端粒长度的缩短与 *H. pylori* 感染的胃癌组织相关[17]，与 *H. pylori* 阴性的胃组织相比，端粒长度更短，并且与 IL-1B 和 NF-κB 的高表达相关。这些结果表明，端粒长度的缩短可能是 *H. pylori* 感染与胃癌发展之间的重要联系。

五、幽门螺杆菌感染与自噬

自噬是一个维持细胞稳态的过程，将细胞内成分封闭在自噬体中，然后进行降解和再循环。它在限制炎症、减少组织损伤和维持基因组稳定性方面发挥作用。因此，*H. pylori* 感染引起的自噬功能障碍被认为是导致胃癌发生的一个关键早期步骤[18]。

一项微阵列分析研究发现，在 *H. pylori* 感染胃黏膜中，与自噬相关的基因（ATG）存在上调和下调。ATG16L1 mRNA 水平与 *H. pylori* 密度和胃黏膜萎缩呈负相关。此外，ATG16L1 的多态性似乎决定了对 *H. pylori* 感染的敏感性。

另一方面，MAP1LC3A（微管相关蛋白 1 轻链 3）是自噬体形成的主要调节因子。它参与将截短形式的 LC3（LC3-I）转化为与自噬体膜相关的形式（LC3-II），这是自噬体形成的标志。一项研究发现，*H. pylori* 感染的胃癌组织以及相邻的非癌组织中，MAP1LC3Av1 的表达被甲基化沉默，而在 *H. pylori* 阴性胃组织中未发生这种情况。进一步体外实验表明，*MAP1LC3Av* 敲除的细胞表现出更多的增殖和侵袭特性。这表明，MAP1LC3Av1 的失活破坏了自噬途径，可能有助于胃上皮细胞的癌变。

六、miRNA 和宿主细胞的失调

miRNA 是一种基因表达的后转录调控因子，参与多种生物过程，包括发育、细胞增殖和癌症。一些 miRNA 在癌细胞中发生变化，可以充当致癌基因或抑癌基因[19]。如，miR-222 是一种致癌 miRNA，其在胃癌组织中上调表达，但似乎与 *H. pylori* 无关。

一项研究比较了 *H. pylori* 阳性和 *H. pylori* 阴性胃癌中 miRNA 的表达。他们发现，miR-143-3p 在 *H. pylori* 阳性胃癌组织中上调表达最为显著。体外实验显示，miR-143-3p 通过靶向 AKT2 在细胞增殖、凋亡、侵袭和迁移等方面起到负调控作用，表明 miR-143-3p 可能是一种抑癌 miRNA。

此外，*H. pylori* 的毒力因子 Tip-α 通过抑制 miR-3178 介导的 TRAF3 靶向来激活 NF-κB。另一方面，miR-124 被 CpG 甲基化沉默调控，它是抑癌性 miRNA。这些研究揭示了 miRNA 在 *H. pylori* 感染与胃癌之间的复杂调节关系，可能为了解癌症的发病机制提供了重要线索。

结语

本节深入探讨了 *H. pylori* 及其毒素在胃部疾病，尤其是胃癌的发展中的关键作用。通过多项早期研究的综合分析，我们了解到 *H. pylori* 感染与胃部疾病之间存在着复杂而密切的联系。

H. pylori 毒素可通过调控多种基因的表达，如 *c-met*、*c-myc* 等，参与胃癌的早期发生过程，同时影响细胞生长和细胞周期调节。这些发现揭示了 *H. pylori* 与胃部疾病发展之间潜在的分子机制，为未来的研究提供了重要线索。

然而，尽管我们在 *H. pylori* 与胃部疾病之间的关联方面取得了一些重要的进展，但仍需更多深入的研究来全面理解这一关系的复杂性和具体机制。我们期望未来的科学探索进一步拓展我们对 *H. pylori* 在胃部健康和疾病中的作用的认识，从而为预防和治疗相关疾病提供更多的启示和有效手段。*H. pylori* 与胃部疾病之间的这一关系不仅仅是医学领域的重要课题，也关乎到公共健康和临床实践，因此，对其深入研究将不断推动我们更好地了解和应对这一全球性健康挑战。

（杨桂彬　胡伏莲）

参 考 文 献

［1］LEE A Y, KAO C Y, WANG Y K, et al. Inactivation of ferric uptake regulator（Fur）attenuates Helicobacter pylori J99 motility by disturbing the flagellar motor switch and autoinducer-2 production［J］.Helicobacter, 2017, 22（4）: e12388.

［2］BEHRENS W, SCHWEINITZER T, MCMURRY J L, et al. Localisation and protein-protein interactions of the Helicobacter pylori taxis sensor TlpD and their connection to metabolic functions［J］.Sci Rep, 2016, 6: 23582.

［3］FISCHER F, ROBBE-SAULE M, TURLIN E, et al. Characterization in Helicobacter pylori of a nickel transporter essential for colonization that was acquired during evolution by gastric Helicobacter species［J］. PLoS Pathog, 2016, 12（12）: e1006018.

［4］VINELLA D, FISCHER F, VORONTSOV E, et al. Evolution of Helicobacter: acquisition by gastric species of two histidine-rich proteins essential for colonization ［J］.PLoS Pathog, 2015, 11（12）: e1005312.

［5］SKOOG EC, PADRA M, ABERG A, et al. BabA dependent binding of Helicobacter pylori to human gastric mucins cause aggregation that inhibits proliferation and is regulated via ArsS［J］.Sci Rep, 2017, 7: 40656.

［6］郭飞，胡伏莲，贾博琦，等. 幽门螺杆菌毒素对胃黏膜细胞系 *c-met*, *c-myc* 基因表达的影响［J］. 中华消化杂志, 1999, 19（2）: 137-138.

［7］郭飞，胡伏莲，贾博琦. 幽门螺杆菌感染者胃黏膜癌前病变与 *c-met* 原癌基因蛋白表达的关系［J］. 中华医学杂志, 1998, 78（7）: 488.

［8］孙兆金，胡伏莲. 幽门螺杆菌的培养上清液诱发鼠胃黏膜组织学损伤的研究［J］. 胃肠病学和肝病学杂志, 1998, 3（3）: 29-31, 39.

［9］杨桂彬，胡伏莲，吕有勇. 胃黏膜病变演化过程中幽门螺杆菌感染与 p53 变异和 MG-7 抗原及核仁组成区相关蛋白表达的关系［J］. 中华医学杂志,

2003，83（15）：1331-1335.

［10］高文，胡伏莲，吕有勇. 幽门螺杆菌对胃癌上皮细胞株 AGS 细胞的生长抑制作用及其分子机理探讨［J］. 中华医学杂志，2003，83（9）：731-735.

［11］SUAREZ G，ROMERO-GALLO J，SIERRA J C，et al. Genetic manipulation of Helicobacter pylori virulence function by host carcinogenic phenotypes［J］. Cancer Res，2017，77：2401-2412.

［12］BARROZO RM，COOKE CL，HANSEN LM，et al. Functional plasticity in the type Ⅳ secretion system of Helicobacter pylori［J］.PLoS Pathog，2013，9（2）：e1003189.

［13］BONIG T，OLBERMANN P，BATS SH，et al. Systematic site-directed Mutagenesis of the Helicobacter pylori CagL protein of the Cag type Ⅳ secretion system identifies novel functional domains［J］.Sci Rep，2016，6（1）：38101.

［14］KUMARI R，SHARIQ M，KUMAR N，et al. Biochemical characterization of the Helicobacter pylori Cag-type Ⅳ secretion system unique component CagU［J］. FEBS Lett，2017，591（3）：500-512.

［15］SINNETT CG，LETLEY DP，NARAYANAN GL，et al. Helicobacter pylori vacA transcription is genetically-determined and stratifies the level of human gastric inflammation and atrophy［J］.J Clin Pathol，2016，69（11）：968-973.

［16］BAUER B，PANG E，HOLLAND C，et al. The

Helicobacter pylori virulence effector CagA abrogates human beta-defensin 3 expression via inactivation of EGFR signaling [J].Cell Host Microbe，2012，11（6）：576-586.

［17］TAHARA T，TAHARA S，TUSKAMOTO T，et al. Telomere length in the gastric mucosa after Helicobacter pylori eradication and its potential role in the gastric carcinogenesis [J].Clin Exp Med，2018，18（1）：21-26.

［18］RAJU D，HUSSEY S，ANG M，et al. Vacuolating cytotoxin and variants in Atg16L1 that disrupt autophagy promote Helicobacter pylori infection in humans [J]. Gastroenterology，2012，142（5）：1160-1171.

［19］NOORMOHAMMAD M，SADEGHI S，TABATABAEIAN H，et al. Upregulation of miR-222 in both Helicobacter pylori-infected and noninfected gastric cancer patients [J].J Genet，2016，95（4）：991-995.

第二节　幽门螺杆菌致病因子与胃黏膜屏障损伤

H. pylori 因其特有的生物学特性，可以牢固地定植于胃黏膜，它分泌的毒素和产生的一系列致病因子则诱导胃黏膜炎症反应和免疫反应，致胃黏膜损伤和胃黏膜屏障破坏，从而诱发各种临床疾病。

一、正常胃及十二指肠黏膜屏障的保护作用

早在 1954 年，Hollander[1] 提出双层黏障学说，"双障"是指黏液屏障和黏膜屏障，它可使黏膜上皮免遭机械损伤和各种化学刺激，并可中和胃酸和灭活胃蛋白酶。

（一）正常的胃黏膜屏障

所谓的胃黏膜防御机制是指胃黏膜有抵御各种物理和化学损伤的功能，包括黏液、碳酸氢盐的分泌，胃上皮细胞间的紧密连接及脂蛋白层，胃黏膜血流及细胞更新。当这些防御功能降低或破坏，就可能导致胃黏膜损伤或溃疡形成[2]。

1. 黏液 - 碳酸氢盐屏障　胃黏液以两种形式存在，即附着于胃黏膜上皮层的不溶性凝胶层以及胃腔内水溶性黏稠的黏液。附着于胃黏膜表面的黏液凝胶是防止胃酸、胃蛋白酶及各种有害因素对胃黏膜损害的第一道防线，但这道防线不足以维持黏膜上皮的 pH。胃黏膜尚能分泌少量的碳酸氢盐（HCO_3^-），构成黏液 - 碳酸氢盐屏障，当 H^+ 逆向弥散时，与正向扩散的 HCO_3^- 相遇，使 H^+ 得到中和，这样便形成了黏液层的 pH 梯度。当腔内 pH 为 2~3 时，上皮表面 pH 保持在 6~7.5，胃蛋白酶不能透过这层屏障，从而保护胃黏膜上皮不被消化。

2. 胃黏膜屏障　是指胃黏膜具有在酸性胃液浸泡下 H^+ 不能向胃黏膜反渗，同时钠离子不

能由浆膜面向黏膜及胃腔内弥散的特征，因而胃腔内保持极高的 H^+ 浓度。血浆中 H^+ 浓度为 5×10^{-5} mmol/L（pH=7.4），而胃腔内 H^+ 浓度达 150~170mmol/L（pH=1 左右），其浓度梯度高达 $3 \times 10^8 : 1$。

3. 黏膜血流和酸碱平衡　正常人的胃黏膜血流量占心搏出量的 1%，其正常值为 59.8~11.4mL/（min・100g），胃黏膜血流不仅为黏膜供应营养物质和氧气，而且可以运走组织中 H^+ 和向黏膜表面运送 HCO_3^-，从而对维持细胞内的酸碱平衡起重要作用。

4. 十二指肠黏膜屏障　十二指肠液 pH 接近中性，且十二指肠黏膜有吸收 H^+ 的作用，所以 H^+ 的逆向弥散对十二指肠黏膜的致病作用不如对胃黏膜的作用重要。但刺激胃黏膜的损伤因素同样也可损伤十二指肠黏膜；而且十二指肠球部经常暴露于由胃腔流出的酸性液体中；*H. pylori* 感染时酸分泌异常、十二指肠球内胃腺化生、*H. pylori* 定植等这些因素，都在十二指肠溃疡的发生中起着重要作用[3]。

（二）胃及十二指肠黏膜的损害因素

各种理化因素、药物、胆盐、乙醇、浓茶及咖啡等，以及 *H. pylori* 感染，都可能损伤胃及十二指肠黏膜，破坏其防御功能。许多药物可以损伤胃黏膜，如解热镇痛药、抗癌药、某些抗生素、肾上腺皮质激素，特别是非甾体抗炎药（NSAIDs）、阿司匹林，长期摄入可以诱发溃疡，原有溃疡者造成溃疡不愈或增加溃疡复发率，以及出血、穿孔等合并症的发生。NSAIDs通过两个主要机制损害胃黏膜：①破坏胃黏膜屏障，NSAIDs多系弱酸脂溶性药物，能直接穿过胃黏膜屏障导致 H^+ 反弥散造成黏膜损伤；②抑制前列腺素合成，削弱黏膜保护机制。一般认为，NSAIDs 与 *H. pylori* 感染可相互作用协同加重胃黏膜损伤[4]。

二、幽门螺杆菌致病因子及其对胃黏膜的损伤

H. pylori 致病机制复杂，其致病因子对胃黏膜的损伤及其对人体损伤机制至今尚未完全明了。参与 *H. pylori* 致病的因子分为定植因子和毒力因子等，其中定植因子是 *H. pylori* 感染的首要条件，*H. pylori* 本身的动力装置、黏附特性、有毒性作用的酶以及多种毒素既有利于其定植，也有助于 *H. pylori* 在强酸环境下存活，最终是否致病，取决于 *H. pylori* 菌株的不同及宿主的差异。*H. pylori* 的致病因子有很多，按其致病机制及其特点通常分成 4 大类：①与 *H. pylori* 定植有关致病因子；②以损伤胃黏膜为主的致病因子；③与炎症和免疫损伤有关致病因子；④其他致病因子。

（一）与 H. pylori 定植有关的致病因子

H. pylori 在胃黏膜定植与 *H. pylori* 的鞭毛、尿素酶及 *H. pylori* 本身的黏附特性密切相关。*H.*

pylori 呈 "S" 型或 "L" 型，长 1.5~5.0μm，宽 0.3~1.0μm，电镜下可见菌体表面光滑，一端有 4~6 根单极带鞘鞭毛，鞭毛顶端膨大呈球形，由鞭毛和其菌体组成的螺旋结构是 *H. pylori* 的动力装置，为 *H. pylori* 提供了省力的形态学结构，并为其穿梭胃黏液层定植于胃黏膜提供了便利条件[5]。*H. pylori* 因其黏附特性而定植于胃黏膜小凹及其邻近的表面上皮而繁衍（图 3-1，图 3-2）。*H. pylori* 尿素酶位于菌体表面和胞质内其产生的 "氨云" 围绕在细菌周围，使菌体周围呈中性环境，保护 *H. pylori* 免遭破坏。尿素酶

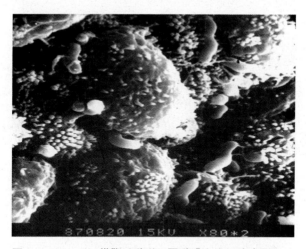

图 3-1 *H. pylori* 借鞭毛黏附于胃黏膜上皮细胞表面
扫描电镜图像，于 1986 年从十二指肠溃疡患者胃黏膜中分离出的 *H. pylori*，可见上皮细胞间沟中有大量 *H. pylori*（胡伏莲提供）。

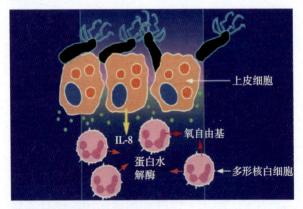

图 3-2　胃黏膜上皮细胞表面的 *H. pylori* 以及由 *H. pylori* 引起的胃黏膜炎症反应

可见上皮细胞下有大量中性粒细胞浸润。

是细胞外膜蛋白，可作为黏附分子参与 *H. pylori* 定植。尿素酶还能产生电化学梯度参与 ATP 合成，与 *H. pylori* 能量代谢有关，促进其定植。*H. pylori* 定植于胃内的一个重要因素是细菌具有黏附于胃黏膜的特性。*H. pylori* 紧密黏附于胃黏膜表面，避免其与胃内食物一起排空，及因表面上皮细胞和黏液层脱落而被快速清除。这种特殊的黏附能力不仅有助于其定植在胃黏膜表面，而且黏附本身即能通过改变上皮细胞骨架直接损伤胃黏膜，可能与 *H. pylori* 黏附到上皮细胞后形成的黏附垫座（adherence pedestals）有关，使微绒毛减少或消失。

（二）以损伤胃黏膜为主的致病因子

H. pylori 的空泡毒素（vaculating cytotoxin A,

vacA）基因在所有 *H. pylori* 菌株中均存在，但仅有 50% 左右菌株有 VacA 表达。VacA 对胃上皮有直接毒性作用，损伤上皮细胞，胞质内形成空泡，造成胃黏膜损伤和延缓胃上皮修复。细胞毒素相关蛋白（cytotoxin-associated protein，CagA）常在 VacA$^+$菌株中出现，与 VacA 活性密切相关。国内外许多研究证实了 *H. pylori* 毒素对胃黏膜的损伤，笔者团队研究[6]显示 *H. pylori* 标准菌株（NCTC11637）的培养上清液可致 BALB/C 小鼠胃黏膜损伤，黏膜出现糜烂，上皮细胞排列紊乱，腺体结构破坏或消失，细胞内空泡形成；超微结构可观察到细胞间隙增宽，微绒毛稀疏脱落，线粒体和粗面内质网肿胀、空泡形成，吞噬溶酶体增多。*H. pylori* 分泌脂多糖（lipopolysaccharide，LPS），刺激胃上皮细胞分泌白细胞介素 -8（interleukin-8，IL-8），在感染宿主的胃黏膜内诱导局部炎症反应；LPS 还参与胃上皮细胞分泌胃蛋白酶原，胃蛋白酶的蛋白水解作用造成上皮损伤，与溃疡的形成有关。*H. pylori* 溶血素能阻止吞噬细胞的吞噬功能，对 *H. pylori* 有一定的保护作用，但它有细胞毒性，介导炎症反应造成胃黏膜损害。*H. pylori* 合成和分泌脂酶和蛋白酶，降解胃上皮黏液层，使其失去保护特性。蛋白酶可使黏蛋白多聚体解聚，而脂酶尤其磷脂酶 A_2 使黏液脂质降解，最终导致溶血卵磷脂生成和黏膜疏水性保护层丧失。溶血卵磷脂的破坏作用还表现在抑制黏液细胞的分泌，对胃上皮的保护功能丧失。尿素酶也是损害胃黏膜的主要致病因子，高浓度的氨可导致细胞空泡变性，其结果类似于 VacA 所致的空泡变性[7]。*H. pylori* 具有硫氧还蛋白（thioredoxin，Trx）系统，包括 Trx1 和 Trx1，对于 *H. pylori* 在微需氧条件下的生存和保护细菌免受氧化应激损伤是必需的，通过炎症通路的激活，诱导宿主局部黏膜组织黏蛋白结构的破坏[8]。研究显示，高表达 Trx1 的 *H. pylori* 菌株与其高致病性相关，可显著促进胃上皮细胞凋亡，可导致更严重的胃黏膜病变[9]。

（三）与炎症和免疫损伤有关的致病因子

尿素酶、脂多糖及细胞毒素也是与炎症和免疫损伤有关的致病因子，除此之外，研究较多的有热休克蛋白（heat shock protein，Hsp）、过氧化氢酶、过氧化物歧化酶及 *iceA* 基因等。Hsp 是存在于原核生物和真核生物中的一种高度保守的蛋白质，正常细胞可低表达，对维持正常细胞功能有一定作用。研究发现 *H. pylori* 阳性患者胃黏膜上皮内 γ/δT 细胞增多，同时上皮细胞表达 Hsp，推测 γ/δT 细胞参与了 *H. pylori* 引起的自身免疫，与自身 Hsp 有交叉反应，引起胃组织炎性损伤。*H. pylori* 能分泌中性粒细胞和单核细胞趋化因子，这些趋化因子穿过黏膜，进入组织后诱发趋化反应、氧化反应、中性粒细胞脱颗粒等免疫病理反应。*H. pylori* 过氧化氢酶（触酶）和过氧化物歧化酶（superoxide dismutase，SOD）

使其免受中性粒细胞的杀伤机制，而发挥保护作用。研究发现，*H. pylori* 接触上皮后可诱生一种潜在的毒力因子，由 *ice A* 基因编码，与Ⅱ型限制性核酸内切酶有显著同源性，主要有两种等位基因变异：*ice A₁* 和 *ice A₂*，*ice A₁* 基因表达意味着上调 *H. pylori* 与上皮细胞的接触，与溃疡的发病密切相关，*ice A* 等位基因型是独立于 *cagA* 和 *vacA* 的一种毒力因子态[10]。

（四）*H. pylori* 的定植与黏附特性对胃黏膜所致的损伤

H. pylori 的螺旋形、鞭毛、黏附素和尿素酶等毒力因子使 *H. pylori* 能够克服胃的蠕动排空作用、胃内低 pH、胃黏膜表面的稠厚黏液等不利于定居的因素而长期在胃黏膜表面寄生，而黏附又是 *H. pylori* 定植在胃黏膜表面的前提。这种黏附特性反映了 *H. pylori* 存在某些黏附因子，而胃上皮细胞存在相应的特异受体。较早的研究中已分离出多种黏附因子，主要有可溶性 N-乙酰神经氨酰乳糖结合纤维血凝素（NLBH）和胞外酶 S 样黏附素，胃上皮细胞表面存在着相应受体，有神经节苷脂 GM1、GM2、GM3、磷脂酰乙醇胺、N-乙酰神经氨酰乳糖等。

近年通过对 *H. pylori* 黏附机制研究的深入，又发现了几种重要黏附因子，包括：①中性粒细胞活化蛋白（neutrophil activating protein，NAP）；②热休克蛋白60（Hsp60）；③ *alpAB* 基因；④HopZ 蛋白质。同时也发现了胃黏膜上皮

细胞表面与 *H. pylori* 黏附有关的受体，如：①硫酸脑苷脂，是一种存在于人胃黏膜上的酸性糖鞘脂，是 *H. pylori* 的主要黏附受体。②血型抗原 Lewis B（Le^b）：人胃上皮细胞表达 LewisB（Le^b）抗原，而部分 *H. pylori*（亚洲）也表达 Le^b 抗原。研究显示 *H. pylori* 表达的 Le^b 不影响 *H. pylori* 黏附于人胃 Le^b 上，提示人胃 Le^b 是 *H. pylori* 黏附受体。③硫酸黏蛋白：通常认为 *H. pylori* 定植于胃小凹上皮细胞，其中性黏液是 *H. pylori* 的必需物质，而极少定植于肠化细胞，因为其酸性黏液对 *H. pylori* 不利。而有研究显示，*H. pylori* 黏附于不完全肠化生细胞与硫酸黏蛋白有关，而该型肠化与胃癌高度相关，提示 *H. pylori* 在胃癌发生中起重要作用。④信号传导途径与整合素：有研究提示酪氨酸磷酸化的信号传导途径与整合素在 *H. pylori* 黏附于胃上皮细胞中起重要作用[11]。

三、对抗 *H. pylori* 黏附机制和保护胃黏膜是治疗 *H. pylori* 感染的新思路

（一）抗 *H. pylori* 定植或黏附的药物

H. pylori 之所以能黏附于胃黏膜表层，基于具有上述特殊的黏附因子，而人的胃黏膜又具有相应的黏附受体，以利于 *H. pylori* 牢固定植于胃黏膜而繁衍致病。对 *H. pylori* 感染的治疗目前主要是以抗生素为主的治疗方案，新近研究针对抗 *H. pylori* 黏附机制进行治疗，已有研究证实某些胃黏膜保护剂和一些抗溃疡药物具有抑制 *H.*

pylori 或抗 *H. pylori* 黏附作用：①聚普瑞锌：一种含锌和 L- 肌肽的螯合物，兼有多层修复机制及长效物理覆盖作用，有效促进黏膜溃疡愈合，其药理活性成分锌离子可能干扰了尿素酶活性部位的镍离子，抑制 *H. pylori* 尿素酶活性，从而阻止细菌定植并黏附于胃黏膜上皮[12]。②复方尿囊素：一种新型胃黏膜保护剂，是尿囊素和氢氧化铝组成的复方制剂，具有中和胃酸、保护胃黏膜和促进黏膜修复作用，尿囊素的尿素成分有抑菌作用，抑制 *H. pylori* 活力及生长[13]。③硫糖铝：能竞争性结合与 *H. pylori* 黏附有关的受体—乳酸基酰基鞘氨醇和 GM3 神经节苷脂，增强黏膜上皮咬合蛋白表达，抑制 *H. pylori* 定植及黏附于胃上皮细胞[14]。④索法酮（Sofalcone）：能以剂量依赖方式显著抑制 *H. pylori* 黏附于胃黏膜。关于这类药物抑制 *H. pylori* 和影响 *H. pylori* 黏附定植的机制还有待进一步深入研究，其在抗 *H. pylori* 感染中的作用和地位有待设计严谨的多中心临床研究来证实，但此新思路或许成为今后治疗 *H. pylori* 感染的重要手段。

（二）黏膜保护剂对 *H. pylori* 胃黏膜损伤的治疗作用

包括西药和中药在内的胃黏膜保护剂种类繁多，其胃黏膜保护作用机制包括以下几方面：①增加胃黏膜血流；②增加胃黏膜细胞黏液分泌；③增加碳酸氢盐分泌；④增加胃黏膜细胞前列腺素合成；⑤增加胃黏膜和黏液中糖蛋白含量；⑥增加胃黏膜和黏液中磷脂含量来提高黏液层疏水性；⑦隔离胃酸、吸附毒素等。笔者团队研究显示胃黏膜保护剂（包括中药在内）可以减轻或预防 *H. pylori* 毒素所致胃黏膜损伤[6, 15-17]。动物实验证实胃黏膜保护剂可降低胃内 *H. pylori* 定植率，降低 *H. pylori* 所致 IL-8 表达，增强咬合蛋白，从而改善 *H. pylori* 所致胃黏膜损伤[18]。在临床实践中，对于 *H. pylori* 感染所致胃黏膜损伤除了保护胃黏膜之外，还须根除 *H. pylori* 来消除其损伤因素，从而提高损伤黏膜的修复及愈合质量并预防黏膜损伤的复发。

（崔梅花　纪开宇　胡伏莲）

参 考 文 献

[1] HOLLANDER F. The two-component mucous barrier; its activity in protecting the gastroduodenal mucosa against peptic ulceration [J]. AMA Arch Intern Med, 1954, 93 (1): 107-120.

[2] WALLACE JL, GRANGER DN. The cellular and molecular basis of gastric mucosal defense [J]. FASEB J, 1996, 10 (7): 731-740.

[3] 胡伏莲，崔梅花，牟方宏. 幽门螺杆菌致病因子与胃黏膜屏障 [C] // 胡伏莲，周殿元. 幽门螺杆菌感染的基础与临床 .3 版 . 北京：中国科技出版社，2009：309-313.

[4] 纪开宇，胡伏莲，李爱东，等 . 幽门螺杆菌与吲哚

美辛在 Balb/c 小鼠胃黏膜损伤中的相互作用［J］. 中华医学杂志，2003，82（9）：731-735.

［5］YAMAMOTO T，TAKANO T，HIGUCHI W，et al. Unique features of the motility and structures in the flagellate polar region of Campylobacter jejuni and other species：an electron microscopic study［J］. Microbiol Immunol，2013，57（2）：83-90.

［6］崔梅花，胡伏莲，董欣虹. 胃黏膜保护剂对预防幽门螺杆菌培养上清液所致小鼠胃黏膜损伤的实验研究［J］. 世界华人消化杂志，2003，11（2）：1993-1996.

［7］杨桂彬，胡伏莲. 幽门螺杆菌毒素及其与临床疾病关系［C］//胡伏莲，周殿元. 幽门螺杆菌感染的基础与临床.3 版. 北京：中国科技出版社，2009：108-117.

［8］LU J，HOLMGREN A. The thioredoxin antioxidant system［J］. Free Radic Biol Med，2014，66（1）：75-87.

［9］LIU L N，DING S G，SHI Y Y，et al. Helicobacter pylori with high thioredoxin-1 expression promotes stomach carcinogenesis in Mongolian gerbils［J］. Clin Res Hepatol Gastroenterol，2016，40（4）：480-486.

［10］PEEK RM，THOMPSON SA，DONAHUE JP，et al. Adherence to gastric epithelial cells induces expression of a Helicobacter pylori gene，iceA，that is associated with clinical outcome［J］. Proc Assoc Am Physicians，1998，110（6）：531-544.

［11］胡伏莲．幽门螺杆菌致病因子研究的现状［J］．中
华医学杂志，2002，82（10）：865-867.

［12］TAN B，LUO H Q，XU H，et al. Polaprezinc
combined with clarithromycin-based triple therapy for
Helicobacter pylori-associated gastritis：A prospective，
multicenter，randomized clinical trial［J］．PLoS One，
2017，12（4）：e0175625.

［13］崔梅花，魏红，雷晓燕，等．含复方尿囊素四联疗
法治疗幽门螺杆菌感染慢性胃炎的疗效［J］．中华
消化杂志，2014，34（5）：297-230.

［14］刘芸，滕贵根，王蔚虹，等．硫糖铝对幽门螺杆菌
感染小鼠胃黏膜损伤的保护作用及其对胃肠菌群的
影响［J］．中华医学杂志，2019，99（20）：1546-
1552.

［15］孙兆金，胡伏莲．幽门螺杆菌培养的上清液诱发鼠
胃黏膜组织学损伤的研究［J］．胃肠病学和肝胆病
学杂志，1998，7（4）：219-221.

［16］杨桂彬，胡伏莲，牟方宏．替普瑞酮预防幽门螺杆
菌所致的小鼠胃黏膜损伤的实验研究［J］．中华医
学杂志，2006，86（14）：992-995.

［17］牟方宏，胡伏莲，杨桂彬．温胃舒、养胃舒预防幽
门螺杆菌培养上清液所致小鼠胃黏膜损伤［J］．世
界华人消化杂志，2007，15（12）：1505-1509.

［18］刘芸，滕贵根，王蔚虹，等．硫糖铝对幽门螺杆菌
感染小鼠胃黏膜损伤的保护作用及其对胃肠菌群的
影响［J］．中华医学杂志，2019，99（20）：1546-
1552.

第三节 幽门螺杆菌黏附素及其受体

H. pylori 感染始于一个精密而复杂的交互过程，该过程使这种胃部病原体能够在宿主胃黏膜上成功黏附并保持定植。*H. pylori* 外膜展示出一系列黏附因子，通过与胃黏膜细胞表面的特定受体精确交互，实现了细菌的稳定黏附，也使其即使在胃黏液层动态冲刷中也能保持定植[1]。在微生态平衡的庇护下，*H. pylori* 不仅通过胃上皮细胞获得必需的营养物质以保证其生存，还能借助于向宿主细胞运输各种效应分子（如 CagA 等）的机制，影响宿主细胞功能并调控免疫反应[2]。深入理解这种由细菌黏附素和宿主受体介导的相互作用机制和复杂性，不仅有助于揭示 *H. pylori* 的感染策略，也为开发新的治疗干预药物提供可能的靶点。

一、幽门螺杆菌重要黏附素及其受体

H. pylori 黏附素及其与宿主受体的交互起着至关重要的作用。*H. pylori* 基因组的高度差异显著丰富了外膜蛋白的多样性，包括多达 60 个基因，根据结构和功能上的差异可分为不同的同源家族类别：Hop 家族、Hor 家族、Hof 家族、FecA 家族和 Hef 家族。黏附素，尤其是属于 Hop 家族的成员，如血型抗原结合凝集素（BabA）、唾液酸结合凝集素（SabA）、外膜炎症

蛋白 A（OipA）等，通过特异性地与宿主胃黏膜上的受体相互作用而发挥了重要作用[3, 4]。大部分黏附素倾向于将糖蛋白或糖脂中的糖基作为受体，部分黏附素的受体或者结合位点是蛋白质本身，多个黏附素的受体和结合位点已经被明确识别出来。进一步探讨黏附素与受体的精确作用机制和相互调控将加深我们对 H. pylori 感染策略的理解，并提供潜在的干预靶点。

（一）以糖结构为受体的黏附素

1. BabA[5-7]　全称 blood antigen binding adhesin，作为 H. pylori 中首个被鉴定的黏附素，在抑制细菌黏附定植方面的重要性及作为主要干预靶点上受到关注。BabA 在 H. pylori 的基因组中，以 babA1 和 babA2 的等位基因形式呈现，其中 babA1 由于在信号肽序列中存在一个 10bp 的碱基缺失而无法表达功能性的 BabA 蛋白；反之，babA2 则编码了一个具有充分结合能力的、大约 80kDa 的 BabA 蛋白。流行病学数据显示，在西方菌株和亚洲菌株中，babA2 基因的阳性率分别为 57%~67% 及 85%~100%。在中国菌株中，这一比例在 79%~88% 之间。BabA 表现出识别并结合 H1 抗原、O 型血的 Lewis b 抗原及 A/B 型 Lewis b 抗原的能力，且其与 Lewis b 抗原的亲和力显著强于与 H1 抗原的亲和力，BabA 的表达水平直接决定其与 Lewis b 的结合效能。胃黏蛋白 MUC5AC 及多种由唾液腺分泌的黏蛋白均能与 BabA 结合。

2. SabA[8] 全称 sialic acid binding adhesin，亦称为 HopP，能识别并结合唾液酸化的多糖，主要与唾液酸化的 Lex 抗原（sLex）及与多种糖蛋白相互作用，如 MUC5B、MUC7、层粘连蛋白等。SabA 能够与红细胞上的唾液酸化蛋白发生结合，引起红细胞的凝集反应。

3. LabA[9, 10] 全称 lactose-binding adhesin，作为新近揭示的 *H. pylori* 黏附素，与 BabA 和 SabA 的氨基酸序列结构预测类似，并表现出与 GalNAcβ1-4GlcNAc（LacdiNac）基序的亲和力。在浅表和凹陷上皮表达的胃黏蛋白 MUC5AC 上已确认存在 LacdiNac 糖链，大约占成人胃黏蛋白 O- 糖链的 7%。不同 *H. pylori* 菌株对 LacdiNac 的黏附性差异明显，其中 26 695 株展现出最强的黏附性。

（二）以蛋白为受体的黏附素

1. HopQ[11] 一种 68kDa 大小的黏附素，具有Ⅰ型和Ⅱ型两种等位基因形式，其在胃炎和胃癌中的作用已经得到确认。HopQ 的表达受多种因素的调控，如盐浓度，较高盐浓度能提高其表达水平。

HopQ 能够与癌胚抗原相关黏附分子（CEACAMs）结合，特别是 CEACAM1、CEACAM3、CEACAM5 和 CEACAM6，但与 CEACAM6 的结合较弱。HopQ-CEACAM 的交互作用受到 pH 的影响，且 HopQ 内部的二硫键不同于 BabA，对其结合 CEACAMs 的能力没有影响。

2. AlpA/B[12]　两种与黏附相关的脂蛋白，具有一定的序列同源性，在 H. pylori 的所有临床菌株中均有表达。它们在 H. pylori 的黏附过程中承担重要角色，尤其是 AlpA 在细菌的氧化应激反应中发挥重要作用。实验证明，AlpA 和 AlpB 能够与小鼠的层粘连蛋白（LN）显著结合，且在大肠杆菌中表达的 AlpA 和 AlpB 可以增强 H. pylori 在小鼠层粘连蛋白上的黏附。

AlpA/B 与其他宿主蛋白或黏液成分的相互作用也值得进一步探讨，以全面理解它们在 H. pylori 黏附和感染中的作用。

3. CagL[13]　作为 H. pylori 菌毛Ⅳ型分泌系统（T4SS）的一个组成部分，它的结构包含一个独特的、非环状的 Arg-Gly-Asp（RGD）基序。通过与整合素的相互作用，CagL 参与到将 CagA 转运到宿主胃上皮细胞的过程。

CagL 通过其 RGD 基序与多种整合素结合，包括 $\alpha5\beta1$、$\alpha V\beta3$、$\alpha v\beta5$ 和 $\alpha v\beta6$，且与整合素的亲和力受到 pH 的影响。相关的突变实验表明，RGD 基序及组成氨基酸在 CagL 与整合素的相互作用中起关键作用。

（三）受体结构未知的黏附素[14]

1. OipA　外膜炎症蛋白 A（OipA），又称 HopH，是一种分子量大约为 34kDa 的蛋白，含有相对较小的胞外结构域，由大约 75 个氨基酸残基组成。OipA 因其能刺激宿主细胞分泌 IL-8 并触发炎症反应而得名。

OipA 由其信号肽序列中 CT 核苷酸重复序列的相位变化所调控，在超过 95% 的 cagPAI 阳性菌株中表达，并因与 cagPAI 的紧密关联被认为与多种胃部疾病的发展有关。对 OipA 的进一步研究可能专注于其在调控 *H. pylori* 与宿主细胞黏附中的作用，及其在不同 *H. pylori* 菌株中的功能差异。

2. HpaA *H. pylori* 黏附素 A（HpaA），是位于鞭毛鞘和外膜的脂蛋白，在细胞内外均有表达，并在所有 *H. pylori* 菌株中普遍存在，执行关键的黏附和定植功能。

已确定 HpaA 能与几种不同分子相互作用，如含有 N- 乙酰神经胺基 -α（2-3）- 乳糖的唾液糖缀合物和膜联蛋白 ANXA2，但其受体结构和特性仍不明确。

3. HopZ 作为 HopQ 蛋白同源物，同样以两个等位基因的形式存在，并经历重组过程。HopZ 的表达是通过其信号肽中 CT 二核苷酸重复序列的 SSM 来调控。

HopZ 对于 *H. pylori* 在胃上皮细胞中的黏附具有重要性，但其在菌株定植到豚鼠胃部的过程中似乎并非必需。HopZ 在 MALT 淋巴瘤中的表达水平相对较低，且其 OFF 状态与 MALT 淋巴瘤的发生相关。

二、黏附素在幽门螺杆菌致病机制中的核心作用

H. pylori 利用其尿素酶的活性，分解尿素生

成氨，以抵抗胃酸的侵蚀性。这个过程成功的关键在于其穿越胃黏液屏障，达到胃黏膜上皮细胞，并依赖黏附素和受体相互作用锚定于胃上皮细胞表面。*H. pylori* 的定植不仅是其在胃部生存的必要条件，更是发挥致病作用的重要环节。黏附过程充分展现了多方位作用：

1. 持久定植 通过紧密黏附，*H. pylori* 巧妙地避开了黏液的更新、胃的蠕动以及胃黏膜的脱落过程，确保自身在胃中的长期存活。

2. 免疫逃逸 *H. pylori* 利用一系列策略如"相变异"和"分子拟态"来逃避宿主的免疫应答。

3. 黏膜炎症与损伤 ①BabA，具有诱导中性粒细胞化学趋向性的能力，进而引发胃黏膜炎症反应；②SabA，作为中性粒细胞活化的先决条件，能刺激中性粒细胞生成活性氧物质，引发氧化应激，导致胃黏膜损伤；③AlpA/B，通过激活多条信号通路，如 MAPK 和 NF-κB，触发一系列促炎信号级联反应，进而导致胃黏膜损伤。

4. 毒力因子的表达与作用增强 如 BabA 介导的 *H. pylori* 与胃上皮细胞的黏附，能进一步促进 CagA 向细胞内转移，从而加强了炎症反应的激发。

黏附素在 *H. pylori* 致病机制中，通过参与细菌的定植、免疫逃逸、炎症介导损伤以及毒力因子的表达和作用，成为了一个不可或缺的组成部分。未来研究可能将更加深入探讨这些黏附素的结构、功能及其在 *H. pylori* 感染中的作用机制，为治疗提供更精准的靶点。

三、展望

H. pylori 能依赖其外膜上多种黏附素在宿主细胞中黏附定植，这一过程对其在胃部环境的适应至关重要。黏附素的表达不仅增强了细菌对宿主细胞的黏附和定植能力，也有利于细菌抵御胃的机械性清除机制，如胃蠕动和黏液层的更新，从而促进 *H. pylori* 在胃黏膜上皮细胞中的存活和再循环。目前，*H. pylori* 的根除治疗主要依赖抗生素疗法，尽管效果显著，但细菌耐药问题及抗生素的过度使用已引起广泛关注。

阻止黏附蛋白与受体的相互作用，从而减少细菌对宿主细胞的黏附，展现出了一种潜在且前景可期的治疗策略。这一策略不仅对 *H. pylori* 感染的治疗具有巨大潜力，对于预防感染也至关重要。如，许多具有抗黏附属性的天然物质，大多含有与黏附素受体结构相似的多糖结构，它们或许能够通过直接干扰 *H. pylori* 或阻断受体的结合位点来抑制细菌的黏附。

黏附素作为 *H. pylori* 预防和治疗的潜在靶点，已逐渐成为研究的焦点。由于 *H. pylori* 的黏附素种类繁多且各自具有显著的受体特异性，实现对细菌黏附的有效阻断可能需要同时干扰多种黏附素。在 *H. pylori* 黏附素及其受体的研究领域，虽然已经取得了一定进展，但进一步揭示这些黏附素和受体的精确结构以及他们的结合位点，仍将为未来的药物开发提供坚实的理论支撑。

在未来的探索中，理解黏附素和受体的互动、探讨其在 *H. pylori* 感染中的确切作用，以及深入研究抗黏附治疗策略的可能性，将可能为 *H. pylori* 感染的防控开辟新的道路。

（宫雅楠　张建中）

参 考 文 献

[1] KEILBERG D, OTTEMANN KM. How Helicobacter pylori senses, targets and interacts with the gastric epithelium [J]. Environ Microbiol, 2016, 18（3）: 791-806.

[2] ASPHOLM M, KALIA A, RUHL S, et al. Helicobacter pylori adhesion to carbohydrates [J]. Methods Enzymol, 2006, 417: 293-339.

[3] ALM RA, BINA J, ANDREWS BM, et al. Comparative genomics of Helicobacter pylori: analysis of the outer membrane protein families [J]. Infect Immun, 2000, 68（7）: 4155-4168.

[4] ILVER D, ARNQVIST A, OGREN J, et al. Helicobacter pylori adhesin binding fucosylated histo-blood group antigens revealed by retagging [J]. Science, 1998, 279（5349）: 373-377.

[5] BACKSTROM A, LUNDBERG C, KERSULYTE D, et al. Metastability of Helicobacter pylori bab adhesin genes and dynamics in Lewis b antigen binding [J]. Proc Natl Acad Sci, 2004, 101 (48): 16923-16928.

[6] ASPHOLM-HURTIG M, DAILIDE G, LAHMANN M, et al. Functional adaptation of BabA, the H. pylori ABO blood group antigen binding adhesin [J]. Science, 2004, 305 (5683): 519-522.

[7] SHEU BS, SHEU SM, YANG HB, et al. Host gastric Lewis expression determines the bacterial density of Helicobacter pylori in babA2 genopositive infection [J]. Gut, 2003, 52 (7): 927-932.

[8] MAHDAVI J, SONDEN B, HURTIG M, et al. Helicobacter pylori SabA adhesin in persistent infection and chronic inflammation [J]. Science, 2002, 297 (5581): 573-578.

[9] YAMAOKA Y, OJO O, FUJIMOTO S, et al. Helicobacter pylori outer membrane proteins and gastroduodenal disease [J]. Gut, 2006, 55 (6): 775-781.

[10] ROSSEZ Y, GOSSET P, BONECA I G, et al. The lacdiNAc-specific adhesin LabA mediates adhesion of Helicobacter pylori to human gastric mucosa [J]. J Infect Dis, 2014, 210 (8): 1286-1295.

[11] JAVAHERI A, KRUSE T, MOONENS K, et al. Helicobacter pylori adhesin HopQ engages in a virulence-enhancing interaction with human CEACAMs [J]. Nat Microbiol, 2016, 2: 16189.

[12] SENKOVICH OA, YIN J, EKSHYYAN V, et al. Helicobacter pylori AlpA and AlpB bind host laminin and influence gastric inflammation in gerbils [J]. Infect Immun, 2011, 79 (8): 3106-3116.

[13] BARDEN S, LANGE S, TEGTMEYER N, et al. A helical RGD motif promoting cell adhesion: crystal structures of the Helicobacter pylori type Ⅳ secretion system pilus protein CagL [J]. Structure, 2013, 21 (11): 1931-1941.

[14] YAMAOKA Y, KITA M, KODAMA T, et al. Helicobacter pylori infection in mice: Role of outer membrane proteins in colonization and inflammation [J]. Gastroenterology, 2002, 123 (6): 1992-2004.

第四章

幽门螺杆菌与上胃肠道疾病

  自从澳大利亚学者于 1982 年首先从慢性活动性胃炎患者胃黏膜中分离出 *H. pylori* 之后，其与上胃肠道疾病的研究一直是胃肠病工作者的热门课题。目前已经确认 *H. pylori* 与上胃肠道疾病中的 4 种疾病密切相关：①慢性胃炎；②消化性溃疡病；③胃癌；④胃黏膜相关性淋巴组织（mucosa-associated lymphoid tissue，MALT）淋巴瘤（图 4-1）。关于 *H. pylori* 感染与上胃肠道疾病的关系以及可能发生的不同临床疾病可参考以下模式图（图 4-2）。

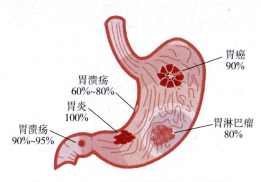

图 4-1　*H. pylori* 与上胃肠道疾病的关系

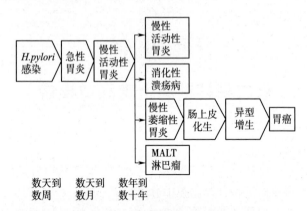

图 4-2 *H. pylori* 与上胃肠道疾病的关系及其感染的可能结局

第一节 幽门螺杆菌与慢性胃炎

慢性胃炎患者 *H. pylori* 感染率超过 95%，其感染率随着年龄增加而增加。*H. pylori* 感染可引起 3 种不同类型胃炎[1]：①浅表性胃炎（superficial gastritis）；②弥漫性胃窦炎（diffuse antral gastritis）；③多灶性萎缩性胃炎（multifocal atrophic gastritis）。*H. pylori* 相关性胃炎病理特点：①黏膜上皮变性；②中性粒细胞和慢性炎症细胞浸润和 / 或显著的淋巴滤泡形成；③肠上皮化生；④上皮内瘤变；⑤腺体萎缩。

慢性胃炎病理诊断标准按"视觉模拟评分法（visual analogue scale）"包括 5 项组织学变化和 4 个分级。5 项组织学变化包括：*H. pylori* 感染、慢性炎性反应（单个核细胞浸润）、活动性

（中性粒细胞浸润）、萎缩（固有腺体减少）、肠化（肠上皮化生）；4个分级包括：0提示无，+提示轻度，++提示中度，+++提示重度[2]。

上皮退行性改变是指黏液耗损、上皮细胞变性、渗出及脱落等，均是慢性胃炎的显著特征。老年性慢性胃炎的特点是肠上皮化生和腺体萎缩发生率增高，随着腺体的消失也可出现糜烂或溃疡形成，腺体萎缩可能是细菌作用的结果，也可能是长期慢性炎症的反应。H. pylori 感染引起的肠上皮化生是胃肠道黏膜对慢性持续性感染的一种适应现象。根据黏液含量和细胞形态可将肠上皮化生分为3种类型：① I 型（完全型）：化生上皮与正常小肠型上皮相似；② IIa 型（不完全型）；③ II_b 型或 III 型（不完全型）：其柱状上皮与分泌硫酸黏液的结肠上皮相似，III 型肠化是发展为胃腺癌的高危因素，随着肠化生加重，不适合 H. pylori 的定植，细菌逐渐消失，H. pylori 的消失则伴随着慢性胃炎后期 H. pylori 检出率降低或消失，伴随着慢性炎症细胞的减少或消失。

H. pylori 持续感染，可以从浅表性胃炎发展成萎缩性胃炎、肠上皮化生和上皮内瘤变。而萎缩性胃炎、肠上皮化生和上皮内瘤变，都属于癌前病变。现已认为重度 H. pylori 相关性胃炎与非贲门部胃腺癌密切相关。H. pylori 是慢性活动性胃炎的重要病因，其证据符合 Koch 法则，即病原体存在于患者体内，其存在部位与病变部位一致，清除病原体后病变好转，该病原体在动物体内可诱发与人相似的疾病。*H. pylori* 相关性胃炎在京都共识中被认为是一种感染性疾病，*H. pylori* 可在人与人之间传播[3]。

（杨桂彬　胡伏莲）

参 考 文 献

[1] 于君，沈祖尧，梁伟强.幽门螺杆菌与胃炎［C］// 胡伏莲，张万岱.整合胃生态学—幽门螺杆菌基础与临床.北京：人民卫生出版社，2021：496-505.

[2] 中华医学会消化病学分会，中华医学会消化病学分会消化系统肿瘤协作组.中国慢性胃炎诊治指南（2022年，上海）［J］.中华消化杂志，2023，43（3）：145-175.

[3] SUGANO K，TACK J，KUIPERS E J，et al. Kyoto global consensus report on Helicobacter pylori gastritis ［J］.Gut，2015，64（9）：1353-1367.

第二节　幽门螺杆菌与消化性溃疡

一、幽门螺杆菌发病机制现代理念

（一）天平学说

消化性溃疡发病机制非常复杂，通常认为，溃疡的发生是因为损害因素与防御因素之间的失衡。其中，损害因素包括胃酸、胃蛋白酶、*H. pylori*、非甾体抗炎药、酒精、吸烟、胆汁反流及炎性介质等；防御因素包括胃黏膜 - 黏液屏障、重碳酸盐、磷脂、黏膜血流、细胞更新、前列腺素和表皮生长因子等。在损害因素中，胃酸起着主导作用[1]。

（二）消化性溃疡发病机制三大里程碑

1. 第一个里程碑 1910 年 Schwartz 的名言"没有胃酸就没有溃疡"，至今沿用不衰。应用抑制胃酸分泌的药物始终是治疗消化性溃疡治疗的主要手段，但停药之后溃疡容易复发，因抑制胃酸只能使溃疡暂时"愈合"，终究不能终止溃疡发病的自然病程，所以消化性溃疡的传统观念是一个复发性疾病。

2. 第二个里程碑 自从 1982 年澳大利亚学者 Robin Warren 和 Barry Marshall 从慢性活动性胃炎患者的胃黏膜中分离出 *H. pylori* 之后，*H. pylori* 在溃疡病发病机制中与胃酸"挑战"，Barry Marshall 也提出"没有 *H. pylori* 就没有溃疡"。国内外早就已经有大量临床研究[2, 3]证实根除 *H. pylori* 可以减少或预防溃疡复发，并终止消化性溃疡发病的自然病程，因而达到治愈溃疡本病的目的，这一事实已被大家普遍认可。人们也终于明白溃疡的暂时"愈合"与终止溃疡自然病程的"治愈"是两个概念不相同的医学术语，所以 *H. pylori* 的发现是消化性溃疡在病因学和治疗学上的一场革命，这对消化性溃疡是一个关于复发性疾病的传统理念的挑战。

3. 第三个里程碑 1990 年，Tarnawski 从消

化性溃疡的发生和愈合质量与胃黏膜屏障关系角度提出"健康的胃黏膜屏障就是没有溃疡"。所以胃黏膜屏障是决定是否发生胃部疾病的基本条件。

消化性溃疡发病机制非常复杂，从整体上讲，大约有5%~10%的消化性溃疡患者并没有 *H. pylori* 感染，但可能与长期服用阿司匹林/NSAIDs 等药物而使胃黏膜屏障遭受破坏有关。所以当今溃疡病的治疗原则是在传统的抑酸治疗的同时，须根除 *H. pylori* 和保护胃黏膜。现在的理论依据充分证明了 *H. pylori* 的发现使溃疡病的发病机制和治疗策略发生了新的变更。

（三）幽门螺杆菌在消化性溃疡形成中的四种学说

1. "漏屋顶"学说　Goodwin[4] 把 *H. pylori* 引起的胃黏膜屏障炎症损伤比喻为漏雨的屋顶，有损伤就会漏雨。所以在给予抑酸药之后，抑制胃酸只是暂时无雨，随之溃疡暂时愈合，证明了"无胃酸就无溃疡"这一至今沿用不衰的重要理念，但实践证明只抑制胃酸而不修复漏雨的屋顶，就不能改变消化性溃疡的自然病程，所以消化性溃疡容易复发。只有针对与炎症有关的根除 *H. pylori* 治疗，才能修复损伤的胃黏膜，因此修复好屋顶并长期防雨，溃疡就不易复发，进而达到溃疡治愈的目的。

2. 胃泌素相关学说[5]　*H. pylori* 分泌的尿素酶可分解尿素使其周围形成"氨云"，因而使胃窦部 pH 值增高，胃窦胃泌素反馈性释放增加，胃酸分泌增加，十二指肠黏膜因酸负荷重而发生胃上皮化生，这在十二指肠溃疡的形成中起重要作用[6]。对于 *H. pylori* 相关性十二指肠溃疡，根除 *H. pylori* 后溃疡是不应该复发的，而 *H. pylori* 再感染的发生率很低，西方国家每年 1% 左右。

3. **胃上皮化生学说**[7]　*H. pylori* 通过定植于十二指肠内的胃上皮化生，引起黏膜损伤，加上 *H. pylori* 释放的毒素及其激发的免疫反应导致十二指肠黏膜炎症的产生，因而导致溃疡形成。*H. pylori* 仅在胃上皮化生部位附着定植，为本学说的一个有力证据。

4. **介质冲洗学说**[8]　已证实 *H. pylori* 感染导致多种炎性介质释放，这些炎性介质在胃排空时冲至十二指肠而导致十二指肠黏膜损伤。加上 *H. pylori* 定植于有胃上皮化生的十二指肠黏膜，这就解释了 *H. pylori* 主要存在于胃窦，为什么可以导致十二指肠溃疡的发生。

二、从整合医学角度认识治疗消化性溃疡的基本原则和策略

消化性溃疡发病原因多而复杂，且因人而异。随着对 *H. pylori* 研究的不断深入，人们也逐渐明白和接受了应该从整合医学角度来认识和诠释消化性溃疡的发病机制，所以从整合医学角度是治疗消化性溃疡的基本原则[9]。

1. **基于消化性溃疡的三大里程碑**　①"没有胃酸就没有溃疡"；②"没有 *H. pylori* 就没有

溃疡"；③"有健康的胃黏膜屏障就没有溃疡"。这三大里程碑代表着人们对消化性溃疡的研究和认识的不断深入。*H. pylori* 的发现是消化性溃疡在病因学和治疗学上的一场革命。根据消化性溃疡三大里程碑，治疗原则应该包括 3 个方面：①抑制胃酸；②根除 *H. pylori*；③保护胃黏膜。

2. 基于消化性溃疡是一种异质性疾病，发病原因复杂，且因人而异。胃溃疡与十二肠发病机制也有所不同，前者以防御因素减弱为主，后者以损害因素增强为主。关于 *H. pylori* 相关疾病的治疗通常是按照"共识"处理，但具体到每一个体，发病原因不尽相同，可能由一个因素或多因素起作用，所以应从整合医学角度，合理运用"共识"，针对患者具体情况进行个体化治疗[10]。

（胡伏莲）

参 考 文 献

[1] 胡伏莲. 消化性溃疡发病机理与治疗新理念 [C] // 胡伏莲，周殿元. 幽门螺杆菌感染的基础与临床. 北京：中国科学技术出版社，2009：396-399.

[2] LAINE L，HOPKINS R J，GIRARDI L S. Has the impact of Helicobacter pylori therapy on ulcer recurrence in the United States been overstated? A meta-analysis of rigorously designed trials [J]. Am J Gastroenterol, 1998, 93 (9): 1409-1415.

[3] 胡伏莲，黄志烈，王菊梅，等. 幽门螺杆菌的根除

及其在十二指肠溃疡愈合和复发中的作用［J］.中
华消化杂志，1996，16（2）：106-107.

［4］GOODWIN CS. Duodenal ulcer, Campylobacter pylori, and the "leaking roof" concept［J］. Lancet, 1988, 2（8621）：1467-1469.

［5］LEVIS S, BEARDSHALL K, HADDAD G, et al. Campylobacter pylori and duodenal ulcers：the gastrin link［J］. Lancet, 1989, 1（8648）：1167-1168.

［6］PEURA DA. Ulcerogenesis：intergrating the role of Helicobacter pylori and acid secretion in duodenal ulcer［J］. AM J Gastroenterol, 1997, 92（1）：85.

［7］WYATT JI, RATHBONE BJ, SOBALA GM, et al. Gastric epithelium in the duodenum：its association with Helicobacter pylori and inflammation［J］. J Clin Pathol, 1990, 43（10）：981-986.

［8］KOZOL RA, DEKHNE N. Helicobacter pylori and pathrogenesis of duodenal ulcer［J］. J Lab Clin Med, 1994, 124（5）：623.

［9］胡伏莲.从整合医学角度诠释幽门螺杆菌感染处理原则和策略［J］.中华医学杂志，2019，99（20）：1521-1523.

［10］胡伏莲.论幽门螺杆菌感染的"共识"意见与"个性化治疗"［J］.中华医学杂志，2016，96（4）：241-243.

第三节　幽门螺杆菌与胃癌

1994年，世界卫生组织下属的国际癌肿研究机构将 H. pylori 列入胃癌 I 类致癌因子，这是根据流行病学资料以及对胃癌发生过程中演变规律的认识所取得的共识。

流行病学方面支持 H. pylori 感染致胃癌主要论据：① H. pylori 感染率与胃癌发生率呈明显正相关，感染者比非感染者患胃癌的风险值增加；② H. pylori 感染与胃癌的发生都随年龄增加而增加；③ H. pylori 主要定居于胃窦，与胃癌好发部位一致。

流行病学调查研究表明，胃癌高发区，也是 H. pylori 感染高发区，而感染者感染时的年龄很小。有调查资料表明：胃癌病死率由低到高的地区，H. pylori 感染率亦由 63% 上升至 96%，H. pylori 感染者其胃癌发生风险值较非感染者高。国内一项前瞻性研究调查了 18 244 名自然人，随访 10 年，H. pylori 阳性者较 H. pylori 阴性者胃癌发生率高，OR 值为 1.84。然而亦有一些流行病学调查却显示不同的结果，即胃癌的发病率与 H. pylori 感染无明显关系。

流行病学调查表明 H. pylori 感染是胃癌的主要危险因素之一，目前已有多项研究探讨了 H. pylori 感染如何通过影响胃黏膜细胞的基因表达、信号转导、细胞周期、凋亡、增殖、分化等过程而引起胃癌的发生。H. pylori 本身并不分泌致癌物，它导致胃癌的发生是一种间接形式，如 H. pylori 所含的空泡毒素、尿素酶等毒力因子可损伤胃黏膜细胞，造成黏液排空，上皮脱落，电镜下可见胃黏膜细胞肿胀，细胞内质网系统扩张。
H. pylori 引起炎症反应并释放炎性介质，致使细胞增殖加快，增生活跃的细胞 DNA 合成旺盛，易受基因毒致癌物的损伤而发生细胞突变、缺失，而导致细胞癌变。*H. pylori* 感染首先引起胃黏膜炎症改变，长期慢性炎症导致胃黏膜向胃癌方向演化[1]。Correa[2] 描述了肠型胃癌发生的自然病史，由正常胃黏膜→浅表性胃炎→萎缩性胃炎→肠上皮化生→上皮内瘤变→胃癌转化。*H. pylori* 感染与肠型胃癌和弥漫性胃癌都有关，但一般认为与肠型胃癌关系更为密切。这是一个漫长的过程，*H. pylori* 只是作为许多致癌因子之一而作用于这一过程的某一阶段。许多研究资料显示，在 *H. pylori* 高流行地区 *H. pylori* 感染者较未感染者肠化生发生率为高（43% 与 25%），与胃癌关系最密切的胃黏膜Ⅲ型肠化生发生率在 *H. pylori* 感染高流行区（28%）明显高于 *H. pylori* 感染低流行区（17%）。*H. pylori* 主要集聚在胃窦，也是肠化生和异型增生以及胃癌发生率最高的部位。可以认为，*H. pylori* 感染是胃黏膜发生肠化生及异型增生的重要因素，早期感染 *H. pylori* 可以导致并加速肠化生及异型增生的发生，促使正常胃黏膜向胃癌方向演化。国内外都有研究报道，在 *H. pylori* 根除之后，部分胃黏膜肠化生和异型增生可以逆转。如果 *H. pylori* 感染持续存在，则 *H. pylori* 感染对胃黏膜造成的损伤可以改变 *H. pylori* 本身的生存环境，虽然在相当一部分

胃黏膜肠化生的早期阶段可检出 *H. pylori*，但随着病变加重，*H. pylori* 不能适应环境改变而最终消亡，这就是人们认为 *H. pylori* 不能定居在胃黏膜肠化生部位的原因。

H. pylori 感染可引起胃癌相关基因的变异，包括原癌基因如 *ras*、*c-met*、*c-myc*、*c-erbB-2* 等原癌基因的激活；而抑癌基因如 *p53* 突变、失活。研究发现，在癌前期病变中 *H. pylori* 感染者 *c-met* 基因表达率（61.4%）明显高于未感染者（35.4%），在浅表性胃炎、萎缩性胃炎、肠化生和非典型增生病变中，*c-met* 的表达率和过表达率分别为 22.2%（5.5%）、44.1%（26.4%）、67.6%（37.8%）和 61.9%（38.1%），在胃癌组为 69.2%，随着病变的加重，从浅表→萎缩→肠化→上皮内瘤变→胃癌，*c-met* 表达及过表达率逐渐增加[3]。在体外，利用 *H. pylori* 培养滤液与 GES-1 细胞一起培养，可以引起 GES-1 细胞 *c-met*、*c-myc* 原癌基因的 mRNA 过表达，表明 *H. pylori* 毒素对 GES-1 细胞的生长分化有一定的影响。

Parsonnet 提出 *H. pylori* 导致胃癌的 3 种假说[4]：①细胞代谢产物直接转化胃黏膜；②类似病毒的致病机制，*H. pylori* DNA 整合到宿主胃黏膜细胞中，引起转化；③ *H. pylori* 引起炎症反应，而炎症有基因毒作用，破坏 DNA 导致基因突变和恶性转化。以上研究大都支持第三种学说。其研究结果表明与 *H. pylori* 引起的炎症有关。有报道称 *H. pylori* 感染蒙古沙鼠 1~1.5 年之后可成功诱发胃癌，是经过了炎症细胞浸润→萎缩性胃炎→肠上皮化生→上皮内瘤变→胃癌的演化过程[5]。目前也有人试图将 *H. pylori*-DNA 整合到胃黏膜细胞染色体中，以此来阐明 *H. pylori* 致胃癌机制，但至今尚未见到成功的报道。近期有关胃癌发生的一个潜在的重要发现是胃癌细胞的起源可能不是来源于胃上皮细胞本身，而是骨髓起源的干细胞在 *H. pylori* 的存在和作用下分化来的胃上皮细胞[6]，如果这一观察被证明属实，它将从本质上影响和改变 *H. pylori* 相关胃癌的治疗及慢性炎症有关的其他上皮癌症的治疗。关于 *H. pylori* 如何引起胃黏膜转化，包括对细胞膜、细胞质的传导，以及对 DNA 的合成转录等方面的直接或间接影响，都有待今后作更多更深入的研究。

　　H. pylori 致胃癌的发生是一个漫长的过程：*H. pylori* 感染首先引起胃黏膜的炎症改变，长期的慢性炎症导致胃黏膜向胃癌方向演化。从炎症开始，经若干癌前病变的中间阶段，最后发生癌变。根除 *H. pylori* 可以降低胃癌发生风险，降低风险程度取决于根除 *H. pylori* 的时机、胃黏膜萎缩肠化的程度和范围。在胃黏膜处于非萎缩阶段，根除 *H. pylori* 可使感染者有最大获益。关于根除 *H. pylori* 预防胃癌研究已在逐步总结和推广[7]。*H. pylori* 感染与肠型胃癌和弥漫性胃癌都相关，但与肠型胃癌关系更密切，*H. pylori* 只是作为许多致癌因子之一而作用于这一过程的某一阶段。1%~5% 的 *H. pylori* 感染者，在其生命中

可能会发生胃癌，其发生风险高低依赖于感染者的种族及其环境因素，社会经济条件、饮食和生活方式，如吸烟、高盐饮食等，这些因素对感染者发生胃癌风险具有一定影响，但其作用均低于 *H. pylori* 活动感染[8, 9]。

（杨桂彬　胡伏莲）

参 考 文 献

[1] SALVATORI S, MARAFINI I, LAUDISI F, et al. Helicobacter pylori and gastric cancer: pathogenetic mechanisms [J]. Int J Mol Sci, 2023, 24 (3): 2895.

[2] CORREA P. A human model of gastric carcinogenesis [J]. Cancer Res, 1988, 48 (13): 3554-3560.

[3] 郭飞，胡伏莲，贾博琦. 幽门螺杆菌感染者胃黏膜癌前病变与 c-met 原癌基因蛋白表达的关系 [J]. 中华医学杂志, 1998, 78 (7): 488-489.

[4] NOMURA A, STEMMERMANN G N. Helicobacter pylori and gastric cancer [J]. J Gastroenterol Hepatol, 1993, 8 (3): 294-303.

[5] HONDA S, FUJIOKA T, TOKIEDA M, et al. Gastric ulcer, atrophic gastritis, and intestinal metaplasia caused by Helicobacter pylori infection in Mongolian gerbils [J]. Scand J Gastroenterol, 1998, 33 (5): 454-460.

[6] HONGHTON J. Gastric Cancer originating from bone marrow derived cells[J]. Science, 2004, 306(5701):

1568-1571.

[7] HERRERO R, PARK JY, FORMAN D. The fight against gastic cancer-the IARC Working Group report [J]. Best Pract Res Clin Gastroenterol, 2014, 28(6): 1107-1114.

[8] LIOU JM, MALFERTHEINER P, LEE YC, et al. Screening and eradication of Helicobacter pylori for gastric cancer prevention: the Taipei global consensus [J]. Gut, 2020, 69 (12): 2093-2112.

[9] VENNEMAN K, HUYBRECHTS I, GUNTER MJ, et al. The epidemiology of Helicobacter pylori infection in Europe and the impact of lifestyle on its natural evolution toward stomach cancer after infection: a systematic review [J]. Helicobacter, 2018, 23 (3): e12583.

第四节 幽门螺杆菌与胃黏膜相关淋巴样组织淋巴瘤

早在 1983 年, *H. pylori* 被发现的同年, 就有学者提出胃黏膜相关淋巴样组织（mucosa-associated lymphoid tissue, MALT）淋巴瘤的概念, 是针对非结节样淋巴组织淋巴瘤而提出的[1], 并于 1997 年新的 WHO 分类中将其列为一个独立的疾病类型, 命名为 MALT 型结外边缘区 B 细胞淋巴瘤（MALT 淋巴瘤）[2], 是结外最常见的低度恶性淋巴瘤, 常见于胃肠道和其他具有黏膜组织或腺上皮部位, 以胃肠道多见, 尤其是胃

MALT 淋巴瘤。

1. **胃 MALT 淋巴瘤发生** 与生物、免疫、遗传等因素相关，其中长期的抗原刺激是重要的启动因素。*H. pylori* 慢性感染后其自身抗原及瘤内特异性 T 细胞通过直接和间接作用，导致 B 细胞增生，诱发 MALT 淋巴瘤产生。正常胃黏膜缺少淋巴组织，感染 *H. pylori* 后的增生胃黏膜组织中有淋巴滤泡形成，进而 MALT 型淋巴样组织在胃内聚积，故为"获得性 MALT"[3]。

2. **胃 MALT 淋巴瘤诊断** 本病诊断有赖于临床症状、内镜检查和胃活检标本的病理组织学检查。本病无特异临床症状，主要表现为消化不良、腹痛、消瘦、消化道出血等。内镜表现亦缺乏特异性，可为巨大溃疡、大的黏膜隆起等恶性病变表现，也可为黏膜糜烂、小结节、黏膜增厚等良性病变表现。根据内镜下表现 MALT 淋巴瘤主要分为浅表型、肿块型、突出型和弥漫性浸润型，其中浅表型较常见[4, 5]。超声胃镜检查可了解病变浸润深度。胃镜活检要充分，宜深取材，必要时行内镜下黏膜切除术获取包括黏膜下层在内的大块黏膜来提高病理学诊断率。本病确诊依靠病理组织学和免疫组化检查，组织病理学特点为结外淋巴瘤，由形态不同的小 B 细胞构成，包括边缘区中心细胞样细胞、单核细胞样细胞、小淋巴细胞和散在免疫母细胞以及中心母细胞样细胞，部分病例存在浆细胞样分化。肿瘤生长在边缘区，围绕反应性 B 细胞滤泡，进一步扩展到滤泡内区域，肿瘤细胞浸润胃腺体的上皮为其病理特点，形成淋巴上皮病变[6]。病理学确诊需要免疫表型检测，用于免疫组化检测的标记包括 CD20、CD3、CD5、CD10、BCL-2、CD21 或 CD23、κ/λ、CCND1、BCL-6 等。如果 *H. pylori* 染色阳性，可进一步行聚合酶链式反应（PCR）或荧光原位杂交（FISH）检测 t（11；18）[7]。

3. 胃 MALT 淋巴瘤治疗 Wotherspoon 等[8]应用抗生素根除 *H. pylori* 后使胃 MALT 淋巴瘤缓解，为胃 MALT 淋巴瘤致病机制的探讨及治疗的研究提供了可靠的依据，并不断地被许多学者的研究证实[9]，根除 *H. pylori* 可使 60%~80% 的早期胃 MALT 淋巴瘤患者获得缓解[10, 11]。*H. pylori* 感染处理马斯特里赫特Ⅵ/佛罗伦萨共识报告（简称"马Ⅵ共识"）[12]以及我国 *H. pylori* 感染处理共识报告[13]中均强推荐根除 *H. pylori* 是局部阶段胃 MALT 淋巴瘤一线治疗。2 项新近发表的 meta 分析显示，部分 *H. pylori* 阴性胃 MALT 淋巴瘤患者接受 *H. pylori* 根除治疗也可获得疾病缓解[14, 15]。因此，马Ⅵ共识中也进一步强调，即使没有 *H. pylori* 感染证据仍建议患者接受根除治疗，根除 *H. pylori* 甚至可能使更进展期胃 MALT 淋巴瘤患者获益。然而根除 *H. pylori* 治疗对大多数有 t（11：18）易位的胃 MALT 淋巴瘤无效，该类型胃 MALT 淋巴瘤患者需进行化疗和 / 或放疗。胃 MALT 淋巴瘤患者在根除 *H. pylori* 后均需接受密切随访，如根除 *H. pylori* 治疗后病变无应答或继续进展，则应选择化疗、放疗、免疫治疗、手术等综合治疗措施。

　　胃 MALT 淋巴瘤多为低度恶性淋巴瘤，发展缓慢可长期局限于胃，较晚才发生局部淋巴结转移。通过治疗多数患者预后良好，5 年和 10 年的总生存率分别为 91% 和 79%[16]；少数可进展为弥漫性大 B 细胞淋巴瘤，进而危及患者生命。胃 MALT 淋巴瘤患者预后受多种因素影响，与 *H. pylori* 感染、肿瘤特征、个体因素等有关，对抗生素治疗的反应因肿瘤浸润黏膜层次、组织分型及临床分期不同，肿瘤缓解率不同；对于侵入黏膜下层、肌层、浆膜层或远隔脏器转移者，组织学高度恶性，对抗生素无反应，存在 t（11：18）易位的患者预后较差[17, 18]。

（崔梅花　李晓宇　胡伏莲）

参 考 文 献

[1] ISAACSON P, WRIGHT DH. Malignant lymphoma of mucosa-associated lymphoid tissue. A distinctive type of B-cell lymphoma [J]. Cancer, 1983, 52 (8): 1410-1416.

[2] HARRIS NL, JAFFE ES, DIEBOLD J, et al. The World Health Organization classification of neoplastic diseases of the hematopoietic and lymphoid tissues. Report of the Clinical Advisory Committee meeting, Airlie House, Virginia, November, 1997 [J]. Ann

Oncol, 1999, 10 (12): 1419-1432.

[3] GENTA RM, HAMNER HW, GRAHAM DY. Gastric lymphoid follicles in Helicobacter pylori infection: frequency, distribution and response to triple therapy [J]. Hum Pathol, 1993, 24 (6): 577-583.

[4] NAKAMURA S, SUGIYAMA T, MATSUMOTO T, et al. Long-term clinical outcome of gastric MALT lymphoma after eradication of Helicobacter pylori: a multicentre cohort follow-up study of 420 patients in Japan [J]. Gut, 2012, 61 (4): 507-513.

[5] ISHIKAWA E, NAKAMURA M, SATOU A, et al. Mucosa-associated lymphoid tissue (MALT) lymphoma in the gastrointestinal tract in the modern era [J]. Cancers (Basel), 2022, 14 (2): 446.

[6] ISAACSON PG, SPENCER J. Malignant lymphoma of mucosa-associated lymphoid tissue. A distinctive type of B-cell lymphoma. [J].Histopathology, 1987, 11 (5): 445-462.

[7] ZELENETZ AD, GORDON LI, CHANG JE, et al. NCCN Guidelines® Insights: B-Cell Lymphomas, Version 5.2021 [J]. J Natl Compr Canc Netw, 2021, 19 (11): 1218-1230.

[8] WOTHERSPOON AC, DOGLIONI C, DISS TC, et al. Regression of primary low-grade B-cell gastric lymphoma of mucosa-associated lymphoid tissue after eradication of Helicobacter pylori [J]. Lancet, 1993, 342 (8871): 575-577.

[9] NAKAMURA S，MATSUMOTO T. Treatment Strategy for Gastric Mucosa-Associated Lymphoid Tissue Lymphoma [J]. Gastroenterol Clin North Am，2015，44（3）：649-660.

[10] NAKAMURA S，SUGIYAMA T，MATSUMOTO T，et al. Long-term clinical outcome of gastric MALT lymphoma after eradication of Helicobacter pylori：a multicentre cohort follow-up study of 420 patients in Japan [J]. Gut，2012，61（4）：507-513.

[11] ZULLO A，HASSAN C，ANDRIANI A，et al. Eradication therapy for Helicobacter pylori in patients with gastric MALT lymphoma：a pooled data analysis [J]. Am J Gastroenterol，2009，104（8）：1932-1937.

[12] MALFERTHEINER P，MEGRAUD F，ROKKAS T，et al. Management of Helicobacter pylori infection：the Maastricht Ⅵ/Florence consensus report [J]. Gut，2022，71（9）：39.

[13] 中华医学会消化病学分会幽门螺杆菌学组 . 第六次全国幽门螺杆菌感染处理共识报告（非根除治疗部分）[J]. 中华消化杂志，2022，42（5）：289-303.

[14] XIE Y L，HE C Y，WEI S Q，et al. Clinical efficacy of the modified Helicobacter pylori-eradication therapy for Helicobacter pylori-negative gastric mucosa-associated lymphoid tissue lymphoma：a meta analysis [J]. Chin Med J（Engl），2020，133（11）：1337-1346.

［15］JUNG K，KIM DH，SEO HI，et al. Efficacy of eradication therapy in Helicobacter pylori-negative gastric mucosa-associated lymphoid tissue lymphoma：a meta-analysis［J］. Helicobacter，2021，26（2）：e12774.

［16］KIESEWETTER B，SIMONITSCH-KLUPP I，DOLAK W，et al. Depth of remission following first-line treatment is an independent prognostic marker for progression-free survival in gastric mucosa-associated lymphoid tissue（MALT）lymphoma［J］. Cancers（Basel），2020，12（2）：492.

［17］FISCHBACH W，GOEBELER-KOLVE M E，DRAGNOSICS B，et al. Long term outcome of patients with gastric marginal zone B cell lymphoma of mucosa associated lymphoid tissue（MALT）following exclusive Helicobacter pylori eradication therapy：experience from a large prospective series［J］. Gut，2004，53（1）：34-37.

［18］NAKAMURA S，SUGIYAMA T，MATSUMOTO T，et al. Long-term clinical outcome of gastric MALT lymphoma after eradication of Helicobacter pylori：a multicentre cohort follow-up study of 420 patients in Japan［J］. Gut，2012，61（4）：507-513.

第五节 幽门螺杆菌与消化不良

消化不良（dyspepsia）指上腹疼痛或不适，

可伴有上腹烧灼感、饱胀、早饱、反酸、嗳气、恶心、呕吐等症状，是一组很常见的症候群。全球消化不良的患病率约为15%~25%，年发病率为0.8%，女性多于男性。我国广州地区报道，消化不良患者占普通门诊的11%，占消化门诊的52.9%。未经调查的消化不良（uninvestigated dyspepsia）指有消化不良症状而尚未行处理者。消化不良分为器质性和功能性两大类。

2015年发表的"幽门螺杆菌胃炎京都全球共识"提出了"*H. pylori* 相关消化不良"（*H. pylori*-associated dyspepsia）的概念[1]。这一概念被随后发表的相关共识/指南普遍接受[2, 3, 4]，从而改变了传统功能性消化不良（functional dyspepsia，FD）和器质性消化不良（organic dyspepsia，OD）的界限（*H. pylori* 相关消化不良属器质性消化不良）和调整了消化不良的处理策略（推荐根除 *H. pylori* 作为 *H. pylori* 阳性消化不良的一线治疗）。

一、消化不良基本概念中的误区

阐明消化不良基本概念中的误区有助于正确认识根除 *H. pylori* 在消化不良处理中的应用。

1. 消化不良症状不应只有"功能性胃肠病"罗马Ⅲ/Ⅳ诊断标准定义的4个症状　消化不良指上腹部疼痛或不适，"不适"包括的范围广。不少患者只诉说"上腹不适"，而不能明确表述罗马Ⅲ/Ⅳ标准中规定的上腹疼痛、上腹烧灼感、餐后饱胀或早饱，这些患者仍属消化不良。

2. 临床上所谓"功能性消化不良"实际上多是"非溃疡性消化不良" 制定罗马Ⅲ/Ⅳ FD诊断标准的本意是为了科研，目的是降低入选患者异质性（heterogeneity），有助于研究 FD 发病机制和评估药物疗效。遗憾的是，该标准存在逻辑问题，其"最近 3 个月症状符合标准"的要求排除了绝大多数消化不良患者。因为确实能够达到该标准的患者只有 2 种可能：近 3 个月内未行治疗（现实中几乎不可能）或 3 个月内治疗无效（极少数）。

相比之下，非溃疡性消化不良（non-ulcer dyspepsia，NUD）的诊断标准相对宽松。消化不良（上腹疼痛或不适）患者经内镜等检查排除消化性溃疡、上消化道肿瘤、反流性食管炎等器质性疾病后，就属于 NUD。NUD 属于广义 FD，因为 NUD 也缺乏解释症状的原因，因此临床上所指的 FD 多数是 NUD。

3. FD 不等于慢性胃炎 消化不良是指症状，而慢性胃炎是指胃黏膜炎症细胞浸润（内镜诊断欠可靠），本不应该相等。但因为 FD 患者多数存在慢性胃炎，而被不少学者误认为相等。事实上，多数慢性胃炎患者无症状，部分 FD 患者无慢性胃炎。只有"*H. pylori* 感染的 NUD"（消化不良 + 慢性胃炎）才与伴消化不良症状的慢性胃炎（慢性胃炎 + 消化不良）相等。这是一个重要概念，因为 Maastricht Ⅳ *H. pylori* 共识

将 *H. pylori* 阳性 NUD 作为根除 *H. pylori* 指征[5]，而我国则将 *H. pylori* 阳性慢性胃炎伴消化不良作为根除指征[3, 6]。

4. 用消化酶治疗功能性消化不良　中文"消化不良"一词对应的英文词汇有 3 个：dyspepsia、maldigestion 和 indigestion。在国外教科书中，maldigestion 和 indigestion 多用于慢性胰腺炎、乳糖不耐受、胆道疾病、慢性肝病等导致的"消化功能低下"。这部分患者消化不良治疗补充消化酶有效，而根除 *H. pylori* 则无效。Dyspepsia 中的前缀 dys- 指紊乱，功能可以"增加"或"降低"。OD 患者中可包含 maldigestion 或 indigestion 患者，但在 FD 患者中则不应该包含上述 maldigestion 或 indigestion 患者。国际相关共识／指南不推荐用消化酶治疗功能性消化不良，但国内相关指南则予以推荐，显然是混淆了这一概念。

二、幽门螺杆菌胃炎本质

H. pylori 感染后，几乎均会发生慢性活动性胃炎。慢性胃炎指胃黏膜淋巴细胞、浆细胞浸润，活动性指中性粒细胞浸润。*H. pylori* 胃炎的本质是慢性活动性胃炎。*H. pylori* 感染引起慢性活动性胃炎，证据符合 Koch 法则。"*H. pylori* 胃炎京都全球共识"已将 *H. pylori* 胃炎定义为一种感染性疾病[1]。*H. pylori* 胃炎是 *H. pylori* 感染的基本病变，多数患者无症状，约 10% 可有

消化不良症状，15%~20% 可并发消化性溃疡，1%~3% 可发生胃恶性肿瘤。根除 *H. pylori* 可消除部分患者消化不良症状，消除慢性胃炎活动性，预防消化性溃疡和胃癌[6]。

三、幽门螺杆菌胃炎是部分患者消化不良的原因

单纯 *H. pylori* 胃炎是否可诱发消化不良曾有争议，这是因为两者间相关度低，如多数患者无症状，而无 *H. pylori* 感染者也会发生症状。因此早年的 FD 诊断中不排除 *H. pylori* 感染和慢性胃炎。*H. pylori* 胃炎是部分患者消化不良原因的证据和推理来自以下方面：

1. 志愿者研究 曾先后有 3 位志愿者吞服培养的 *H. pylori*，感染 *H. pylori* 后产生了消化不良症状并诱发胃炎。动物模型中无法开展此类研究，因此尽管研究例数少，证据意义仍值得重视。

2. 根除 *H. pylori* 对消化不良症状影响 这是最主要的证据。大量临床观察研究显示，*H. pylori* 胃炎伴消化不良者根除 *H. pylori* 后症状变化有 3 种情况：①获得长期缓解；②短期改善后又复发；③无改善。情况①者如排除"安慰剂效应"，则消化不良症状应是 *H. pylori* 胃炎所致。安慰剂对照研究发现，根除 *H. pylori* 后 *H. pylori* 胃炎患者消化不良"症状消失率"比安慰剂高约10%[7]，如加上"症状改善率"则会更高。此

外，根除 *H. pylori* 可使部分患者消化不良症状获得长期缓解。需要指出的是，在消化不良处理的各种策略中，有安慰剂作对照、大样本研究证实疗效的策略仅是根除 *H. pylori* 和质子泵抑制剂（PPI）治疗[8]。

3. 相关机制研究　*H. pylori* 胃炎患者有胃肠激素（促胃液素、胃促生长素和生长抑素等）水平改变，从而影响胃酸分泌；炎症可导致胃十二指肠高敏感和运动改变[9]。这些改变可以解释消化不良症状的产生。

4. 感染与功能性胃肠病的类比　感染后消化不良已获普遍认同[10]。*H. pylori* 胃炎是一种感染性疾病，其导致消化不良有更多证据支持，应成为共识。

5. 如何解释仅部分患者有消化不良症状　这一情况类似于 *H. pylori* 感染诱发的消化性溃疡，感染者中也仅有 15%~20% 的个体发生溃疡。这是由于 *H. pylori* 胃炎患者产生消化不良症状除 *H. pylori* 感染外，还需要有其他因素（遗传因素、环境因素、精神 / 心理因素等）参与。

四、幽门螺杆菌相关消化不良是一种独特的疾病实体

H. pylori 胃炎伴消化不良症状患者根除 *H. pylori* 后基于症状变化情况可分为 3 类，即长期缓解、短时间改善后又复发和无改善。目前认为

第一类患者属于 *H. pylori* 相关消化不良，这部分患者的 *H. pylori* 胃炎可以解释其消化不良症状，因此不应再属于罗马Ⅳ标准定义的 FD，这类患者可能占 *H. pylori* 阳性消化不良的多数[11]。后两类患者虽有 *H. pylori* 感染，但根除后症状无改善或仅短时间改善（后者不排除 PPI 作用），因此仍可作为 FD[1]（图 4-3）。所以 *H. pylori* 相关消化不良是一种独特的疾病实体，即与根除 *H. pylori* 后症状无改善或仅短时间改善的患者不同，应归于器质性消化不良范畴，这一归类方法不同于传统归类方法，显得更科学和客观。

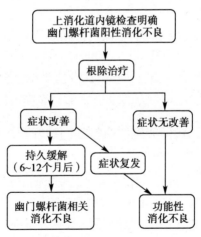

图 4-3　*H. pylori* 相关消化不良与功能性消化不良
H. pylori 相关消化不良在根除 *H. pylori* 后症状获得持久缓解，不再属于功能性消化不良。

五、相关共识及指南的推荐

1. 国际相关共识及指南推荐 早在 2005 年，美国胃肠病学会关于消化不良处理方案评估中就明确指出：总体而言，在 FD 治疗中已确立疗效（与安慰剂相比）的方案仅是根除 *H. pylori* 和 PPI；对 *H. pylori* 阳性患者根除治疗是最经济有效的方法，因为一次治疗可获得长期效果[8]。"*H. pylori* 胃炎京都全球共识"重申了根除 *H. pylori* 对消化不良症状疗效高于安慰剂这一事实和推荐其作为一线治疗的观点[1]。上述观点也被专门制定功能性胃肠病标准的罗马Ⅳ所接受[4]。

2. 我国相关共识/指南推荐 我国"*H. pylori* 感染处理共识"（2007，2012，2017，2022 年）均推荐对 *H. pylori* 阳性慢性胃炎伴消化不良（相当于 *H. pylori* 阳性 NUD）者行根除治疗[3, 12]。

六、如何实施"根除幽门螺杆菌作为消化不良处理的一线治疗"

"一线治疗"体现在：①未经调查消化不良处理中采用 *H. pylori* "检测和治疗"（test & treat）策略；②对 NUD 患者检测/根除 *H. pylori*[6]。

1. *H. pylori* "检测和治疗"策略用于未经调查消化不良处理 消化不良就诊者中内镜检查最常见的是慢性胃炎、消化性溃疡和反流性食管炎，伴消化不良症状的慢性胃炎和消化性溃疡均

是根除 *H. pylori* 指征，反流性食管炎不是根除 *H. pylori* 反指征。胃癌和食管癌少见，年轻人中更少见；上消化道肿瘤患者部分可有报警症状（体重明显减轻、消化道出血、吞咽困难 / 疼痛、或上腹部肿块等）。*H. pylori* "检测和治疗"策略的设计就是基于此背景。对年龄 < 阈值（一般为 40 岁，根据上消化道肿瘤发病率而定）而且无报警症状的消化不良患者用非侵入性试验（尿素呼气试验或粪便 *H. pylori* 抗原试验）检测 *H. pylori*，如果阳性，即行根除治疗。这一策略处理消化不良的优点是不需要做胃镜检查，在内镜检查费用高、上消化道肿瘤发病率低的西方国家存在成本 - 效果比优势，得到普遍应用。但我国上消化道肿瘤发病率总体上较高，内镜检查费用低，未普遍推荐这一策略。鉴于我国上消化道肿瘤发病率存在显著地区差异，低发地区（<10/10 万）接近西方国家；进一步降低年龄阈值（如 <35 岁）会进一步降低漏检肿瘤风险[3]。

2. 对 NUD 患者检测 / 根除 *H. pylori* 因消化不良就诊者经内镜等检查诊断为慢性胃炎或胃黏膜正常者即为 NUD。需注意的是，内镜检查正常胃黏膜者并不能排除存在慢性胃炎和 / 或 *H. pylori* 感染。美国消化病学院制订的因消化不良内镜检查无黏膜病变时是否需要活检的指南明确指出，消化不良为内镜检查唯一指征患者，如 *H. pylori* 状态未知，推荐在正常外观胃窦和胃体黏膜活检检测 *H. pylori*（为了按"新悉尼系统"标准诊断慢性胃炎)[13]。日本已将慢性胃炎（不管有无症状）作为 *H. pylori* 根除指征，内镜检查慢性胃炎者均检测 *H. pylori*[14]。我国 *H. pylori* 共识和慢性胃炎共识早就推荐"慢性胃炎伴消化不良症状"作为根除指征。

七、结语

H. pylori 相关消化不良已归属于器质性消化不良。实施根除 *H. pylori* 作为消化不良处理的一线治疗对改善慢性胃炎组织学、改善消化不良症状、预防消化性溃疡、预防胃癌的益处是显而易见的。这些综合作用是其他治疗方案无法比拟的，是 *H. pylori* 感染及相关疾病防治中的重要环节，有显著的成本-效果比优势。消化不良在人群中的患病率达 15%~20%，因消化不良就诊者占消化专科门诊患者的 50% 以上，合理处理消化不良对减少患者痛苦、节约医疗资源有很重要作用。因此根除 *H. pylori* 作为消化不良处理一线治疗应受到足够的重视。

（刘文忠）

参 考 文 献

［1］SUGANO K，TACK J，KUIPERS EJ，et al. Kyoto global consensus report on Helicobacter pylori gastritis ［J］. Gut，2015，64（9）：1353-1567.

［2］MALFERTHEINER P，MEGRAUD F，O'MORAIN C

A，et al. Management of Helicobacter pylori infection-the Maastricht V/Florence Consensus Report［J］. Gut，2017，66（1）：6-30.

［3］刘文忠，谢勇，陆红，等. 第五次全国幽门螺杆菌感染处理共识报告［J］. 中华消化杂志，2017，37（6）：364-378.

［4］STANGHELLINI V，CHAN F KL，HASLER WL，et al. Rome Ⅳ-gastroduodenal disorders［J］. Gastroenterology，2016，150（6）：1380-1392.

［5］MALFERTHEINER P，MEGRAUD F，O'MORAIN CA，et al. Management of Helicobacter pylori infection—the Maastricht Ⅳ/Florence Consensus Report［J］. Gut，2012，61（5）：646-664.

［6］刘文忠. 重视根除幽门螺杆菌在消化不良处理中的应用［J］. 中华消化杂志，2016，36（1）：2-5.

［7］MOAYYEDI P，SOO S，DEEKS J，et al. Systematic review and economic evaluation of Helicobacter pylori eradication treatment for non-ulcer dyspepsia［J］. BMJ，2000，321（7262）：659-664.

［8］TALLEY NJ，VAKIL NB，MOAYYEDI P. American Gastroenterological Association technical review on the evaluation of dyspepsia［J］. Gastroenterology，2005，129（5）：1756-1780.

［9］SUZUKI H，MOAYYEDI P. Helicobacter pylori infection in functional dyspepsia［J］. Nat Rev Gastroenterol Hepatol，2013，10（3）：168-174.

［10］FUTAGAMI S，ITOH T，SAKAMOTO C. Systematic

review with meta-analysis: post-infectious functional dyspepsia [J]. Aliment Pharmacol Ther, 2015, 41 (2): 177-188.

[11] 郭涛，王强，吴晰，等. 阿莫西林和克拉霉素的铋剂四联方案作为初次根除幽门螺杆菌治疗的 1 年随访结果 [J]. 中国医学科学院学报，2019, 41 (1): 75-79.

[12] 中华医学会消化病学分会幽门螺杆菌学组. 第六次全国幽门螺杆菌感染处理共识报告（非根除治疗部分）[J]. 中华消化杂志，2022, 42 (5): 289-303.

[13] YANG Y X, BRILL J, KRISHNAN P, et al. American Gastroenterological Association Institute Guideline on the Role of Upper Gastrointestinal Biopsy to Evaluate Dyspepsia in the Adult Patient in the Absence of Visible Mucosal Lesions [J]. Gastroenterology, 2015, 149 (2): 1082-1087.

[14] ASAKA M, KATO M, SAKAMOTO N. Roadmap to eliminate gastric cancer with Helicobacter pylori eradication and consecutive surveillance in Japan [J]. J Gastroenterol, 2014, 49 (1): 1-8.

第六节　幽门螺杆菌与胃食管反流病

H. pylroi 可以引起一系列临床疾病，现已确认慢性胃炎、消化性溃疡、胃癌以及胃淋巴瘤与 *H. pylroi* 感染密切相关，随着 *H. pylroi* 感染率不断下降，而胃食管反流病（gastroesophageal reflux disease，GERD）及食管远端腺癌发病率逐渐增加。GERD 关于与 *H. pylori* 之间关系复杂，其本质至今尚未完全明了，因而 *H. pylori* 与 GERD 关系的研究一度成为 *H. pylori* 学者研究的热门课题。

一、幽门螺杆菌对胃食管反流病的保护作用研究[1]

1. *H. pylori* 感染率与 GERD 发病率呈负相关　目前已有系列研究报道在 GERD 患者中 *H. pylori* 感染率低于对照组，一项涵盖 20 篇关于 GERD 患者中 *H. pylori* 检出率论文综述，发现 *H. pylori* 在 GERD 中检出率（38.2%）明显低于对照组（49.5%）[2]。近年也有研究证实上述观点[3, 4]；多数研究表明，随着 *H. pylori* 检出率降低，食管损伤情况按照如下规律发展，从无镜下改变旳食管炎至镜下反流性食管炎、巴雷特食管、食管癌的顺序逐渐加重。有研究提示 *H. pylori* 感染是唯一与食管炎严重程度呈负相关的因素[5]。进一步研究发现，在 GERD 患者中，CagA 阳性检出率与 GERD 发病率也呈负相关[6]，因此推测 CagA 蛋白对食管具有保护作用，可以延缓 GERD 的发展。

在 GERD 患者中，胃炎的发生率及胃炎程度均轻于对照组，来自中国上海的研究发现胃炎程度和反流性食管炎程度呈负相关[7]。在反流性食管炎患者中 *H. pylori* 检出率低于无反流者[8]，但 *H. pylori* 阳性无反流者的胃体、胃窦炎症程度及萎缩程度则高于 *H.pylor* 阴性者，提示 *H. pylori* 对胃食管反流病的保护作用机制可能是通过诱发萎缩性胃炎而抑制反流性食管炎的发生。

以上研究显示 *H. pylori* 感染和胃黏膜萎缩均与反流性食管炎呈负相关，提示胃黏膜萎缩可能是 *H. pylori* 抑制反流性食管炎的一个重要因素。

2. 根除 *H. pylori* 后 GERD 发病率增加　*H. pylori* 对食管具有保护作用的系列研究表明，在消化性溃疡及胃炎患者根除 *H. pylori* 后，GERD 的发病率增加[9, 10]。一项研究对胃炎和消化性胃溃疡患者 *H. pylori* 根除后进行了随访 3 年，并应用 Kaplan-Meier 法分析，根除成功患者反流性食管炎发病率为 18%，而未进行根除患者为 0.3%，提示 *H. pylori* 根除之后 GERD 发病率增加[11]。近年有文献系统回顾也支持这一点，同时也指出要注意区域不同结果可能也不相同[12]。也有研究得出相反结果，认为根除 *H. pylori* 与 GERD 发生无明显关系。

二、幽门螺杆菌在胃食管反流病中可能的致病机制

1. *H. pylori* 通过影响下食管括约肌而引起 GERD 的发生　食管下括约肌（lower esophageal sphincter，LES）静息压下降及一过性下食管括约肌松弛（TLESR）次数的增多是 GERD 发生的主要机制之一。*H. pylori* 在胃窦部的感染可以导致血清胃泌素浓度的升高，生理浓度的胃泌素可升高 LES 的压力，而根除 *H. pylori* 后胃泌素浓度降低，但在临床上没有发现 *H. pylori* 以及空腹血清胃泌素和 LES 压力的相关性[13]，但近年也有报道认为 *H. pylori* 感染可以增加食管蠕动、提高 LES[14]；而根除 *H. pylori* 后，LES 压力的下降，食管蠕动功能下降[15]，但仍需更多的研究证实。

2. *H. pylori* 通过影响胃内酸度而引起 GERD 的发生　*H. pylori* 可影响胃内酸度早已得到证实。*H. pylori* 感染可导致胃炎发生，CagA 阳性者胃炎更严重。*H. pylori* 对胃内酸度的影响主要取决于 *H. pylori* 的分布，胃窦炎时胃酸分泌增加，发生十二指肠溃疡风险增加，胃体炎时胃酸分泌减少，酸泌量与胃体炎严重程度呈负相关。此外，CagA 阳性 *H. pylori* 可通过破坏胃腺加速胃体多点萎缩，从而使胃泌酸量减少，降低胃内酸度。在对胃酸过低患者根除 *H. pylori* 后，胃酸分泌可以恢复正常或接近正常水平，从而促进 GERD 的发生。如果 *H. pylori* 感染引起的胃炎以胃窦炎症为主，对这类人群根除 *H. pylori* 后随访发现其烧心、反酸症状得到缓解。

三、幽门螺杆菌对胃食管反流病治疗的影响

1. *H. pylori* 感染对 GERD 治疗是否有影响　关于 *H. pylori* 感染的存在是否影响 GERD 治疗

也有不同的研究报道。理论上讲，如果 *H. pylori* 对食管具有保护作用，那么具有 *H. pylori* 感染的 GERD 患者在同等治疗条件下应该有更好的治疗效果，这在某些研究中已得到证实，但也有研究结果并不雷同。

一项多中心双盲研究中[16]，经内镜证实 S-M Ⅱ、Ⅲ级反流性食管炎患者应用 PPI 治疗无论 4 周或 8 周后，结果都显示 *H. pylori* 阳性 GERD 患者症状缓解率明显高于 *H. pylori* 阴性 GERD 患者。*H. pylori* 阴性组复发率明显高于阳性组。相反，也有 *H. pylori* 阳性或阴性并不影响 GERD 疗效的报道，认为 *H. pylori* 的存在与 GERD 的治疗效果无关。国外一项不同人群的随机对照研究 Meta 分析[17]，并未发现 *H. pylori* 对 GERD 的保护作用，他们认为 *H. pylori* 感染并不影响 GERD 症状的改善或者恶化。

以上不同的研究结果说明 GERD 发病原因复杂，而治疗又受多因素影响，同时存在地区差异和人群差异。从来自不同层面的研究结果提示 GERD 发病原因和治疗效果除 *H. pylori* 之外，还有其他因素。

2. *H. pylori* 阳性 GERD 的长期抑酸治疗与胃黏膜萎缩相关性　有些 GERD 患者需要长期应用质子泵抑制剂，在 *H. pylori* 阳性患者可能导致胃体腺萎缩。

一项随机对照研究显示[18]，对反流性食管炎患者单用 PPI 抑酸治疗 12 个月，并对 *H. pylori*

阳性者同时进行 *H. pylori* 根除治疗，发现 *H. pylori* 持续阳性的患者在治疗期间，胃体部的活动性炎症进展，而胃窦部的活动性炎症好转；根除成功的患者，胃体部及胃窦部的慢性及活动性炎症与 *H. pylori* 持续阳性者比较，其活动性炎症及慢性炎症的好转都具有明显差异，至于胃黏膜萎缩评分，在随访 1 年内，*H. pylori* 根除组和持续阳性组则无明显差异，在 *H. pylori* 阴性患者中未发现变化，提示根除 *H. pylori*，可以阻止强抑酸药物相关性胃体炎的进展，而根除 *H. pylori* 是否可以阻止萎缩性胃炎的进展，需要更长时间的随访。一项随机双盲前瞻性研究[19]，*H. pylori* 阳性 GERD 患者随机分为 *H. pylori* 根除组和单用奥美拉唑治疗组，另有一组 *H. pylori* 阴性 GERD 患者作为对照，结果显示，胃窦部炎症在单用奥美拉唑组及根除组都明显减轻，但在单用奥美拉唑组，胃体部炎症恶化，而在 *H. pylori* 根除组，胃体部炎症好转；在单用奥美拉唑组，胃窦部炎症为主变为胃体部炎症为主，提示在 *H. pylori* 阳性 GERD 中，长期抑酸治疗将导致胃窦部为主炎症变为胃体部为主炎症，并伴有胃体部萎缩的发展，而提前根除 *H. pylori* 可以阻止这一转变的发生。

3. *H. pylori* 与 GERD 的复发关系　　GERD 症状控制之后，*H. pylori* 的存在是否与 GERD 症状的复发有关，目前的研究结果尚存在不同意见。一项回顾性研究未发现 *H. pylori* 阳性或阴性患者之间复发率的差异性[20]。但也有不同报道，*H. pylori* 阳性 GERD 患者复发比 *H. pylori* 阴性者要早，在根除 *H. pylori* 后导致 GERD 复发率提高[21]。基于 GERD 发病和治疗之后复发是受多因素影响，所以对于 *H. pylori* 感染的存在是否影响 GERD 的复发还需要在不同层面作更深入研究。

四、从整合医学角度认识和处理幽门螺杆菌与胃食管反流病

1. *H. pylori* 感染涉及多学科多系统方面的疾病[22]　为什么一种细菌会引起包括慢性胃炎、消化性溃疡、胃癌及胃淋巴瘤等上胃肠道疾病的一系列临床疾病？为什么 *H. pylori* 还与上消化道以外疾病包括血液、心血管、皮肤、免疫等方面的疾病存在正相关[23]？为什么 *H. pylori* 还引起一些负相关疾病？包括 GERD、食管远端腺癌、哮喘等，尤其是 *H. pylori* 与 GERD 关系备受关注。随着人群 *H. pylori* 感染率下降，而 GERD 发病率不断攀升，*H. pylori* 与 GERD 关系也引出学术界的不同声音。从另一角度分析，也说明我们对 *H. pylori* "本性"并未完全明了，同时也启发 *H. pylori* 学者在 *H. pylori* 与 GERD 关系的研究还需要继续深入，需要从认识—实践到再认识—再实践才能逐步认识两者关系的本质。

2. *H. pylori* 阳性 GERD 患者的整体评估与个体化治疗[24, 25]　GERD 患者中的 *H. pylori* 是

否需要根除这个问题是广大临床医生最关注的问题。基于 *H. pylori* 感染与 GERD 发生存在负相关，根除 *H. pylori* 各有利与弊。从本文上述提到的系列研究中大部分结果显示二者存在负相关，但也有相反的研究结果，目前尚难达成统一认识。

关于 *H. pylori* 治疗通常是按共识进行。但共识只能适合多数人，并不涵盖所有人。国内外共识对 GERD 与 *H. pylori* 关系的认识并非完全一致，国外不推荐在 GERD 患者中常规筛检 *H. pylori*，对根除 *H. pylori* 也不作为对 GERD 患者抑酸治疗的常规要求。

基于 *H. pylori* 与 GERD 发生的关系非常复杂，两者间存在个体差异、人群差异、地区差异，所以对于 *H. pylori* 阳性 GERD 患者是否应该根除 *H. pylori*，首先要对患者的具体情况进行个体化整体评估，包括患者年龄、胃黏膜病变情况、躯体疾病、不良生活习惯（如嗜酒、吸烟）、是否合并食管裂孔疝及 GERD 严重程度等等因素，在权衡利弊之后决定是否对该患者进行 *H. pylori* 根除治疗，同时也要针对上述引起 GERD 的其他因素进行相应的个体化处理。

（冯桂建　胡伏莲）

参 考 文 献

[1] 冯桂建，胡伏莲. 幽门螺杆菌与胃食管反流病 [J]. 胃肠病学和肝病学杂志，2002，(2)：104-109.

[2] RAGHUNATH A, HUNGIN AP, WOOFF D, et al. Prevalence of Helicobacter pylori in patients with gastro-oesophageal reflux disease: systematic review [J]. BMJ, 2003, 326（7392）: 737.

[3] HAN YM, CHUNG SJ, YOO S, et al. Inverse correlation between gastroesophageal reflux disease and atrophic gastritis assessed by endoscopy and serology [J]. World J Gastroenterol, 2022, 28（8）: 853-867.

[4] DU Y L, DUAN R Q, DUAN LP. Helicobacter pylori infection is associated with reduced risk of Barrett's esophagus: a meta-analysis and systematic review [J]. BMC Gastroenterol, 2021, 21（1）: 459.

[5] WU J C, SUNG J J, CHAN F K, et al. Helicobacter pylori infection is associated with milder gastro-oesophageal reflux disease [J]. Aliment Pharmacol Ther, 2000, 14（4）: 427-432.

[6] VAEZI MF, FALK GW, PEEK RM, et al. CagA-positive strains of Helicobacter pylori may protect against Barrett's esophagus [J]. Am J Gastroenterol, 2000, 95（9）: 2206-2211.

[7] ZOU D, HE J, MA X, et al. Helicobacter pylori infection and gastritis: the Systematic Investigation of gastrointestinal diseases in China（SILC）[J]. J Gastroenterol Hepatol, 2011, 26（5）: 908-915.

[8] JANG T J, KIM N I, SUH J I, et al. Reflux esophagitis facilitates low Helicobacter pylori infection rate and gastric inflammation [J]. J Gastroenterol Hepatol,

2002, 17（8）: 839-843.

［9］LABENZ J, BLUM AL, BAYERDÖRFFER E, et al. Curing Helicobacter pylori infection in patients with duodenal ulcer may provoke reflux esophagitis［J］. Gastroenterology, 1997, 112（5）: 1442-1447.

［10］FALLONE CA, BARKUN AN, FRIEDMAN G, et al. Is Helicobacter pylori eradication associated with gastroesophageal reflux disease［J］. Am J Gastroenterol, 2000, 95（4）: 914-920.

［11］HAMADA H, HARUMA K, MIHARA M, et al. High incidence of reflux oesophagitis after eradication therapy for Helicobacter pylori: impacts of hiatal hernia and corpus gastritis［J］. Aliment Pharmacol Ther, 2000, 14（6）: 729-735.

［12］MOU W L, FENG M Y, HU L H. Eradication of Helicobacter Pylori Infections and GERD: A systematic review and meta-analysis［J］. Turk J Gastroenterol, 2020, 31（12）: 853-859.

［13］冯桂建, 胡伏莲, 王化虹, 等. 幽门螺杆菌和胃泌素与胃食管反流病的关系［J］. 中华医学杂志, 2003,（2）: 11-14.

［14］LIU L, GAO H, WANG H, et al. Comparison of Esophageal Function Tests to Investigate the Effect of Helicobacter Pylori Infection on Gastroesophageal Reflux Disease（GERD）［J］. Med Sci Monit, 2018, 24: 4791-4797.

［15］ZHAO T, LIU F, LI Y. Effects of Helicobacter

pylori eradication on esophageal motility, esophageal acid exposure, and gastroesophageal reflux disease symptoms [J]. Front Cell Infect Microbiol, 2023, 13: 1082620.

[16] HOLTMANN G, CAIN C, MALFERTHEINER P. Gastric Helicobacter pylori infection accelerates healing of reflux esophagitis during treatment with the proton pump inhibitor pantoprazole [J]. Gastroenterology, 1999, 117 (1): 11-16.

[17] SAAD AM, CHOUDHARY A, BECHTOLD ML. Effect of Helicobacter pylori treatment on gastroesophageal reflux disease (GERD): meta-analysis of randomized controlled trials [J]. Scand J Gastroenterol, 2012, 47 (2): 129-135.

[18] SCHENK BE, KUIPERS EJ, NELIS G F, et al. Effect of Helicobacter pylori eradication on chronic gastritis during omeprazole therapy [J]. Gut, 2000, 46 (5): 615-621.

[19] MOAYYEDI P, WASON C, PEACOCK R, et al. Changing patterns of Helicobacter pylori gastritis in long-standing acid suppression [J]. Helicobacter, 2000, 5 (4): 206-214.

[20] KLINKENBERG-KNOL EC, NELIS F, DENT J, et al. Long-term omeprazole treatment in resistant gastroesophageal reflux disease: efficacy, safety, and influence on gastric mucosa [J]. Gastroenterology, 2000, 118 (4): 661-669.

［21］WU J C，CHAN F K，CHING J Y，et al. Effect of Helicobacter pylori eradication on treatment of gastro-oesophageal reflux disease：a double blind，placebo controlled，randomised trial［J］. Gut，2004，53（2）：174-179.

［22］胡伏莲. 幽门螺杆菌感染是涉及多学科的研究课题［J］. 中华医学杂志，2008，88（22）：1513-1515.

［23］SANTOS M，DE BRITO B B，DA SILVA F，et al. Helicobacter pylori infection：Beyond gastric manifestations［J］. World J Gastroenterol，2020，26（28）：4076-4093.

［24］冯桂建，王化虹，胡伏莲. 胃食管反流病病人的幽门螺杆菌是否应该根除［J］. 中华医学杂志，2002，（13）：68-70.

［25］胡伏莲. 从整合医学角度诠释幽门螺杆菌感染处理原则和策略［J］. 中华医学杂志，2019，99（20）：1521-1522.

第七节 幽门螺杆菌与非甾体类药物

已经明确，*H. pylori* 感染与非甾体抗炎药（nonsteroidal anti-inflammatory drug，NSAID）是消化性溃疡发病的两个重要的独立危险因素。由于 *H. pylori* 感染与使用 NSAID 药物共存的情况相当普遍，因此引起这样一系列问题：① *H. pylori* 感染与 NSAID 在溃疡发病中是否存在相互作用（协同、相加或相抵）? ② *H. pylori* 感染是否会增加 NSAID 引起溃疡的危险性？③根除 *H. pylori* 是否可以影响 NSAID 溃疡的愈合？④根除 *H. pylori* 是否可以预防（减少）NSAID 溃疡的发生，是否可以预防（减少）已发生的 NSAID 溃疡的复发？回答这一系列问题，将有助解决使用 NSAID 时的临床决策。兹将有关研究简述如下：

1. 比较 *H. pylori* 感染与 NSAID 相互作用的病例对照研究　由于入选对象、研究设计及结果判断等差异，有关研究结果并不一致。Huang 对 12 个有关研究（共 1 901 例）进行荟萃分析显示 *H. pylori* 和 NSAID 均显著增加消化性溃疡发病危险性。*H. pylori* 阳性 NSAID 使用者比 *H. pylori* 阴性 NSAID 使用者溃疡发生的危险性增加 3.5 倍；溃疡并发出血的危险性增加 6.3 倍[1]。

2. 根除 *H. pylori* 对 NSAID 溃疡发生预防作用前瞻性研究　香港一项研究将 100 例有 *H. pylori* 感染并有消化不良症状或溃疡病史、风湿性关节炎患者随机分为奥美拉唑、阿莫西林、克拉霉素根除 *H. pylori* 治疗组和奥美拉唑加安慰剂对照组，治疗 1 周后开始服用双氯芬酸 24 周，胃镜复查溃疡发生率 *H. pylori* 根除组显著低于对照组（12% vs 34%，*P*<0.01），溃疡并发症发生率 *H. pylori* 根除组亦显著低于对照组（4% vs 27%，*P*<0.01）[2]。提示对高危患者在服用 NSAID 前根除 *H. pylori* 可降低溃疡及溃疡并发症发生率，但并不能完全防止溃疡发生。

3. 根除 *H. pylori* 预防 NSAID 溃疡复发的前

瞻性研究 一项称为 HELP 的多中心研究将 285 例有 *H. pylori* 感染而正在使用 NSAID 的高危患者（有溃疡病史或当时有明显消化不良症状）随机分成奥美拉唑、阿莫西林、克拉霉素根除 *H. pylori* 治疗组和奥美拉唑加安慰剂对照组，对经胃镜复查确认溃疡已愈合或没有溃疡的患者继续使用 NSAID 而不予抗溃疡治疗，1、3、6 个月胃镜随访，结果发现 6 个月溃疡愈合计算值两组相似（0.56 vs. 0.53）[3]。其后香港的一项研究对 150 名有 *H. pylori* 感染并在使用萘普生过程中曾有明确溃疡出血史的患者随机分成根除 *H. pylori* 组和奥美拉唑长程治疗组，结果发现 6 个月后溃疡出血复发率计算值前者显著高于后者（18.8% vs. 4.4%，*P*<0.005）[4]。这些结果均提示单纯根除 *H. pylori* 不能有效预防 NSAID 溃疡复发及溃疡并发症的复发。

4. 低剂量阿司匹林的胃肠道损害及根除 *H. pylori* 预防溃疡复发的前瞻性研究 低剂量阿司匹林（<320mg/d）已被广泛用于心脑血管疾病的二级预防，但大量临床研究证明无论何种剂量、何种剂型阿司匹林均会增加溃疡出血的危险性[5, 6]。根除 *H. pylori* 可否预防低剂量阿司匹林相关的溃疡出血的复发？最近两个分别进行的前瞻性随机对照研究结果并不完全一致[4, 7]，但均提示根除 *H. pylori* 可助减少溃疡出血发生率。

5. 根除 *H. pylori* 对 NSAID 溃疡愈合的影响 尽管先前有报道根除 *H. pylori* 治疗会降低质

子泵抑制剂治疗胃溃疡的疗效[3]，但并未被其后的研究所证实[8, 9]。

尽管关于 H. pylori 感染与 NSAID 在溃疡发病相互作用的有关研究结果并不完全一致，但基于目前已有临床研究证据，在使用 NSAID 时如何对待 H. pylori 感染，临床上已有共识[10-14]，即：① H. pylori 和 NSAID/阿司匹林是消化性溃疡发病的两个独立危险因素；②对使用 NSAID 时发生溃疡而又因病情需要不能停用 NSAID 者，必须予抗溃疡药物（以 PPI 为佳）治疗，根除 H. pylori 并不能加速溃疡愈合；③单纯根除 H. pylori 不足以预防继续使用 NSAID 者的溃疡复发；④初次长期使用 NSAID 前，根除 H. pylori 可降低溃疡发生率。根据以上观点，制订出如下临床指引：① NSAID 溃疡治疗：在服用 NSAID 时发生溃疡，能停用 NSAID 者停用 NSAID 并予一般抗溃疡药物治疗；不能停用 NSAID 者予强效抗溃疡药物（以 PPI 为佳）治疗。同时检测 H. pylori，有感染者予根除 H. pylori 治疗。② NSAID 溃疡预防：首先判别患者是否属于发生 NSAID 溃疡高危患者（高危因素包括：有溃疡病史、高龄或有严重伴随病、同时应用抗凝血药或糖皮质激素、同时应用阿司匹林），否则，可直接使用 NSAID；如有，常规合用 PPI。原则上，对计划长期使用 NSAID 者应常规检测并根除 H. pylori。③关于低剂量阿司匹林：应警惕用于预防心脑血管病的低剂量阿司匹林（低至 80mg/d）仍有并发溃疡出血危险，对无溃疡病史者检测并根除 *H. pylori*；对有溃疡病史者一般主张在检测并根除 *H. pylori* 同时，长程合用 PPI[7, 13]，但亦有主张在根除 *H. pylori* 后不一定要长程合用 PPI[12]，可视患者高危程度而定（如使用低剂量阿司匹林时发生过溃疡出血并发症[13-15]，因风湿等疾病同时使用其他 NSAID 等）。④关于选择性 COX2 抑制剂的上消化道安全性问题：近年研究显示选择性 COX2 抑制剂在高危患者并不能完全消除溃疡及溃疡并发症发生危险性，因此有主张对极高危患者，选择性 COX2 抑制剂与 PPI 合用是避免 NSAID 溃疡的最安全措施[13, 16]。

（胡品津）

参 考 文 献

［1］HUANG JQ, SRIDHAR S, HUNT RH. Role of Helicobacter pylori infection and non-steroidal anti-inflammatory drugs in peptic-ulcer disease：a meta-analysis［J］. Lancet, 2002, 359（2）: 14-22.

［2］CHAN F K L, TO K F, WU J C Y, et al. Eradication of Helicobacter pylori and risk of peptic ulcers in patients starting long-term treatment with non-steroidal anti-inflammatory drugs：a randomized trial［J］. Lancet, 2002, 359（9300）: 9-13.

［3］HAWKEY CJ, TULASSAY Z, SZCZEPANSKI L, et

al. Randomised controlled trial of Helicobacter pylori eradication in patients on non-steroidal anti-inflammatory drugs: HELP NSAIDs study [J]. Lancet, 1998, 352 (9133): 1016-1021.

[4] CHAN F KL, CHUNG SCS, SUEN BY, et al. Preventing recurrent upper gastrointestinal bleeding in patients with Helicobacter pylori infection who are taking low-dose aspirin or naproxen [J]. N Engl J Med, 2001, 344 (13): 967-973.

[5] KELLY JP, KAUFMAN DW, JURGELON JM, et al. Risk of aspirin-associated major upper-gastrointestinal bleeding with enteric-coated or buffered product [J]. Lancet, 1996, 348 (9039): 1413-1416.

[6] WELL J, COLIN-JONES D, LANGMAN M, et al. Prophylactic aspirin and risk of peptic ulcer bleeding[J]. BMJ, 1995, 310 (6983): 827-830.

[7] LAI KC, LAM SK, CHU KM, et al. Lansoprazole for the prevention of recurrences of ulcer complications from long-term low-dose aspirin use [J]. N Engl J Med, 2002, 347 (20): 2033-2038.

[8] CHAN FKL, SUNG JJY, SUEN R, et al. Does eradication of Helicobacter pylori impair healing of nonsteroidal anti-inflammatory drug associated bleeding peptic ulcers? A prospective randomized study [J]. Aliment Pharmacol Ther, 1998, 12 (12): 1201-1205.

[9] BIANCHI PORRO G, PARENTE F, IMBESI V, et al. Role of Helicobacter pylori in ulcer healing and

recurrences of gastric and duodenal ulcers in long term NSAID users: response to omeprazole dual therapy [J]. Gut, 1996, 39 (1): 22-26.

[10] MALFERTHEINER P, MEGRAD F, O'MORAIN C, et al. Current concepts in the management of Helicobacter pylori infection-The Maastricht 2-2000 Consensus Report [J]. Aliment Pharmacol Ther, 2002, 16 (2): 167-180.

[11] 中华医学会消化病学分会. 幽门螺杆菌若干临床方面的共识意见（2003·安徽桐城）[J]. 中华内科杂志, 2004, 43 (4): 316-317.

[12] SUNG J JY, RUSSELL RI, YEOMANS N, et al. Working Party Report: non-steroidal anti-inflammatory drug toxicity in the upper gastrointestinal tract [J]. J Gastroenterol Hepatol, 2000, 15 (S3): G58-G68.

[13] PEURA D A. Prevention of nonsteroidal anti-inflammatory drug-associated gastrointestinal symptoms and ulcer complications [J]. Am J Med, 2004, 117 (5A): 63S-71S.

[14] CHAN FKL, CHING JYL, HUNG LCT, et al. Clopidogrel versus aspirin and esomeprazole to prevent recurrent ulcer bleeding [J]. N Engl J Med, 2005, 352 (3): 238-244.

[15] 中华医学会消化病学分会幽门螺杆菌学组. 第六次全国幽门螺杆菌感染处理共识报告（非根除治疗部分）[J]. 中华消化杂志, 2022, 42 (5): 289-303.

[16] CHAN FKL. Non-steroidal anti-inflammatory drugs

and proton-pump inhibitors vs. cyclo-oxygenase-2 selective inhibitors in reducing the risk of recurrent ulcer bleeding in patients with arthritis [J]. Aliment Phamacol Ther, 2005, 21 (Suppl 1): 5-6.

第五章

幽门螺杆菌与上胃肠道外疾病

第一节 概 述

某些微生物除了导致其定植器官或部位发生疾病，对远离其定植部位和器官的疾病发生和发展也可能具有潜在作用。自 1994 年 Mendall 首次报道幽门螺杆菌与胃外疾病的关系[1]以来，迄今，已经报道了数十种与 *H. pylori* 感染相关的胃外疾病或临床表现，其与缺铁性贫血、特发性血小板减少性紫癜和维生素 B_{12} 缺乏的关系已被认可并列入 *H. pylori* 根除指征[2]。近年研究显示，*H. pylori* 感染还可能与某些皮肤疾病、胰岛素抵抗、代谢性疾病、非酒精性肝病、动脉粥样硬化、急性冠脉综合征/神经系统疾病、认知障碍和神经退行性变等有一定相关性。

H. pylori 仅定植于胃黏膜，其对其他系统疾病的致病基于以下特点：*H. pylori* 感染是一种慢性持续性感染；局部感染可能引起系统性反应；持续感染可诱导慢性炎症和免疫反应，导致原位和远处损伤。它还可引起自身免疫反应和营养物质的吸收及代谢障碍。特别是毒力菌株感染可通

过引起胃黏膜局部炎症、释放内毒素入血、诱导炎性因子增多、增加氧自由基生成及与人体形成交叉免疫反应等途径参与致病。

研究认为，目前可能与 *H. pylori* 长期慢性感染相关的疾病有：血液系统疾病如难治或不明原因的缺铁性贫血、特发性/免疫性血小板减少性紫癜、维生素 B_{12} 缺乏、过敏性紫癜[3-7]；皮肤疾病如慢性荨麻疹、玫瑰痤疮（酒渣鼻）、银屑病、白癜风[8-10]；心血管疾病如冠心病、心律失常[11]；神经系统疾病如缺血性脑卒中、帕金森病[12, 13]；自身免疫性疾病如干燥综合征[14]、甲状腺炎或桥本病[15]、2型糖尿病、自身免疫性肝病、炎性肠病（见第八章相关章节），胰腺及肝胆系统疾病，呼吸系统疾病[16]，不孕不育，牙周或口腔疾病等[17]。

另外也有一些小范围的研究或病例报道，认为 *H. pylori* 感染可能与偏头痛、雷诺现象等有关，也可导致肝硬化患者血氨水平增高。Dore 等在慢性肝炎、肝硬化和肝癌患者的肝脏活检标本中检测发现 *H. pylori* 菌体特异性片段，提示 *H. pylori* 感染可能与慢性肝脏疾病的发展有关[18]。在肝癌患者肝脏标本中亦有较高的 *H. pylori* 检出率，但目前尚不能明确 *H. pylori* 感染是否与肝癌发生相关[19]。*H. pylori* 感染也可能参与胆石症的发生。

H. pylori 感染与胎儿生长发育迟缓可能有关，通常情况下，*H. pylori* 感染亦与社会经济地

位和生活环境、拥挤状况有关，这些也可影响胎儿发育。*H. pylori* 感染亦可能与女孩初潮较晚或不孕不育相关。近来有人在死于新生儿猝死综合征的新生儿的胃和气管中检测到 *H. pylori*。

H. pylori 与胃 MALT 淋巴瘤的关系已被公认，有报道根除 *H. pylori* 后胃 MALT 淋巴瘤消退。有研究发现胃内 *H. pylori* 感染亦与某些胃外 MALT 淋巴瘤如唾液腺、小肠和直肠的 MALT 淋巴瘤有关，而在根除 *H. pylori* 后，这些部位的肿瘤消散[20]。

目前不断有研究发现越来越多的胃肠外疾病与 *H. pylori* 感染有关，但由于采用的诊断和疗效判断标准不一致，部分研究缺乏相应的对照，对这些结果应持谨慎态度。*H. pylori* 感染的普遍性提示即使在多种不同疾病发生发展过程中 *H. pylori* 产生明确的重要影响，它也只是协同因素；可能 *H. pylori* 感染诱发或加重了系统性炎症或已有的疾病倾向，参与致病。

由于 *H. pylori* 感染的可治愈性，为某些与其相关疾病如缺铁性贫血、ITP、玫瑰痤疮等的治疗提供了新的有效手段。但在得到肯定的结论前需要进一步论证。首先，应进行更大规模的临床流行病学研究，剔除相关危险因素的影响，如研究年轻冠心病患者比年老患者更能体现 *H. pylori* 感染与冠状动脉血管病变的关系。在研究中应尽量采用统一的诊断标准或"金标准"，使结论更具一致性。其次，应致力于其致病机制研究，明确细菌的直接作用、毒力菌株的毒素作用、感染引起的系统性炎症及抗原的相似性引起的自身免疫反应在疾病发生中的作用。如此多种疾病与 *H. pylori* 感染相关，可能存在相同的致病途径。致病机制的阐明有助于肯定 *H. pylori* 与胃肠外疾病的相关关系，并为治疗提供依据。最后，抗菌治疗的效果须经大规模有对照的前瞻性研究明确，对于疗效的判断需有客观的标准，并排除其他因素的影响。由于抗生素对 *H. pylori* 感染不具特异性，可能有感染因素参与的疾病需设立非特异抗生素治疗作对照。对治疗组和对照组患者应进行较长期的随访以排除其他因素和自发痊愈的影响。

从未曾有一种致病菌像 *H. pylori* 这样被发现与如此之多的疾病相关，而根除治疗的有效性更令人鼓舞。对 *H. pylori* 与胃肠外疾病致病机制的深入理解有助于对 *H. pylori* 及其相关疾病的深入了解和控制。

（高 文 成 虹）

参 考 文 献

［1］MENDALL MA, GOGGIN PM, MOLINEAUX N, et al. Relation of Helicobacter pylori infection and coronary heart disease ［J］. Br Heart J, 1994, 71（5）: 437-439.

［2］MALFERTHEINER P, MEGRAD F, ROKKAS T, et

al. Management of Helicobacter pylori infection: the Maastricht Ⅵ/Florence consensus report [J]. Gut, 2022, 71 (9): 39.

[3] HUDAK L, JARAISY A, HAJ S, et al. An updated systematic review and meta-analysis on the association between Helicobacter pylori infection and iron deficiency anemia [J]. Helicobacter, 2017, 22 (1): e12330.

[4] GRAVINA AG, ZAGARI RM, DE MUSIS C, et al. Helicobacter pylori and extragastric diseases: A review [J]. World J Gastroenterol, 2018, 24 (29): 3204-3221.

[5] FRYDMAN GH, DAVIS N, BECK PL, et al. Helicobacter pylori Eradication in Patients with Immune Thrombocytopenic Purpura: A Review and the Role of Biogeography [J]. Helicobacter, 2015, 20 (4): 239-251.

[6] ZAIN MA, ZAFAR F, ASHFAQ A, et al. Helicobacter pylori: An Underrated Cause of Immune Thrombocytopenic Purpura. A Comprehensive Review [J]. Cureus, 2019, 11 (9): e5551.

[7] XIONG L J, TONG Y, WANG Z L, et al. Is Helicobacter pylori infection associated with Henoch-Schonlein purpura in Chinese children? a meta-analysis [J]. World J Pediatr, 2012, 8 (4): 301-308.

[8] KIM H J, KIM Y J, LEE H J, et al. Systematic review and meta-analysis: Effect of Helicobacter pylori eradication on chronic spontaneous urticaria [J].

Helicobacter, 2019, 24（6）: e12661.

[9] YANG X. Relationship between Helicobacter pylori and Rosacea: review and discussion [J]. BMC Infect Dis, 2018, 18（1）: 318.

[10] YONG WC, UPALA S, SANGUANKEO A. Association between Psoriasis and Helicobacter pylori Infection: A Systematic Review and Meta-analysis[J]. Indian J Dermatol, 2018, 63（3）: 193-200.

[11] KIM S B, KIM N, PARK J, et al. Preventive effect of Helicobacter pylori eradication on the coronary heart diseases depending on age and sex with a median follow-up of 51 months [J]. Helicobacter, 2023, 28（4）: e12969.

[12] SHINDLER-ITSKOVITCH T, CHODICK G, SHALEV V, et al. Helicobacter pylori infection and prevalence of stroke [J]. Helicobacter, 2019, 24（1）: e12553.

[13] SMEYNE RJ, NOYCE AJ, BYRNE M, et al. Infection and Risk of Parkinson's Disease [J]. J Parkinsons Dis, 2021, 11（1）: 31-43.

[14] CHEN Q, ZHOU X, TAN W, et al. Association between Helicobacter pylori infection and Sjögren syndrome: A meta-analysis [J]. Medicine（Baltimore）, 2018, 97（49）: e13528.

[15] FIGURA N, DI CAIRANO G, MORETTI E, et al. Helicobacter pylori Infection and Autoimmune Thyroid Diseases: The Role of Virulent Strains [J].

Antibiotics（Basel），2019，9（1）：12.

［16］ZUO Z T，MA Y，SUN Y，et al. The Protective Effects of Helicobacter pylori Infection on Allergic Asthma［J］. Int Arch Allergy Immunol，2021，182（1）：53-64.

［17］LIU Y，LI R，XUE X，et al. Periodontal disease and Helicobacter pylori infection in oral cavity：a meta-analysis of 2727 participants mainly based on Asian studies［J］. Clin Oral Investig，2020，24（7）：2175-2188.

［18］DORE MP，REALDI G，MURA D，et al. Helicobacter infection in patients with HCV-related chronic hepatitis，cirrhosis，and hepatocellular carcinoma［J］. Dig Dis Sci，2002，47（7）：1638-1643.

［19］WU X Z，CHEN D. Helicobacter pylori and hepatocellular carcinoma：correlated or uncorrelated？［J］. J Gastroenterol Hepatol，2006，21（2）：345-347.

［20］VIOLETA FILIP P，CUCIUREANU D，SORINA DIACONU L，et al. MALT lymphoma：epidemiology，clinical diagnosis and treatment［J］. J Med Life，2018，11（3）：187-193.

第二节　幽门螺杆菌与心脑血管疾病

H. pylori 感染与胃外其他系统疾病相关的报

道始于 1994 年。在这些研究中，与动脉粥样硬化相关的心血管疾病是研究较多较深入的领域，与之有关的大型流行病学调查的结果也颇令人鼓舞。尽管很多研究结果并不完全一致，但随着对其致病机制的研究，人们对 *H. pylori* 感染及自身疾病的演化过程的认识更加深刻了。

一、冠状动脉粥样硬化性心脏病

（一）*H. pylori* 感染与冠心病相关性的研究报道

早在 *H. pylori* 被发现分离之前，就有研究发现冠状动脉粥样硬化性心脏病（以下简称冠心病）的发生可能与消化性溃疡病有一定联系。1974 年 Sternby[2] 对欧洲 5 个城市 50 000 名死于 40~59 岁之间的患者进行尸体解剖研究后，发现心脏冠状动脉左主干阻塞患者中 80% 以上有胃或十二指肠溃疡病史。此后，陆续有人发现冠心病患者消化性溃疡发病率高于无冠心病对照组。由于牛奶是当时治疗消化性溃疡的手段之一，有学者推测冠心病的发生可能与饮用牛奶过多导致脂肪大量摄入有关；*H. pylori* 的发现使人们对这种联系有了新的认识。

1994 年，在一项前瞻性研究中，Mendall[1] 首次报道 *H. pylori* 感染可能与 45~65 岁男性的冠心病发生有关。作者对 45~65 岁之间的 111 名男性冠心病患者和 74 名健康对照者进行临床研究，通过 ELISA 方法检测血清中 *H. pylori* 的 IgG 抗体，显示冠心病患者中 59%、健康人中 39% 的 *H. pylori* 血清学指标阳性（OR=2.28，*P*=0.007），在对年龄、性别和其他心血管病危险因子进行综合分析后认为 *H. pylori* 感染与冠心病的发生关系密切（OR=2.15，*P*=0.03），这种联系独立于心血管病的其他危险因子。由此 Mendall 推测，儿童时期的 *H. pylori* 感染与成年后的冠心病发生有关；*H. pylori* 感染可导致血清炎症因子水平缓慢增高，诱导粥样硬化斑块形成。如果此假设成立，*H. pylori* 感染可作为冠心病的独立危险因子；由于该细菌可以被根除，使这一发现具有重要意义。

研究发现急性心肌梗死（acute myocardial infarction，AMI）患者 *H. pylori* 感染率高于对照组，且以 CagA 阳性菌为主[3]。对 618 名 AMI 患者及 967 名健康对照进行研究后发现，大于 55 岁人群中，*H. pylori* 感染与 AMI 无明显相关；而在小于 55 岁的人群中，AMI 患者 *H. pylori* 感染率高于对照（58.7% vs. 43.3%，*P*=0.09），提示在较为年轻的冠心病患者中，*H. pylori* 感染与 AMI 有一定关联[4]，这一研究结果也被总体例数超过 26 000 的 26 个类似相关研究证实[5]。

Kim 等对 4 765 名感染 *H. pylori* 的人进行了长达 51 个月的随访，发现根除细菌可以预防 ≤65 岁男性的冠心病发生（HR：0.133，CI：0.039-0.455，*P*=0.001），但不适用于年龄 >65 岁的男性（*P*=0.078）；相反，根除细菌可以预防年

龄 >65 岁的女性发生冠心病（HR：0.260，CI：0.110-0.615，*P*=0.002），但不适用于≤65 岁的女性（*P*=0.485）。该研究得出结论：根除 *H. pylori* 可以预防冠心病，而且这种效果因年龄和性别而异[6]。

（二）发病机制研究

冠心病的发生与血管上皮细胞功能失调及血管壁重塑有关，多数患者合并血压升高、局部粥样硬化斑块及小血栓形成。在此基础上，粥样硬化斑块不稳定或血栓可导致血流中断，造成心绞痛甚至 AMI。在冠心病发生机制中，众多危险因素参与其中，目前确定的包括高血压、吸烟、脂代谢紊乱、胰岛素抵抗、高血糖、凝血功能异常等。既往有报道在行冠状动脉搭桥术的冠心病患者的冠状动脉粥样硬化斑块的检测，利用 PCR 技术检测到 *H. pylori* 片段，并发现 *H. pylori* DNA 的检出与患者的急性心脏事件（AMI 和不稳定心绞痛）有相关性（*P*<0.01）。据此有学者提出这样的假说：*H. pylori* 感染作为一种慢性持续性感染，可能通过长期低水平的炎性刺激促进粥样硬化斑块形成或导致粥样硬化斑块的不稳定性；另外也可能通过免疫模拟参与致病。这是目前较为流行的 2 种致病假说：

1. *H. pylori* 感染导致慢性炎症反应 在粥样硬化斑块的形成及演变过程中，慢性感染或炎性反应可能在疾病的不同阶段参与其中[7]，即使在除外其他危险因后，这种联系仍然存在。不确

定的是 *H. pylori* 是全程参与致病，还是仅在疾病起始阶段发挥作用[8]，因为不同于缺铁性贫血或 ITP 的治疗效果，根除 *H. pylori* 的治疗对冠心病的获益有限。

H. pylori 感染作为慢性感染参与冠心病发生的典型案例，其伴随的炎性反应标志物（如 C 反应蛋白、白介素 -6、TNF-α、纤维蛋白原、白蛋白、血清 HDL、白细胞数目等）从致病机制角度体现了其与粥样硬化斑块及血管病变之间的关系[9, 10]。但这一表现在研究中的结果并不一致，提示 *H. pylori* 感染后除系统炎性反应外，可能尚有其他致病途径。

2. **菌体抗原的交叉免疫反应** 定植于胃黏膜的 *H. pylori*，除了可以通过刺激全身炎症反应参与疾病，也可能在其致病因子作用下，穿透胃黏膜进入循环，菌体或其部分抗原直接刺激机体免疫系统，引发炎症因子瀑布级联反应[11]。

热激蛋白（heat shock protein, hsp）继发于感染，人们观察到它亦在粥样硬化斑块中表达，提示 *H. pylori* 菌体的 60kDa-hsp 可能与人类内皮细胞 hsp 形成交叉免疫反应，通过原位免疫复合物的形成导致血管壁损伤和硬化斑块形成[11]。这一观点曾被较多研究接受，但亦有研究认为由 *H. pylori* 感染诱导产生的 hsp 抗体有别于人类自身抗 hsp 抗体，不会造成人体血管壁损伤。

虽然目前研究结果并不一致，致病机制也尚未阐明，但由于 *H. pylori* 感染有可治愈性，无疑为冠心病的治疗和预防提供了一条相对简单可行的方向，具有积极的临床意义。

二、心律失常

H. pylori 感染与心律失常，特别是心房颤动（以下简称房颤）之间可能存在联系，证据主要来自流行病学调查和根除治疗后的缓解率。研究显示房颤患者具有较高的 *H. pylori* 感染率，且部分患者在根除成功后获得了长时间的缓解。但这种可谓神奇的治疗效果多数来自房颤病史不长、心脏结构没有器质性改变的患者，由于不能除外自发缓解可能，故尚未形成共识[12]，对其机制研究的匮乏也使得多数人对二者的联系存疑。Tetta 等对 6 项回顾性研究共 2 921 个病例进行了分析，发现二者之间相关性较弱，因此得出结论：似乎不太可能将 *H. pylori* 感染视为房颤的危险因素[13]。

三、缺血性脑卒中

Wincup 等人于 1996 年首次报道了 *H. pylori* 感染与脑卒中之间的联系。一项对 4 041 名中国患者进行的荟萃分析研究显示，*H. pylori* 感染与缺血性脑卒中之间存在相关性。但一项来自美国的对 9 895 例患者进行的队列研究发现，*H. pylori* 感染与脑卒中死亡率之间却存在反向关系，且这种反向关系在 *H. pylori* CagA 阳性菌株感染者中更为显著。一项来自以色列的报道回顾性分析了 2002—2012 年间接受尿素呼气试验的 147 936 名 25~95 岁的个体，结果发现 1 397 例（0.9%）患者有脑卒中，76 965 例（52.0%）*H. pylori* 阳性检测，与 *H. pylori* 感染相关的脑卒中发病率增加，校正比值比（aOR）1.16（95% 置信区间：1.04~1.29），研究结果支持脑卒中可能与 *H. pylori* 感染史有关[14]。

Doheim 等对现有文献进行搜索并进行 meta 分析后发现，*H. pylori* 的 CagA 抗体阳性及尿素呼气阳性均与卒中风险显著相关，分别为 OR（95%CI）=1.77（1.25-2.49）和 OR（95%CI）= 2.21（1.33-3.66）。此外，*H. pylori* 的 IgG 阳性与动脉粥样硬化性血栓形成和小动脉疾病引起的中风有关[15]。

脑卒中的发生与脑动脉和椎基底动脉粥样硬化及管腔狭窄有关。有研究通过超声波检查发现，*H. pylori* 感染者颈动脉狭窄程度较非感染者重，目前认为 *H. pylori* 可能通过单独作用或通过影响其危险因子的方式参与脑血管疾病发生。

四、帕金森病

一些研究证据支持 *H. pylori* 感染可能是触发或驱动帕金森病发病的因素之一。*H. pylori* 可能通过影响血液中左旋多巴水平影响疾病发生，早年已有研究显示，根除 *H. pylori* 治疗可改善帕金森病患者对药物治疗的疗效反应。2017 年一项纳入了 8 项研究 33 125 名患者的研究结果显示，无论对于亚洲还是欧洲人群来说，*H. pylori* 感染均可增加帕金森病发生风险，这可能与细菌慢性感染导致炎性因子增多进而加剧脑细胞退行性变有关。另一项 2018 年荟萃分析显示，*H. pylori* 感染在帕金森病患者中患病率较高。Tan 等[17]对 310 名帕金森病患者进行研究显示，根除治疗没有改善第 12 周的运动评分，在第 12 周和第 52 周，任何运动、非运动或生活质量结果都没有显著改善；全面分析和方案分析（基于根除情况）都支持这些结论；小肠细菌过度生长状态不影响治疗结果；该研究显示根除 *H. pylori* 并不能改善帕金森病的临床结局。

H. pylori 感染可能通过以下途径参与帕金森病的发生发展[16]：①细菌产生的毒素；②肠道微生物组的破坏；③肠 - 脑轴的局部炎症，导致神经炎症；④ *H. pylori* 对帕金森病药物左旋多巴的药代动力学的影响。与未根除 *H. pylori* 的帕金森病患者相比，根除 *H. pylori* 可能提高帕金森病患者对左旋多巴的吸收。越来越多的证据表明，*H. pylori* 与帕金森病有联系，但其机制尚不清楚。

五、偏头痛

H. pylori 持续性感染导致的炎性反应可能影响炎性因子如细胞激酶、前列腺素、白细胞趋化因子、氧自由基、血小板激活因子、纤维蛋白原

等的释放，对血管舒缩起一定调节作用。

偏头痛是常见的神经系统症状，其发生可能与血管张力失调有关。Gasbarrini[18]通过对225例偏头痛患者进行 H. pylori 感染检测，阳性者进行根除治疗，并随访6个月统计偏头痛症状变化。结果发现40%（90/225）的患者 H. pylori 阳性，且多为 CagA 阳性毒力菌株感染，根除患者中23%症状完全消失，其余77%的患者症状明显改善，而13例未获得根除患者随访期间发现无一例症状改善。提示 H. pylori 特别是毒力菌株感染可能通过影响血管活性物质的释放导致血管痉挛，产生偏头痛症状。但这一研究结果并未获得其后研究的一致证实。

六、阿尔茨海默病

肠道微生物群代表了一个多样化和动态的微生物种群，可以影响宿主健康。越来越多的证据支持肠道微生物群在包括阿尔茨海默病在内的神经退行性疾病的发病机制中发挥关键作用。流行病学研究表明，H. pylori 感染会增加阿尔茨海默病（AD）和帕金森病（PD）的患病率。由于 H. pylori 不侵犯中枢神经系统（CNS），人们认为 H. pylori 感染引起的全身免疫变化可能在 AD 和 PD 中起致病作用。一项随访20年的研究发现，感染 H. pylori 的人群较未感染者，发生此疾病的概率增加了1.5倍[19]。令人惊奇的是，根除细菌后，一些患者的认知能力竟然能获得不同程度的提高[20]。有研究者发现感染 *H. pylori* 后能检测到载脂蛋白 E 多态性表达，这与阿尔茨海默病发生时所检测的改变类似。关于其可能的致病机制，假说之一依然来自慢性炎症所致的炎症因子瀑布级联反应，通过血液循环进入脑内导致神经变性；之二是 *H. pylori* 可能通过口 - 鼻 - 筛孔途径直接进入颅内，参与神经退行性改变，而事实上在阿尔茨海默病患者中筛孔功能减弱和嗅球损伤的比例确实高达 90% 以上[21]。二者之前的可能联系也引起了更多学者的兴趣，但继之的一项来自日本流行病学研究并未发现二者之间存在相关性[22]。

对其机制的研究主要集中于细菌毒力因子的作用方面。细菌衍生的外膜囊泡（OMV）是毒力因子的天然载体，而毒力因子是细菌发病机制的核心因素。Xie 等[23]的研究阐述了 *H. pylori* 衍生的 OMV 在健康条件下对大脑的作用，以及在阿尔茨海默病情况下对疾病病理的作用。一旦 OMV 进入大脑就会被星形胶质细胞吸收，从而诱导神经胶质细胞的激活和神经元功能障碍，最终导致淀粉样蛋白 -β 病理恶化和认知能力下降。其过程可能是通过补体组分 3（C3）-C3a 受体（C3aR）信号传导在 *H. pylori* OMV 存在时介导星形胶质细胞、小胶质细胞和神经元之间的相互作用中的关键作用。研究表明 *H. pylori* 对大脑功能有不利影响可能是通过 OMVs 和 C3-C3aR 信号加速阿尔茨海默病的发展。目前也有类似的动物研究结果支持这一可能机制[24]。

七、展望

H. pylori 感染与心血管疾病的联系主要集中在对冠心病（包括急性冠脉综合征）的相关性上。特别是对年轻的急性冠脉综合征患者，*H. pylori* 感染可能参与其起病和病程的过程。虽然目前机制未明，但慢性炎症所导致的炎性因子假说及细菌菌体成分的免疫模拟假说为二者之间的联系提供了可能的实验室依据。由于细菌感染的可治愈性，可能为冠心病的预防和治疗提供思路。

由于 *H. pylori* 感染的普遍性及感染后自发清除率低、长期慢性炎症的特点，使得无论在普通人群还是在患者中都具有较高的检出率。迄今为止，对于可能相关的神经系统疾病，多数是通过流行病学调查的方法，在剔除相关危险因素后，比较感染者（或 CagA 阳性者）和对照人群的疾病发生率，或进行根除治疗干预后比对症状变化情况。众多研究结果有阳性的，也有阴性的，并不统一。对于其可能机制的研究基本处于假说阶段。因此对待 *H. pylori* 感染与神经系统疾病的关系，应持科学态度进行甄别，并期待更严谨、随访时间更长的进一步研究。

（高　文　胡伏莲）

参 考 文 献

［1］MENDALL MA, GOGGIN PM, MOLINEAUX N, et al. Relation of Helicobacter pylori infection and coronary heart disease ［J］. Br Heart J, 1994, 71（5）: 437-439.

［2］STERNBY NH. Atherosclerosis and peptic ulcer ［J］. Bull WHO, 1976, 53: 571-577.

［3］KHODAII Z, VAKILI H, GHADERIAN SM, et al. Association of Helicobacter pylori infection with acute myocardial infarction ［J］. Coron Artery Dis, 2011, 22（1）: 6-11.

［4］KINJO K, SATO H, SATO H, et al. Prevalence of Helicobacter pylori infection and its link to coronary risk factors in Japanese patients with acute myocardial infarction ［J］. Circ J, 2002, 66（9）: 805-810.

［5］LIU J, WANG F, SHI S. Helicobacter pylori Infection Increase the Risk of Myocardial Infarction: A Meta-Analysis of 26 Studies Involving more than 20,000 Participants ［J］. Helicobacter, 2015, 20（3）: 176-183.

［6］KIM S B, KIM N, PARK J, et al. Preventive effect of Helicobacter pylori eradication on the coronary heart diseases depending on age and sex with a median follow-up of 51 months ［J］. Helicobacter, 2023, 28（4）: e12969.

［7］LAI C Y, YANG T Y, LIN C L, et al. Helicobacter pylori infection and the risk of acute coronary syndrome:

a nationwide retrospective cohort study［J］. Eur J Clin Microbiol Infect Dis，2015，34（1）：69-74.

［8］CHMIELA M，GAJEWSKI A，RUDNICKA K. Helicobacter pylori vs coronary heart disease-searching for connections［J］. World J Cardiol，2015，7（4）：187-203.

［9］LIBBY P，RIDKER PM，HANSSON GK，et al. Inflammation in atherosclerosis：from pathophysiology to practice［J］. J Am Coll Cardiol，2009，54（23）：2129-2138.

［10］CHMIELA M，MISZCZYK E，RUDNICKA K. Structural modifications of Helicobacter pylori lipopolysaccharide：an idea for how to live in peace［J］. World J Gastroenterol，2014，20（29）：9882-9897.

［11］WROBLEWSKI LE，PEEK RM Jr. Targeted disruption of the epithelial-barrier by Helicobacter pylori［J］. Cell Commun Signal，2011，9（1）：29.

［12］MATSUURA E，KOBAYASHI K，MATSUNAMI Y，et al. Autoimmunity，infectious immunity，and atherosclerosis［J］. J Clin Immunol，2009，29（6）：714-721.

［13］TETTA C，MOULA A I，MATTEUCCI F，et al. Association between atrial fibrillation and Helicobacter pylori［J］. Clin Res Cardiol，2019，108（7）：730-740.

［14］SHINDLER-ITSKOVITCH T，CHODICK G，SHALEV V，et al. Helicobacter pylori infection and prevalence of stroke [J]. Helicobacter, 2019, 24 (1): e12553.

[15] DOHEIM MF, ALTAWEEL AA, ELGENDY MG, et al. Association between Helicobacter Pylori infection and stroke: a meta-analysis of 273, 135 patients [J]. J Neurol, 2021, 268 (9): 3238-3248.

[16] MCGEE DJ, LU XH, DISBROW EA. Stomaching the Possibility of a Pathogenic Role for Helicobacter pylori in Parkinson's Disease [J]. J Parkinsons Dis, 2018, 8 (3): 367-374.

[17] TAN AH, LIM SY, MAHADEVA S, et al. Helicobacter pylori Eradication in Parkinson's Disease: A Randomized Placebo-Controlled Trial [J]. Mov Disord, 2020, 35 (12): 2250-2260.

[18] GASBARRINI A, DE LUCA A, FIORE G, et al. Beneficial effects of Helicobacter pylori eradication on migraine [J]. Hepatogastroenterology, 1998, 45 (21): 765-770.

[19] ROUBAUD BAUDRON C, LETENNEUR L, LANGLAIS A, et al. Does Helicobacter pylori infection increase incidence of dementia? The Personnes Agées QUID Study [J]. J Am Geriatr Soc, 2013, 61 (1): 74-78.

[20] KOUNTOURAS J, BOZIKI M, GAVALAS E, et al. Eradication of Helicobacter pylori may be beneficial in the management of Alzheimer's disease [J]. J Neurol, 2009, 256 (5): 758-767.

［21］DOULBERIS M，KOTRONIS G，THOMANN R，et al. Impact of Helicobacter pylori on Alzheimer's disease：What do we know so far？［J］. Helicobacter，2018，23（1）.

［22］SHIOTA S，MURAKAMI K，YOSHIIWA A，et al. The relationship between Helicobacter pylori infection and Alzheimer's disease in Japan［J］. J Neurol，2011，258（8）：1460-1463.

［23］XIE J，COOLS L，VAN IMSCHOOT G，et al. Helicobacter pylori-derived outer membrane vesicles contribute to Alzheimer's disease pathogenesis via C3-C3aR signalling［J］. J Extracell Vesicles，2023，12（2）：e12306.

［24］PARK A M，TSUNODA I. Helicobacter pylori infection in the stomach induces neuroinflammation：the potential roles of bacterial outer membrane vesicles in an animal model of Alzheimer's disease［J］. Inflamm Regen，2022，42（1）：39.

第三节　幽门螺杆菌与血液疾病

血液系统疾病中，目前与 *H. pylori* 感染关系比较确切的是原发性免疫性血小板减少症和缺铁性贫血。其他一些血液系统疾病，如维生素 B_{12} 缺乏症、意义未明的单克隆免疫球蛋白血症等，与 *H. pylori* 感染的关系尚不明确。

一、幽门螺杆菌感染与原发性免疫性血小板减少症

原发性免疫性血小板减少症（immune thrombocytopenia，ITP），也称特发性血小板减少性紫癜，是一种典型的器官特异性自身免疫性疾病，由与血小板和巨核细胞结合的抗血小板自身抗体介导，加速网状内皮系统的血小板破坏，抑制血小板生成[1]。在没有潜在疾病情况下被称为原发性ITP，但也见于各种疾病患者，包括系统性红斑狼疮（SLE）。虽然ITP的病因尚不清楚，但已知微生物（如人免疫缺陷病毒和丙型肝炎病毒）有助于ITP的发展，表明感染因子在ITP患者自身免疫反应的发病机制中起着重要作用[2]。

1998年Gasbarrini等[3]首次观察到18名ITP患者中有11名H.pylori阳性，成功根除H. pylori后所有ITP患者血小板计数显著增加，而H. pylori阴性及根除失败的患者血小板计数无明显变化。在此之后，有诸多研究分别从ITP患者H.pylori感染流行病学、临床特征、治疗反应及发病机制等进行了多角度分析，虽然仍然有一些问题仍未解决，但H. pylori感染与ITP的关系得到学者的一致确认，并且马斯特里赫特Ⅳ共识建议针对合并H. pylori感染的ITP患者进行根除治疗。

有研究发现感染H.pylroi的ITP患者明显比

未感染患者年龄大，然而在其他的人口统计学或临床特征，包括性别、血小板计数或对治疗的反应方面，多项研究均没有发现显著性差异[4]。Veneri等[5]人检测了52例意大利成人ITP患者的人类白细胞抗原（HLA）-DRB1和DQB1等位基因，*H.pylroi*感染患者的HLA-DRB1*11、HLA-DRB1*14和HLA-DQB1*03频率明显高于*H.pylroi*阴性患者，而HLA-DRB1*03频率明显低于*H.pylroi*阴性患者，此外，HLA-DQB1*03模式与较好的根除治疗反应相关。并且有研究发现白细胞介素（IL）-1β的基因多态性与50岁之前诊断的*H.pylroi*感染相关。虽然这些观察表明*H.pylroi*相关ITP可能涉及遗传背景，因相关研究较少，需要更多的种族和人群来确定。

在大多数接受*H.pylroi*根除治疗的ITP患者中观察到部分或完全血小板反应。一些临床特征，包括病程短、诊断为ITP时年龄小于65岁、基线血小板计数较高、既往未接受皮质类固醇治疗、不需要同时进行皮质类固醇治疗和既往未接受过ITP治疗，可能提示较好的血小板反应[6-8]。一项涉及207名感染*H.pylroi*的成年ITP患者的研究发现成功根除*H.pylroi*后，63%的患者达到了一定程度的血小板恢复，23%的患者在根除后12个月完全缓解[4]。在一项荟萃分析研究中，Franchini等[9]回顾了788例ITP患者，成功根除*H.pylroi*感染患者的血小板计数显著增加。长期随访研究表明这种血小板反应可能持续

8年[8]，并且根除治疗后随着血小板数量的恢复，抗血小板自身抗体消失。然而仍然有一些研究报告显示在 *H.pylroi* 根除治疗后血小板反应很少甚至没有。如，Jarque 等[10]和 Ahn 等[11]观察到，成功根除 *H.pylroi* 后，成人 ITP 患者血小板恢复率分别只有 13% 和 7%。与美国和西班牙的研究相比，日本和意大利的研究倾向于更好的反应率，从 28% 到 100% 不等。

儿童 ITP 的临床过程与成人患者有很大不同，通常表现为急性病程，大约 20% 的 ITP 儿童血小板减少持续 6 个月以上。只有少数儿童研究评估了 *H.pylroi* 感染在儿童慢性 ITP 中的作用[12-14]。一项研究报告中国台湾感染率最高，为 41%。一般来说，在特定人群中，儿童 *H.pylroi* 感染患病率低于患有 ITP 的成人。观察儿童 *H.pylroi* 根除治疗后血小板恢复情况的研究具有高度的不一致性，在不同国家、同一国家不同地区的研究结果可能截然不同，这一现象可能提示 *H.pylroi* 感染在儿童 ITP 的发展中仅起到次要作用。

由于 *H.pylroi* 感染者中 ITP 患病率极低。因此，单纯的 *H.pylroi* 感染不足以诱导 ITP 发生，在 *H.pylroi* 相关 ITP 中观察到的抗血小板自身免疫反应可能需要额外的触发因素。目前 *H.pylroi* 相关 ITP 的发病机制仍不清楚，可能涉及多个因素。目前研究认为可能的机制包括[15, 16]：一些 *H.pylroi* 菌株可通过血管性血友病因子和抗

H.pylroi IgG 抗体与其血小板上相应受体 GPIb 和 FcγRIIA 的相互作用诱导血小板聚集；通过分子模拟与 *H.pylroi* 成分和血小板表面抗原反应产生交叉反应抗体；慢性 *H.pylroi* 感染可能作用于宿主免疫系统，刺激获得性免疫反应，导致自身激活的 T 细胞和 B 细胞出现。有学者提出了 ITP 患者持续的 IgG 抗血小板自身抗体反应的"致病循环"模型，具体来说，网状内皮系统中的巨噬细胞通过 Fcγ 受体捕获血小板，并将抗原性血小板糖蛋白衍生肽呈现给 T 细胞。然后通过识别抗原肽激活自身的 CD4$^+$T 细胞，并发挥辅助活性来刺激 B 细胞产生 IgG 抗血小板自身抗体，进而与循环血小板结合。从理论上讲，一旦建立了这种致病循环，IgG 抗血小板自身抗体的产生将持续不断。

总之，*H.pylroi* 相关 ITP 的发展似乎取决于多种因素。其中，通过抑制与 *H.pylroi* 感染相关的宿主免疫反应的免疫抑制性 FcγRIIB 信号通路，调节单核细胞/巨噬细胞的 Fcγ 受体平衡，是启动和维持抗血小板自身抗体反应的关键机制。儿童和成人的 ITP 患者与 *H.pylroi* 感染的关系以及治疗反应具有不同的表现。目前的研究支持在合并 *H.pylroi* 感染的成人 ITP 患者中进行根除治疗。

二、幽门螺杆菌感染与缺铁性贫血

缺铁性贫血（iron deficiency anemia，IDA）是

一种常见的营养缺乏导致的贫血，各种原因，如铁摄入量不足、慢性失血、慢性疾病、吸收不良、溶血，或这些因素的组合，都会诱发 IDA。

1991 年 Blecker 等首次报道根除治疗 *H.pylroi* 后，在没有补充铁剂情况下，缺铁性贫血患者血红蛋白水平恢复正常，提示 *H.pylroi* 感染在铁的吸收、代谢过程中可能有一定的作用。后续的诸多研究得到了类似的结论，15 项观察性研究的荟萃分析表明 *H.pylroi* 和 IDA 之间存在关联，OR 值为 2.22（95% CI：1.52-3.24，$P<0.000\ 1$）。在 5 项随机对照试验的荟萃分析中，根除 *H.pylroi* 可提高血红蛋白和血清铁水平。

H.pylroi 感染引起 IDA 可能机制：① *H.pylroi* 感染导致慢性胃炎、消化性溃疡、胃癌合并消化道出血时导致 IDA；② *H.pylroi* 感染导致胃黏膜萎缩，基础胃酸分泌减少，影响三价铁向二价铁转化，阻碍铁的跨膜转运，也可导致维生素 C 减少，间接影响铁的吸收；③ *H.pylroi* 生长需要铁，其通过竞争性的铁利用增加，从而导致 IDA 的发生。并且 *H.pylroi* 可以与乳铁蛋白结合，导致铁流失。

总之，虽然并非全部的研究均确认 *H.pylroi* 感染在 IDA 的病因和治疗方面的作用，但是支持两者之间联系的研究占多数，并且治疗的有效性得到诸多研究的肯定，马斯特里赫特Ⅳ共识和我国的共识意见均将缺铁性贫血作为根除

H.pylroi 治疗的指征。

三、幽门螺杆菌感染与其他血液系统疾病

O'Connor 等[17]于 1984 年首次报道维生素 B_{12} 缺乏与 *H.pylroi* 感染之间的联系。他在 A 型胃炎和恶性贫血患者身上发现了弯曲杆菌样生物。研究表明慢性 *H.pylroi* 感染和维生素 B_{12} 吸收不良之间存在联系[18]。Sarari 等[19]的研究表明 67.4%（29/43）的 *H.pylroi* 感染患者存在维生素 B_{12} 缺乏。Shuval-Sudai 等[20]在血清维生素 B_{12} 水平在正常范围偏低的患者中发现较高的 *H.pylroi* 感染率。然而，大多数关于维生素 B_{12} 和 *H.pylroi* 感染之间关系的研究集中在检测 *H.pylroi* 的状态和测定血清维生素 B_{12} 水平。目前还没有足够干预研究证明抗 *H.pylroi* 治疗对维生素 B_{12} 缺乏症的影响。

意义未明单克隆丙种球蛋白血症（monoclonal gammopathy of undetermined significance，MGUS）是一种慢性血液学改变，每年具有 1% 的恶性演变风险，这种疾病的起因仍然不清楚。有研究报告了一些感染性因子，包括 *H.pylroi*，可能是单克隆免疫球蛋白 G 的靶点，这些单克隆免疫球蛋白 G 可能促进意义未明的单克隆性丙种球蛋白血症和多发性骨髓瘤患者发生或进展[21]。有研究提示根除 *H.pylroi* 治疗可使 30% 的 MGUS 获得缓解[22]；但另有研究评估了 30 例 MGUS 患者根除 *H.pylroi* 的效果，对感染 *H.pylroi* 的 MGUS

患者予以根除治疗，在入组时和治疗后至少12个月对单克隆组分进行定量，所有成功根除 *H.pylroi* 的患者单克隆组分保持不变[23]。

关于 *H.pylroi* 感染与血液系统疾病相关研究，还有待于更多进一步的深入研究，目前马斯特里赫特Ⅳ~Ⅵ共识和我国的相关共识意见均已将 ITP 和 IDA 作为根除 *H.pylroi* 治疗的指征[24, 25]。

（刘芳勋）

参 考 文 献

[1] STASI R. Immune thrombocytopenia: pathophysiologic and clinical update [J]. Semin Thromb Hemost, 2012, 38 (5): 454-462.

[2] STASI R, WILLIS F, SHANNON MS, et al. Infectious causes of chronic immune thrombocytopenia [J]. Hematol Oncol Clin North Am, 2009, 23 (6): 1275-1297.

[3] GASBARRINI A, FRANCESCHI F, TARTAGLIONE R, et al. Regression of autoimmune thrombocytopenia after eradication of Helicobacter pylori [J]. Lancet, 1998, 352 (9131): 878.

[4] FUJIMURA K, KUWANA M, KURATA Y, et al. Is eradication therapy useful as the first line of treatment in Helicobacter pylori-positive idiopathic thrombocytopenic purpura? Analysis of 207 eradicated chronic ITP cases in Japan [J]. Int J Hematol, 2005, 81 (2): 162-

168.

[5] VENERI D, DE MATTEIS G, SOLERO P, et al. Analysis of B-and T-cell clonality and HLA class II alleles in patients with idiopathic thrombocytopenic purpura: correlation with Helicobacter pylori infection and response to eradication treatment [J]. Platelets, 2005, 16 (5): 307-311.

[6] STASI R, ROSSI Z, STIPA E, et al. Helicobacter pylori eradication in the management of patients with idiopathic thrombocytopenic purpura [J]. Am J Med, 2005, 118 (4): 414-419.

[7] ANDO K, SHIMAMOTO T, TAUCHI T, et al. Can eradication therapy for Helicobacter pylori really improve the thrombocytopenia in idiopathic thrombocytopenic purpura? Our experience and a literature review [J]. Int J Hematol, 2003, 77 (3): 239-244.

[8] KIKUCHI T, KOBAYASHI T, YAMASHITA T, et al. Eight-year follow-up of patients with immune thrombocytopenic purpura related to H. pylori infection [J]. Platelets, 2011, 22 (1): 61-64.

[9] FRANCHINI M, CRUCIANI M, MENGOLI C, et al. Effect of Helicobacter pylori eradication on platelet count in idiopathic thrombocytopenic purpura: a systematic review and meta-analysis [J]. J Antimicrob Chemother, 2007, 60 (2): 237-246.

[10] JARQUE I, ANDREU R, LLOPIS I, et al. Absence of platelet response after eradication of Helicobacter

pylori infection in patients with chronic idiopathic thrombocytopenic purpura [J]. Br J Haematol, 2001, 115（4）: 1002-1003.

[11] AHN ER, TIEDE MP, JY W, et al. Platelet activation in Helicobacter pylori-associated idiopathic thrombocytopenic purpura: eradication reduces platelet activation but seldom improves platelet counts [J]. Acta Haematol, 2006, 116（1）: 19-24.

[12] RAJANTIE J, KLEMOLA T. Helicobacter pylori and idiopathic thrombocytopenic purpura in children [J]. Blood, 2003, 101（4）: 1660.

[13] YETGIN S, DEMIR H, ARSLAN D, et al. Autoimmune thrombocytopenic purpura and Helicobacter pylori infection effectivity during childhood [J]. Am J Hematol, 2005, 78（4）: 318.

[14] RUSSO G, MIRAGLIA V, BRANCIFORTE F, et al. Effect of eradication of Helicobacter pylori in children with chronic immune thrombocytopenia: a prospective, controlled, multicenter study [J]. Pediatr Blood Cancer, 2011, 56（2）: 273-278.

[15] YAMANISHI S, IIZUMI T, WATANABE E, et al. Implications for induction of autoimmunity via activation of B-1 cells by Helicobacter pylori urease [J]. Infect Immun, 2006, 74（1）: 248-256.

[16] KUWANA M, OKAZAKI Y, IKEDA Y. Splenic macrophages maintain the anti-platelet autoimmune response via uptake of opsonized platelets in patients

with immune thrombocytopenic purpura [J]. J Thromb Haemost, 2009, 7 (2): 322-329.

[17] O'CONNOR HJ, AXON AT, DIXON MF. Campylobacter-like organisms unusual in type a (pernicious anaemia) gastritis [J]. Lancet, 1984, 2 (8411): 1091.

[18] STABLER SP. Vitamin B_{12} deficiency [J]. N Engl J Med, 2013, 368 (21): 2041-2042.

[19] SARARI AS, FARRAJ MA, HAMOUDI W, et al. Helicobacter pylori, a causative agent of vitamin B12 deficiency [J]. J Infect Dev Ctries, 2008, 2 (5): 346-349.

[20] SHUVAL-SUDAI O, GRANOT E. An association between helicobacter pylori infection and serum vitamin B12 levels in healthy adults [J]. J Clin Gastroenterol, 2003, 36 (2): 130-133.

[21] BLADE J. Clinical practice. Monoclonal gammopathy of undetermined significance [J]. N Engl J Med, 2006, 355 (26): 2765-2770.

[22] MALIK AA, GANTI AK, POTTI A, et al. Role of Helicobacter pylori infection in the incidence and clinical course of monoclonal gammopathy of undetermined significance [J]. Am J Gastroenterol, 2002, 97 (6): 1371-1374.

[23] SOLER JA, GÜELL M, BRICULLÉ M, et al. H. pylori eradication does not reduce paraprotein levels in monoclonal gammopathy of unknown significance

（MGUS）: a prospective cohort study [J]. Ann Hematol, 2009, 88 (8): 769-773.

[24] MALFERTHEINER P, MEGRaud F, O'MORAIN C A, et al. Management of Helicobacter pylori infection-the Maastricht V/Florence Consensus Report [J]. Gut, 2017, 66 (1): 6-30.

[25] 中华医学会消化病学分会幽门螺杆菌学组，全国幽门螺杆菌感染研究协作组.第五次全国幽门螺杆菌感染处理共识报告 [J].胃肠病学，2017，22（6）: 346-360.

第四节　幽门螺杆菌与皮肤疾病

H. pylori 与消化道疾病的关系已经得到广泛认可。临床流行病学研究认为，*H. pylori* 感染与多种皮肤病可能具有相关性。*H. pylori* 引起皮肤病的病理生理基础可能是其感染后诱导炎症介质及细胞因子释放进而引发的一系列自身免疫反应所致，*H. pylori* 可能是这些皮肤病的病因，也可能是其发病的协同因素。

一、慢性荨麻疹

目前已被确定 *H. pylori* 在慢性荨麻疹（chronic urticaria, CU）发病机制中起重要作用的因素，包括感染、食品添加剂、药物、恶性肿瘤、物理因素和血管炎[1, 2]。50%~60% 慢性荨麻疹病因是未知的，称为慢性特发性荨麻疹

（ chronic idiopathic urticaria，CIU ）。

H. pylori 感染在慢性荨麻疹中的作用一直备受争议，国内外研究表明，慢性特发性荨麻疹与 *H. pylori* 感染有密切相关性，且其临床症状随着 *H. pylori* 的消失而消退。Akiko 等[3] 发现 *H. pylori* 感染与多种皮肤疾病包括慢性荨麻疹、表皮瘙痒、多形性红斑等有关，根除治疗可以改善患者的症状[4]。

有研究报道称慢性荨麻疹患者中 *H. pylori* 感染率高于健康者，患者胃肠道症状在 *H. pylori* 阳性和阴性患者之间无差别，感染 *H. pylori* 患者在成功根除细菌后大部分获得临床症状的缓解或消失，而无 *H. pylori* 感染或未获得根除的患者症状无缓解[5]。根除 *H. pylori* 可以减轻荨麻疹活动度评分[4]。在一项 42 例慢性特发性荨麻疹患者的队列研究中，Di Campli 发现 *H. pylori* 感染率为 55%，88%*H. pylori* 感染者根除治疗后，荨麻疹症状完全或部分缓解。相反 *H. pylori* 感染阴性组，荨麻疹症状没有明显缓解，提示 *H. pylori* 感染在皮肤疾病发病过程中发挥重要作用[6]。

H. pylori 感染可能是慢性特发性荨麻疹的发病原因之一，其机制可能为：① *H. pylori* 感染增加了胃黏膜血管的渗透性，机体与食物变应原接触机会增多；②慢性感染刺激免疫系统后，释放炎症介质，增加了皮肤血管系统对血管渗透性促进因子的敏感性；③ *H. pylori* 感染后产生的抗体与循环免疫复合物触发慢性荨麻疹[7-9]。

　　H. pylori 根除治疗可有效缓解慢性荨麻疹患者的临床症状，研究认为 *H. pylori* 感染参与慢性荨麻疹的发病过程。部分研究发现：慢性荨麻疹患者 *H. pylori* 感染率与对照组没有明显差异，但是 *H. pylori* 阳性组患者临床症状更重，而且严重程度与胃黏膜组织病理炎症程度呈正相关，考虑 *H. pylori* 感染可以加重慢性荨麻疹的症状。一项对全球 16 项研究荟萃分析发现：纳入研究的 2 200 名慢性荨麻疹患者 *H. pylori* 感染率为 44.73%，其中慢性荨麻疹患者感染率 49.74%，而对照组感染率为 40.81%，*H. pylori* 感染增加慢性荨麻疹的患病风险[10]。*H. pylori* 可能是慢性荨麻疹患者发病的原因之一，采用联合抗 *H. pylori* 治疗方法的临床效果显著，是临床治疗慢性荨麻疹的安全可靠选择。然而，部分研究发现 *H. pylori* 感染与慢性荨麻疹没有相关性，根除 *H. pylori* 治疗并未改变临床结局[11]。Dauden 通过 ¹³C-UBT 检测 25 例慢性荨麻疹患者 *H. pylori*，发现 *H. pylori* 感染率 68%，与一般人群感染率没有差别，根除治疗后，仅有 1 例完全缓解，2 例部分缓解，研究发现 *H. pylori* 与慢性特发性荨麻疹并没有明显相关性[12]。

　　虽然目前已有大量有关慢性荨麻疹与 *H. pylori* 相关性研究报道，但研究结论不一，因此，对慢性荨麻疹患者是否需行 *H. pylori* 检测和根除治疗还需要随机、双盲、大样本临床试验证实。

二、酒渣鼻

酒渣鼻（acne rosacea）是一种原因不明的慢性皮肤病，是目前皮肤病中认为与 *H. pylori* 感染关系最为密切和较为肯定的一种疾病。

人们注意到，酒渣鼻患者常伴有胃肠道功能紊乱，且大多数患者与典型消化性溃疡一样常在春季病情加重，而治疗酒渣鼻的药物如甲硝唑、四环素对消化性溃疡的 *H. pylori* 感染同样有效，故有学者提出 *H. pylori* 感染与酒渣鼻的发生可能有关，认为 *H. pylori* 释放的某些毒素能够扩张面部血管，从而诱发红斑型酒渣鼻的发生[13]。

Szlachcic 等[14]对 60 名患者的研究表明，通过尿素呼气试验、血清学检查和组织学培养等方法发现酒渣鼻患者的 *H. pylori* 感染率高于对照，并多为毒力菌株感染（67% vs. 32%）；对感染的 53 名患者进行治疗后 51 人获得 *H. pylori* 根除，2~4 周后 51 人症状消失，1 人明显改善，1 人无变化；而未感染者无自发症状减轻；血浆中 IL-8 和 TNF-a 水平在治疗后有明显下降。

另有报道 *H. pylori* 感染不仅与酒渣鼻的发病有关，还可能与其严重程度相关，因此，提出酒渣鼻可能是 *H. pylori* 感染的一种皮肤表现[15]。在一项前瞻性研究中，Boixeda de Miquel 等[16]发现，在纳入的 44 例酒渣鼻患者中 29 例 *H. pylori* 感染者行根除治疗，34.5% 患者完全缓解，31% 患者部分缓解，17.2% 患者症状改善不明显，17.2% 无缓解。通过对酒渣鼻亚型分析发现，83.3% 丘疹脓疱型酒渣鼻获得相对缓解，红斑毛细血管扩张型酒渣鼻仅 36.5% 获得相对缓解，提示 *H. pylori* 感染与酒渣鼻具有相关性，其中丘疹脓疱型酒渣鼻患者行根除 *H. pylori* 治疗获益显著。

这些研究结果提示我们对于传统治疗方式无效的酒渣鼻患者可以考虑进行 *H. pylori* 感染的检测并进行根除治疗。然而根除治疗的有效性是通过杀灭 *H. pylori* 还是清除其他细菌获得的，目前还不明确。但已有研究表明，*H. pylori* 至少作为一个触发因素，参与酒渣鼻的发病过程，根除 *H. pylori* 治疗可以明显缓解症状。

三、银屑病

有报道称 *H. pylori* 感染可能与银屑病有一定相关性[17]，*H. pylori* 感染可能触发银屑病[18]。Rosenberg 等[17]报道银屑病患者 *H. pylori* 根除后银屑病症状改善。但是也有研究表明 *H. pylori* 感染与银屑病无明显关系。

四、其他皮肤疾病

有研究报道 *H. pylori* 感染与过敏性紫癜[19]相关，并有作者再次提出 "*H. pylori* 感染的皮肤表现" 的概念。但由于相关报道较少且多数是个案或小样本报道，因此若要将这一想法转化为公认的观念还需要更多的证据和临床基础方面的研究结果。有不多的报道认为 *H. pylori* 定植会损伤胃黏膜屏障的保护作用，使人们对食物发生过敏的概率增加。也有关于 *H. pylori* 感染与特应性皮炎可能有关的零星报道。此外，还有研究报道 *H. pylori* 感染与血管神经性水肿、白塞病、结节性痒疹、多形性红斑、硬皮病、脱发、痤疮等有关。

五、结语

随着对 *H. pylori* 研究的深入，越来越多的病种被涉及，不断有关于细菌与胃肠外疾病关系的新研究被报道。但分析发现，多数报道为回顾性研究，有些规模较小或缺乏对照，部分涉及的疾病仅是个案报道，并无太大提示意义。

近年来越来越多的研究报道 *H. pylori* 感染与多种皮肤疾病有关，但是许多研究的结果不一致，其中因素是多方面的，各种混淆因素（社会经济状况、种族、获得 *H. pylori* 感染的时间、既往的抗菌治疗、*H. pylori* 菌株的差异等）的存在是其中的主要原因。因此，要确立 *H. pylori* 感染与各种皮肤疾病的关系有必要进行进一步的流行病学调查和治疗试验研究。深入研究 *H. pylori* 与皮肤疾病的关系，对进一步指导 *H. pylori* 相关性皮肤病的诊治具有重要意义。

（滕贵根　高　文　胡伏莲）

参 考 文 献

[1] FEDERMAN DG, KIRSNER RS, MORIARTY JP, et al. The effect of antibiotic therapy for patients infected with Helicobacter pylori who have chronic urticaria [J]. J Am Acad Dermatol, 2003, 49（5）: 861-864.

[2] MAGEN E, MISHAL J. Possible benefit from treatment of Helicobacter pylori in antihistamine-resistant chronic urticaria[J]. Clin Exp Dermatol, 2013, 38（1）: 7-12.

[3] SHIOTANI A, OKADA K, YANAOKA K, et al. Beneficial effect of Helicobacter pylori eradication in dermatologic diseases[J]. Helicobacter, 2001, 6（1）: 60-65.

[4] MAGEN E, MISHAL J, SCHLESINGER M, et al. Eradication of Helicobacter pylori infection equally improves chronic urticaria with positive and negative autologous serum skin test [J]. Helicobacter, 2007, 12（5）: 567-571.

[5] FUKUDA S, SHIMOYAMA T, UMEGAKI N, et al. Effect of Helicobacter pylori eradication in the treatment of Japanese patients with chronic idiopathic urticaria[J]. J Gastroenterol, 2004, 39（9）: 827-830.

[6] DI CAMPLI C, GASBARRINI A, NUCERA E, et al. Beneficial effects of Helicobacter pylori eradication on idiopathic chronic urticaria [J]. Dig Dis Sci, 1998, 43（6）: 1226-1229.

[7] LEONTIADIS GI, SHARMA VK, HOWDEN CW.

Non-gastrointestinal tract associations of Helicobacter pylori infection[J]. Arch Intern Med, 1999, 159(9): 925-940.

[8] BEN MAHMOUD L, GHOZZI H, HAKIM A, et al. Helicobacter pylori associated with chronic urticaria[J]. J Infect Dev Ctries, 2011, 5(8): 596-858.

[9] YADAV MK, RISHI JP, NIJAWAN S. Chronic urticaria and Helicobacter pylori [J]. Indian J Med Sci, 2008, 62(4): 157-162.

[10] GU H, LI L, GU M, et al. Association between Helicobacter pylori Infection and Chronic Urticaria: A Meta-Analysis [J]. Gastroenterol Res Pract, 2015, 2015(4): 486974.

[11] SCHNYDER B, HELBLING A, PICHLER WJ. Chronic idiopathic urticaria: natural course and association with Helicobacter pylori infection [J]. Int Arch Allergy Immunol, 1999, 119(1): 60-63.

[12] DAUDEN E, JIMENEZ-ALONSO I, GARCIA-DIEZ A. Helicobacter pylori and idiopathic chronic urticaria [J]. Int J Dermatol, 2000, 39(6): 446-452.

[13] BAZ K, CIMEN M Y, KOKTURK A, et al. Plasma reactive oxygen species activity and antioxidant potential levels in rosacea patients: correlation with seropositivity to Helicobacter pylori [J]. Int J Dermatol, 2004, 43(7): 494-497.

[14] GASBARRINI A, FRANCESCHI F. Does H. Pylori

infection play a role in idiopathic thrombocytopenic purpura and in other autoimmune diseases？［J］. Am J Gastroenterol，2005，100（6）：1271-1273.

［15］DIAZ C，O'CALLAGHAN CJ，KHAN A，et al. Rosacea：a cutaneous marker of Helicobacter pylori infection？Results of a pilot study［J］. Acta Derm Venereol，2003，83（4）：282-286.

［16］BOIXEDA DE MIQUEL D，VAZQUEZ ROMERO M，VAZQUEZ SEQUEIROS E，et al. Effect of Helicobacter pylori eradication therapy in rosacea patients［J］. Rev Esp Enferm Dig，2006，98（7）：501-509.

［17］ROSENBERG EW，NOAH PW，SKINNER RB，et al. Journal of the National Medical Association［J］. J Natl Med Assoc，1994，86（4）：305-310.

［18］MARTIN HUBNER A，TENBAUM SP. Complete remission of palmoplantar psoriasis through Helicobacter pylori eradication：a case report［J］. Clin Exp Dermatol，2008，33（3）：339-340.

［19］NOVAK J，SZEKANECZ Z，SEBESI J，et al. Elevated levels of anti-Helicobacter pylori antibodies in Henoch-Schonlein purpura［J］. Autoimmunity，2003，36（5）：307-311.

第五节　幽门螺杆菌与呼吸系统疾病

1983 年，Marshall 和 Warren 在慢性胃炎患

者的胃黏膜中首次分离出 *H. pylori*，此后对 *H. pylori* 的感染及其致病机制进行了大量的基础和临床研究，结果表明，*H. pylori* 感染不但与消化道疾病密切相关，与很多胃肠外的疾病，如心血管疾病、血液病、自身免疫性疾病等也相关。*H. pylori* 感染引起胃肠外疾病的可能机制为感染诱导大量炎症介质、细胞因子的释放，增加氧自由基生成等，引起全身的慢性炎症反应，并可能触发自身免疫应答，进而导致全身多系统损害[1]。

一、幽门螺杆菌感染与慢性阻塞性肺疾病

慢性支气管炎是指气道黏膜及其周围组织的慢性非特异性炎症，当引起不完全可逆的气流阻塞的时候即为慢性阻塞性肺疾病（chronic obstructive pulmonary disease，COPD）。慢性支气管炎与消化性溃疡的关系在 *H. pylori* 被证实为消化性溃疡的病因之前就存在。在 1968—1986 年间进行的 3 个大型流行病学研究显示，在消化性溃疡患者中慢性支气管炎发病率较对照组增高 2~3 倍。此外，随访研究显示慢性支气管炎还是消化性溃疡患者的主要致死因素之一[2]。既往对这两种疾病相关性的解释主要是吸烟，因为吸烟是溃疡发生和慢性支气管炎发生发展的共同独立危险因素。但是，1998 年 Gaseli 等[3]在一项对 60 名慢性支气管炎患者的前瞻性研究中发现，慢性支气管炎患者比 69 名健康对照者

H. pylori 感染的血清阳性率高（81.6% vs. 57.9%，P=0.008）。在这项研究中，调整年龄和社会经济情况等因素后，慢性支气管炎患者 H. pylori 感染的比值比为 3.4。这些结果证明 H. pylori 感染或许会增加慢性支气管炎发生的风险。该研究第一次显示了 H. pylori 感染可能与慢性支气管炎的发病率增加有关。两年后，一项纳入 3 608 名成年人的流行病学研究显示，血清抗 H. pylori-IgG 抗体阳性的患者慢性支气管炎的发病率高于抗 H. pylori-IgG 抗体阴性的人群（比值比为 1.6，95% 置信区间为 1.1~2.5）[4]。

H. pylori 感染与慢性支气管炎之间关联的相关机制尚未明确，可能是由于年龄、性别和社会经济条件等因素与 H. pylori 感染和慢性支气管炎发病均相关，引起这两种疾病的易感性增加，也可能是这两种疾病之间存在某种因果联系。吸烟是发生慢性支气管炎的主要致病因素，但吸烟与 H. pylori 感染之间的关系尚不明确，有报道显示在吸烟者中 H. pylori 感染有减低、正常、增高几种不同的结果[5, 6]，因此吸烟并不能解释慢性支气管炎与 H. pylori 感染的相关性。为此，有人认为 H. pylori 感染引起炎症介质或细胞因子的慢性激活，可能导致非特异性炎症过程的发展，如慢性支气管炎。H. pylori 尤其是细胞毒素相关基因 A 阳性的菌株，刺激释放各种炎症性细胞因子，如白细胞介素 -1（IL-1）、白细胞介素 -8（IL-8）和肿瘤坏死因子 -α（TNF-α）等[7]。H. pylori 清除之后，血清细胞因子水平也随之正常[8]。近来，研究显示在慢性支气管炎病程中和急性发作过程中均有相同种类的细胞因子释放，在慢性支气管炎中引起和控制这一炎症过程的机制尚不清楚。但可以假设 *H. pylori* 感染通过促进炎症介质的释放和其他特定的环境、遗传因素及未知因素共同作用，促使慢性支气管炎的发生。

细胞毒素相关蛋白（cytotoxin-associated protein，CagA）是 *H. pylori* 毒力的标志，已证实慢性 *H. pylori* 感染，CagA 阳性菌株内毒素能够激活巨噬细胞，并促进 IL-1、IL-8 以及 TNF-α 等炎性介质的释放，诱导 C 反应蛋白（CRP），热休克蛋白（HSP），纤维蛋白原（Fg），血栓素 A2（TXA2）等炎性反应物合成，推测 *H. pylori* 感染后可能通过 CagA 启动全身炎症反应在 COPD 的发病过程中起协同作用[9]。Roussos 等[10] 选取 126 例 COPD 患者（88 例男性，38 例女性），并设立与之年龄、性别匹配的 126 例健康人群作为对照组，进行了血清 *H. pylori*-IgG 和 CagA-IgG 测定及肺功能指标检测，结果发现 COPD 患者和对照组血清中 *H. pylori*-IgG 和 CagA-IgG 阳性率差异有统计学意义（77.8% vs. 54.7%；53.9% vs. 29.3%，$P<0.001$）；且 COPD 患者 *H. pylori*-IgG 和 CagA-IgG 水平均显著高于对照组 [（118.3±24.4）vs（61.9±12.9）U/mL，$P<0.001$；（33.8±3.4）vs（19.0±1.5）U/mL，$P<0.001$]；但 *H. pylori* 感染与 COPD 患者肺功

能指标恶化程度似乎并无明显相关性。Hashemi 等[11]研究报道了虽然 COPD 患者和对照组人群中血清 *H. pylori* IgG 阳性率差异无统计学意义，但仍发现 COPD 患者中 CagA IgG 水平显著高于对照组。因此目前关于 *H. pylori* 感染和 COPD 相关性研究的结果基本一致，均提示 *H. pylori* 感染可能增加 COPD 的风险，尤其是 CagA 阳性菌株与 COPD 的相关性更为明显。*H. pylori* 感染参与COPD 病理进程另一个可能机制就是 *H. pylori* 或者其分泌毒素经胃食管反流入呼吸道，引发持续慢性的气道炎症反应。然而迄今为止尚未有研究在肺组织标本或者肺泡灌洗液中检测到 *H. pylori* 存在。因此推测 *H. pylori* 感染触发的全身炎症反应可能协同特定的环境因素、遗传因素等共同参与了 COPD 的发病机制。

综上，*H. pylori* 感染与慢性支气管炎之间有关联性的证据大多基于血清学对照研究，*H. pylori* 感染患者中发生慢性支气管炎的相对危险性评估和清除 *H. pylori* 后对慢性支气管炎自然病程的影响应该引起重视。

二、幽门螺杆菌感染与肺结核

结核病是由结核分枝杆菌引起的慢性细菌感染，以受感染组织肉芽肿形成和细胞介导的过敏反应为主要特征。肺为最常见的受感染器官，估计世界上三分之一的人口感染过结核分枝杆菌，每年有一千万新增活动性结核病例，其中大部分在发展中国家。

1992 年，Mitchell 等[12]对中国南部地区人群进行了一次大型的 *H. pylori* 感染流行病学调查，发现在有肺结核病史的人群中 *H. pylori* 感染率增高。Woeltje 等[13]对 346 名新入院患者进行结核菌素皮肤试验，发现消化性溃疡病史是结核菌素皮肤试验阳性的正相关指标（比值比 4.53，$P=0.017$）。为进一步研究肺结核和 *H. pylori* 感染之间的可能联系，Sanaka 等[14]在 1998 年对住院人群进行了血清学对照研究。在住院患者中，40 名接受抗结核化疗少于 3 个月、43 名接受抗结核化疗大于 3 个月和 60 名对照组患者的 *H. pylori* 阳性率没有显著性差异（分别为 73%、65%、69.8%，均 $P>0.5$）。但在该研究中，抗结核药物清除 *H. pylori* 的作用不能排除，因为利福平和链霉素能够有效地清除 *H. pylori*。因此，Filippou 等[15]在对 80 名结核患者和 70 名对照者的研究中，排除了抗结核药物的影响，并根据年龄、性别和社会经济状况进行良好的配对，研究发现在结核患者组中 *H. pylori* 血清阳性率明显高于对照组（87.5% 比 61.4%，$P=0.02$），结核患者组中血清 IgG 抗体浓度同样明显高于对照组（$39.0 \pm 25.2U/ml$ 和 $261 \pm 21.2U/ml$，$P=0.001$）。

H. pylori 感染与肺结核相关联的文献资料尚不充分，但上述结果至少提示 *H. pylori* 感染常与结核感染同时存在。两者同时感染可能与社会经

济状态、卫生条件等有关。儿童期社会经济条件和卫生状况不佳，可能是这两种感染的另一个共同因素，患者大多在儿时受 H. pylori 和结核分枝杆菌感染。同时，这种共存也可能是共同的宿主基因引起机体对 H. pylori 和结核分枝杆菌均易感的结果。有研究表明，HLA-DQ 血清型可能与增强分枝杆菌存活和复制有关[16]，而相同的 HLA-DQ 血清型与 H. pylori 易感性增强相关。对这两种细菌的基因易感性及环境常见诱因尚需进一步研究。

三、幽门螺杆菌感染与肺癌

早在 1994 年，Lundegardh 等[17] 就有报道消化性溃疡患者患肺癌的风险是正常人的 2~3 倍。2000 年 Gocyk 等[18] 的一项队列研究结果显示在 50 名肺癌患者中 H. pylori 血清阳性率（89.5%）较对照组（64%）高，P<0.05；细胞毒素相关基因 A 族血清阳性率是对照组的 3 倍左右（分别为 63% 和 21.5%，P<0.05）；此项研究还进一步证实在 H. pylori IgG 血清学阳性的患者中，其血清和支气管肺泡灌洗液中胃泌素水平明显上调，相应的肺癌组织标本中胃泌素、胃泌素受体以及环氧合酶 -2 mRNA 表达水平显著升高；基于上述结果，推测 H. pylori 感染在肺癌发生中的作用机制可能与其在消化道肿瘤中的机制相似，通过促进胃泌素释放，上调环氧合酶 -2 表达，刺激支气管黏膜上皮异常增生和肿瘤血管生

长等作用参与肺癌的发生发展。在这个研究中，与肺癌和 *H. pylori* 感染均相关的慢性支气管炎可能是个混淆因素。有作者认为，在肺癌患者血清和支气管灌洗液中胃泌素浓度增加[19]，但也有作者予以否认[20]。

关于 *H. pylori* 感染与肺癌的关系，也有研究显示了相反的结果。Philippou 等[21]研究显示 *H. pylori* IgG 血清阳性率在肺癌患者和对照组中差异无统计学意义（61.1%vs. 55.9%，*P*>0.05）。Koshiol 等[22]对 350 例肺腺癌、350 例肺鳞癌和 700 例对照组进行了血清 *H. pylori* IgG 和 CagA IgG 测定，调整吸烟等危险因素后，发现 *H. pylori* 感染率与肺腺癌（OR=1.1，95%CI=0.75~1.6）和肺鳞癌（OR=1.1，95%CI=0.77~1.7）无关，同时发现 *H. pylori* CagA 阳性菌株感染也与肺癌无关。

对于这些看似矛盾的研究结果，卓文磊等[23]根据 Medline 等数据库中的相关数据，对 *H. pylori* 感染和肺癌相关性进行了 meta 荟萃分析，发现 *H. pylori* 感染者患肺癌的风险增加 3.24 倍（95%CI=1.11~9.47）。基于上述研究结果，目前关于 *H. pylori* 感染与肺癌的关系似乎仍无定论，且上述研究中确认 *H. pylori* 感染的证据都采用的是血清学方法检测 *H. pylori* IgG，其特异性差，今后研究中有必要在肺泡灌洗液或肺癌组织标本中进一步寻找 *H. pylori* 感染的直接和间接证据。

四、幽门螺杆菌感染与支气管扩张

支气管扩张是由于炎症引起的细支气管异常、永久性扩张和支气管壁破坏的一种疾病。各种呼吸系统感染、有毒物质以及少见的遗传综合征与支气管扩张相关，但是大部分患者病因不明。1998 年，Tsang 等[24] 发现在 100 名支气管扩张患者中 *H. pylori* 感染率（76%）高于对照组（54.3%），$P=0.001$。*H. pylori* 血清阳性率与患者 24 小时痰量相关（$P=0.03$），并认为反流或吸入 *H. pylori* 进入呼吸道，导致了慢性气道炎症如支气管扩张。虽然已在机械通气患者吸出物中发现了 *H. pylori*，但是无论在人支气管组织中还是支气管肺泡灌洗液中都没找到 *H. pylori*，新近研究表明支气管扩张的炎症反应主要是由细胞因子所介导。因此，由慢性 *H. pylori* 感染引起的系统性炎症介质的激活，可能是与这两种疾病相关的原因。

五、幽门螺杆菌感染与支气管哮喘

相对早期的研究中显示 *H. pylori* 感染与支气管哮喘的患病及急性发作间似乎没有明确的相关性。2000 年，Tsang 等[25] 测定了 90 名支气管哮喘患者的 *H. pylori* 感染率，发现与对照组间 *H. pylori* 血清阳性率无显著性差异（47.3% vs. 38.1%，$P>0.05$）。且 *H. pylori* IgG 水平与哮喘患者第 1 秒用力呼气量占预计值的百分比

（FEVl%pred）、第 1 秒用力呼气量占用力肺活量的百分比（FEV1.0/FVC%）等肺功能指标无相关性。Jun 等[26] 对 46 例轻症哮喘患者和 48 例健康对照者进行了血清 H. pylori IgG 和 CagA IgG 测定，发现两组 H. pylori IgG 和 CagA IgG 阳性率差异无统计学意义（58.7% vs. 54.2%，P=0.658 0；21.7% vs. 18.8%，P=0.718 3）。Annagtir 等[27] 也对 H. pylori 感染与儿童哮喘及哮喘发作相关性进行了研究，结果发现 H. pylori 感染率与儿童哮喘及哮喘发作并无相关性。

然而近年来也有越来越多的证据提示 H. pylori 感染能够降低哮喘发生风险。来自美国健康和营养组的一项流行病学调查中[28]，将 7 663 名受试者分为 3 组，H. pylori 感染阳性 CagA 阳性组、H. pylori 感染阳性 CagA 阴性组和 H. pylori 感染阴性组，结果显示，H. pylori CagA 阳性菌株感染与哮喘的发病率呈负相关（OR=0.79，95%CI=0.63~0.99），并且儿童期（年龄≤15 岁）哮喘发作（OR=0.63，95%CI=0.43~0.93）比成年期哮喘发作（OR=0.97，95%CI=0.72~1.32）与 H. pylori CagA 阳性菌株感染具有更强的负相关性，提示儿童期 H. pylori 感染可能降低哮喘和变态反应性疾病发生的风险。Zevit 等[29] 对儿童 H. pylori 感染与哮喘的相关性研究中，也得出了相似的结论（OR=0.82，95%CI=0.69~0.98）。有研究[30] 提出了 H. pylori 感染降低哮喘风险的可能机制：哮喘发病机制多与 Th1/Th2 失衡有关，表现为 Th2 功能亢进。研究发现 *H. pylori* 感染能够诱导机体的 Th1 型免疫应答，释放 IL-12、IL-23、γ-IFN 等 Th1 样细胞因子，并通过调控调节型 T 细胞（Treg）水平抑制 Th2 功能，使 Th1/Th2 平衡向 Th1 方向转换，最终降低哮喘和过敏性疾病的患病风险。

目前很多研究都显示 *H. pylori* 感染与慢性阻塞性肺疾病、支气管哮喘、肺癌等呼吸系统疾病有一定的相关性，但目前证据多是基于病例对照研究，且病例数偏少，同时 *H. pylori* 感染的确诊多采取血清学方法（特异性相对低）。未来希望在下列 3 个方面进一步开展该领域研究：大规模前瞻性随访时间更长的临床研究，以评估 *H. pylori* 感染与呼吸系统疾病发生风险之间的相关关系以及抗 *H. pylori* 治疗在呼吸系统疾病的预防、治疗和预后等方面的作用。发病机制的研究，尤其是 CagA 阳性血清型 *H. pylori* 菌株与全身性炎症反应在呼吸系统疾病中的作用机制。

（金 哲）

参 考 文 献

[1] KANBAY M, KANBAY A, BOYACIOGLU S. Helicobacter pylori infection as a possible risk factor for respiratory system disease: a review of the literature [J]. Respir Med, 2007, 101（2）: 203-209.

[2] ROUSSOS A, PHILIPPOU N, MANTZARIS GJ, et al.

Respiratory diseases and Helicobacter pylori infection: is there a link [J]. Respiration, 2006, 73 (5): 708-714.

[3] GASELI M, ZAFFONI E, RUINA M, et al. Helicobacter pylori and chronic bronchitis [J]. Scand J Gastroenterol, 1999, 34 (8): 828-830.

[4] ROUSSOS A, TSIMPOUKAS F, ANASTASAKOU E, et al. Helicobacter pylori seroprevalence in patients with chronic bronchitis [J]. J Gastroenterol, 2002, 37 (10): 332-335.

[5] ATSUSHI O, SHOGO K, AYAKO H, et al. Relationship between Helicobacter pylori infection and smoking and drinking habits [J]. J Gastroenterol Hepatol, 2000, 15 (3): 271-276.

[6] PARASHER G, EASTWOOD GL. Smoking and peptic ulcer in the Helicobacter pylori era [J]. Eur J Gastroenterol Hepatol, 2000, 12 (8): 843-853.

[7] PERRI F, CLEMENTE R, FESTA V, et al. Serum tumour necrosis factor-alpha is increased in patients with Helicobacter pylori infection and CagA antibodies [J]. Ital J Gastroenterol Hepatol, 1999, 31 (4): 290-294.

[8] KOUNTOURAS J, BOURA P, LYGI-DAKIS NJ. Omeprazole and regulation of cytokine profile in helicobacter pylori infected patients with duodenal ulcer disease [J]. Hepatogastroenterology, 2000, 47 (35): 1301-1304.

[9] HAN XY, TARRAND JJ, DICKEY BF, et al.

Helicobacter pylori bacteremia with sepsis syndrome[J]. J Clin Microbiol, 2010, 48 (12): 4661-4663.

[10] ROUSSOS A, PHILIPPOU N, KRIETSEPI V, et al. Helicobacter pylori seroprevalence in patients with chronic obstructive pulmonary disease [J]. Respir Med, 2005, 99 (3): 279-284.

[11] HASHEMI SH, NADI E, HAJILOOI M, et al. Relationship between Helicobacter pylori infection and chronic obstructive pulmonary disease [J]. Acta Med Iran, 2011, 49 (11): 721-724.

[12] MITCHELL HM, LI YY, HU PJ, et al. Epidemiology of Helicobacter pylori in southern China: identification of early childhood as the critical period for acquisition [J]. J Infect Dis, 1992, 166 (1): 149-153.

[13] WOELTJE KF, KILO CM, JOHNSON K, et al. Tuberculin skin testing of hospitalized patients [J]. Infect Control Hosp Epidemol, 1997, 18: 561-565.

[14] SANAKA M, KUYAMA Y, IWASAKI M, et al. No difference in seroprevalences of Helicobacter pylori infection between patients with pulmonary tuberculosis and those without [J]. J Clin Gastroenterol, 1998, 27 (4): 331-334.

[15] FILIPPOU N, ROUSSOS A, TSIMBOUKAS F, et al. Helicobacter pylori seroprevalence in patients with pulmonary tuberculosis [J]. J Clin Gastroenterol, 2002, 34 (2): 189.

[16] KANBAY M, KANBAY A, BOYACIOGLU S.

Helicobacter pylori infection as a possible risk factor for respiratory system disease: a review of the literature [J]. Respir Med, 2007, 101 (2): 203-209.

[17] LUNDEGARDH G, HELMICK C, ZACK M, et al. Mortality among patients with partial gastrectomy for benign ulcer disease [J]. Dig Dis Sci, 1994, 39 (2): 340-346.

[18] GOCYK W, NIKLISKI T, OLECHNOWICZ H, et al. Helicobacter pylori, gastrin and cyclooxygenase-2 in lung cancer [J]. Med Sci Monit, 2000, 6 (6): 1085-1092.

[19] ZHOU Q, YANG Z, YANG J, et al. The diagnostic significance of gastrin measurement of bronchoalveolar lavage fluid for lung cancer [J]. J Surg Oncol, 1992, 50 (2): 121-124.

[20] DOWLATI A, BURY T, CORHAY JL, et al. Gastrin level in serum and bronchoalveolar lavage of patients with lung cancer: comparison with chronic obstructive pulmonary disease [J]. Thorax, 1996, 51 (12): 1270-1272.

[21] PHILIPPOU N, KOURSARAKOS P, ANASTASAKOU E, et al. Helicobacter pylori seroprevalence in patients with lung cancer [J]. World J Gastroenterol, 2004, 10 (22): 3342-3344.

[22] KOSHIOL J, FLORES R, LAM TK, et al. Helicobacter pylori seropositivity and risk of lung cancer [J]. PLoS One, 2012, 7 (2): e32106.

[23] ZHUO W L, ZHU B, XIANG Z L, et al. Assessment of the relationship between Helicobacter pylori and lung cancer: a meta-analysis [J]. Arch Med Res, 2009, 40 (5): 406-410.

[24] TSANG KW, LAM SK, LAM WK, et al. High seroprevalence of Helicobacter pylori in active bronchiectasis [J]. Am J Respir Crit Care Med, 1998, 158 (4): 1047-1051.

[25] TSANG KW, LAM WK, CHAN KN, et el. Helicobacter pylori seroprevalence in asthma [J]. Respir Med, 2000, 94 (8): 756-759.

[26] JUN ZJ, LEI Y, SHIMIZU Y, et al. Helicobacter pylori seroprevalence in patients with mild asthma [J]. Tohoku J Exp Med, 2005, 207 (4): 287-291.

[27] ANNAGUR A, KENDIRLI SG, YILMAZ M, et al. Is there any relationship between asthma and asthma attack in children and atypical bacterial infections; Chlamydia pneumoniae, Mycoplasma pneumoniae and Helicobacter priori [J]. J Trop Pediatr, 2007, 53 (5): 313-318.

[28] CHEN Y, BLASER MJ. Inverse associations of Helicobacter pylori with asthma and allergy [J]. Arch Intern Med, 2007, 167 (8): 821-827.

[29] ZEVIT N, BALICER RD, COHEN HA, et al. Inverse association between Helicobacter pylori and pediatric asthma in a high prevalence population [J]. Helicobacter, 2012, 17 (1): 30-35.

［30］ARNOLD IC，DEHZAD N，REUTER S，et al. Helicobacter pylori infection prevents allergic asthma in mouse models through the induction of regulatory T cells［J］. J Clin Invest，2011，121（8）：3088-3093.

第六节　口腔中幽门螺杆菌与口腔病变及胃内病变

自 1989 年 Krajden 学者[1]成功地从胃炎患者牙菌斑中分离培养出 *H. pylori* 以来，越来越多的学者认为口腔是 *H. pylori* 的另一储存库，口腔微生态对 *H. pylori* 传播起到了重要作用。现就近二十余年来国内外有关口腔幽门螺杆菌的研究现状回顾如下。

一、口腔中幽门螺杆菌的检测

细菌培养一直以来是诊断 *H. pylori* 感染"金标准"。Krajden[1]和 Ferguson 等[2]分别从 *H. pylori* 相关性胃病患者牙菌斑（1/29，3.4%）和唾液（1/9，11%）中成功地分离出 *H. pylori*。由于 *H. pylori* 苛刻的生存条件以及其他口腔细菌的影响等原因，细菌培养检出率很低，聚合酶链反应（polymerase chain reaction，PCR）检测已成为口腔中 *H. pylori* 的主要研究手段。胡文杰等[3]采用 PCR 方法从 13 例慢性胃炎患者的 45份（45/156，28.8%）牙菌斑中检测到 *H. pylori*。

针对胃内 *H. pylori* 感染的尿素酶试验基本不用于口腔 *H. pylori* 的检测，Yee 等[4]学者则基于口腔中的 *H. pylori* 所产生的尿素酶单克隆抗体反应，开发了 *H. pylori* 唾液测定（Helicobacter pylori saliva test，HPS）法，具有无创、快速、简便、灵敏等优点。但口腔微生态复杂，弯曲杆菌属与 *H. pylori* 发生交叉反应不可被忽视，所以采用 HPS 法检测口腔 *H. pylori* 存在一定的假阳性。

二、口腔中幽门螺杆菌的定植

尽管多种方法检测出牙菌斑、唾液和口腔黏膜中 *H. pylori* 的存在，但 *H. pylori* 如何在口腔内定植尚不清楚。细菌间的共聚性被认为是多种细菌在口腔中定居的重要因素。Ishihara 等[5]用 4 株从胃内分离的 *H. pylori* 临床株作为研究对象，发现 *H. pylori* 菌株与口腔其他细菌相比有较低的疏水性，而且 *H. pylori* 只与具核梭杆菌和牙龈卟啉菌发生共聚，大多数口腔细菌如唾液链球菌、中间普氏菌等均抑制 *H. pylori* 的生长。这些抑制 *H. pylori* 生长的口腔细菌能产生多种具有广泛抑制活性的因子，如溶菌素能对抗和杀灭新定植的细菌如 *H. pylori*。由此推测口腔中的 *H. pylori* 有可能在这些抑制因子作用下转变为球形，细菌培养难以检出。Andersen 等[6]检测 ATCC43504 和 ATCC43629 两株 *H. pylori* 与 16 个种属共计 75 株口腔细菌的共聚能力，发现梭杆菌属的 4 株菌与其有共聚性。还发现梭杆菌表面有一种黏附因子，*H. pylori* 则有相应的受体。无论在健康还是牙周炎部位，梭杆菌是口腔菌斑中分离最多的革兰氏阴性菌。有研究表明梭杆菌能与多种口腔细菌发生共聚作用。*H. pylori* 选择与梭杆菌共聚，使得 *H. pylori* 基于梭杆菌的共聚网络而与其他细菌发生黏附并定植于口腔。由于口腔内的微生物多达 700 多种，*H. pylori* 的生存及定植机制必然较为复杂，*H. pylori* 与其他细菌的关系有待更进一步的了解。

三、口腔中幽门螺杆菌与胃内病变

口腔 *H. pylori* 感染与胃 *H. pylori* 感染之间存在一定的相关关系。口腔中的细菌可以随着吞咽进入胃部并定植，反之，胃内的细菌也可以通过胃和食管的逆蠕动反流至口腔，故口腔 *H. pylori* 感染是引起胃内 *H. pylori* 反复感染的重要因素，口腔和胃部的细菌存在交叉感染的可能。在检出率方面，多数研究认为胃 *H. pylori* 阳性者较阴性者有更高的口腔 *H. pylori* 检出率[7, 8]。在同源性方面，大量研究表明口腔 *H. pylori* 与胃 *H. pylori* 具有较高的同源性[9]。Oshowo 等[10]用 PCR 技术结合限制性内切酶分析比较了 15 例胃黏膜和菌斑中的 *H. pylori*，发现其中 13 例的两部位菌株具有相同的酶切图谱。侯海玲等[11]证实口腔与胃内 *H. pylori* 16S 核糖体 DNA V1 区基因有 95.8%~100% 的同源性。

　　H. pylori 感染的传播途径可能为口—口传播、粪—口传播。口—口途径传播理论认为 *H. pylori* 通过唾液等媒介而传播。*H. pylori* 具有家庭聚集现象。潘凯枫[12]等研究表明，父母双方或一方 *H. pylori* 感染阳性的子女 *H. pylori* 感染率（85%）明显高于父母 *H. pylori* 感染均为阴性者（22%）。这也提示 *H. pylori* 可能是通过口—口方式传播。粪—口途径传播可能是感染者食入 *H. pylori* 污染的生活饮水或蔬菜等。但尚未证实哪种传播途径是 *H. pylori* 传播的主要途径。

　　胃内 *H. pylori* 根除治疗后的复发也可能与口腔 *H. pylori* 有关。Desai 等[13]发现经过两周的三联药物治疗（铋剂，替消唑和阿莫西林）后，24例患者胃黏膜中 *H. pylori* 均被清除，但全部患者的牙菌斑中 *H. pylori* 仍存在。Miyabayashi 等[14]对胃内 *H. pylori* 感染患者进行抗生素治疗4周后，口腔 *H. pylori* 阳性患者的胃内 *H. pylori* 根除成功率（52.1%）明显低于阴性患者（91.6%）；治疗2年后，口腔 *H. pylori* 阳性和阴性患者的胃内 *H. pylori* 阴性率分别为69.5%和95.8%，提示口腔 *H. pylori* 感染会对胃内 *H. pylori* 根除治疗的疗效及预后有影响。

四、口腔中幽门螺杆菌与口腔病变

　　牙周病患者由于其深牙周袋中存在的低氧分压、低氧化还原电位微环境，有学者认为是可能的口腔 *H. pylori* 适宜生存的条件。研究证

实，口腔 *H. pylori* 与牙周病确实存在一定的相
关性。胡文杰等首次报告牙周病和胃炎患者菌
斑中 *H. pylori* 的存在与牙周袋的深度及炎症状
况有关，龈下菌斑 *H. pylori* 的检出率高于龈上
菌斑。Dye BA 等[15]的一项牙周临床研究显示，
10 年观察期间 4 504 位受试者深牙周袋与其血
清抗 *H. pylori* 抗体阳性呈密切关系。但 *H. pylori*
与牙周疾病发生、发展的确切关系尚待进一步
研究。以牙菌斑作为始动因素的牙周炎在我国
成人中的患病率达到90% 以上，若能对胃内 *H.
pylori* 感染同时伴有牙周炎的患者进行药物治疗
的同时配合牙周基础治疗（自我菌斑控制、定
期牙周洁治和必要的龈下刮治等机械治疗），减
少深牙周袋，有望降低 *H. pylori* 的再感染率和
复发率。

口腔黏膜与胃黏膜同属于消化道黏膜，均
来自外胚层，其在发育和结构上亦具有相似性。
H. pylori 与口腔黏膜病的关系也引起人们关注。
Mravak-Stipetic 等[16]选择 161 例复发性口腔溃
疡、口腔扁平苔癣、良性游走性舌炎等不同口
腔黏膜病患者，分别从口腔内的 7 个不同部位取
材，用敏感性和特异性较高的巢式 PCR 方法进
行检测，*H. pylori* 检出率为 13.4%（21/161）。但
Porter 等[17]检测复发性口腔溃疡和其他黏膜病
损患者及健康者的血清抗 *H. pylori* 的免疫球蛋白
抗体，未见明显差异。由于 *H. pylori* 与口腔黏膜
病的研究较少，两者间的相互关系尚难确定，有

待更深入的研究。

五、小结

尽管对口腔中 *H. pylori* 进行了 20 多年的研究，但仍存在争议。由于口腔既是消化系统的一部分，又是人体内独特的微生态环境，即便是口腔内不同部位也各具不同的生态小环境。以往研究因病例数量、取样方法、取样部位和检测方法的差异而有不同的研究结果。开发高敏感性和特异性的方法，从不同人群治疗前后的口腔微生态及胃内进行规范化的标本采集和检测，有可能深入阐明口腔中 *H. pylori* 的分布状况、分析口腔与胃内 *H. pylori* 菌株基因型的异同，特别是对大样本量病例追踪治疗后的动态变化特点，对于明确口腔作为 *H. pylori* 感染的传染源及传播途径中的作用，制定预防和治疗 *H. pylori* 感染的战略具有重要意义。

（危伊萍　胡文杰）

参 考 文 献

[1] KRAJDEN S, FUKSA M, ANDERSON J, et al. Examination of human stomach biopsies, saliva, and dental plaque for Campylobacter pylori [J]. J Clin Microbiol, 1989, 27（6）: 1397-1398.

[2] FERGUSON D A, LI C, PATEL N R, et al. Isolation of Helicobacter pylori from saliva [J]. J Clin Microbiol,

1993，31（10）：2802-2804.

［3］胡文杰，曹采方，孟焕新，等．牙周炎及胃病患者牙菌斑中的幽门螺杆菌［J］．中华口腔医学杂志，1999，（1）：48-50.

［4］YEE JKC. Are the view of Helicobacter pylori colonized in the oral cavity an illusion？［J］. Exp Mol Med，2017，49（11）：e397.

［5］ISHIHARA K，MIURA T，KIMIZUKA R，et al. Oral bacteria inhibit Helicobacter pylori growth［J］. FEMS Microbiol Lett，1997，152（2）：355-361.

［6］ANDERSEN RN，GANESHKUMAR N，KOLENBRANDER PE. Helicobacter pylori adheres selectively to Fusobacterium spp.［J］. Oral Microbiol Immunol，1998，13（1）：51-54.

［7］ASSUMPCAO MB，MARTINS LC，MELO BARBOSA HP，et al. Helicobacter pylori in dental plaque and stomach of patients from Northern Brazil［J］. World J Gastroenterol，2010，16（24）：3033-3039.

［8］ZOU Q H，LI R Q. Helicobacter pylori in the oral cavity and gastric mucosa：a meta-analysis［J］. J Oral Pathol Med，2011，40（4）：317-324.

［9］CAI H，LI W，SHU X，et al. Genetic variation of Helicobacter pylori in the oral cavity and stomach detected using thymine adenine cloning in children with chronic gastritis［J］. Pediatr Infect Dis J，2014，33（1）：e1-6.

［10］OSHOWO A，GILLAM D，BOTHA A，et al.

Helicobacter pylori: the mouth, stomach, and gut axis [J]. Ann Periodontol, 1998, 3 (1): 276 280.

[11] 侯海玲, 孟焕新, 胡伏莲, 等. Pyrosequencing 检测口腔与胃中的幽门螺杆菌 16SrDNAV1 区基因序列 [J]. 现代口腔医学杂志, 2005, (4): 352-355.

[12] 潘凯枫, 刘卫东, 马峻岭, 等. 胃癌高发区儿童幽门螺杆菌感染及传播途径 [J]. 华人消化杂志, 1998, 6 (1): 42-44.

[13] DESAI HG, GILL HH, SHANKARAN K, et al. Dental plaque: a permanent reservoir of Helicobacter pylori? [J]. Scand J Gastroenterol, 1991, 26 (11): 1205-1208.

[14] MIYABAYASHI H, FURIHATA K, SHIMIZU T, et al. Influence of oral Helicobacter pylori on the success of eradication therapy against gastric Helicobacter pylori [J]. Helicobacter, 2000, 5 (1): 30-37.

[15] DYE BA, KRUSZON-MORAN D, MCQUILLAN G. The relationship between periodontal disease attributes and Helicobacter pylori infection among adults in the United States [J]. Am J Public Health, 2002, 92 (11): 1809-1815.

[16] MRAVAK-STIPETIC M, GALL-TROSELJ K, LUKAC J, et al. Detection of Helicobacter pylori in various oral lesions by nested polymerase chain reaction (PCR) [J]. J Oral Pathol Med, 1998, 27 (1): 1-3.

[17] PORTER SR, BARKER GR, SCULLY C, et al.

Serum IgG antibodies to Helicobacter pylori in patients with recurrent aphthous stomatitis and other oral disorders [J]. Oral Surg Oral Med Oral Pathol Oral Radiol Endod, 1997, 83（3）: 325-328.

第六章

幽门螺杆菌诊断技术

第一节　幽门螺杆菌感染常用诊断技术

一、幽门螺杆菌感染诊断方法概述

由于幽门螺杆菌被认为是多种上胃肠道疾病的致病因素，检测并治疗幽门螺杆菌感染具有重要临床意义。自 1982 年 *H. pylori* 首次从胃镜活检标本中分离培养成功以来，相继开发了多种方法用于 *H. pylori* 感染诊断。依据取材有无创伤性，将 *H. pylori* 诊断方法分为 2 类：①侵入性检测方法：指依赖胃镜取材检测方法。包括组织学检测、细菌培养、快速尿素酶试验、内镜图像特征。②非侵入性检测方法：包括血清学检测、粪便抗原检测、$^{13}C/^{14}C$-尿素呼气试验等。③分子生物学基因检测技术。

如果根据诊断方法原理，可分为微生物学方法、血清学方法、尿素酶依赖技术、形态学方法和基因诊断。微生物学方法主要为细菌分离培养，该方法是诊断 *H. pylori* 感染的"金标准"；血清学方法主要包括 ELISA 检测、酶免疫试

验、乳胶凝集试验、Western-blot 检测等；尿素酶依赖方法主要包括快速尿素酶试验、呼气试验等；形态学方法主要包括组织病理染色、涂片染色等。

随着内镜及人工智能技术的日益进步，基于内镜图像特征诊断 H. pylori 感染也具有较好的准确性。分子生物学基因检测技术可用于多种样本的分析，其在 H. pylori 感染的诊断及耐药基因突变检测指导临床治疗也开始服务于临床。

二、侵入性检查

（一）幽门螺杆菌的组织学检查

通过胃镜钳取胃黏膜组织，石蜡包埋切片，染色进行组织学镜检，检测 H. pylori，对有经验的病理医生来说是诊断该菌感染"金标准"。采用组织学方法检测 H. pylori 具有以下优势：①在胃镜取材时明确胃内大体病变，如溃疡、胃癌；②在明确 H. pylori 感染同时，确定胃内炎症程度和类型；③对接受 H. pylori 根除治疗后复查患者，可明确胃十二指肠病变转归。

用组织学方法检测 H. pylori 时活检标本应尽量大；胃活检组织应定向垂直切片。悉尼系统推荐在胃窦和胃体各取两块胃黏膜标本，而临床应用在胃窦取 1 块标本已能诊断 98% 的 H. pylori 感染。常用的 HE 染色可满意地显示胃黏膜的组织学形态，但用于诊断 H. pylori 感染则敏感性较差；特殊染色，如 Warthin-Starry 银染色阳性率较高，但操作复杂、染色技术要求较高、价格较贵；Giemsa 染色简便、价廉，值得推广；免疫组化染色特异性高，但费用高，通常不作为临床常规的诊断技术；荧光原位杂交（FISH）检测 *H. pylori* 感染具有较高敏感性，也被用于 *H. pylori* 对克拉霉素耐药的检测。

镜下 *H. pylori* 呈 S 状或短棒状，稍带弯曲的短杆菌（图 6-1），位于胃黏液层下，黏膜上皮表面，可侵入至胃腺窝深部及上皮细胞连接处。根据细菌定植累及的范围确定细菌定植的密度。重度定植为大量细菌累及 2/3 活检材料中的胃腺窝；轻度定植为单个细菌或少量细菌累及 1/3 活检材料中的胃腺窝；中度定植介于两者之间。

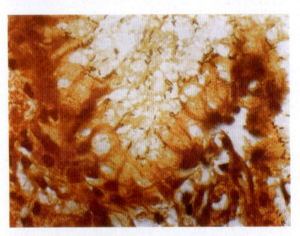

图 6-1　活检胃黏膜组织的 Warthin-Starry 银染色

（二）幽门螺杆菌的细菌学检查

诊断细菌感染最准确的方法是细菌培养，只要 *H. pylori* 培养成菌落后，可以用各种生化及分子生物方法进行菌落鉴定，其特异性可达 100%。因此，用细菌培养方法检测 *H. pylori* 常作为诊断 *H. pylori* 感染的"金标准"。然而用培养方法检测 *H. pylori* 作为常规诊断 *H. pylori* 的检测手段临床应用较少，临床上 *H. pylori* 培养的方法主要用于体外检测抗生素的敏感性以指导临床用药，还可作为"金标准"评价新的诊断方法。事实上，*H. pylori* 的细菌培养主要用于科研方面，如 *H. pylori* 分型、构建动物模型，以及 *H. pylori* 致病机制研究。经胃镜活检钳取胃黏膜组织用于培养时，应无菌操作；通常由胃窦部取材，对服用抑酸剂特别是质子泵抑制剂者，应增加胃体部组织 1 块。

H. pylori 培养包括固体培养和液体培养。固体培养基包括含抗生素的选择性培养基和不含抗生素的非选择性培养基；液体培养基为布氏肉汤或脑心浸液。*H. pylori* 的生长条件为 37℃，微需氧。细菌培养后应依据菌落形态、涂片染色的细菌形态以及细菌的生化反应常规进行鉴定。培养物涂片 Gram 染色呈 Gram 阴性短棒状、S 状弯曲菌（图 6-2 左）；培养阳性的 *H. pylori* 菌落呈半透明针尖样（直径 1~2mm）（图 6-2 右）。通常应同步进行的生化反应为尿素酶、过氧化氢酶和氧化酶检测；如需进行进一步的体外药敏试验或其他研究，需转种增菌并冻存菌液。

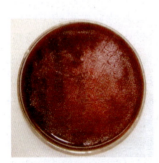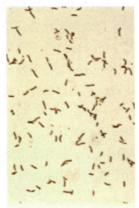

图 6-2　幽门螺杆培养及 Gram 染色

左图为固体培养基上的幽门螺杆菌，右图为培养物图片的 Gram 染色。

（三）幽门螺杆菌的快速尿素酶试验

H. pylori 可产生活性很强的特征性的尿素酶，分解胃酸中的尿素为 NH_4 和 CO_2，NH_4 使局部 pH 升高，中和胃酸便于细菌定植致病。*H. pylori* 试验就是利用这一原理检测胃镜活检标本中的 *H. pylori*，活检组织中的 *H. pylori* 分解尿素产氨，使尿素酶试剂的 pH 变为碱性，使试剂中的酚红由黄色变为红色。由于胃内环境仅适于螺杆菌大量定植，胃液中其他产生尿素酶的过路菌要么菌量太少，要么尿素酶活性低，其改变试剂中 pH 的能力被缓冲液所缓冲，不致使试剂变色出现假阳性结果（图 6-3）。

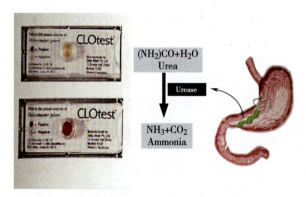

图 6-3 幽门螺杆菌检测的快速尿素酶试剂盒及检测原理

目前，国内外有多种商品尿素酶试剂盒出售，也可自行配制液体尿素酶试剂。快速尿素酶试验敏感性和特异性在 90%~95%。由于快速尿素酶试验可在胃镜检查时快速进行，操作简便易行。因此，特别适合于在基层单位开展。然而，标本大小、反应时间、环境温度等均可影响尿素酶试验结果。观察时间短、敏感性低、特异性高；观察时间长、敏感性高、特异性差。由于结果判断是通过肉眼完成，故结果易产生误差。还应注意，在胃内有活动性出血时，因出血造成胃内 pH 的变化，可影响尿素酶试验敏感性和特异性。近期应用抗生素、铋剂或质子泵抑制剂可暂时减少细菌数量，导致假阴性结果。有研究表明，标本中要有 10^4 以上细菌才能显示阳性，因此，此方法不宜单独作为 *H. pylori* 根除治疗后结果评价。

（四）胃镜直接诊断幽门螺杆菌感染

由于 *H. pylori* 感染胃黏膜形态有一定特点，有经验或经过培训的内镜医生可以通过观察白光胃镜下胃黏膜形态特征，直接判断 *H. pylori* 感染。2014 年于日本发布的《京都胃炎分类》将胃黏膜的形态特征分为 *H. pylori* 现症感染、*H. pylori* 阴性和既往 *H. pylori* 感染。白光胃镜下预测 *H. pylori* 现症感染的表现有胃黏膜萎缩、肠化、皱襞肿大、鸡皮样改变、黏膜肿胀、点状发红、弥漫性发红、增生性息肉、黄色瘤等（图 6-4）。*H. pylori* 阴性胃黏膜包括 RAC（集合静脉的规则排列）、胃底腺息肉、陈旧性出血斑、脊状发红等。随着当前人工智能技术的兴起，通过对白光胃镜的精细化操作，联合放大胃镜、联动成像（linked color imaging，LCI）等图像增强内镜，可大大提高 *H. pylori* 感染的诊断效率。

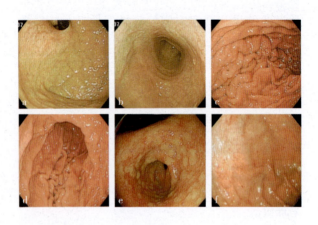

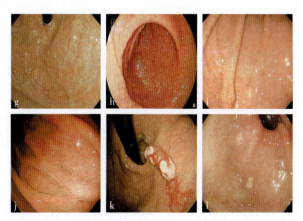

图 6-4 白光胃镜下预测 *H. pylori* 现症感染的内镜下表现

由于 *H. pylori* 感染与胃癌密切相关，胃镜下肉眼直接识别 *H. pylori* 感染具有重要意义，这有助于内镜医师对具有 *H. pylori* 感染胃黏膜特征的患者更认真仔细地搜寻早癌，提高对早期胃癌的检出率。若内镜所见与其他方法检测的 *H. pylori* 感染结果不吻合，可建议患者复查或换用其他方法进一步明确诊断，以避免漏诊和误诊。

三、非侵入性检查

（一）幽门螺杆菌的血清学检测

H. pylori 感染后除药物根除和最终发展成萎缩性胃炎或胃癌外，会终生带菌，因此血清学方法检测 *H. pylori* 抗体阳性应认为存在活动性感染。然而，由于 *H. pylori* 根除后，血清中抗体水平在半年或更长时间内仍可维持阳性，故血清学

检测结果通常不能区分患者为现症感染还是过去感染，因此，不能用于评价药物治疗后的效果，实际上该方法常用于人群中 *H. pylori* 感染情况的流行病学调查。

临床上常用的血清学检测方法为酶联免疫吸附技术，所用抗原有纯化抗原、部分纯化抗原和粗制抗原，该方法的敏感性和特异性可接近 95%。由于 *H. pylori* 的表型存在很大异质性，制备细胞毒素抗原要选择多株混合菌，特别应包括研究群体中分离菌株。目前，市售的商品试剂盒有检测血清 *H. pylori* 全菌 IgG 抗体和毒素相关蛋白 IgG 抗体试剂盒（图 6-5）。

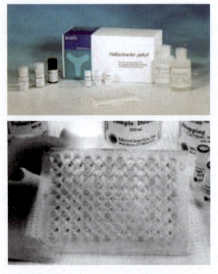

图 6-5　幽门螺杆菌的血清学检测 ELISA 试剂盒

商品化试剂盒应用于新的人群时，不能简单相信说明书或以前使用的界值，特别是对进口试剂盒更是如此。因为新的人群中感染的 *H. pylori* 菌株不同，其表面抗原可能也有差异，且与空肠弯曲菌等与 *H. pylori* 抗原有交叉反应细菌的接触情况也可能不同，需重新确定界值。此外，还有一种通过全血快速检测 *H. pylori* 的试剂盒，方法简便、快速，但其敏感性和特异性可能不如常规的血清学检测方法。

应用免疫印迹技术将 *H. pylori* 的不同组分转移至固相支持物上，再加入待检血清，该方法不仅可诊断 *H. pylori* 感染，还可同时对感染的 *H. pylori* 进行分型（图 6-6）。

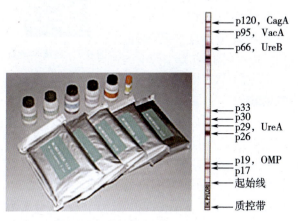

p120，CagA
p95，VacA
p66，UreB
p33
p30
p29，UreA
p26
p19，OMP
p17
起始线
质控带

图 6-6 Western blot 方法检测幽门螺杆菌可以区分幽门螺杆菌的毒力

有一种 *H. pylori* 快速检测试剂盒，应用现症感染条带（CIM）进行检测，CIM 其本质是 *H. pylori* 特异蛋白，它是从 cDNA 库中筛选出的一个创新的重组蛋白，该试剂盒可作为 *H. pylori* 活动性感染初筛试验，如果患者检测阳性，并未经 *H. pylori* 根除治疗，应高度怀疑 *H. pylori* 活动性感染，医生可按规定对患者治疗。如果患者已经接受了 *H. pylori* 治疗，则该试剂盒不能被用作治疗效果 *H. pylori* 根除试验的检查，该试剂盒经亚洲人群和西方人群中多项研究表明其敏感度和特异性均 >90%（图 6-7）。

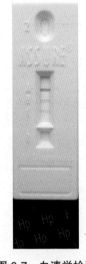

图 6-7　血清学检测现症感染

（二）$^{13}C/^{14}C$-尿素呼气试验

由于 *H. pylori* 具有高度活性的尿素酶可分解尿素产生 NH_3 和 CO_2，CO_2 在小肠上端吸收后进入血液循环，随呼气从肺排出。受试者口服同位素（^{13}C 或 ^{14}C）标记的尿素后，如果胃中存在 *H. pylori*，就可将同位素标记的尿素分解为同位素标记的 CO_2。收集受试者服药前后呼出的气体，检测呼气中同位素标记的 CO_2，即可诊断 *H. pylori* 感染（图 6-8，图 6-9）。由于口服的同位素标记尿素到达胃内呈均匀分布，只要在尿素接触的部位存在 *H. pylori*，就可被灵敏地检测到。

尿素呼气试验分 ^{13}C- 尿素呼气试验和 ^{14}C- 尿素呼气试验。^{13}C 为一种稳定的同位素，不具有放射性，在自然界以特定的比例天然存在，对人体及环境均无任何危害。此外，尿素在人体内分布广泛，服用后不会有明显的副作用，因此 ^{13}C-尿素呼气试验适用于所有年龄和类型的受试者，包括孕妇和儿童，并可在短期内多次重复试验，无任何副作用。

^{14}C- 尿素呼气试验采用液闪计数仪检测受试者呼气中 ^{14}C 标记的 CO_2 的放射性活度，较 ^{13}C-尿素呼气试验价格便宜。本试验所用 ^{14}C- 尿素剂量很小，可适用于大多数的成人，但孕妇不适宜用此项检测。

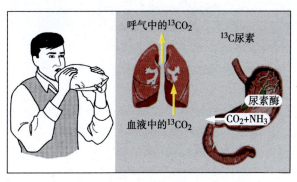

图 6-8　^{13}C- 尿素呼气试验检测幽门螺杆菌

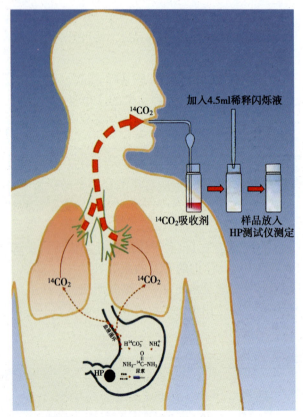

加入4.5ml稀释闪烁液

$^{14}CO_2$吸收剂

样品放入
HP测试仪测定

图6-9　^{14}C-尿素呼气试验检测幽门螺杆菌

　　尿素呼气试验要求受试者在空腹状态下检查，整个过程中要保持安静，剧烈运动后血中酸碱度的变化可能影响同位素标记的 CO_2 的呼出，因此，运动后不宜进行该项检查。尿素呼气试验检测 *H. pylori* 具有较高的敏感性和特异性，文献报道其敏感性为95%，特异性为95%~100%。与尿素酶试验、细菌培养和组织学检测方法不同，^{13}C/^{14}C- 尿素呼气试验是对全胃 H. pylori 感染情况的判断，而上述侵入性的检测则仅是对胃镜活检部位感染情况的检测。目前认为，尿素呼气试验是诊断 H. pylori 感染的最佳方法，该方法操作简便、快速、准确、无创，检测阳性可确认现症感染，也可用于治疗后判断 H. pylori 的根除效果。然而，胃内需有一定密度的细菌定植尿素呼气试验才会显示阳性，因此，对接受 H. pylori 根除治疗的患者，应于停药至少 4 周后进行此项检查；近期服用质子泵抑制剂、铋剂及抗生素将导致假阴性结果。

（三）粪便抗原检测

H. pylori 定植于胃黏膜上皮细胞的表面，可随胃黏膜上皮细胞的更新脱落，随粪便排出，通过检测粪便 H. pylori 抗原可判断是否有 H. pylori 感染。H. pylori 粪便抗原检测是以抗原抗体特异性结合为基础，通过对抗体进行标记或显色的方法，可检出粪便中含有的少量 H. pylori 抗原。

采用酶联免疫吸附分析的双抗体夹心法，首先用 H. pylori 全菌或菌体成分做抗原免疫家兔或鼠，获取兔或鼠抗 H. pylori 血清，纯化得到抗 H. pylori 多克隆或单克隆抗体，利用氧化法将辣根过氧化物酶标记于兔抗 H. pylori 抗体上，将抗体进行包被封闭，即可用于粪便 H. pylori 抗原的检测。用于粪便 H. pylori 抗原检测的抗体有单克隆或多克隆抗体两种，一般而言，基于单克隆抗体的检测比基于多克隆抗体的检测更为准确。使用酶标仪进行的检测，约需 2 个小时，而基于横向流动色谱技术的检测操作简便快捷。目前商品化的 *H. pylori* 粪便抗原胶体金检测卡使用胶体金标记 *H. pylori* 抗体，胶体金是金盐被还原成原子金后形成的金颗粒悬液，其对抗体有很强的吸附功能，可以使抗体以固相形式存在，并形成胶体金标志物，且不被坏其生物活性，胶体金集聚可以显色，使肉眼能观察到抗体抗原反应的结果。该方法 5 分钟即可快速完成检测，不需特殊仪器，甚至可以由患者居家自行进行检测，是较理想的非侵入性诊断方法（图 6-10）。

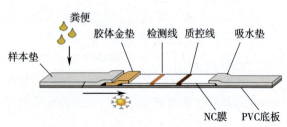

胶体金垫：鼠抗Hp单克隆抗体+胶体金混合物

图 6-10 幽门螺杆菌粪便抗原检测

H.pylori 粪便抗原检测不需要患者口服任何试剂，只需留取粪便标本即可检测受试者是否存在 *H.pylori* 感染，因此，该方法可用于所有年龄和类型的待检者，包括婴幼儿及有精神障碍的患

者，无任何不良反应，易被患者接受。由于该方法检测的是 *H.pylori* 抗原，可以反映现症感染情况，并可以用于治疗后复查判断根除是否成功。有研究显示，该方法较少受到质子泵抑制剂等药物的影响。对于胃大部切除术后患者 *H.pylori* 感染的诊断较碳呼气试验更准确。同时，*H. pylori* 粪便抗原的检测也可以用于人群中 *H.pylori* 感染的大规模流行病学调查。国内外多中心、大样本的临床研究显示，该方法诊断 *H.pylori* 感染的敏感性为 90%~98%，特异性为 75%~94%。需要注意的是，粪便储存和运输不得当可影响检测结果的准确性，一般用于检测的粪便标本可在 4℃ 贮存 3 天或 -20° 长期贮存。如果粪便中的 *H.pylori* 的数量过少，也可能影响检出率。

四、分子生物学检测

（一）*H.pylori* 感染的诊断

分子生物学技术由于其快速、敏感，可同时检测耐药基因突变指导临床治疗的优势，近年已逐渐应用于临床。常用于 *H. pylori* 基因诊断的方法包括聚合酶链反应（polymerase chain reaction，PCR）、荧光探针技术、限制性片段长度多态性分析（PCR-RFLP）、DNA 测序、基因芯片技术等。用于检测的常见靶基因有 *ureA*、*ureB*、*ureC*、*16S rRNA*、*23S rRNA*、*HSP60*、*cagA*、*vacA*，*dupA* 等，同时检测两个保守基因可以提高检测的敏感性和特异性，避免假阳性。分子生物学技术的待检测样本不仅限于胃黏膜活检新鲜标本，还可用于 RUT 检测剩余标本、胃黏膜石蜡包埋标本及胃黏膜以外标本如胃液、粪便、唾液、牙菌斑及环境样本的检测。

准确的引物或探针设计，适当的靶基因选择是分子生物学技术成功的关键。PCR 检测简便、快速、高效，可快速诊断 *H. pylori* 感染，可进行定量检测；检测所需的样本量少，敏感性高，可发现其他传统检测方法难以发现的低负荷感染及呈球形菌株，判断不同菌株混合感染，其特异性高达 100%，敏感性达 97%。该方法可同时检测 *H. pylori* 对抗生素耐药突变位点及宿主对质子泵抑制剂代谢型，指导对 *H. pylori* 感染个体化治疗。分子生物学检测技术还可以用于分析菌株的毒力基因，进行菌株的基因分型及 *H. pylori* 致病机制的研究。该方法还可用于分子流行病学研究的菌株溯源，通过对菌株基因序列的比对，分析家庭聚集感染、鉴别治疗后复发和再感染。

分子生物学基因检测技术用于 *H. pylori* 感染诊断，不受待检者服用质子泵抑制剂、抗生素、铋剂及某些抗菌中药影响；也不受临床特殊疾病状态，如消化道出血、*H. pylori* 根除治疗后影响。虽然 PCR 等分子生物学检测技术用于 *H. pylori* 感染诊断有诸多优点，但是由于其实验仪器设备的投入，检测成本较高；实验操作中易受到污染，需严格设定对照；诊断的准确性依赖操作者的技能及经验，因而限制了该方法在临床上的广泛应用。

（二）耐药基因检测

耐药基因突变与耐药表型对应是基因检测耐药的前提。目前已经确定，克拉霉素通过结合 *H. pylori* 的 23S rRNA 的 V 区肽酰转移酶环，抑制细菌蛋白合成。克拉霉素耐药主要是 *23S rRNA A2142G*、*A2143G*、*A2142C* 发生点突变。而喹诺酮类药物通过结合 *H. pylori* 的 DNA 促旋酶（DNA gyrase，GyrA），抑制 DNA 的复制。喹诺酮耐药最常见基因突变位于 *gyrA* 基因的 87、88 和 91 位。通过分子生物学技术检测上述突变，可判断 *H. pylori* 对克拉霉素和喹诺酮类抗生素的耐药性。由于 *H. pylori* 对硝基咪唑类药物的耐药机制复杂，耐药相关位点较多，不能以此方法检测 *H. pylori* 对硝基咪唑类药物耐药性。

目前分子生物学基因检测技术已开始用于临床抗生素耐药基因突变检测，该方法可克服基于 *H. pylori* 培养检测抗菌药物耐药性耗时长、诊断率低的缺点，结果与培养法一致性高，可在基因诊断同时直接分析耐药突变基因，可检出基因敏感型和耐药型菌株混合感染及异质性耐药。该方法还可同时检测宿主 *CYP2C19* 基因型，指导PPI 使用，实施对 *H. pylori* 感染者的个体化治疗，提高 *H. pylori* 根除率。但基因检测方法无法检测到少见分子机制的菌株耐药，当菌株对抗生素耐药基因型与耐药表型不一致时也无法实施检测。此外，基因型检测方法复杂，部分地区或医院由于技术条件的限制无法进行；而其花费较高，也可能提高患者的诊治费用。

五、结语

H. pylori 感染的准确诊断是根除治疗及相关疾病防控的前提。临床常用诊断方法有多种，新近发布的《中国幽门螺杆菌感染防控》白皮书对各种诊断方法的优缺点也做了精简的总结。临床医生应充分了解各种常用诊断方法的特点，针对不同患者，选择恰当的诊断技术进行检测，才能精准指导临床治疗。

（王蔚虹）

参 考 文 献

[1] DIXON MF, GENTA RM, YARDLEY JH, et al. Classification and grading of gastritis. The updated Sydney System. International Workshop on the Histopathology of Gastritis, Houston 1994 [J]. Am J Surg Pathol, 1996, 20（10）: 1161-1181.

[2] KAMIYA S, TANIGUCHI I, YAMAMOTO T, et al. Evaluation of rapid urease test for detection of Helicobacter pylori in gastric biopsy specimens [J]. Eur J Epdemiol, 1993, 19（4）: 450-452.

[3] LEE JM, BRESLIN NP, FALLON C, et al. Rapid urease tests lack sensitivity in Helicobacter pylori diagnosis when peptic ulcer disease presents with

bleeding [J]. Am J Gastroenterol, 2000, 95 (5): 1166-1170.

[4] CUTLER AF. Testing for Helicobacter pylori in clinical practice [J]. Am J Med, 1996, 100 (5A): 35S-39S.

[5] HIRSCHL AM. Diagnosis of Helicobacter pylori infections [J]. Acta Med Austriaca, 2000, 27 (4): 112-116.

[6] LUTHRA GK, DINUZZO AR, GOURLEY WK, et al. Comparison of biopsy and serological methods of diagnosis of Helicobacter pylori infection and the potential role of antibiotics [J]. Am J Gastroenterol, 1998, 93 (8): 1291-1296.

[7] KLEIN PD, MALATY HM, MARTIN RF, et al. Noninvasive detection of Helicobacter pylori infection in clinical practice: the 13C urea breath test [J]. Am J Gastroenterol, 1996, 91 (4): 690-694.

[8] YILMAZ O, DEMIRAY E, TÜMER S, et al. Detection of Helicobacter pylori and determination of clarithromycin susceptibility using formalin-fixed, paraffin-embedded gastric biopsy specimens by fluorescence in situ hybridization [J]. Helicobacter, 2007, 12 (2): 136-141.

[9] 血清抗体幽门螺杆菌菌检测研究全国多中心临床研究协作组. 含现症感染条带血清抗体检测幽门螺杆菌现症感染的全国多中心临床研究 [J]. 中华医学杂志, 2011, 91 (27): 1-4.

[10] 加藤元嗣, 井上和彦, 村上和成, 等. 京都胃炎分

类［M］. 吴永友，李锐，译. 沈阳：辽宁科学技术出版社，2018.

［11］RIMBARA E，SASATSU M，GRAHAM D Y. PCR detection of Helicobacter pylori in clinical samples［J］. Methods Mol Biol，2013，943：279-287.

［12］中国疾病预防控制中心传染病预防控制所.《中国幽门螺杆菌感染防控》白皮书［R/OL］.（2023-06-03）［2025-01-28］. icdc.chinacdc.cn/zxxx/gzdt/202306/P020230603733005731810.pdf.

第二节　幽门螺杆菌感染诊断和抗菌药物敏感性检测常用技术

H. pylori 感染可引起一系列疾病，如胃炎、消化性溃疡、胃 MALT 淋巴瘤和胃癌等。全球人群约半数为 *H. pylori* 现症感染者。1994 年，国际癌症研究机构（IARC）将 *H. pylori* 列为 Ⅰ 类致癌因子，根除 *H. pylori* 感染是胃癌的一级预防（病因预防）措施。*H. pylori* 感染和抗菌药物敏感性检测的准确诊断是根除治疗的关键条件。目前诊断 *H. pylori* 感染和感染菌株抗菌药物敏感谱分析的方法较多，无论是临床诊断或流行病学调查，精准的诊断技术均起关键性作用。

一、幽门螺杆菌感染诊断和抗菌药物敏感性检测常用技术介绍

H. pylori 感染的诊断技术根据其应用领域的

特点可分为用于感染人群流行病学调查的相关技术（如血清学技术和呼气试验等）和用于个体诊治的相关诊断技术（如呼气试验、粪抗原检测和基因检测技术等）。

根据诊断技术原理可分为抗原-抗体诊断技术、基因检测技术、*H. pylori* 表型特征相关检测技术（如基于尿素酶代谢特征的快速尿素酶试验和呼气试验、病理组织学形态观察和 *H. pylori* 培养等）。

根据是否依赖胃镜检查分为侵入性和非侵入性诊断技术。近年来 *H. pylori* 耐药性检测需求迅速增加，且耐药性检测技术得到快速发展。相关技术的特征描述见表6-1。

二、诊断技术发展需求

（一）精准、快速、高通量的诊断技术发展需求

为实现 *H. pylori* 感染的个体化精准治疗，精准感染诊断和耐药检测是关键，特别是对多种抗生素耐药性、耐药水平以及对异质性耐药的检测。目前，整合多种组学新技术（如拉曼组、重水饲喂单细胞拉曼光谱、单细胞拉曼分选耦合测序等）的分子生物学诊断方法正在迅速发展，单细胞表型及组学分析有望成为解决 *H. pylori* 感染异质性（特别是异质性耐药）诊断的有效手段。

表 6-1 幽门螺杆菌感染诊断和抗菌药物敏感性检测常用技术

分类		诊断技术	优点	缺点
幽门螺杆菌感染诊断技术	侵入性方法（基于胃镜检查）	病理组织学检查	感染诊断的准确性较高，可同时评估胃黏膜病变类型及程度	操作烦琐，费时，易受专业人员主观因素影响
		幽门螺杆菌分离培养、鉴定	阳性结果为幽门螺杆菌感染诊断（临床和科研）的"金标准"，是进行菌株药敏检测等表型分析的基础	培养条件苛刻，耗时长，对操作人员技能要求高，操作不当易产生假阴性
		快速尿素酶试验	操作简单，快速，成本低，准确性及敏感性均较高	对试剂质量、规范操作要求较高
		胃黏膜/胃黏液/胃液标本幽门螺杆菌特异基因检测	特异性强，灵敏度高；干扰因素少；基于胃黏液和胃液标本的检测不受胃内幽门螺杆菌灶性分布的影响	成本较高，依赖设备和专用试剂

续表

分类		诊断技术	优点	缺点
幽门螺杆菌感染诊断技术	非侵入性方法	$^{13}C/^{14}C$-尿素呼气试验	临床幽门螺杆菌现症感染诊断标准方法，操作简便，准确性高；不受胃内灶性分布的影响	依赖专用设备和试剂；易受抗菌药物使用等影响
		血清抗体检测	适合幽门螺杆菌筛查和流行病学研究，成本低	在反映现症感染方面有局限性
		粪便抗原检测	有良好的特异性和敏感性；操作简单，标本采集方便；较适用于自测	干扰因素多，对试剂质量要求较高
		粪便标本幽门螺杆菌特异基因检测	有良好的特异性和敏感性，标本采集方便	干扰因素多，对试剂质量要求较高

续表

分类		诊断技术	优点	缺点
抗菌药物敏感性检测技术	抗菌药物敏感性表型检测	琼脂稀释法	"金标准"方法，可获得准确MIC	依赖于细菌分离培养；对专业技术人员要求高，操作复杂，所需时间长
		Etest法	操作简便，准确度高；可获得准确MIC	依赖于细菌分离培养；成本较高
		纸片法（K-B法）	操作简便，价格低廉，具有一定的参考价值	依赖于细菌分离培养；主要用于定性分析
	耐药基因检测	耐药基因突变位点PCR/qPCR扩增	快速、灵敏、样品适用度广，特别适合由少数SNP决定的耐药基因检测；可不依赖于细菌分离培养	对不同抗生素类型的覆盖度差，方法建立依赖不同种类耐药机制研究，部分抗生素耐药准确性有待提高

续表

分类		诊断技术	优点	缺点
抗菌药物敏感性检测技术	耐药基因检测	耐药基因PCR产物测序	灵敏、样品适用度广；可提供完整耐药基因信息；可不依赖于细菌分离培养	程序相对烦琐，耗时较长
		基因芯片	可提供高通量耐药基因关联信息；可不依赖于细菌分离培养	依赖于基因扩增及专用设备，不具有新耐药靶点发现能力
		宏基因组测序	具有提供全面的耐药基因信息的潜力，具备新耐药靶点发现能力；更适合于胃黏液标本等；不依赖于细菌分离培养	成本较高，程序相对烦琐，耗时长，依赖于较强的生物信息分析能力

（二）自测诊断技术

H. pylori 感染人群庞大，存在自行检测需求，特别是用于根除治疗后疗效判断的个体检测。自测诊断技术应不依赖于大型设备、简便易用、成本低廉、结果准确。粪便抗原检测等是未来发展的重要方向，其他自测诊断技术，如基于尿液标本的特异性生物标志物检测 *H. pylori* 感染的方法等也具有一定发展前景。

（三）诊断技术应用的质量保证

诊断方法和技术的优劣不仅由技术本身决定，更与诊断技术实际应用的环境、配套设备条件和操作者等构成的整个检测系统密切相关。目前国内实际用于 *H. pylori* 感染检测的试剂质量参差不齐，诊断技术应用缺乏室间质控。在注重诊断技术发展的同时，应关注诊断技术的合理使用和相关诊断技术的质量管理，加强对操作人员规范化培训、对设备仪器定期校准调试等。提高临床医生和检测者对规范诊断的认知，提高 *H. pylori* 感染诊断的准确性至关重要。

（宫雅楠　张建中）

参 考 文 献

［1］中国疾病预防控制中心传染病预防控制所.《中国幽门螺杆菌感染防控》白皮书［R/OL］.（2023-06-03）［2025-01-28］.icdc.chinacdc.cn/zxxx/gzdt/202306/P020230603733005731810.pdf.

［2］LIU M，ZHU P，ZHANG L，et al. Single-Cell Identification，Drug Susceptibility Test，and Whole-genome Sequencing of Helicobacter pylori Directly from Gastric Biopsy by Clinical Antimicrobial Susceptibility Test Ramanometry［J］. Clin Chem，2022，68（8）：1064-1074.

第三节　幽门螺杆菌感染检测方法评价与诊断标准

幽门螺杆菌的发现是近四十年来重要的医学成就之一，其意义不仅在于为慢性胃炎及消化性溃疡的发病机制注入了新观念，也给消化性溃疡的治疗带来了新策略，还揭示了 *H. pylori* 与胃癌、MALT 淋巴瘤以及一些胃肠外疾病之间的关系。通过多年的研究和临床实践的检验，*H. pylori* 感染的各种诊断方法已相当成熟，对其诊断价值的评价也得到了较一致的共识。综合近年 *H. pylori* 感染诊断研究的相关文献资料，将其诊断方法的评价与诊断标准简述如下。

一、幽门螺杆菌感染主要检测方法

H. pylori 感染的检测有多种较为可靠的方法，可从检测原理、检测意义以及对人体有无创伤等多角度进行各种不同分类。一般依据对人体有无创伤将 *H. pylori* 的常规检测方法分为：①侵入性的检测方法：指依赖胃镜取材的检测方法，包括

组织学检测、细菌培养、快速尿素酶试验、内镜图像特征，并有结合内镜设备的图像增强功能及人工智能识别的新技术；②非侵入性的检测方法：包括血清学检测、粪便抗原检测、$^{13}C/^{14}C$-尿素呼气试验等。同时，还有一些新近的检测方法，如分子生物学基因检测技术、纳米颗粒技术等。

侵入性检测方法主要依赖胃镜操作及活检完成，但结果受内镜医生经验及能力的影响，近年随着内镜相关设备和技术的完善，使得内镜诊断 *H. pylori* 感染日趋成熟，为诊断 *H. pylori* 提供可靠的依据。而非侵入性检测方法主要指不需要内镜检查的方法，该方法无创，患者依从性好，但存在假阴性检测结果的可能。

二、幽门螺杆菌感染主要检测方法的评价

（一）*H. pylori* 分离培养

H. pylori 分离培养（图 6-11）[1, 2] 是一项经典 *H. pylori* 感染检测技术，一般培养的特异性几乎为 100%，从胃活检标本中培养病原体提供了关于 *H. pylori* 的形态学、生物学和生化特性的广泛信息，但培养敏感性差异很大，在 85%~95% 之间。因为 *H. pylori* 体外培养对输送介质、生长介质和培养环境都有一定的要求，一般建议在治疗失败时进行体外培养，通过培养还可以识别氟喹诺酮和克拉霉素耐药 *H. pylori*。并可以了解必要的信息，如菌株类型、存在的感染种类和细菌抗生素敏感性等。

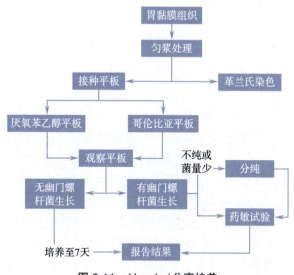

图 6-11 *H. pylori* 分离培养

适用人群包括：①初次确诊 *H. pylori* 或反复根除失败用药无效患者进行杀菌治疗前；②长期应用抗生素 *H. pylori* 感染者（可能出现多重耐药）或对青霉素过敏患者；③因 *H. pylori* 感染欲行胃镜检查者，建议同时行 *H. pylori* 药敏试验；④有胃癌家族史，进行胃镜筛查者，建议行胃镜检查同时行活检及 *H. pylori* 药敏试验。

1. 优点　特异性 100%，*H. pylori* 分离培养也是进一步开展基于分离菌株药敏试验和相关研究的基础，包括耐药机制分析、致病力分析、诊断靶点分析、治疗药物评价与筛选、疫苗设计与研发等。

2. 缺点 耗时、昂贵且费力。由于一些与宿主相关因素和环境因素，存在假阴性结果可能，且由于受标本采样、保存、运输和 *H. pylori* 分离培养条件等限制，实验室间分离培养成功率差异大，需要提供装备精良的实验室。

（二）病理组织学检查

病理组织学检查[3, 4]是诊断 *H. pylori* "金标准"，组织切片染色镜检的常用染色方法包括苏木素-伊红（HE）染色、改良吉姆萨（Giemsa）染色、Warthin-Starry 银染、甲苯胺蓝染色、免疫组化染色、免疫荧光染色等。不同染色方法均能鉴别 *H. pylori* 感染，但检测效能不同。HE 染色是病理诊断中首选的常用方法之一，但受染色试剂限制，结果不易观察，导致检测 *H. pylori* 敏感度和特异度均不高。Giemsa 染色，易受炎症程度、菌体密度和菌体活跃程度影响，敏感度跨度较大。Warthin-Starry 银染常因银染颗粒太多，与菌体混在一起，易造成假阳性结果。甲苯胺蓝染色检测 *H. pylori* 敏感度约 80%，但由于可同时染色其他革兰氏阴性菌，因此特异度较差。免疫组化染色敏感度和准确度均较高，即使在菌体很少的情况下，也能检测出 *H. pylori*，同时，可诊断或鉴别形态变异者。医生和实验室专业人员需要根据实际情况来选择合适方法以确保准确的诊断和治疗。

1. 优点 免疫组化染色是诊断 *H. pylori* 感染最可靠方式。

2. 缺点　实验耗时长，操作要求高，不适用于基层。

（三）快速尿素酶试验（RUT）

在常规临床实践中，RUT 是诊断 *H. pylori* 感染最有价值的侵入性检查。RUT 是利用 *H. pylori* 可产生大量尿素酶，在含尿素溶液中，尿素酶可分解尿素产生氨，导致溶液 pH 值上升，通过 pH 指示剂产生的颜色变化来间接判断有无 *H. pylori* 感染。

RUT 特异性在 70%~98% 以上，敏感性在 75%~98% 以上。通过结合内镜图像识别功能，选择胃窦部位进行活检，增加胃窦活检次数可提高 RUT 的敏感性，分别从胃窦和外观正常的胃体上进行两次活检可以为 RUT 提供最佳结果，避免胃内 *H. pylori* 分布不均匀造成假阴性结果发生。

1. 优点　操作简单、快速、成本低，高质量试剂检测的准确性及敏感性均较高，此外使用该方法检测时能快速得知结果（某些测试在 5 分钟内）。对于接受胃镜检查的患者，RUT 被认为是诊断 *H. pylori* 最简便的方法。

2. 缺点　对试剂质量、规范操作要求高，同时易受到活检部位及活检组织内细菌密度影响。

（1）假阳性：其他尿素酶阳性细菌（如奇异变形杆菌、弗氏柠檬酸杆菌、肺炎克雷伯菌、金黄色葡萄球菌和阴沟肠杆菌等）若大量存在或过度延迟观察时间可能产生假阳性。

（2）假阴性：通常出现阳性反应需要大约 10^4 个细菌，若活检部位及活检组织内细菌密度较低时容易出现假阴性结果。此外其他影响检测诊断准确性因素包括 H_2 受体拮抗剂、质子泵抑制剂（PPI）、铋化合物、抗生素、胃酸和血等，因此建议在 RUT 前避免使用影响脲酶活性和细菌密度药物，活检时尽量减少出血，以减少假阴性结果发生。假阴性结果比假阳性结果更常见，为了排除 *H. pylori*，不建议单独使用假阴性结果。

（四）核素标记的尿素呼气试验（UBT）

UBT[5-7] 与 RUT 同属于"尿素酶依赖性试验"，可分为 ^{13}C-UBT 和 ^{14}C-UBT。受试者口服 ^{13}C 或 ^{14}C 标记的尿素，尿素在胃内被 *H. pylori* 产生的尿素酶分解为 NH_4^+ 和 $H^{13/14}CO_3^-$，$H^{13/14}CO_3^-$ 最终以 $^{13/14}CO_2$ 的形式被呼出体外，检测受试者呼出气体中所含的 $^{13/14}CO_2$，即可明确其是否感染 *H. pylori*。^{13}C-UBT 与 ^{14}C-UBT 的敏感性、特异性相似，均有较高的准确性。

其中 ^{13}C 是碳的稳定同位素，无放射性。如用 ^{13}C 标记的尿素进行检测，需要扣除自然界中的 ^{13}C 本底；且因在不同地区 ^{13}C 的丰度存在差异，在具体进行 ^{13}C-UBT 时不能扣除常数本底值；因此，进行 ^{13}C-UBT 时，需要在服药前和服药后 30min 的 2 个时间点，分别采集被检者的呼出气体进行检测。

^{14}C 是碳的不稳定同位素，具有一定的放

射性，衰变时释放出低能量 β 射线，其生物半衰期约为 6h。^{14}C-UBT 所用 ^{14}C 剂量极小（约为 27.8kBq），其辐射剂量约为 1.59μSv，仅为我国《电离辐射防护与辐射源安全基本标准》（GB 1887—2002）中规定的公众个人年有效剂量限值 1mSv 的 1/630，欧美国家和我国均对 ^{14}C-UBT 做了放射性豁免处理。目前认为 ^{14}C-UBT 对环境、被检测者和操作者基本无辐射影响，操作人员无须采取任何防护措施，部分发展中国家将 ^{14}C-UBT 作为一种简单、快速、廉价且安全的检测方法用于未成年人的 *H. pylori* 检测，但该方法不推荐用于妊娠期和哺乳期女性。由于大气和日常呼气中没有明显的 ^{14}C 本底，在 ^{14}C-UBT 中仅需要采集 1 次测试呼气即可。

1. 优点　UBT 检测的是胃黏膜的一个"面"，主要是胃大弯和胃窦，它能反映全胃 *H. pylori* 感染状况，可克服细菌"灶性"分布的差异，故一定程度上避免了 RUT 活检取材时"点"的局限性。UBT 具有非侵入性、简便、快捷、可靠等优点，且其准确率超过 95%，特异性超过 93%，是全球使用最广泛、最受推荐的非侵入性检测 *H. pylori* 的方法，是 *H. pylori* 根除治疗后评估疗效的最佳方法。

2. 缺点

（1）假阴性：若服用的同位素尿素量太少，会使 UBT 的假阴性率增加。由于 UBT 检测过程中产生的 HCO_3^- 需在肠道吸收，胃动力较强者

UBT 的峰值提前，胃动力减弱者 UBT 的峰值延迟，如果存在幽门梗阻及胃轻瘫，则可能出现 UBT 假阴性。与 RUT 类似，如果 H. pylori 明显减少，UBT 也可出现假阴性，故服用抑菌作用的药物（质子泵抑制剂 PPI、钾离子竞争性酸阻滞剂 P-CAB、铋剂、抗生素、抑菌作用的中药等）、急性上消化道出血、胃潴留、胃大部分切除、萎缩性胃炎的患者，会出现假阴性的情况。

不推荐急性上消化道出血、胃潴留、胃切除术后的患者进行 UBT 检测；其他患者进行 UBT 检测前需停用各种抗生素及具有抑菌作用的中药 4 周，停用 PPI、铋剂、H_2 受体拮抗剂 2 周，并且空腹 2~6 小时，检测过程中避免剧烈运动。

（2）假阳性：当使用非胶囊剂型的尿素进行 UBT 实验室，口咽中存在的其他产生尿素酶的细菌可能导致假阳性结果，因此，UBT 检测前清洁口咽可避免口咽部细菌对检测结果的干扰。其他产尿素酶的细菌（链球菌、葡萄球菌、肠球菌等）也可能存在胃内，导致假阳性结果。UBT 是通过检测呼出气体中 $^{13/14}CO_2$ 的含量确定是否存在 H. pylori 感染，而 24 小时之内 $^{13/14}C$ 的排泄量在 70% 左右，故两次 UBT 之间需间隔 2~3 天，以免后一次的 UBT 检测出现假阳性结果。

（3）临界值：当 UBT 的检测值接近临界值时，结果不可靠，可结合其他检测方法判断是否感染 H. pylori，或者间隔 2~3 天后重新检测。提高胃内酸度（如添加柠檬酸制剂）或增加 ^{13}C 或

^{14}C 标记的尿素量，可提高 UBT 检测的准确性。

（五）粪便抗原检测（SAT）

粪便抗原检测（SAT）[8] 采用 *H. pylori* 特异抗原的抗体检测粪便中的 *H. pylori* 抗原来判断感染的存在。进行该项检测前要求患者停用抗生素和铋剂至少 4 周，停用质子泵抑制剂和硫糖铝至少 2 周。SAT 法特异性和敏感性均较高，其准确性与 UBT 相似，可达 95% 及以上，对儿童、孕产妇、老人都可适用。受检者在检测前无需空腹，可随排便随检，方便快捷。但需收集粪便，在成年人中接受度有限，在不愿接受 UBT 或呼气配合欠佳者（如儿童），单克隆粪便抗原试验有优势。腹泻粪便或过度浸泡的粪便视为不合格的标本，不可用于检测，这类标本会造成假阴性。

被检测者可以在家中收集粪便，标本可以在 −20℃ 下保存很长时间，该检测的敏感性为 95.5%，特异性为 97.6%。如果样品在不适当条件下在室温下保存 72h，则测试的灵敏度降至 69%。与上述其他测试类似，SAT 也需要在使用抗生素和铋剂后 4 周，在最后一次使用质子泵抑制剂后 2 周。尽管 SAT 准确性高，但在一些地区和情境下，患者和医护人员可能更倾向于其他检测方法，此方法可以做为 UBT 的备选。

1. 优点 SAT 是一种低成本、易于使用和快速的检测方法，该试验仅需一小部分粪便样本，基于其良好的敏感性和特异性，适用于原发性诊断和根除监测。但不推荐用于急性腹泻或水样便的患者。

2. 缺点 由于粪便样本中微生物种群复杂，存在干扰因素，因此对试剂质量有较高要求。不推荐用于急性腹泻或水样便的患者，在便秘、持续性胃肠道出血、低细菌负荷或粪便样本中抗原均匀分布等几种情况下报告假阴性结果。

（六）血清抗体检测

血清抗体检测[9, 10]是通过酶联免疫吸附测定、酶免疫测定法或免疫印迹法检测血清 *H. pylori* 抗体。其中，CagA 和 VacA 是 *H. pylori* 最为重要的毒力因子，对临床具有重要指导意义。*H. pylori* 血清学检测敏感度为 55.6%~100%，特异度为 59.6%~97.9%，阴性预测值 >90%。

特殊情况下，如消化性溃疡出血、胃 MALT 淋巴瘤等疾病患者 *H. pylori* 抗体阳性，且未接受过根除治疗，可视为现症感染。在接受铋剂、抗生素或 PPI 治疗的检查者，如果无法停药，推荐进行血清学检测。此外，血清学检测准确性不受溃疡出血及胃黏膜萎缩的影响。目前，主要将 *H. pylori* 血清学检测用于流行病学调查，或作为其他诊断方法的补充，通常不作为当前感染的首要诊断方法，并且不适用于 *H. pylori* 根除治疗后的复查。

1. 优点 操作简便、适用范围广泛以及成本效益较高。

2. 缺点 由于抗体效价在根治成功后仍能维持很长时间，故无法区分现症感染和既往感染。

（七）内镜检查

自人类首次分离 *H. pylori* 以来，人们就试图通过观察胃镜下胃黏膜的改变来判断是否存在 *H. pylori* 感染，随着胃镜技术的不断发展，这一愿望从而得以实现[11-14]。普通白光内镜（white light imaging，WLI）是最常用的内镜检查方法，也是所有内镜诊断的基础。《京都胃炎分类》让我们对 WLI 下胃内 *H. pylori* 感染的胃黏膜表现有了系统的了解及量化的评估，它从"萎缩、肠化、皱襞肿胀、结节、弥漫发红"五个方面对胃黏膜进行评分，总分 0~8 分，总分≥2 提示存在 *H. pylori* 感染。对总分≥2 分、且无除菌病史的患者推荐进行进一步的 *H. pylori* 检测。

蓝光成像（blue light imaging，BLI）集中和增强 410nm 波长的蓝光，该波段的蓝光易被血液中的血红蛋白吸收，吸收光波的血管呈现为褐色，从而更好地显示浅表微血管和黏膜表面结构，可增强黏膜不规则处的微妙对比。在一项使用 BLI 检测萎缩性胃炎的回顾性研究中，BLI 模式下观察到萎缩的胃黏膜因结节样增生而表现出斑点样改变（spotty pattern），预示着 *H. pylori* 现症感染；对呈现裂纹样改变（cracked pattern）的胃黏膜进行 *H. pylori* 检测多为阴性，常见于除菌后胃炎；呈现斑驳样改变（mottled pattern）的胃黏膜提示肠化，与 *H. pylori* 感染无关（图 6-12）。内镜窄带成像技术（narrow band

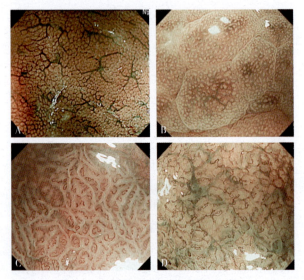

图 6-12　窄带蓝光成像下胃黏膜特征

A. 正常黏膜：规则排列的集合静脉（RAC）及蜂窝状的 SECN；B. *H. pylori* 感染：胃黏膜呈多边形肿胀，并可见扩张的圆形隐窝开口；C. 萎缩性胃炎：扩张盘绕的 SECN 形成脊状结构，脊状结构边缘可见肠化生导致的亮蓝色线状勾边，即为"亮蓝脊（light blue crest）"；D. 严重萎缩性胃炎：不规则的 SECN，隐窝开口消失，绿色的黏膜下血管显现。

imaging，NBI）是利用滤光器过滤掉内镜光源所发出的红、绿、蓝光波中的宽带光谱，仅留下 540nm 和 415nm 波长的绿、蓝色窄带光波，绿色光波（波长 540nm）能更好地显示中间层血管，而蓝色光波（波长 415nm）穿透较浅，可用于显示黏膜下血管网，故而，NBI 可以增加胃黏膜上皮与黏膜下血管的对比度及清晰度，我们可以通过 NBI 观察胃黏膜的表面微结构及黏膜下微血管形态来判断是否存在 *H. pylori* 感染，其诊断的准确性高于 WLI。NBI 下观察到"规则排列的集合静脉（regular arrangement of collecting venules，RAC）"及"蜂窝状的'上皮下毛细血管网（subepithelial capillary network，SECN）'"提示不存在 *H. pylori* 感染，反之，则提示可能存在 *H. pylori* 感染。

1. 优点　协助内镜下对感染状况及区域的准确判断，能提高有创性的 *H. pylori* 感染诊断方法的准确性。

2. 缺点　单纯靠图像识别仍存在一定的不确定性，与操作医师的水平、内镜设备等有关。

（八）人工智能

人工智能（artificial intelligence，AI）[15, 16] 是指通过计算机网络模仿人类行为和思维的现代技术，是在计算机科学、信息理论、决定论、神经心理学、哲学、语言学等基础上开发的一门新兴学科。随着大数据时代的到来，在机器学习（ML）和深度学习（DL）等技术创新的帮助下，AI 在图像和语音识别领域取得了快速发展。其中，最先进和最常见的是以卷积神经网络（CNN）为代表的 DL 技术，该技术目前广泛应用于许多领域。DL 在肺癌、乳腺癌、脑癌、前列腺癌、阿尔茨海默氏病和帕金森病的诊断中一直表现优异，在消化系统疾病的临床诊断和治疗中也被广泛报道。

AI 在 *H. pylori* 感染识别方面最早在 2004 年被报道，在对 30 名消化不良患者（15 名 *H. pylori* 感染患者，15 名 *H. pylori* 非感染患者）的胃镜图像训练 AI，并使用神经网络（RFSNN）算法建立了精细的特征选择；然后，对其余 74 名消化不良患者的胃镜图像进行了验证测试；实验结果表明，AI 识别 *H. pylori* 感染的灵敏度、特异性和准确性分别达到 78.8%、90.2% 和 85.1%。从那时起，AI 技术在 *H. pylori* 感染诊断中的运用得到迅速发展，随着 CNN 的出现，其迅速成为医学图像处理领域的绝对领导者。

2017 年，Shichijo 等人采用 1 750 名患者（735 名 *H. pylori* 感染患者，1 015 名 *H. pylori* 非感染患者）的 32 208 张胃镜图片作为训练样本，搭建及优化 CNN 模型，然后在一个新的独立数据集中验证其诊断性能，以比较 CNN 和内镜医生在识别 *H. pylori* 感染方面的差异，结果显示 CNN 的敏感性、特异性、准确性和诊断时间分别为 88.9%、87.4%、87.7% 和 194 秒，而受试的 23 名内镜医师的这些指标分别为 79.0%、83.2%、82.4% 和 230 ± 65 分钟。与内镜医生人工诊断相比，使用 CNN 诊断 *H. pylori* 感染准确性更高，时间也更短。

2023 年武汉大学人民医院的一项研究表明：AI 辅助内镜下诊断 *H. pylori* 感染的总体准确率高达 79.3%，证明计算机辅助诊断（CAD）在诊

断 *H. pylori* 感染方面具有巨大潜力。

许多关于 AI 辅助诊断 *H. pylori* 感染的类似研究都证明了其卓越的准确性和灵敏度。目前人工内镜下检测 *H. pylori* 感染的准确性约为 70%，而 AI 的诊断能力可媲美甚至超越经验丰富的内镜医生。

AI 除了可以辅助内镜医生在内镜下诊断患者是否合并 *H. pylori* 感染，还可以辅助病理医生通过数字病理（DP）图像准确判断胃活检标本是否存在 *H. pylori* 感染。AI 辅助阅片与"显微镜"人工阅片的总体一致率高达 95.6%。

1. 优点　使用 AI 进行 *H. pylori* 感染的识别具有较高的精确度和效率，其有望在临床实践中协助医师进行 *H. pylori* 感染的识别。

2. 缺点　目前存在无统一诊断方法和收费标准等问题，尚难普及，特别是在需求较大的基层医院。

（九）耐药基因检测技术[17-20]

尽管培养后进行基于最小抑菌浓度检测的抗菌药物敏感性测试是"金标准"方法，*H. pylori* 培养对实验操作规范要求高以及培养时间较长限制了其广泛应用。此外，一些遗传抗性机制本质上难以被经典的体外表型方法检测。因此，快速且高精度分子方法在评估抗菌药物耐药性方面具有优势。目前研究表明，*H. pylori* 可对阿莫西林、克拉霉素、甲硝唑、左氧氟沙星、四环素、利福布汀、呋喃唑酮产生耐药。其中，与阿莫西林耐药有关的点突变为：青霉素结合蛋白（penicillin binding protein，PBP）点突变；与克拉霉素耐药有关的点突变为：23S rRNA 结构域特定区域的点突变；与甲硝唑耐药有关的点突变为：*RdxA* 和 *FrxA* 基因；与左氧氟沙星耐药有关的点突变为：*gyrA* 和 *gyrB* 基因。但是 *H. pylori* 对四环素及利福布汀的耐药率低，耐药的分子机制尚未得到充分探索。*H. pylori* 对四环素、利福布汀的耐药性多考虑为 16S rRNA、*rpoB* 基因突变所致。最后，呋喃唑酮耐药的机制同样还不清楚，但据推测，*porD* 和 *oorD* 基因突变是 *H. pylori* 对呋喃唑酮耐药的原因。

分子生物学方法主要包括常规 PCR+Sanger 测序、RT-PCR 和全基因组测序，以检测 *H. pylori* 耐药性有关基因突变。

（1）基于常规 PCR 检测 PCR 最早于 20 世纪 80 年代投入使用，在脱氧核糖核苷酸存在的情况下，使用正向和反向 PCR 引物以及称为 DNA 聚合酶的酶，能够实现目标 DNA 序列的快速指数扩增。PCR 通常在微生物实验室中用于检测细菌中可能存在的任何基因，只要有完整或部分基因的 DNA 序列即可用于设计 PCR 引物。PCR 扩增的基因产物可以通过运行琼脂糖凝胶并用溴化乙锭或其他荧光 DNA 螯合染料对 DNA 进行染色来可视化。整个过程，包括放大和可视化。分子生物学技术的进步，如传统的 PCR 和 Sanger 测序，已经能够识别导致观察到的表型抗菌药物耐药性的基于突变的分子机制。在传统的基于 PCR 的方法中，目标是利用特定突变（如上述有关常规基因点突变）的小基因区域，且该检测方法与表型耐药性表现出良好的一致性。但是，这种方法仅适合检测抗生素抗性基因是否存在，并不适合检测该靶基因内的点突变，这意味着它不足以发现新颖或罕见的耐药机制。而随后对扩增的 PCR 产物进行 Sanger 测序，可确定基因中是否存在任何突变。

（2）基于 RT-PCR 检测　与传统 PCR 相比，实时 PCR（real-time PCR，RT-PCR）由于反应中荧光染料的存在，目标 DNA 序列的扩增是在发生时而不是结束时进行实时监测，因此也称为定量 PCR。因此，RT-PCR 中不需要琼脂糖凝胶电泳；这可以节省大量时间并且更安全，因为不需要使用致癌物质溴化乙锭 RT-PCR 检测方法简单、准确度高、快速且经济高效，可实时提供感染和抗生素耐药性结果。标本主要来源于组织活检或粪便。目前，数种同时检测 *H. pylori* 感染和克拉霉素耐药性的商业试剂已上市，有的试剂在同时检测活检或粪便标本中 *H. pylori* 感染和克拉霉素敏感性方面表现出优异的性能，灵敏度和特异性分别高达 94% 和 100%。

该检测方法诊断性能非常高，对 *H. pylori*、克拉霉素耐药、左氧氟沙星耐药以及双重耐药的敏感性和特异性分别为 100% 和 95%、100% 和 100%、98% 和 95%、100% 和 97%。此外，有研究使用聚合酶链反应-限制性片段长度多态性（polymerase chain reaction-restriction fragment length polymophism，PCR-RFLP）以快速检测儿童胃黏膜中 *H. pylori* 对克拉霉素耐药性 PCR-RFLP，并以琼脂稀释法为"金标准"，该研究结果表明，PCR-RFLP 法检测出克拉霉素耐药 *H. pylori* 敏感性和特异性均为 92.3%。

（3）多重定量 PCR 可以使用检测混合物中包含的不同引物同时检测多个抗性基因。它检测克拉霉素耐药性的敏感性、特异性、PPV、NPV 和准确性分别为 98.7%、100%、75.0%、100% 和 98.8%，而检测左氧氟沙星耐药性的敏感性、特异性、PPV、NPV 和准确性分别为 99.8%、100%、93.8%、100% 和 99.8%。GenoType HelicoDR（Hain Life Sciences，德国）是一种基于多重 PCR 和条带杂交的试剂盒，具有直接鉴定、菌株抗性表征、混合基因型检测、无运输或储存限制等优点；需要操作员解释，如，它能够同时检测导致克拉霉素耐药性的 23S rRNA（A2143G、A2142G 和 A2142C）和导致左氧氟沙星耐药性的 *gyrA* 基因（N87K、D91G、D91N 和 D91Y）中最常见的点突变。

（4）全基因组测序：基于下一代测序（Next-generation sequencing，NGS）技术的细菌全基因组测序目前正成为一种高通量、经济高效且速度更快的技术，为检测感染和抗生素耐药性提供更全面、更准确的工具。相比于常规 PCR 和

Sanger测序，NGS具有较高的检测性能，可以检测到频率为2%至10%的等位基因，而Sanger测序仅可检测到频率为15%至25%的等位基因；此外，NGS还可解决和检测新颖、罕见和复杂的耐药机制，如缺失、以终止密码子结尾的大插入或无终止突变。多个研究表明，全基因组测序检测的耐药相关基因突变与表型耐药性检测结果呈高度一致性。但也有与之相反的报道，仍需要进一步研究解决。

由于低细菌基因组和高人类基因组背景，宏基因组学直接应用于临床标本，如胃活检标本，对培养分离物的要求仍然是NGS的主要限制。此外，NGS产生的单读测序错误相对较高。检测赋予抗菌药物耐药性的基因短读长的质量和数量不足够大将可能产生假阴性结果；而测序数据包含任何污染DNA的痕迹将可能导致假阳性结果。

（5）其他：DNA微阵列能够比较大量无法进行全基因组测序的测试分离株（数十至数百个）的基因组多样性。该技术具有可靠、经济高效、高通量、快速的优点。DNA微阵列可在6小时内提供 *H. pylori* 对克拉霉素和左氧氟沙星耐药性结果，检测灵敏度为103CFU/mL，特异性为97.5%。还有微滴式数字PCR（Droplet Digital PCR，ddPCR）已用于抗菌药物耐药性检测，尤其是对克拉霉素的耐药性，且与E-test的表型检测具有高度一致性。此外，ddPCR可

有效检测从福尔马林固定石蜡包埋组织中提取
DNA 中的克拉霉素抗性等位基因。该方法还有
助于解决基于培养的抗菌药物耐药性测试对混合
耐药菌株判断受限的问题。

1. 优点：检测方法多样，准确性较高，适
用于科研等方面。

2. 缺点：检测方法成本较高，难以在普通
医院应用。

（十）检测 *H. pylori* 的其他方法[21, 22]

1. 唾液等非消化道样本的分子学方法　应
用于唾液或牙齿样本 PCR 等分子诊断方法可以
认为是非侵入性的检测方法。目前已有多个基
因（16S rRNA、23S rRNA、UreA、glmM、UreC、
HSP60 或 VacA）用于 *H. pylori* 感染的诊断。研
究发现在使用非胃样本时，在同一测试中使用两
个基因可提高诊断准确性。分子方法的未来在于
改进用于粪便样本的 DNA 提取和扩增，克服需
要进行上消化道内镜来获得黏膜样本。另一方
面，有必要降低这些技术的成本并增加其可用
性，以扩大其使用范围并进行靶向抗生素治疗。

2. 纳米颗粒　在过去几年里，纳米颗粒的
发展是治疗和诊断领域最令人兴奋的发展之一，
纳米颗粒使用的生物传感器能够通过转换连接到
传感器表面的不同生物成分来产生信号。尽管该
方法比其他技术（如 PCR 检测或免疫测定）更
直接，并可提供精确和准确的结果。压电材料通
过声学变化检测疾病，传感器阵列通过荧光或颜

色吸收变化检测疾病，传感元件附着在传感表面会改变其电动势或电导，热传感器通过温度变化检测 *H. pylori* 感染的可能。纳米颗粒检测可以识别与抗生素耐药性相关的基因突变，可能会成为诊断 *H. pylori* 感染的新方法。

（1）优点：具有高达 95% 特异性和灵敏度，在出血患者中检测 *H. pylori* 结果更准确。其结果更快，不需要特定和复杂运输方法，即使样品中细菌负荷较低，也可以取得阳性结果，除了诊断 *H. pylori* 感染外，该技术还分析抗生素敏感性，如克拉霉素、左氧氟沙星、四环素等抗生素耐药检测，但阿莫西林、甲硝唑等抗生素耐药的诊断仍然困难，因为这些形式的抗生素耐药发展涉及多种生物学机制。此外，可用于检测 *H. pylori* 参与细菌耐药性 CagA 和 VacA 因子的毒力。

（2）缺点：价格昂贵，需要装备精良的实验室和经验丰富的工作人员。尽管该技术已用于多种类型的样本，但最好的应用是对胃黏膜进行活检，因此仍然需要进行内窥镜检查以获得样本。在这一领域，目前正在开发非常有前途的诊断测试，可以检测粪便样本中的抗生素耐药性，从而能够在非侵入性样本中诊断抗生素耐药性。

三、幽门螺杆菌感染的诊断标准

关于 *H. pylori* 现症感染的诊断标准，自2003 年安徽桐城会议经专家讨论的共识意见一直沿用至今。其中临床诊断标准为：表 6-2 中任一项现症感染诊断方法阳性即可诊断为 *H. pylori* 阳性，一般在检查胃镜时常用组织学检查或 RUT，不查胃镜时采用 UBT；科研诊断标准为细菌培养阳性或其他任意两项阳性。RUT 和 UBT 两者均为尿素酶依赖性试验，可仅作为一项检测方法指标应用。血清学检查单独可用于大样本流行病学调查。

表 6-2　常用 *H. pylori* 检测方法的敏感性及特异性对比

检测项目	敏感性 /%	特异性 /%
现症感染的诊断方法		
H. pylori 培养	85~95	100
组织学检查（Warthin-Starry 银染或改良 Giemsa 染色）	93~99	95~99
尿素呼气试验（UBT）	95~99	93~99
快速尿素酶试验（RUT）	75~98	70~98
粪便抗原检测（SAT）	69~95	95~98
人工智能（AI）	79~89	83~90
曾经感染的诊断方法		
血清 *H. pylori* 抗体	55~100	60~98

注：此为部分文献资料报告的结果。

四、幽门螺杆菌根除疗效判断

在我国，特别是基层医院，*H. pylori* 感染的诊断中普遍存在问题是对 *H. pylori* 根除判定标准掌握，由于掌握不当而产生假阴性结果，而将 *H. pylori* 根除失败误判为成功，影响临床研究的结果。2003 年安徽桐城会议有关 *H. pylori* 根除疗效判断的共识意见沿用至今，建议用于明确是否 *H. pylori* 根除的复查应在根除治疗结束至少 4 周后进行，首选非侵入性 UBT，SAT 可作为备选。如临床疾病有必要复查内镜者，也可行内镜下 RUT。对于 UBT，最好于检测中变换体位，以便能检测到全胃黏膜的 *H. pylori* 感染情况，而内镜下活检最好同时取胃窦、胃体各一块黏膜，以避免治疗后 *H. pylori* 向上移位而出现假阴性。临床判断可仅用 UBT、SAT 或 RUT 中任一项；科研判断应再加另一基于活检标本的检查，两种方法均阴性可判定为 *H. pylori* 根除。

（陈　羽　白　杨　姚永莉

刘思德　张万岱）

参 考 文 献

[1] MĂRGINEAN CO, MELIŢ LE, SĂSĂRAN MO. Traditional and modern diagnostic approaches in diagnosing pediatric Helicobacter pylori infection [J]. Children（Basel），2022，9（7）：994.

[2] ROJAS-RENGIFO DF, MENDOZA B, JARAMILLO C, et al. Helicobacter pylori culture as a key tool for diagnosis in Colombia [J]. J Infect Dev Ctries, 2019,

13（8）：720-726.

[3] SHUKLA S, PUJANI M, AGARWAL A, et al. Correlation of serology with morphological changes in gastric biopsy in Helicobacter pylori infection and evaluation of immunohistochemistry for H. pylori identification[J]. Saudi J Gastroenterol, 2012, 18(6): 369-374.

[4] SHATILA M, THOMAS A S. Current and future perspectives in the diagnosis and management of Helicobacter pylori infection [J]. J Clin Med, 2022, 11（17）: 5086.

[5] ÇINAR A, SADİÇ M, ATILGAN Hİ, et al. Prevalence of Helicobacter Pylori infection in school and pre-school aged children with C-14 urea breath test and the association with familial and environmental factors [J]. Mol Imaging Radionucl Ther, 2015, 24（2）: 66-70.

[6] JAMBI LK. Systematic review and meta-analysis on the sensitivity and specificity of 13C/14C-urea breath tests in the diagnosis of Helicobacter pylori infection [J]. Diagnostics（Basel）, 2022, 12（10）: 2428.

[7] ALZOUBI H, AL-MNAYYIS A, AL RFOA I, et al. The use of 13C-urea breath test for non-invasive diagnosis of Helicobacter pylori infection in comparison to endoscopy and stool antigen test [J]. Diagnostics（Basel）, 2020, 10（7）: 448.

[8] PICHON M, PICHARD B, BARRIOZ T, et al. Diagnostic accuracy of a noninvasive test for detection of

Helicobacter pylori and resistance to clarithromycin in stool by the Amplidiag H. pylori+ClariR real-time PCR assay ［J］. J Clin Microbiol, 2020, 58（4）: e01787-19.

［9］KAYALI S, ALOE R, BONAGURI C, et al. Non-invasive tests for the diagnosis of helicobacter pylori: state of the art ［J］. Acta Biomed, 2018, 89（8-S）: 58-64.

［10］中华医学会健康管理学分会, 国家消化病临床医学研究中心（上海）, 中华医学会消化病学分会幽门螺杆菌学组, 等. 体检人群幽门螺杆菌血清学检测专家共识（2022年）［J］. 健康体检与管理, 2022, 3（4）: 329-335, 349.

［11］TOYOSHIMA O, NISHIZAWA T, KOIKE K. Endoscopic Kyoto classification of Helicobacter pylori infection and gastric cancer risk diagnosis ［J］. World J Gastroenterol, 2020, 26（5）: 466-477.

［12］NISHIKAWA Y, IKEDA Y, MURAKAMI H, et al. Classification of atrophic mucosal patterns on Blue LASER imaging for endoscopic diagnosis of Helicobacter pylori-related gastritis: A retrospective, observational study ［J］. PLoS One, 2018, 13（3）: e0193197.

［13］CHO JH, JEON SR, JIN SY. Clinical applicability of gastroscopy with narrow-band imaging for the diagnosis of Helicobacter pylori gastritis, precancerous gastric lesion, and neoplasia ［J］. World J Clin Cases,

2020, 8（14）: 2902-2916.

[14] HUANG C R, SHEU B S, CHUNG P C, et al. Computerized diagnosis of Helicobacter pylori infection and associated gastric inflammation from endoscopic images by refined feature selection using a neural network [J]. Endoscopy, 2004, 36（7）: 601-608.

[15] SHICHIJO S, NOMURA S, AOYAMA K, et al. Application of convolutional neural networks in the diagnosis of Helicobacter pylori infection based on endoscopic images [J]. EBioMedicine, 2017, 25: 106-111.

[16] ZHANG M, PAN J, LIN J, et al. An explainable artificial intelligence system for diagnosing Helicobacter Pylori infection under endoscopy: a case-control study [J]. Therap Adv Gastroenterol, 2023, 16: 1-14.

[17] KOVACHEVA-SLAVOVA M, VALKOV H, ANGELOV T, et al. Screening for Helicobacter pylori infection and Clarithromycin resistance using Real-Time Polymerase Chain Reaction [J]. Eur Rev Med Pharmacol Sci, 2021, 25（15）: 5042-5046.

[18] NYGREN A, HANSSON P G, TINGVALL C. Acute injury scaling related to residual disability [J]. Acta Neurochir Suppl, 1986, 36: 25-27.

[19] SONG Y, DOU F, ZHOU Z, et al. Microarray-based detection and clinical evaluation for Helicobacter pylori resistance to Clarithromycin or Levofloxacin and the genotype of CYP2C19 in 1083 patients [J]. Biomed

Res Int，2018，2018（1）：2684836.

［20］WANG Y K，KUO F C，LIU C J，et al. Diagnosis of Helicobacter pylori infection：Current options and developments［J］. World J Gastroenterol，2015，21（40）：11221-11235.

［21］NARESH V，LEE N. A review on biosensors and recent development of nanostructured materials-enabled biosensors［J］. Sensors（Basel），2021，21（4）：1109.

［22］MĂRGINEAN CO，MELIȚ LE，SĂSĂRAN MO. Traditional and modern diagnostic approaches in diagnosing pediatric Helicobacter pylori infection［J］. Children（Basel），2022，9（7）：994.

第四节　幽门螺杆菌菌株分型及其临床意义

H. pylori 感染后的症状轻重和临床结局各不相同，表现出明显的致病性差异。轻者可长期无症状，仅出现慢性非萎缩性胃炎，重者可引起腹痛、腹胀、恶心呕吐、食欲减退等消化道症状，导致萎缩性胃炎、消化性溃疡、胃癌、MALT 淋巴瘤及胃肠道外疾病。这除了与宿主易感性和环境因素相关外，更与所感染菌株的毒力差异有关。因此，*H. pylori* 菌株分型为临床选择性根除 *H. pylori* 治疗提供依据，具有重要的临床意义。

一、幽门螺杆菌分型研究的发展历史

在 *H. pylori* 发现早期，研究者们便尝试建立科学的分型方法，以了解 *H. pylori* 感染流行状况，以便为临床诊疗提供帮助。建立的分型方法主要有 2 类：表型分型和基因分型。

表型分型包括生物分型、凝集素分型和抗体分型等。生物分型是根据 *H. pylori* 生化反应、抗生素敏感性及酶活性等生物学特性进行分型。如在 1989 年，Kung JS 等将 *H. pylori* 分为三种生物型。①生物型 I：产生 3 种基本酶：碱性磷酸酶、酸性磷酸酶和亮氨酸芳基酰胺酶；②生物型 II：除 3 种基本酶外，还产生萘酚 -AS-β1-磷酸水解酶；③生物型 III：除 3 种基本酶和萘酚 -AS-β1- 磷酸水解酶外，还产生酯酶（C4）和酯解脂解酶（C8）[1]，但之后有研究对不同 *H. pylori* 分离株酶活性进行检测未发现显著差异。凝集素分型是利用 *H. pylori* 可与不同外源植物凝集素结合的特性分型。如 Hynes SO 等基于 *Anguilla anguilla*、*Lotus tetragonolobus*、*Ulex europaeus I*、*Triticum vulgaris* 和 *Erythrinacristagali* 这 5 种凝集素将 *H. pylori* 菌株分为 MH1-MH16 共 16 种凝集素反应类型[2]。但由于生物分型和凝集素分型方法对 *H. pylori* 分型鉴别力低，敏感性差，无法反映其致病性差异，在近 20 多年并未广泛使用。

对于抗体分型，我国学者项兆英等在 1995

年通过研究 43 株 H. pylori 遗传和表型特征，而将其根据是否表达细胞毒素相关蛋白 A（CagA）和 / 或空泡毒素 A（VacA）分为Ⅰ型和Ⅱ型两大主要类型，Ⅰ型菌株有 cagA 编码基因并表达 CagA 蛋白和 VacA 蛋白，Ⅱ型菌株没有 cagA 编码基因，且不表达 CagA 蛋白和 VacA 蛋白[3]。自此，ELISA 和蛋白免疫印迹等方法广泛应用于 H. pylori 分型检测。2001 年，我国学者杨光等应用国产 H. pylori 抗体分型试剂盒，发现Ⅰ型 H. pylori 感染者胃癌和溃疡的患病率显著高于Ⅱ型 H. pylori 感染者[4]。近 20 年，诸多研究发现Ⅰ型和Ⅱ型 H. pylori 对胃肠内外疾病的致病性存在差异，且联合其他生物指标，可预测胃癌的发生率。因此抗体分型为 H. pylori 的一种重要且有意义的分型方法，其操作简便，对 H. pylori 诊疗以及流行病学的研究提供了较大的帮助。

　　基因分型是 H. pylori 另一种重要的分型方法。早在 1986 年就有学者发现 H. pylori 酶切图谱存在多态性，从慢性胃炎、消化性溃疡和胃癌等患者分离出来的 H. pylori 菌株不尽相同，这反映了 H. pylori 菌株多态性与其致病作用密切相关[5]。多种方法被应用于基因分型，应用较早的是限制性核酸内切酶法（restriction endonuclease analysis，REA）。1988 年，Majewski SI 等使用 9 种内切酶对 84 株 H. pylori 进行消化，发现 HindIII、EcoRI 和 SacI 3 种可用内切酶[6]，并且发现每一株 H. pylori 都具有独特特征，说明 H.

pylori 基因组存在巨大差异。但由于 REA 产生条带多且复杂，可重复性较差，之后应用较少。核糖分型是一种通过分析核糖体 RNA（rRNA）限制性内切酶消化模式来对细菌菌株进行分型的方法。Tee W 等在 100 名患者（不包含家庭患者）中发现 77 种不同的核糖型菌株，该方法为 *H. pylori* 分型研究提供了一种有用、可靠、可重复性高和高区分度的分型方案[7]。随着 PCR 技术应用于 *H. pylori* 的检测，基于 PCR 的 *H. pylori* 分型方法也随之发展，如基于 PCR 的随机扩增多态性 DNA（random ampliced polymorphic DNA，RAPD）分析和基于 PCR 的限制性片段长度多态性研究（PCR-based restriction fragment length polymorphism，RFLP）。RAPD 是使用任意选择的寡核苷酸启动 DNA 合成产生 DNA 片段，对整个基因组进行采样。Akopyanz N 等采用 RAPD 法分析 *H. pylori*，发现 64 株独立的 *H. pylori* 分离株均可通过单一 RAPD 引物进行区分[8]。该法由于简单、快速、成本低，被长期应用于 *H. pylori* 分型。RFLP 是基于特定基因进行 PCR 扩增，然后酶切片段，如尿素酶结构亚基因 *ureA* 和 *ureB* 常用来区分不同的 *H. pylori* 菌株[9]。另外，扩增片段长度多态性（amplified-fragment length polymorphism，AFLP）技术、多位点序列分型（multilocus sequence typing，MLST）、脉冲场凝胶电泳（pulsed field gel electrophoresis，PFGE）、全基因组测序（whole genome sequencing，WGS）

等方法被应用于 *H. pylori* 分型。2000 年 Xu Q 等报道 *H. pylori* 染色体 DNA 的不同甲基化状态也可作为 *H. pylori* 的分型方法[10]。2008 年，Puz S 等报道利用粪便标本，采用 RT-PCR 测定法对 *H. pylori* 进行无创基因分型，其敏感性为 92.2%，特异性为 100%[11]。2017 年，Bangpanwimon K 等利用 *H. pylori* 中的簇规则间隔短回文重复序列（clustered regularly interspaced short palindromic repeats，CRISPR）对 *H. pylori* 进行分型，可将 20 株 *H. pylori* 分为两簇，其判别力与 RAPD 法并无不同，且可重复性好[12]。

除以上常用基因分型方法，还可根据 *H. pylori* 毒力因子基因亚型进行分型，且不同分型与临床疾病相关性存在差异。如 *cagA* 基因是由 Tummuru MK 等于 1993 年首次发现[13]，是 *cag-PAI* 的标志，根据其有无可将 *H. pylori* 分型为 *cagA* 阳性和 *cagA* 阴性。1998 年，日本研究者 Yamaoka Y 等使用 PCR 技术对 155 株来自日本患者的 *H. pylori cagA* 基因 3' 端进行分析，发现 A、B、C、D 四种基因结构，且 C 型与更严重的萎缩性胃炎有关[14]。之后发现 *cagA* 基因 3' 端存在东西方差异。近些年的研究表明，不同 *cagA* 亚型 *H. pylori* 对胃肠外疾病的致病性均存在差异。*vacA* 基因于 1988 年由 Leunk RD 首先发现[15]，后续研究表明，其基因分型由信号区（s 区）、中间区（m 区）以及位于 s 和 m 区之间的 i 区各亚型决定，且基因亚型分类与临床病理类型相关。随着基因组测序的发展，*H. pylori* 基因组测序已完成，更多的 *H. pylori* 毒力因子被发现，有针对血型抗原结合黏附素（*babA*）、唾液酸结合黏附素（*sabA*）、外膜炎性蛋白 A（*oipA*）、*H. pylori* 外膜蛋白 Q（*hopQ*）以及黏膜接触诱导因子（*iceA*）等基因分型方法。目前广泛使用的 *H. pylori* 分型方法为抗体分型和基因分型。

二、幽门螺杆菌抗体分型方法及其临床意义

抗体分型是基于检测人体感染 *H. pylori* 后产生的毒力因子 CagA、VacA 和尿素酶（Ure）的抗体对菌株分型，将 *H. pylori* 是否表达 CagA 和 / 或 VacA 分为 I 型和 II 型两大主要类型。I 型菌株有 *cagA* 编码基因并表达 CagA 和 VacA 蛋白，为高毒力型菌株；II 型菌株没有 *cagA* 编码基因，且不表达 CagA 和 VacA 蛋白，为低毒力型菌株。

（一）*H. pylori* 抗体分型的检测方法

1. 酶免疫分析诊断法　包括酶联免疫吸附试验（ELISA）和酶免疫测定（EIA）。

2. 免疫印迹法　有较高的特异性和灵敏度，适合临床广泛推广应用。

3. 胶体金免疫实验法　包括胶体金免疫层析实验、快速免疫金渗滤法、*H. pylori* 快速免疫测试卡。

4. 蛋白芯片法 能快速检测血清样品多重抗体，特别适用于 *H. pylori* 流行病学调查。

目前已研发出多种商品性 ELISA 检测试剂盒、免疫印迹检测试剂盒等，具有较高的特异性和灵敏度、简便、快速、无创。

（二）*H. pylori* 抗体分型的临床意义

1. 辅助诊断 *H. pylori* 感染 *H. pylori* 感染后产生 IgG 抗体需要 1~3 个月，*H. pylori* 根除后抗体完全消失至少需要 6 个月时间，故抗体分型检测在诊断 *H. pylori* 现症感染方面的价值不高，但其不受抑酸剂、抗生素等影响，可弥补其他检测方法的不足。如患者既往未进行过 *H. pylori* 根除治疗，抗体分型检测阳性可诊断为 *H. pylori* 现症感染。

2. 联合其他指标用于胃癌的筛查 一项多中心性研究[16]将 *H. pylori* 抗体检测与年龄、性别、胃蛋白酶原 I/II 比值、血清胃泌素 -17 水平、腌制食品和油炸食品共同作为预测胃癌的指标，根据评分值（0~25 分），分为低风险（≤11分）、中风险（12~16 分）和高风险（17~25分），以决定是否进行下一步检查，这对高危人群胃镜检查前筛查有重要意义，可减少不必要的胃镜检查，减轻患者经济负担。另外，*H. pylori* 抗体分型是胃癌严重程度的独立影响因素，*H. pylori* 分型、CA125 及 CA724 联合应用对判断胃癌患者预后的价值高于单项指标。*H. pylori* 抗体分型联合肿瘤标志物 CEA、CA724 及 CA199 检测对胃癌分化程度具有诊断价值。

3. 对临床治疗的指导意义　一般认为，Ⅰ型 *H. pylori* 较Ⅱ型更易引起严重的胃肠道疾病，有着明确的治疗指征。但亦有研究[17]报道 CagA/VacA 阳性与胃部严重病变无显著相关性，基于 *H. pylori* 抗体分型进行精准抗 *H. pylori* 治疗尚缺乏充足的临床证据，具体相关性还需进一步探究。

另外有研究表明 *H. pylori* 不同分型影响其根除效果，如郭金芝[18]等的研究发现Ⅰ型 *H. pylori* 感染者根除率显著高于Ⅱ型 *H. pylori* 感染者，但也有研究未发现 *H. pylori* 抗体分型与其根除率存在相关性[19]。研究结果可能受样本量、地区以及具体治疗方案的影响，还需进一步的探究。

4. 用于流行病学调查　抗体分型检测有利于大规模快速筛查 *H. pylori* 感染人群及流行病学调查。

三、幽门螺杆菌基因分型方法及临床意义

H. pylori 基因具有高度多态性及地区差异性，且各种基因与疾病之间的关系也有地区差异性。不同基因亚型对 *H. pylori* 感染后临床结局影响不同。目前主要有 *cagA*、*vacA* 两种毒力因子基因分型方法。另外，还有其他一些与 *H. pylori* 感染临床结局有关的毒力因子基因分型，如血型抗原结合黏附素（*babA*）、唾液酸结合黏附素

（*sabA*）、外膜炎性蛋白 A（*oipA*）、*H. pylori* 外膜蛋白 Q（*hopQ*）、黏膜接触诱导因子（*iceA*）基因分型等。

（一）*H. pylori* 毒力因子基因分型的种类

1. *cagA* 基因分型 可根据 *cagA* 基因有无分为 *cagA* 阳性和 *cagA* 阴性两种菌株。西方国家分离的菌株约 60% 为 *cagA* 基因阳性型，而几乎所有的东亚型菌株均为 *cagA* 基因阳性型。

CagA 蛋白羧基端 EPIYA（谷氨酸 - 脯氨酸 - 异亮氨酸 - 酪氨酸 - 丙氨酸）基序根据其在蛋白序列中的位置和菌株所在地区的差异有 EPIYA-A，B，C 和 D 四种片段，A、B 两个片段几乎存在于所有菌株中，C 和 D 片段分别为西方型和东亚型菌株所特有。可将同时含有 A、B、C 片段的 EPIYA-ABC 型菌株称为 *cagA*-EPIYA 西方型，同时含有 A、B、D 片段的 EPIYA-ABD 型菌株称为 *cagA*-EPIYA 东亚型。除了拥有三个片段的基本类型外，尚有菌株具有 *cagA*-EPIYA 的变异型，多由于 A、B、C、D 片段的重复或者丢失所致。

2. *vacA* 基因分型 *vacA* 基因存在于所有 *H. pylori* 菌株，但只有约 50% 的菌株发挥毒力作用，这与其基因亚型有关。*vacA* 的基因亚型由信号区（s 区）、中间区（m 区）以及位于 s 和 m 区之间的 i 区决定。s 区可分为：s1a、s1b、s1c、s2，s1 型有毒力而 s2 型则无；m 区可分为 m1a、m1b、m2，m1 型毒力强于 m2 型；i 区可分为

i1、i2。i区与s区或m区存在基因连锁，所有的s1/m1型菌株均为i1型，所有的s2/m2型菌株均为i2型，在s1/m2型菌株中有i1和i2两种亚型，i1型有毒力而i2型毒力弱或无，且i区在空泡化活性作用中起决定性作用。不同 *vacA* 基因型 *H. pylori* 分泌的空泡毒素在活性及量上有很大的差异，毒素活性最强的亚型为 *vacA* s1a/m1型，其次为s1a/m2型，s2/m2型没有毒性。另外，研究发现还存在位于i区和m区之间的d区和位于 *vacA* 基因3′末端的c区，均具有2种不同亚型，即d1、d2和c1、c2。d1和c1基因亚型被认为是胃癌高风险的标志。

3. *babA* 基因分型　*babA* 有两种基因亚型：*babA*1 和 *babA*2。与 *babA*1 相比，*babA*2 信号肽区存在10bp的插入序列，形成转录的起始密码，只有 *babA*2 基因型有功能，编码活性 BabA 蛋白。

4. *sabA* 基因分型　*sabA* 主要与唾液酸 -Lex 抗原结合，介导细菌附着定植，对低表达或不表达 Leb 血型抗原的患者起到代偿作用，从而维持 *H. pylori* 的定植密度。*sabA* 基因存在功能性（on）和非功能性（off）两种表达状态，功能性 *sabA* 基因表达 SabA 蛋白，5′端上游的 CT 双核苷酸重复序列调节区在 *sabA* 基因表达上发挥关键性的调节作用。

5. *oipA* 基因分型　*oipA* 基因分为能够表达 OipA 蛋白的功能性 *oipA*（基因状态"on"）和不

能够表达 OipA 蛋白的非功能性 *oipA*（基因状态"off"）。*oipA* 基因的功能状态受 5′ 末端信号肽编码区 CT 双核苷酸数目"滑链错配"机制的调控，通过移码突变的方式，决定是否表达 OipA 蛋白。

6. *hopQ* 基因分型 *hopQ* 基因有Ⅰ型和Ⅱ型两种等位基因。72.5% 的菌株中存在 *hopQ* Ⅰ型，15.4% 的菌株中存在 *hopQ* Ⅱ型，而 12.1% 的菌株是Ⅰ型和Ⅱ型混合型或未检测到 *hopQ* 表达。

7. *iceA* 基因分型 *iceA* 是与黏膜损伤相关的一种毒力因子，*iceA* 基因有 *iceA*1 和 *iceA*2 两种等位基因。

（二）*H. pylori* 基因分型的方法 [20]

1. 多位点序列分型（multilocus sequence typing，MLST） MLST 分型方法通过 PCR 扩增多个管家基因并测定其核酸序列分析菌株的变异，可用于 *H. pylori* 传播途径研究和溯源分析。但其分析过程比较复杂，且仅反映 *H. pylori* 某几个管家基因的变异性，存在一定的局限性。

2. 脉冲场凝胶电泳（pulsed field gel electrophoresis，PFGE） PFGE 是 Schwartz 和 Cantor 发明用于分离大片段（30~50kb）线状 DNA 的技术。目前尚未广泛应用于 *H. pylori* 基因分型。

3. 随机扩增多态性 DNA（random amplified polymorphic DNA，RAPD） RAPD 图谱较易区分 *H. pylori* 菌株之间的差异，且区分率高。但这种方法无法提供任何关于菌株毒力特性和遗传进化信息。

4. 扩增片段长度多态性（amplified fragment length polymorphism，AFLP） AFLP 的指纹图谱能够产生足够多的条带，具有重复性好和分辨率高的优点，但 AFLP 技术对 DNA 模板质量的要求较高，需要测定 DNA 的浓度和纯度。DNA 量过多会导致酶切不完全，DNA 量过少则会引起模板浓度不够。

5. 全基因组测序（whole genome sequencing，WGS） WGS 能够了解 *H. pylori* 的全部基因组序列，分辨率达到单个碱基，是其他四种分型方法无法比拟的。但 WGS 成本相对较高，实验周期长，在临床实验室和基层公共卫生实验室难以广泛应用。

（三）*H. pylori* 基因分型的临床意义

基因分型是从生命的本质进行的，相比抗体分型更为精确，对精准医疗及抗生素耐药的研究尤为重要。

1. *cagA* 基因分型 在西方国家，临床流行病学研究表明 *cagA* 阳性菌株感染者患消化性溃疡和胃腺癌的风险明显高于 *cagA* 阴性菌株感染者。而在东亚国家，几乎所有的菌株都是 *cagA* 阳性型，各个疾病组之间无法体现出 *cagA* 的流行病学意义。东亚型 *H. pylori* 比西方型具有更强的结合 SHP2 的能力和细胞毒性。EPIYA-D 基序也与胃癌的发生呈正相关，东亚型 EPIYA-D 基序通常只有 1 个拷贝数，而西方型 EPIYA-C 基序存在 1~3 次的重复，重复越多，致病性越强。有研究表明[21]西方型 EPIYA-C 基序的重复可使 *cagA* 与 SHP2 的结合能力增加约 100 倍。据此，还可将西方型 *H. pylori* 分为 I 型和 II 型，I 型 *cagA* 只携带一个 EPIYA-C 基序，而 II 型携带多个 EPIYA-C 基序，感染 II 型 *H. pylori* 与胃癌发生有关。

2. *vacA* 基因分型　在西方国家，s1 型、m1 型、i1 型菌株与消化性溃疡和胃癌等相关，而东亚国家 *vacA* 基因分型与临床结局无显著相关性。一项 meta 分析[22]表明 *vacA*s1 和 *vacA*m1 可显著增加肠化生和胃癌的易感性，*vacA*s1 与萎缩性胃炎呈正相关，但根据地理位置进行的亚组分析表明，东亚国家 *vacA* 基因亚型与胃癌发生无显著相关性。伊朗有研究发现 *vacA*c1 基因型与胃癌风险增加相关性最强，OR 值为 38.32，表明 *vacA*c1 基因型可能是年龄≥55 岁男性患者发生胃癌的最强风险预测因子之一。

3. *babA* 基因分型　在一些西方国家，*babA* 阳性菌株的感染与消化性溃疡的风险增加有关，但在包括我国在内的一些东方国家未得到证实。另外，*babA* 阳性菌株还可致宿主细胞 DNA 双链断裂，可增强 *cagA* 易位。与仅有 *cagA* 和 *vacA* s1 阳性菌株相比，*H. pylori* *babA*、*cagA* 和 *vacA* s1 均阳性菌株显示出更高的细菌定植密度、胃部炎症水平和更高的肠化生发生率。

4. *sabA* 基因分型　在西方菌株中功能型

sabA 基因与萎缩性胃炎、肠上皮化生和胃癌有关，但在东方菌株中没有这种现象。我国一项有关胃癌和癌前病变患者 *H. pylori sabA* 基因多态性研究显示[23]，功能性 *sabA* 基因的比率与疾病无显著的相关性。

5. *oipA* 基因分型　含功能型 *oipA* 基因的菌株比非功能型菌株更加紧密地黏附在胃黏膜上，从而增加胃炎、消化性溃疡乃至胃癌的患病概率。功能性 *oipA* 菌株诱导产生的 IL-8 的水平是非功能性 *oipA* 菌株的 3 倍。

6. *hopQ* 基因分型　有研究表明[24]，无论在西方还是亚洲人群中，消化性溃疡和胃癌都与 *hopQ* I 基因型无关，但 *hopQ* I 型菌株感染者较 II 型菌株感染者炎症细胞浸润和胃黏膜萎缩更明显。*hopQ* I 型基因多来自消化性溃疡患者 *cagA* 阳性、*vacAs*1 菌株中。因此，*hopQ* 可能成为一种提示胃十二指肠疾病的毒力因子。

7. *iceA* 基因分型　一项 meta 分析显示感染 *iceA*1 阳性的 *H. pylori* 会使患消化性溃疡的总体风险增加 1.26 倍，而 *iceA*2 的存在与消化性溃疡呈负相关，*iceA* 与胃癌的发生无显著相关性[25]。

综上所述，目前 *H. pylori* 菌株分型主要采用抗体分型和基因分型。根据抗体分型可分为 I 型高毒力型和 II 型低毒力型，I 型菌株致病性更强。根据 *cagA* 基因分型分为 *cagA* 阳性菌株与 *cagA* 阴性菌株，*cagA* 阳性菌株毒性更强。*cagA* 阳性菌株又可分为西方型与东亚型菌株，东亚型菌株毒性更强。*vacA* 基因分型主要根据其 s、m、i 区进行分型，毒素活性最强的为 *vacA* s1a/m1 型。另外一些毒力因子，如 *babA*、*sabA*、*oipA*、*hopQ*、*iceA* 基因分型，也与 *H. pylori* 感染临床结局相关。进行 *H. pylori* 菌株分型为临床选择性根除 *H. pylori* 治疗提供了依据，为 *H. pylori* 治疗提供了新思路。

（徐灿霞）

参 考 文 献

［1］KUNG JS, HO B, CHAN SH. Biotyping of Campylobacter pylori［J］. J Med Microbiol, 1989, 29（3）: 203-206.

［2］HYNES SO, HIRMO S, WADSTRÖM T, et al. Differentiation of Helicobacter pylori isolates based on lectin binding of cell extracts in an agglutination assay ［J］. J Clin Microbiol, 1999, 37（6）: 1994-1998.

［3］XIANG Z, CENSINI S, BAYELI PF, et al. Analysis of expression of CagA and VacA virulence factors in 43 strains of Helicobacter pylori reveals that clinical isolates can be divided into two major types and that CagA is not necessary for expression of the vacuolating cytotoxin［J］. Infect Immun, 1995, 63（1）: 94-98.

［4］杨光, 林蔚, 陈曼彤, 等. 幽门螺杆菌感染的分型诊断与临床治疗［J］. 胃肠病学和肝病学杂志, 2001,（4）: 357-359.

［5］LANGENBERG W，RAUWS EA，WIDJOJOKUSUMO A，et al. Identification of Campylobacter pyloridis isolates by restriction endonuclease DNA analysis［J］. J Clin Microbiol，1986，24（3）：414-417.

［6］MAJEWSKI SI，GOODWIN CS. Restriction endonuclease analysis of the genome of Campylobacter pylori with a rapid extraction method：evidence for considerable genomic variation［J］. J Infect Dis，1988，157（3）：465-471.

［7］TEE W，LAMBERT J，SMALLWOOD R，et al. Ribotyping of Helicobacter pylori from clinical specimens ［J］. J Clin Microbiol，1992，30（6）：1562-1567.

［8］AKOPYANZ N，BUKANOV NO，WESTBLOM TU，et al. DNA diversity among clinical isolates of Helicobacter pylori detected by PCR-based RAPD fingerprinting［J］. Nucleic Acids Res，1992，20（19）：5137-5142.

［9］FOXALL PA，HU LT，MOBLEY HL. Use of polymerase chain reaction-amplified Helicobacter pylori urease structural genes for differentiation of isolates［J］. J Clin Microbiol，1992，30（3）：739-741.

［10］XU Q，MORGAN RD，ROBERTS RJ，et al. Identification of type II restriction and modification systems in Helicobacter pylori reveals their substantial diversity among strains［J］. Proc Natl Acad Sci U S A，2000，97（17）：9671-9676.

［11］PUZ S，INNERHOFER A，RAMHARTER M，et al. A novel noninvasive genotyping method of Helicobacter pylori using stool specimens［J］. Gastroenterology, 2008, 135（5）: 1543-1551.

［12］BANGPANWIMON K, SOTTISUPORN J, MITTRAPARP-ARTHORN P, et al. CRISPR-like sequences in *Helicobacter pylori* and application in genotyping［J］.Gut Pathog, 2017, 9: 65.

［13］TUMMURU MK, COVER TL, BLASER MJ. Cloning and expression of a high-molecular-mass major antigen of Helicobacter pylori: evidence of linkage to cytotoxin production［J］. Infect Immun, 1993, 61（5）: 1799-1809.

［14］YAMAOKA Y, KODAMA T, KASHIMA K, et al. Variants of the 3′ region of the cagA gene in Helicobacter pylori isolates from patients with different H. pylori-associated diseases［J］. J Clin Microbiol, 1998, 36（8）: 2258-2263.

［15］LEUNK RD, JOHNSON PT, DAVID BC, et al. Cytotoxic activity in broth-culture filtrates of Campylobacter pylori［J］. J Med Microbiol, 1988, 26（2）: 93-99.

［16］CAI Q, ZHU C, YUAN Y, et al. Development and validation of a prediction rule for estimating gastric cancer risk in the Chinese high-risk population: a nationwide multicentre study［J］. Gut, 2019, 68（9）: 1576-1587.

［17］贾克东, 林小玉, 王新华, 等. Hp 毒力因子抗体检测在幽门螺杆菌感染者精准治疗中的价值［J］.

中国病原生物学杂志，2019，14（10）：1190-1193.

［18］郭金芝，汤胜君，王德录，等．幽门螺杆菌分型与上消化道疾病及幽门螺杆菌根除效果的研究［J］．实用临床医药杂志，2022，26（7）：128-131.

［19］吴婧．幽门螺杆菌毒素分型与胃肠疾病的关系及对根除率的影响［D］.石家庄：河北医科大学，2011年．

［20］王佳静，谷海瀛．幽门螺杆菌的基因分型技术及其应用［J］.浙江大学学报（医学版），2018，47（1）：97-103.

［21］NAGASE L，HAYASHI T，SENDA T，et al. Dramatic increase in SHP2 binding activity of Helicobacter pylori Western CagA by EPIYA-C duplication：its implications in gastric carcinogenesis［J］.Sci Rep，2015，5：15749.

［22］ABDI E，LATIFI-NAVID S，LATIFI-NAVID H，et al. Helicobacter pylori vacuolating cytotoxin genotypes and preneoplastic lesions or gastric cancer risk：a meta-analysis［J］.J Gastroenterol Hepatol，2016，31（4）：734-744.

［23］任莉，廖亚玲，郭刚，等．胃癌及癌前病变患者幽门螺杆菌的sabA基因多态性的研究［J］.第三军医大学学报，2011，33（9）：892-895.

［24］OHNO T，SUGIMOTO M，NAGASHIMA A，et al. Relationship between Helicobacter pylori hopQ genotype and clinical outcome in Asian and Western populations［J］.J Gastroenterol Hepatol，2009，24（3）：462-468.

［25］SHIOTA S，WATADA M，MATSUNARI O，et al. Helicobacter pylori iceA，clinical outcomes，and correlation with cagA：a meta-analysis［J］. PLoS One，2012，7（1）：e30354.

第五节 幽门螺杆菌耐药基因研究与应用现状

　　H. pylori 是慢性胃部感染最常见的细菌，据统计全球 *H. pylori* 感染率约为 50%[1]，我国人群感染率为 35.4%~66.4%，*H. pylori* 感染是消化性溃疡、慢性胃炎、胃癌和胃黏膜相关淋巴组织淋巴瘤的重要病因。全球指南均推荐确诊 *H. pylori* 感染患者应考虑进行根除治疗。目前国内 *H. pylori* 根除治疗大多采用质子泵抑制剂（PPI）和铋剂联合两种抗生素的四联疗法，常用的抗生素包括克拉霉素、阿莫西林、喹诺酮类、呋喃唑酮、甲硝唑、四环素等。然而，随着抗生素在 *H. pylori* 根除治疗中的广泛应用，*H. pylori* 耐药率不断升高，导致根除的难度逐渐增加，标准三联方案的根除率不断下降，即使将疗程延长至 2 周，根除率也很难超过 80%[2]。在此背景下，我国推荐的一些铋剂四联方案根除 *H. pylori* 的疗效得到国外同行验证，并获得国际相关共识推荐。

一、幽门螺杆菌耐药分子机制

　　根据 2018—2020 年中国幽门螺杆菌分子医学

中心（China Center for Helicobacter pylori Molecular Medicine，CCHpMM）组织的全国多中心 *H. pylori* 耐药监测数据显示，我国克拉霉素、左氧氟沙星、甲硝唑的原发耐药率分别为37.00%、34.21%、87.87%，继发耐药率高达76.93%、61.58% 和93.48%，对一些过去少见耐药的抗生素（如阿莫西林、呋喃唑酮、四环素）的耐药性在部分地区也有悄然抬头的趋势[3]。*H. pylori* 对抗生素耐药主要是各抗生素靶基因突变所致（表6-3），同时也与外排泵、孔道蛋白改变及生物膜形成等非特异性因素有关。目前克拉霉素及喹诺酮类抗生素的耐药突变位点相对较为明确，甲硝唑、四环素、阿莫西林、呋喃唑酮虽然也发现了一些与耐药相关的突变位点，但其因果关系仍未得到明确论证。*H. pylori* 对抗生素耐药性一般与突变位点数成正比，即突变位点数越多，耐药性越强。单个位点突变多数导致低水平耐药，而多个位点突变导致中度或高度耐药，特别是克拉霉素基本可以依据突变数量确定其耐药程度。

表 6-3　幽门螺杆菌耐药基因及其突变

药物	基因	突变
克拉霉素	23S rRNA	A2142G/C、A2143G、A2144G、T2182C、A2223G、G2224A、C2245T 和 T2289C 等

药物	基因	突变
阿莫西林	*PBP1*、*PBP2*、*PBP3*	突变很多，并且耐阿莫西林 *H. pylori* 菌株往往含有多个突变
呋喃唑酮	*porD*、*oorD*	*porD* 和 *oorD* 均突变导致低水平耐药，高度耐药未见报道，具体机制不明确
甲硝唑	*rdxA*、*frxA*、*frxB*	突变类型很多，单个 *frxA* 和/或 *frxB* 基因突变并不导致耐药
四环素	16S rRNA	AGA926-928，以 TTC 耐药性最高
喹诺酮类	*gyrA*、*gyrB*	*gyrA* Asn87Lys/Ile/Thr/Ty、Asp91 Asn/Gly/Tyr 等

1. 克拉霉素　是 *H. pylori* 根除治疗中最常用抗生素，对它的耐药直接影响 *H. pylori* 根除的成败。克拉霉素能进入细胞内与 *H. pylori* 的 23S rRNA V 区结合，影响核糖体的移位过程，从而抑制蛋白合成。如 23S rRNA V 区发生突变，将会引起核糖体构象发生改变，进而与克拉霉素亲和力减弱，导致克拉霉素不能有效阻止 *H. pylori* 的蛋白合成，最终产生耐药。结合文献资料和 NCBI dataBase，目前 *H. pylori* 23S rRNA V 区的突变位点数已超过 25 个，其中常见突变有 A2143G、T2182C 和 A2142G 等。在耐克拉霉素

H. pylori 菌株中，携带多个 23S rRNA 突变现象较为常见，并且携带多个突变 *H. pylori* 的克拉霉素 MIC 通常高于携带单个突变的 *H. pylori*[4]。同时，笔者对三联/四联疗法失败 *H. pylori* 感染者的胃黏膜分析发现，每个患者 *H. pylori* 菌株均含有至少 2 个突变，携带 3~4 个突变也很常见，提示携带多个 23S rRNA 基因突变将导致 *H. pylori* 对克拉霉素高度耐药，是 *H. pylori* 根除治疗失败的重要因素。此外，其他原因也可以导致 *H. pylori* 对克拉霉素的耐药：23SrRNA 可变区以外的位点 T2717、T2289C 突变，编码核糖体蛋白 L22 的 *HP1314*（RPL22）基因和编码翻译起始因子 IF-2 的 *HP1048*（InfB）基因突变，并与 23S rRNA 突变具有协同效应[5]。

2. 喹诺酮类抗生素　通常是作为 *H. pylori* 感染二线用药，也可以用于一线用药。*H. pylori* 对喹诺酮类抗生素耐药主要与基因突变有关，绝大部分是因 87Asn 和 91 Asp 氨基酸残基改变所致，喹诺酮耐药决定区中 87、88、91、97 密码子突变，可引起相应编码蛋白异常，从而导致左氧氟沙星等喹诺酮类耐药[6]。少部分耐药菌株同时携带 2 个 *gyrA* 基因突变，或 *gyrA* 和 *gyrB* 基因突变各 1 个，*gyrB* 基因突变发生率较低且常与 *gyrA* 突变共存[7]。另外，有研究显示对左氧氟沙星耐药的 *H. pylori*，仍有部分 *H. pylori* 对吉米沙星敏感，因此对于左氧氟沙星耐药率较高的地区，采用吉米沙星将有助于提高 *H. pylori* 根除率[8]。

3. 甲硝唑 曾经是 *H. pylori* 治疗三联疗法中最常用的抗生素之一，但近年来随着其耐药率急剧升高，目前国内 *H. pylori* 根除治疗中已较少使用甲硝唑。有研究证实甲硝唑耐菌株存在 rdxA 基因无义突变[9]。*rdxA* 基因编码还原型烟酰胺腺嘌呤二核苷酸磷酸（NADPH）硝基还原酶，该还原酶是甲硝唑发挥杀菌作用的关键酶，而 *rdxA* 突变可导致该还原酶表达缺失，从而产生细菌耐药。此外，*frxA* 基因（编码 NADPH 黄素氧化还原酶）和 *fdxB* 基因（编码铁氧化还原样蛋白）失活亦参与甲硝唑耐药形成。有研究发现在最高 MIC 值的菌株中除全长 rdxA 错义突变外，还存在 *dppA* 基因 Ala-212、Gln-382、Ile-485 和 *dapF* 基因 Leu-145、Thr-168、Glu-117、Val-121、Arg-221 氨基酸置换突变[6]。

4. 阿莫西林 阿莫西林是 *H. pylori* 根除治疗常用药物，近年来耐药率逐渐上升。阿莫西林与青霉素结合蛋白（PBPs）紧密连接并相互作用，抑制细菌细胞壁合成，导致细菌裂解。其耐药形成的主要机制是细菌 PBPs 改变，导致抗菌药物的膜渗透性降低，难以与细菌结合。*PBP1A* 突变是阿莫西林中低水平耐药的常见机制。此外，*PBP2*、*PBP3*、*hefC*、*hopC*、*hofH* 突变亦与阿莫西林耐药有关[10]。并且药敏实验显示，携带 1~2 个突变的 *H. pylori* 表现为低度耐药，而携带多个突变的 *H. pylori* 往往表现为高度耐药[11]。

5. 其他抗生素　四环素通过与核糖体 30S 亚基结合，阻碍氨基酰胺 -tRNA 与肽链结合，导致新生肽链合成停滞，从而抑制细菌蛋白质合成，发挥杀菌作用。四环素耐药性的产生主要与 16S rRNA 的 *tet-1* 基因点突变有关[12, 13]。呋喃唑酮耐药性产生，目前认为与 *porD*、*oorD* 基因突变有关[14]。

二、幽门螺杆菌耐药基因型与表型

由于 H. pylori 耐药机制复杂，传统药敏实验是 H. pylori 耐药检测的最佳选择。然而，由于 H. pylori 苛刻的培养条件、较长的培养时间和较低的培养率，使得 H. pylori 药敏实验在临床上可操作性很低，目前国内 H. pylori 根除治疗几乎依据临床经验用药，这也使得国内 H. pylori 的耐药率不断升高。近年来，随着对 H. pylori 耐药分子机制研究进展，耐药突变的检测在 H. pylori 耐药中的重要性正越来越受到重视。

目前，已经鉴定了很多与 H. pylori 耐药相关的基因突变，然而 H. pylori 耐药基因型与表型不一致的现象给临床医生带来了更大的困惑。一方面是由于突变检测不全面所引起，另一个重要原因是不同耐药突变所致的 MIC 不尽相同，并且在不同菌株中其 MIC 也存在差异所致。虽然单个基因突变可引起 H. pylori 耐药，但大多与 H. pylori 低度耐药相关。我们对 H. pylori 根除失败的胃黏膜样本应用 H. pylori 耐药基因联合芯片检测，进一步分析发现所有样本至少含有 2 个 23S rRNA 突变位[2]。这些结果表明，含多个耐药突变与 *H. pylori* 高度耐药相关，可能是 *H. pylori* 根除失败的最主要原因。近年来，研究者尝试使用基因型来预测 *H. pylori* 耐药性，取得了一定的结果。Liou 等[15]研究发现，药敏实验结果与突变检测结果不一致的样本大部分为野生型和突变型的混合菌株，因此通过提高 MIC 破折点可使这两种检测方法的结果更为一致，并且更符合临床根除效果。Liou 等[16]利用突变检测指导难治性 *H. pylori* 感染者三线治疗方案，获得了很高的根除率。最近国内外的项研究均证实，对于 CLA 和 LEV 基因型法和表型法对 *H. pylori* 的耐药性具有良好的一致性[17-19]，因此，利用 *H. pylori* 基因型指导临床 *H. pylori* 治疗是切实可行的，并有可能获得比传统药敏实验更佳的临床根除效果[15, 16]。

三、突变检测技术

突变检测是一种常规的分子检测项目，单核甘酸多态性（single nucleotide polymorphism）分型技术均可用于 *H. pylori* 耐药突变检测，如传统测序、TaqMan、PCR-RFLP 和 D*H. PYLORI*LC，以及高通量基因芯片及全基因组测序等。与药敏实验相比，突变检测操作比较简单、快速，并且可直接用胃黏膜或粪便等样本进行检测，无须细菌培养。

目前，市场上已有商业化的 Real-Time 23S rRNA 突变（A2142G/C、A2143G）和 *gyrA* 基因突变检测试剂盒，可应用于临床，进行克拉霉素及左氧氟沙星耐药基因分型检测，指导精准用药。因甲硝唑、阿莫西林和呋喃唑酮等抗生素耐药基因较大，并且突变数量众多，高通量基因芯片和新一代测序是 *H. pylori* 耐药检测的最佳选择。我们成功构建了 *H. pylori* 耐药基因联合检测芯片[20]，并在国内 *H. pylori* 学组组织的"荆花胃康联合 PPI 三联根除治疗 *H. pylori* 全国多中心研究项目"中，对 *H. pylori* 根除失败的胃黏膜样本进行了初步检测，60 例治疗失败患者的胃黏膜 *H. pylori* 菌株对克拉霉素和阿莫西林的耐药基因检出率分别为 60.0%（36/60）和 18.3%（11/60）[2]。Xuan 等[21]建立了一种基于酶比色法的 DNA 芯片来检测 *H. pylori* 菌株和胃活检中的克拉霉素耐药性。比色 DNA 芯片检测结果与 DNA 测序结果符合率为 96.83%，而且检测灵敏度高，重现性好，不需要昂贵的仪器，使其在技术上适用于临床应用[22]。目前，尽管 DNA 芯片的发展已经取得了长足的进步，但仍有一些挑战需要克服，如检测速度、标准化、成本和污染风险等。二代测序已成为 DNA 测序的主要方法，可检测整个 *H. pylori* 的基因组，由于成本高，检测周期长，在临床上普及比较困难，目前主要用于疑难病例和科研，常用于发现新的耐药位点，研究菌种进化及与疾病的进展关系。二代测序技术（NGS）系统如 SOLiD™ 系统可成功地用于检测 23S rRNA 中克拉霉素抗性的突变[23]。应用此技术，Saranathan 等[24]确定了 R16H 突变可用于预测甲硝唑耐药性，Nezami 等[25]发现了治疗失败率与突变基因数量相关。然而，基因芯片和新一代测序在 H. pylori 耐药检测中的临床应用尚有待时日。因克拉霉素、喹诺酮酮类和四环素等相关耐药基因片段小，耐药机制与位点明确，且基因型和表型一致性高，PCR 法可能是目前这三个药物耐药检测最合适的技术。

四、展望

H. pylori 根除治疗成败主要受宿主和细菌两个因素影响，目前 H. pylori 根除治疗时采用 PPI 和铋剂联合两种抗生素的四联疗法，部分抗生素基因突变所致的低度耐药未必会造成临床上的耐药。因此，单纯凭借药敏试验确定耐药突菌株是否临床耐药，必然导致基因型预测结果与临床根除效果的高度不一致性。尽管我们对 H. pylori 耐药性的认识取得了重要进展，但仍有许多挑战有待解决。在病原菌耐药性方面，目前除 23s rRNA 和 GyrA 基因突变检测外，rdxA 预测甲硝唑耐药性和 PBPs 预测阿莫西林耐药性的实验研究仍存在一定困难，开发更有效的基因检测方法将有助于解决这一问题。至于其他抗生素，如呋喃唑酮、四环素等，虽然细菌耐药率仍然很低，但开发有效的基因检测方法在未来监测耐药水平可能很重要。今后的研究应进一步探索 *H. pylori* 耐药分子机制，建立一套完整的分子检测方法，并利用所确定的分子靶点建立精确的治疗模型。

（邰恒骏）

参 考 文 献

[1] KATELARIS P, HUNT R, BAZZOLI F, et al. Helicobacter pylori World Gastroenterology Organization Global Guideline [J]. J Clin Gastroenterol, 2023, 57 （2）: 111-126.

[2] GRAHAM DY, DORE MP. Helicobacter pylori therapy: a paradigm shift [J]. Expert Rev Anti Infect Ther, 2016, 14（6）: 577-585.

[3] ZHONG Z, ZHANG Z, WANG J, et al. A retrospective study of the antibiotic-resistant phenotypes and genotypes of Helicobacter pylori strains in China [J]. Am J Cancer Res, 2021, 11（10）: 5027-5037.

[4] KIM JM, KIM JS, KIM N, et al. Gene mutations of 23S rRNA associated with clarithromycin resistance in Helicobacter pylori strains isolated from Korean patients [J]. J Microbiol Biotechnol, 2008, 18（9）: 1584-1589.

[5] BINH TT, SHIOTA S, SUZUKI R, et al. Discovery of novel mutations for clarithromycin resistance in Helicobacter pylori by using next generation sequencing [J]. J Antimicrob Chemother, 2014, 69（7）: 1796-

1803.

[6] MIFTAHUSSURUR M, SHRESTHA PK, SUBSOMWONG P, et al. Emerging Helicobacter pylori levofloxacin resistance and novel genetic mutation in Nepal [J]. BMC Microbiol, 2016, 16 (1): 256.

[7] LÓPEZ - GASCA M, PEÑA J, GARCÍA - AMADO M A, et al. Point mutations at gyrA and gyrB genes of levofloxacin - resistant Helicobacter pylori isolates in the esophageal mucosa from a Venezuelan population [J]. Am J Trop Med Hyg, 2018, 98 (4): 1051-1055.

[8] CHANG WL, KAO CY, WU CT, et al. Gemifloxacin can partially overcome quinolone resistance of H. pylori with gyrA mutation in Taiwan [J]. Helicobacter, 2012, 17 (3): 210-215.

[9] MIRZAEI N, POURSINA F, MOGHIM S, et al. The mutation of the rdxA gene in metronidazole-resistant Helicobacter pylori clinical isolates [J]. Adv Biomed Res, 2014, 3: 90.

[10] QURESHI NN, GALLAHER B, SCHILLER NL. Evolution of amoxicillin resistance of Helicobacter pylori in vitro: characterization of resistance mechanisms[J]. Microb Drug Resist, 2014, 20 (6): 509-516.

[11] QURESHI NN, MORIKIS D, SCHILLER NL. Contribution of specific amino acid changes in penicillin binding protein 1 to amoxicillin resistance in clinical Helicobacter pylori isolates [J]. Antimicrob Agents Chemother, 2011, 55 (1): 101-109.

[12] GERRITS MM, BERNING M, VAN VLIET AH, et al. Effects of 16S rRNA gene mutations on tetracycline resistance in Helicobacter pylori [J]. Antimicrob Agents Chemother, 2003, 47（9）: 2984-2986.

[13] TOLEDO H, LOPEZ-SOLIS R. Tetracycline resistance in Chilean clinical isolates of Helicobacter pylori [J]. J Antimicrob Chemother, 2010, 65（3）: 470-473.

[14] SU Z, XU H, ZHANG C, et al. Mutations in Helicobacter pylori porD and oorD genes may contribute to furazolidone resistance [J]. Croat Med J, 2006, 47（3）: 410-415.

[15] LIOU J M, CHANG C Y, SHENG W H, et al. Genotypic resistance in Helicobacter pylori strains correlates with susceptibility test and treatment outcomes after levofloxacin-and clarithromycin-based therapies [J]. Antimicrob Agents Chemother, 2011, 55（3）: 1123-1129.

[16] LIOU J M, CHEN C C, CHANG C Y, et al. Efficacy of genotypic resistance-guided sequential therapy in the third-line treatment of refractory Helicobacter pylori infection: a multicentre clinical trial [J]. J Antimicrob Chemother, 2013, 68（2）: 450-456.

[17] LOK C H, ZHU D, WANG J, et al. Phenotype and molecular detection of clarithromycin and levofloxacin resistance in Helicobacter pylori clinical isolates in Beijing [J]. Infect Drug Resist, 2020, 13: 2145-2153.

［18］CHEN D，CUNNINGHAM S A，COLE N C，et al. Phenotypic and molecular antimicrobial susceptibility of Helicobacter pylori ［J］. Antimicrob Agents Chemother，2017，61（4）：e02530-16.

［19］HAMZA D，ELHELW R，ELHARIRI M，et al. Genotyping and antimicrobial resistance patterns of Helicobacter pylori in human and dogs associated with A2142G and A2143G point mutations in clarithromycin resistance ［J］. Microb Pathog，2018，123：330-338.

［20］方静，柴海娜，徐磊，等. 幽门螺杆菌耐药相关基因突变检测芯片的建立［J］. 胃肠病学，2011，9：539-543.

［21］XUAN S H，WU L P，ZHOU Y G，et al. Detection of clarithromycin-resistant Helicobacter pylori in clinical specimens by molecular methods：a review ［J］. J Glob Antimicrob Resist，2016，4：35-41.

［22］XUAN S H，ZHOU Y G，SHAO B，et al. Enzymic colorimetry-based DNA chip：a rapid and accurate assay for detecting mutations for clarithromycin resistance in the 23S rRNA gene of Helicobacter pylori ［J］. J Med Microbiol，2009，58（Pt 11）：1443-1448.

［23］BINH TT，SHIOTA S，SUZUKI R，et al. Discovery of novel mutations for clarithromycin resistance in Helicobacter pylori by using next-generation sequencing ［J］. J Antimicrob Chemother，2014，69

（7）：1796-1803.

[24] SARANATHAN R, LEVI MH, WATTAM AR, et al. Helicobacter pylori infections in the Bronx, New York: surveying antibiotic susceptibility and strain lineage by whole - genome sequencing [J]. J Clin Microbiol, 2020, 58（3）: e01591-e01619.

[25] NEZAMI BG, JANI M, ALOUANI D, et al. Helicobacter pylori mutations detected by next - generation sequencing in formalin - fixed, paraffin - embedded gastric biopsy specimens are associated with treatment failure[J]. J Clin Microbiol, 2019, 57（7）: e01834-e01918.

第六节　幽门螺杆菌个性化诊疗分子检测临床策略

一、幽门螺杆菌个性化诊疗重要性

H. pylori 自 1982 年被 Barry Marshall 和 Robin Warren 发现后，从根本上完善了慢性活动性胃炎、消化性溃疡的发病机制和治疗策略，由此获得 2005 年诺贝尔生理学或医学奖。全球近一半人口感染了 *H. pylori*[1]，包括胃癌、胃黏膜相关组织（MALT）淋巴瘤、特发性血小板减少性紫癜在内的越来越多消化道和胃肠外疾病被证实与 *H. pylori* 相关，同时，*H. pylori* 胃炎被定义为一种感染性疾病[2]，且具有传染性，国际癌症

研究机构（IARC）认定为Ⅰ类致癌因子，在肠型胃癌的发病过程中起始动作用，早期根除 *H. pylori* 可显著降低胃癌风险[3, 4]，故 *H. pylori* 备受各界重视，成为近40年最著名的微生物。

国内外共识都强调要根除 *H. pylori*，近年来 *H. pylori* 呈现"三高一低"的现状，即高感染率、高致病力、高耐药率和低根除率。大规模且基层医院不恰当根除治疗现象仍存在，导致 *H. pylori* 耐药（耐药基因突变）日益严重。同时由于 *H. pylori* 球形变、宿主 *CYP2C19* 基因多态性等因素的影响，导致 *H. pylori* 根除率不断下降（从近90%降至70%左右）[5]。

"耐药"是当前处理 *H. pylori* 感染的最大难题，反复根除治疗失败造成医疗资源的极大浪费，也必将进一步加重抗生素耐药，而抗菌药物的发现、研发速度远赶不上耐药速度。从长远看，如果现在不采取行动，高度重视首诊成功根除 *H. pylori* 的重要性，将来可能面临无有效抗生素治疗 *H. pylori* 感染的局面。对患者而言，三联或四联根除治疗的药物不良反应（胃肠道反应、肝损伤、菌群失调等）不容忽视，反复治疗失败无疑将对患者及其家属身心造成伤害。临床工作中也常遇到 *H. pylori* 感染患者因"恐惧胃癌"心理四处寻医诊治，反复根除失败，由于药物不良反应和精神高度紧张，而无法正常生活和工作。可见不论从长远还是当下，要打破 *H. pylori* 抗生素耐药日益严重和根除率逐年下降的困局，提高首诊根除率成功率意义重大，应该高度重视首诊成功根除 *H. pylori* 的重要性。而要实现 *H. pylori* 首诊根除，则个性化精准诊疗势在必行[6, 7]。

二、幽门螺杆菌个性化诊疗中的检测内容与方法

（一）*H. pylori* 耐药检测

H. pylori 对抗生素耐药是导致根除治疗失败的首要原因。因此，在 *H. pylori* 个性化诊疗中，首先是要检测患者所感染的 *H. pylori* 菌株对抗生素是否耐药。

目前检测 *H. pylori* 耐药的方法主要有传统体外药敏试验和分子检测方法。传统体外药敏试验需要首先从胃黏膜活检样本中分离 *H. pylori*，在微需氧条件下培养，待细菌培养成功后方可进行药敏试验。传统药敏试验的方法主要有琼脂稀释法、E-test 法和纸片扩散法。琼脂稀释法是美国临床和实验室标准协会（CLSI）推荐使用的方法，但此方法需要制备大量不同抗生素浓度梯度的琼脂平板，操作烦琐费力，难以应用于临床检测。E-test 法可在一块平板上完成最小抑菌浓度（MIC）值的测定，但该方法所用的 E-test 试纸成本高，难以广泛应用于日常检测。纸片扩散法相对经济、简便，将特定抗生素浓度的纸片贴于培养有 *H. pylori* 的平板上，根据抑菌圈直径判读 *H. pylori* 对抗生素的敏感性。但该方法尚缺少统一的操作标准和抑菌圈直径的判读标准，不同

实验室做出的结果间差异较大。以上三种传统药敏方法还共同存在一些缺点：①有创：需要通过胃镜活检获取样本；②培养成功率低：菌株需要微需氧环境培养，加上活性受到取材、保存、运输、接种等各环节影响，使得成功率低（仅50%~60%）；③耗时长：实验室收到样本到出具药敏报告大约需要 2 周时间，无法及时指导临床治疗。

H. pylori 耐药分子检测主要通过检测耐药基因的碱基突变或氨基酸突变位点。相对于传统药敏试验，分子检测手段具有相当的优势。分子检测无须培养出活菌，具有快速（1~3 天即可出具报告）、通量高等优势。分子耐药检测的样本来源既可以是活检的新鲜样本，也可以是石蜡样本，未来有望在粪便、唾液等无创样本上实现耐药检测。

目前 *H. pylori* 耐药分子检测主要用于克拉霉素和左氧氟沙星的耐药检测。*H. pylori* 对克拉霉素耐药主要由于 *H. pylori* 23S rRNA 第 2 142、2 143、2 144 位碱基发生突变，导致克拉霉素与其药物标靶 23S rRNA V 功能区转肽酶结合亲和力下降。*H. pylori* 对左氧氟沙星耐药则主要由于 DNA 拓扑酶 GyrA 喹诺酮耐药决定区（QRDR）第 87 和 91 位氨基酸突变所致[8, 9]。*H. pylori* 对这两种抗生素的耐药位点较为明确，通过检测上述突变位点，可较好地判断 *H. pylori* 是否对该药耐药。

目前所采用的检测方法主要有实时荧光定量PCR（RT-PCR）、聚合酶链式反应 - 限制性片段长度多态性（RFLP）、PCR 线性探针分析（PCR-LiPA）、DNA 测序及荧光原位杂交（FISH）等[10]。国外已经有商品化的针对克拉霉素和左氧氟沙星的 PCR 诊断试剂盒，如 HelicoDR 等。在我国，已开发出中国首个针对克拉霉素耐药的 23S rRNA 检测试剂盒，已在国内上市。该试剂盒的诞生将加速推进 *H. pylori* 个性化诊疗的推广，提高我国 *H. pylori* 诊治水平。

（二）宿主 *CYP2C19* 基因多态性

质子泵抑制剂（PPI）通过抑制胃酸分泌、提高胃内 pH 值，来增强抗生素的作用，在根除 *H. pylori* 各种治疗方案中起重要作用。研究表明，第一代 PPI（奥美拉唑、兰索拉唑、泮托拉唑）的代谢受 *CYP2C19* 基因多态性影响，药时曲线下面积（AUC）在基因快代谢型（EM）和慢代谢型（PM）患者间存在显著差异[11]。而据调查，中国汉族 *CYP2C19* 快代谢型人群占比超过 40%[12]，若患者为快代谢型而使用了第一代 PPI，药物不能达到强效抑酸效果，则可能使抗生素效力减弱，导致根除治疗失败。因此，在给患者选择治疗方案中的 PPI 时，应充分考虑 *CYP2C19* 基因多态性因素，选择适合患者的 PPI，以达到更高的疗效。

（三）*H. pylori* 球形变

H. pylori 球形变是指 *H. pylori* 在受到外界不

利环境，如营养缺乏、有氧胁迫、亚致死量抗生素、pH等作用下自我保护，形态从杆状形态变为球形[13, 14]。研究表明，H. pylori 在发生球形变时对几乎所有常用抗生素耐药，是导致 H. pylori 根除治疗失败的原因之一。发生球形变的 H. pylori 虽然难以在体外培养成功，但随着环境不利因素的去除，细菌仍可再次生长，导致根除治疗的失败。因此，在对 H. pylori 感染病例进行个性化诊疗评估中，尤其是难治性 H. pylori 感染病例，应充分评估 H. pylori 是否发生球形变。若 H. pylori 发生球形变，建议停止抗 H. pylori 治疗3~6个月，待其恢复活性再行根除[15]。

H. pylori 球形变诊断可采用免疫组织化学方法对胃黏膜石蜡切片中的 H. pylori 进行特异性染色，观察 H. pylori 菌体形态，根据发生球形变菌体数量和总菌体数量计算球形变百分比。观察中应注意鉴别杆状菌体横切面与球形菌体的比例。但目前球形变诊断尚无明确的标准，球形变比例与临床治疗结局的关系尚缺乏研究。

三、幽门螺杆菌个性化诊疗分子检测的处理流程[6]

要实现 H. pylori 个性化诊疗，则需要将个体化与标准化诊疗深度融合，贯穿于 H. pylori 诊疗的前中后阶段。

诊疗前对策：医生需根据共识中标准化的诊疗流程，规范选择合适的检查方法、明确

H. pylori 感染诊断、严格把握 *H. pylori* 根除指征。同时在予根除处方前须了解患者的抗生素使用背景和当地抗生素耐药信息（目前国内很多地区尚缺乏可靠数据），尽量避免使用可能耐药的抗生素。由于耐药菌株可在家庭成员中传播导致根除失败，故除了解患者个人既往用药史外，还应包括主要家庭成员如父母的 *H. pylori* 治疗史以及 *CYP2C19* 基因多态性[16]。

提高首诊根除率不仅需要标准化的诊疗路径，更需要根据 *H. pylori* 耐药情况、患者个体状况、病史、生活环境、家族史、宿主 *CYP2C19* 基因多态性等综合制定个体化治疗方案。治疗前所需的抗生素耐药信息包括耐药表型和基因型（在无法开展培养药敏检测或培养阴性的情况下，分子生物学检测耐药基因突变是很好的替代方法），基于耐药结果进行个体化用药，能够取得更好的根除效果[17-21]，促进抗生素合理使用。国际、多国共识，包括我国第六次共识，均认可抗生素敏感试验指导的个体化诊疗的重要性，对于耐药较严重的国家，更将此列为一线治疗前的推荐。我国是抗生素使用大国，不规范用药不仅存在于医院，水产畜牧等行业的抗生素滥用更是屡见不鲜，由此导致的细菌耐药后果不言而喻。第六次共识提出"分子生物学方法主要用于 *H. pylori* 耐药基因型的检测，克拉霉素、左氧氟沙星耐药基因型检测对 *H. pylori* 根除治疗有重要的指导价值[22]。同时，根据患者 *CYP2C19* 基因代谢型选择适合患者的 PPI 可进一步提高根除率[23]。

迫于细菌耐药的加重,我们亟须良好的抗生素管理方案,即在必要的治疗和预防感染中选择最佳的抗生素种类、剂量和用药时间,达到疗效的同时副作用最小、后续产生耐药的可能性也最小。根据抗生素敏感结果或区域耐药情况来指导用药是抗生素管理措施中至关重要的一环,共识中也提到"与经验治疗四联方案相比,基于药敏试验的三联方案应用药物数量少,不良反应可能会降低"[24]。因此,需要积极开展我国 H. pylori 流行病学、耐药及分子流行病学等多中心基础与临床研究,遵照共识标准化治疗方案的同时,切实满足临床个体化精准诊疗需求。中国 H. pylori 分子医学中心(由已故胃肠病学家箫树东教授倡导成立)及其全国分中心开展了 H. pylori 培养与药物敏感试验、耐药基因突变检测、免疫组化检查球形变(根除失败者)、H. pylori 全基因组测序和宿主 CYP2C19 基因多态性等一系列 H. pylori 根除治疗相关检测,为我国 H. pylori 基础、临床研究与应用提供了坚实基础。该中心及其分中心正致力于打造我国 H. pylori 流行病学地图、耐药地图、耐药基因分子流行病学地图,这将为各地 H. pylori 根除治疗方案的合理选择提供重要的参考。同时,该中心已提出了 H. pylori 个体化精准诊疗研究与应用流程(图 6-13,图 6-14)[7]。

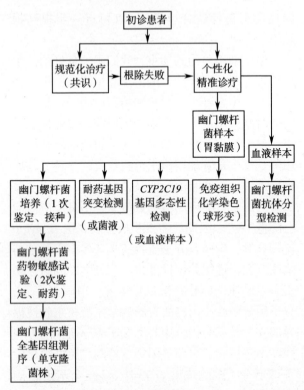

图 6-13　*H. pylori* 个体化精准诊疗研究与应用流程

诊疗中对策：在遵照共识推荐的标准化方案（PPI+ 铋剂 +2 种抗生素）基础上，结合个体化用药检测结果和临床病史综合分析判断，方能制定出根除 *H. pylori* 的理想方案。最佳方案需要良好的患者依从性来配合，诊疗中与患者充分良好的沟通可以提高依从性。首先要让患者对 *H. pylori* 和消化道疾病相关性有一个充分、客观的

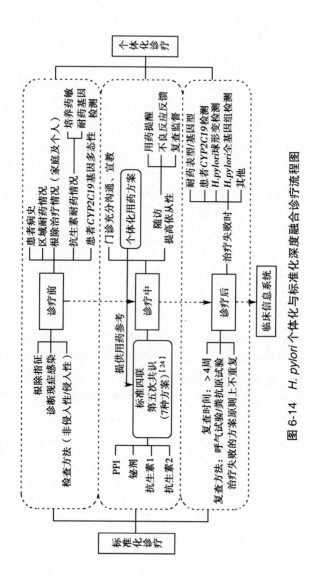

图 6-14 *H. pylori* 个体化与标准化深度融合诊疗流程图

了解与正确的认识，提高公众预防胃癌的知晓度，同时避免过度恐慌而造成其心理负担，并告知首次根除成功的重要性及影响根除率的复杂性；其次，需要让患者明确根除方案，包括疗程、每种药物的剂量和用药时间以及治疗过程中可能产生的不良反应，以减少用药期间由于药物副作用和不确定因素导致服药中断；最后务必告知患者复查的重要性、复查时间和检查方式，因为有不少患者会将消化道症状缓解作为根除成功的自我判断标准。如果条件允许，通过互联网平台建立"患者随访体系"是一个有效的患者管理办法，中国 *H. pylori* 分子医学中心及分中心已建立该随访体系，实现了整个治疗周期的科普宣教、用药提醒、不良反应反馈咨询和复查监督等工作，对提高根除率起到了良好的促进作用。

诊疗后对策：共识明确指出根除治疗结束后停药 4 周应进行复查，并推荐非侵入性检查方法—碳呼气试验或粪抗原试验[24]。如果根除失败，原因分析和补救措施很关键。影响 *H. pylori* 根除率的因素除了细菌抗生素耐药的影响，还与宿主 *CYP2C19* 基因多态性类型、*H. pylori* 球形变（治疗失败 ≥ 1 次）、菌株毒力和数量、患者依从性、生活习惯、口腔和居住环境及药品质量参差不齐等因素相关。分析了根除失败可能的原因才能确定下一次根除方案和治疗时间，如果首次未进行个体化用药，强烈建议其进入个体化精准诊疗流程，根据抗生素敏感性、是否产生球形变、

宿主 *CYP2C19* 基因多态性等来综合评估制定个体化治疗方案，如果产生球形变建议停药 3~6 个月后再进行下一次治疗，后续治疗原则上应避免失败方案中所包含的抗生素。若在药物敏感结果指导的个体化治疗下仍失败，需考虑耐药表型与基因型是否符合，因为耐药基因突变往往早于表型耐药的产生，此时如果仅根据表型来选择药物可能会影响根除率。针对反复治疗失败的患者，可行 *H. pylori* 全基因组测序，该检测对 *H. pylori* 重要致病基因进行分型分析和功能解读，可为临床个体化诊疗研究方案提供参考。

（郜恒骏　钟子劭）

参 考 文 献

[1] HOOI JKY, LAI WY, NG WK, et al. Global prevalence of Helicobacter pylori infection: systematic review and meta-analysis [J]. Gastroenterology, 2017, 153（2）: 420-429.

[2] SUGANO K, TACK J, KUIPERS EJ, et al. Kyoto global consensus report on Helicobacter pylori gastritis [J]. Gut, 2015, 64（9）: 1353-1367.

[3] FORD AC, FORMAN D, HUNT RH, et al. Helicobacter pylori eradication therapy to prevent gastric cancer in healthy asymptomatic infected individuals: systematic review and meta-analysis of randomized controlled trials [J].BMJ, 2014, 348: g3174.

［4］LEE YC，CHIANG TH，CHOU CK，et al. Association between Helicobacter pylori eradication and gastric cancer incidence：a systematic review and meta-analysis ［J］. Gastroenterology，2016，150（5）：1113-1124.

［5］TACCONELLI E，CARRARA E，SAVOLDI A，et al. Discovery，research，and development of new antibiotics：the WHO priority list of antibiotic-resistant bacteria and tuberculosis［J］. Lancet Infect Dis，2018，18（3）：318-327.

［6］鄇恒骏，詹冰洁. 幽门螺杆菌首诊成功根除：个体化与标准化治疗深度融合［J］. 中华医学杂志，2020，100（30）：2336-2339.

［7］詹冰洁，沈维祥，鄇恒骏. 重视首诊成功根除幽门螺杆菌的重要性［J］. 中华消化杂志，2019，（9）：638-640.

［8］LIOU J M，CHEN P Y，LUO J C，et al. Efficacies of genotypic resistance-guided vs empirical therapy for refractory Helicobacter pylori infection［J］. Gastroenterology，2018，155（4）：1109-1119.

［9］WANG Y H，LI Z，WANG L，et al. A systematic review and meta-analysis of genotypic methods for detecting antibiotic resistance in Helicobacter pylori［J］. Helicobacter，2018，23（2）：e12467.

［10］张薇，吴李培，宣世海. 幽门螺杆菌克拉霉素耐药的分子生物学检测研究进展［J］. 中华医院感染学杂志，2017，27（5）：1197-1200.

［11］SAHARA S，SUGIMOTO M，UOTANI T，et al.

Twice-daily dosing of esomeprazole effectively inhibits acid secretion in CYP2C19 rapid metabolizers compared with twice-daily omeprazole, rabeprazole or lansoprazole [J]. Aliment Pharmacol Ther, 2013, 38 (9): 1129-1137.

[12] 周健, 吕虹, 康熙雄. 中国汉族人群不同性别、年龄、体重指数之间细胞色素氧化酶 CYP2C19 基因多态性的检测 [J]. 中国临床药理学与治疗学, 2007, (2): 208-213.

[13] SAREM M, CORTI R. Role of Helicobacter pylori coccoid forms in infection and recrudescence [J]. Gastroenterol Hepatol, 2016, 39 (1): 28-35.

[14] 叶兵, 王钧. 球形幽门螺杆菌的研究进展 [J]. 医学动物防制, 2007, (5): 398-400.

[15] 胡伏莲, 张声生. 全国中西医整合治疗幽门螺杆菌相关"病-证"共识 [J]. 中国中西医结合消化杂志, 2018, 26 (9): 715-723.

[16] DEGUCHI H, YAMAZAKI H, YAMAMOTO Y, et al. Association between parental history of Helicobacter pylori treatment failure and treatment failure in the offspring [J]. J Gastroenterol Hepatol, 2019, 34 (12): 2112-2117.

[17] LÓPEZ-GÓNGORA S, PUIG I, CALVET X, et al. Systematic review and meta-analysis: susceptibility-guided versus empirical antibiotic treatment for Helicobacter pylori infection [J]. J Antimicrob Chemother, 2015, 70 (9): 2447-2455.

［18］ZHOU L, ZHANG J, SONG Z, et al. Tailored versus triple plus bismuth or concomitant therapy as initial Helicobacter pylori treatment: a randomized trial ［J］. Helicobacter, 2016, 21（2）: 91-99.

［19］LEE J W, KIM N, NAM R H, et al. Favorable outcomes of culture-based Helicobacter pylori eradication therapy in a region with high antimicrobial resistance ［J］. Helicobacter, 2019, 24（2）: e12561.

［20］OGATA SK, GALES AC, KAWAKAMI E. Antimicrobial susceptibility testing for Helicobacter pylori isolates from Brazilian children and adolescents: comparing agar dilution, E-test, and disk diffusion ［J］. Braz J Microbiol, 2014, 45（4）: 1439-1448.

［21］COSME A, LIZASOAN J, MONETS M, et al. Antimicrobial susceptibility-guided therapy versus empirical concomitant therapy for eradication of Helicobacter pylori in a region with high rate of clarithromycin resistance ［J］. Helicobacter, 2016, 21（1）: 29-34.

［22］中华医学会消化病学分会幽门螺杆菌学组. 第六次全国幽门螺杆菌感染处理共识报告（非根除治疗部分）[J]. 中华消化杂志, 2022, 42（5）: 289-303.

［23］HONG J, SHU X, LIU D, et al. Antibiotic resistance and CYP2C19 polymorphisms affect the efficacy of concomitant therapies for Helicobacter pylori infection: an open-label, randomized, single-center clinical trial

［J］. J Antimicrob Chemother，2016，71（8）：2280-2285.

［24］刘文忠，谢勇，陆红，等. 第五次全国幽门螺杆菌感染处理共识报告［J］. 胃肠病学，2017，22（6）：346-360.

第七节　幽门螺杆菌诊断方法的展望

一、对幽门螺杆菌诊断方法的需求改变

（一）感染 *H. pylori* 个体化治疗关联检测需求发生明显变化

H. pylori 感染个体化根除方案制订中[1, 2]，会关注质子泵抑制剂（PPI）的选择和抗生素的选择，但随着 P450 酶代谢非依赖的 PPI 价位的显著下降，对宿主 CYP2C19 酶多态性的检测需求明显降低；由于对甲硝唑、左氧氟沙星和克拉霉素等抗生素的耐药率较高，为有效支撑个体化治疗方案，对根除治疗相关的多种抗生素敏感性信息的需求明显增加，特别是对复治和难治性 *H. pylori* 感染病例更是如此[3]。

（二）对免培养的 *H. pylori* 表型分析的需求增加

H. pylori 耐药性分析主要包括传统耐药表型分析和耐药基因检测两个方面，传统耐药表型分析需通过细菌分离培养和后续药敏分析，对多种药物的敏感性均可检测，但用时长且受细菌分离

培养条件等限制。耐药基因检测在大环内酯类抗生素（如克拉霉素等）和喹诺酮类抗菌药物（如左氧氟沙星等）等数种抗菌药物药敏分析中已成功应用，虽然免除了细菌培养并能够比较快捷地得出报告，但仍无法有效应用于甲硝唑、阿莫西林等其他抗生素的敏感性检查。近年来，随着拉曼光谱技术和单细胞识别技术等多种技术的快速发展，正在为解决免培养多种抗生素表型检测提供解决方案[4, 5]。在未来几年里，将产生直接针对胃黏膜标本中 H. pylori 直接药敏表型分析方法，整个实验有望在数小时内完成，并能够针对各类需检测的抗生素类型。

（三）H. pylori 感染诊断的卫生经济学评价将受到重视

在 H. pylori 诊断中，在关注诊断方法的特异性和敏感性、所需标本种类（如对胃镜检查的依赖性等）和诊断所需时间长短的同时，对各地检测价格、人员和实验条件差异所关联的卫生经济学问题也越来越关注。在进行卫生经济学评价时，会更注重目标导向：如为支撑 H. pylori 的个体化治疗所进行的基于培养和体外药敏试验的检测技术，只有培养成功的病例，才能完成相关检测，而在胃镜检查前是否完成尿素呼气试验的初筛，是一个典型的卫生经济学问题。需要结合当地 H. pylori 感染率、呼气试验和 H. pylori 培养价格，以及分离培养成功率等关键因素综合测算。依据相应的卫生经济学评价结构，将不再用一刀

切的方法推荐 *H. pylori* 诊断方法，而是根据当地经济发展水平和医疗卫生资源情况进行综合考虑，这将成为科学指导我国各地、各类人群进行 *H. pylori* 感染诊断的重要原则。

（四）*H. pylori* 诊断方面选择中的医学伦理学问题更加受到重视

在 *H. pylori* 检测中，以人为本的概念更加受到强化，各单位和不同项目启用一项新的 *H. pylori* 诊断方法时，已普遍要求进行医学伦理学评价，从而保证了 *H. pylori* 检测工作的规范性。

二、相关技术的发展及诊断方法展望

（一）诊断试剂的国产化进程将加速

由于试剂的价格偏高，在很大程度上限制了许多 *H. pylori* 诊断方法的推广应用，而这些价格偏高的产品又往往是进口产品、受国外专利保护的技术相关产品，或在国内组装但需要依赖进口关键原材料（如在国内生产 ^{13}C-UBT 试剂盒时依赖进口 ^{13}C 标记尿素等）的产品等。由于中国存在巨大市场，*H. pylori* 诊断产品的国产化进程正在加速，包括诊断关键技术的突破和关键原材料使用策略的科学调整，这将有望从根本上解决我国 *H. pylori* 诊断中的供需关系，推动我国 *H. pylori* 诊断技术的普及。

（二）基于互联网和面向家庭应用的诊断方法将更普遍

基于快速发展的互联网技术和物流系统的

有力支持，以 UBT、*H. pylori* 粪抗原或粪便中的耐药基因检测为代表的诊断，将以更便捷的方式集中到第三方检测平台进行检测[6-8]。甚至 *H. pylori* 粪抗原检测试剂会成为可直接在家庭中使用的便携装置，从而极大地拓展了 *H. pylori* 的人群感染诊断。

（三）*H. pylori* 耐药性的人群监测势在必行

随着抗生素的广泛应用，耐药将成为影响 *H. pylori* 根除率的主要因素之一，人们期望通过分离 *H. pylori* 菌株并进行药物敏感性检测，从而指导临床用药的想法已久，但一直很难实现。究其原因，主要是存在着 *H. pylori* 分离和药敏试验要求条件高以及周期长等问题。进行 *H. pylori* 人群水平的耐药性检测，通过定期在某人群进行一定量的 *H. pylori* 菌株分离和耐药性测定，发现普遍敏感的抗生素和耐药率过高的抗生素种类，用于指导临床用药，将在很大程度上解决以上难题。由于这类检测不需要在各地建立方法（可集中进行分离和耐药性测定），各地只需采集样品即可，有充分的可行性，也非常符合我国国情。*H. pylori* 耐药性的人群监测数据在指导胃癌高发区人群中的 *H. pylori* 感染干预策略制定中也将发挥重要作用。

（四）问题导向的高通量技术的组合应用将受到重视

以宏基因组测序技术、质谱技术、拉曼光谱技术、微流体技术、单细胞分离技术和培养组技术为代表的高通量技术在诊断中将获得广泛应用。在未来的若干年内，这类技术将使我们能够在 *H. pylori* 感染及其相关诊断中，仅需要采集（使用）少量样本，即可对感染菌株、耐药表型及其相关基因进行全方位测定，并借助定量化分析技术，实现对感染状态（包括混合感染和异质性耐药）的快速、准确识别，指导临床用药。相关技术的整合应用，特别是与 AI 技术的整合，也将在未来数年里实现对原始样本中的 *H. pylori* 检测工作。

（张建中）

参 考 文 献

［1］MALFERTEINER P，MEGRAUD F，O'MORAIN C A，et al. Management of Helicobacter pylori infection-the Maastricht V/Florence consensus report［J］. Gut，2017，66（1）：6-30.

［2］中华医学会消化病学分会幽门螺杆菌和消化性溃疡学组，全国幽门螺杆菌研究协作组 . 第五次全国幽门螺杆菌感染处理共识报告［J］. 中华消化杂志，2017，37（6）：364-378.

［3］MASCELLINO MT，POROWSKA B，DE ANGELIS M，et al. Antibiotic susceptibility，heteroresistance，and updated treatment strategies in Helicobacter pylori infection［J］. Drug Des Devel Ther，2017，11：2209-2220.

[4] KAPROU G D, BERGŠPICA I, ALEXA E A, et al. Rapid methods for antimicrobial resistance diagnostics [J]. Antibiotics（Basel）, 2021, 10（2）: 209.

[5] RZHEVSKII A. The recent advances in Raman microscopy and imaging techniques for biosensors [J]. Biosensors（Basel）, 2019, 9（1）: 25.

[6] GIORGIO F, IERARDI E, SORRENTINO C, et al. Helicobacter pylori DNA isolation in the stool: an essential pre-requisite for bacterial non-invasive molecular analysis [J]. Scand J Gastroenterol, 2016, 51（12）: 1429-1432.

[7] IANNONE A, GIORGIO F, RUSSO F, et al. New fecal test for non-invasive Helicobacter pylori detection: a diagnostic accuracy study [J]. World J Gastroenterol, 2018, 24（27）: 3021-3029.

[8] PENG X, SONG Z, HE L, et al. Gastric juice-based real-time PCR for tailored Helicobacter pylori treatment: a practical approach[J]. Int J Med Sci, 2017, 14（6）: 595-601.

第七章

幽门螺杆菌感染治疗及其耐药研究

第一节 幽门螺杆菌感染治疗常用药物及其临床应用

临床常用根除幽门螺杆菌的治疗方案主要包括：①三联疗法，质子泵抑制剂（PPI）联合两种抗生素；②含铋四联疗法，PPI 加铋剂，联合两种抗生素；③序贯疗法，标准序贯疗法是指先予 PPI 加阿莫西林 5 天，然后再予 PPI 加克拉霉素和甲硝唑 5 天，临床上在标准序贯疗法基础上还演化出一些复杂序贯疗法；④伴同疗法（不含铋剂的四联疗法），PPI 联合三种抗生素。由于序贯疗法和伴同疗法主要适用于没有铋剂的国家和地区，而中国地区可以应用铋剂，因此这两种方案通常不适合在国内应用，国内的相关诊疗共识和指南也未推荐该方案用于中国人群 *H. pylori* 的治疗[1, 2]。由于序贯疗法疗效降低，近年国际指南也未再推荐该方案用于 *H. pylori* 的治疗[3]。

二联疗法：大剂量质子泵抑制剂联合阿莫西林的疗法，近年研究显示，该疗法在亚洲人群中可以获得较好的疗效，美国 2017 年颁布的相关临床指南将该疗法列入了治疗方案中[4]，2022 年 Maastricht Ⅵ 共识和中国第六次 *H. pylori* 感染治疗指南也相继推荐了二联方案[2, 3]。

用于 *H. pylori* 根除治疗的常用抗生素包括：阿莫西林、克拉霉素、硝基咪唑类（如甲硝唑、替硝唑）、氟喹诺酮类（如左氧氟沙星、莫西沙星）、呋喃唑酮、四环素等；国际指南推荐的利福布汀[3, 5]，考虑到中国结核病的发病及结核菌耐药问题，中国共识没有将利福布汀推荐用于 *H. pylori* 的根除治疗[1, 2]。

细菌对抗生素耐药是导致 *H. pylori* 根除治疗失败的主要原因，而医生对患者治疗方案选择的不合理也是导致患者治疗失败的重要原因，了解药物特性，合理而个体化地选择治疗方案，是患者根除治疗成功的关键。本节内容将从不同方面阐明，在不同情况下，如何选择不同的抗生素组合，以及如何合理应用抑酸剂和铋剂。

一、了解抗生素的特点有利于合理制订治疗方案

（一）阿莫西林

1. 阿莫西林在 *H. pylori* 感染治疗中的应用阿莫西林是一种半合成广谱青霉素，属于氨基青霉素类。在 *H. pylori* 感染的治疗中，是最常应用的抗生素，其可与多种不同的抗生素联合应用，组成三联或四联疗法及优化二联疗法。对青霉素

过敏、不能应用阿莫西林，是导致很多 *H. pylori* 感染者不能成功根除的重要原因之一。

2. **阿莫西林的抗菌作用机制及其代谢** 阿莫西林通过与细菌的青霉素结合蛋白（PBPs）结合，干扰细菌细胞壁的合成，使细菌迅速成为球形体而破裂溶解，从而起到抗菌作用。阿莫西林口服后主要经胃肠道吸收，部分在肝内代谢。约 60% 的口服药量于 6 小时内以原形经肾脏随尿液排出，20% 以青霉噻唑酸形式随尿液排出，部分药物可经胆汁排泄。

3. **胃酸影响阿莫西林对 *H. pylori* 的抗菌作用** 阿莫西林对于 *H. pylori* 的抗菌作用具有 pH 依赖作用，只有胃内 pH 值增高时（pH>5），阿莫西林才能够具有较好地抗 *H. pylori* 作用，因此在治疗 *H. pylori* 感染的方案中，具有抑制胃酸分泌作用的抑酸剂具有重要作用。

人体肝脏对质子泵抑制剂药物代谢基因型的差异（*CYP2C19* 基因），会导致不同患者之间质子泵抑制剂的疗效差异，从而进一步影响抗生素对 *H. pylori* 的根除疗效，快代谢基因型患者，质子泵抑制剂的抑制胃酸作用明显低于慢代谢型患者，增加抑酸剂的剂量或者在治疗方案中选择受 *CYP2C19* 基因代谢型影响较小的质子泵抑制剂或者选择钾离子竞争型酸阻滞剂（P-CAB）均可以提高疗效。

近年来，P-CAB 在 *H. pylori* 根除治疗中的应用已备受关注，P-CAB 具有首剂全效、疗效不受药物代谢基因影响的特点，国内国际指南均已推荐该药可以作为质子泵抑制剂的替代药物用于的 *H. pylori* 根除治疗[2, 3, 6]。

4. 如何评估是否对阿莫西林过敏　由于 *H. pylori* 对阿莫西林不易产生原发或继发耐药性，因此在治疗 *H. pylori* 感染的多数治疗方案组合中都含有阿莫西林，无法应用阿莫西林是导致很多患者多次治疗失败的重要原因。

2017 年颁布的美国胃肠病学指南：有青霉素过敏史的大多数患者并没有真正的青霉素超敏反应。一线治疗失败后，这类患者应考虑转介他们接受过敏测试，因为绝大多数患者最终可以安全的给予含阿莫西林的补救方案。

5. 阿莫西林常见不良反应　常见的过敏反应为皮疹，多数患者停药后皮疹可以经过抗过敏治疗或者逐渐自行消退；肾功能严重损害患者应当慎用。

（二）克拉霉素

1. 克拉霉素在 *H. pylori* 感染治疗中的应用克拉霉素是一种 14 元环大环内酯类广谱抗生素，在 *H. pylori* 感染的治疗中，克拉霉素多与阿莫西林联合应用组成三联或四联疗法。有些医生在临床工作中，可能会用阿奇霉素替代克拉霉素，国内外关于 *H. pylori* 感染处理相关共识中推荐用于治疗 *H. pylori* 的大环内酯类抗生素主要为克拉霉素，临床观察研究发现，阿奇霉素较克拉霉素更容易导致肝损害的发生或者诱发心律失常。

2. 克拉霉素的抗菌作用机制及其代谢 克拉霉素与细菌 50s 核糖体亚基结合，通过阻断转肽作用和 mRNA 移位而抑制细菌蛋白质的合成，从而起到抗菌作用。药物主要由肝脏代谢，以原形或代谢物形式经粪、尿两个途径排出。

克拉霉素对 *H. pylori* 的抗菌作用具有"全或无"的特点，当 *H. pylori* 对克拉霉素敏感时，克拉霉素对 *H. pylori* 具有完全抗菌作用；当 *H. pylori* 对克拉霉素耐药时，克拉霉素对 *H. pylori* 则完全无抗菌作用。*H. pylori* 对克拉霉素容易产生继发耐药性，如果既往治疗中曾经使用过克拉霉素而根除失败，再次治疗时除非有药物敏感试验提示细菌对克拉霉素敏感，否则不宜在方案中重复选用克拉霉素。

3. 克拉霉素常见不良反应 常见不良反应为胃肠道反应（2%~3%），如恶心、呕吐、腹痛、腹泻、味觉改变（主要表现为口苦）等，少数患者用药后可出现肝功能异常、头晕、头痛等。肝功能不全患者、中度至重度肾功能不全患者须慎用；某些心脏疾病，如心律失常、心动过缓、QT 间期延长、缺血性心脏病、充血性心力衰竭，应慎用或禁用克拉霉素。

4. 临床应用中须注意大环内酯类抗生素与药物之间的相互作用 大环内酯类抗生素与其他药物相互作用机制大致可分为两类：一类发生在肝脏，通过抑制 CYP3A4 而使受变药物代谢受阻；另一类发生在肠道，通过抑制肠道菌群从而使受变药物分解代谢受阻。同时，此类药物具有促胃肠动力作用，可使胃肠道蠕动亢进，吸收面积增大，均可使受变药物作用增强。临床所见药物相互作用大多数属于第一类。属于第二类的仅有溴隐亭、地高辛、环孢素等。

一般14元环的克拉霉素、红霉素等与CYP3A4形成复合物的作用最强，发生的不良反应也最严重；罗红霉素和16元环的交沙霉素、螺旋霉素等次之；最弱者为15元环的阿奇霉素和14元环的地红霉素等。

克拉霉素是CYP3A4的强抑制剂，克拉霉素与他汀类药物合用时可增加他汀类药物导致的肌病/横纹肌溶解风险。克拉霉素还可抑制CYP2D6介导的抗精神病药物匹莫齐特的代谢而导致心脏毒性。

警惕阿奇霉素严重不良反应：2013年美国FDA提示广泛应用阿奇霉素，可能引起致命性心律失常。此外，阿奇霉素也是导致慢性药物性肝损害的常见药物之一。

（三）左氧氟沙星

1. 左氧氟沙星在 *H. pylori* 感染治疗中的应用 左氧氟沙星属于氟喹诺酮类抗生素，在 *H. pylori* 感染的治疗中，其多与阿莫西林联合应用，组成三联或四联疗法。由于左氧氟沙星的药物不良反应问题及 *H. pylori* 对左氧氟沙星耐药问题，在2016年颁布的关于 *H. pylori* 感染诊疗欧洲指南及2017年颁布的中国的相关指南中，均已建议将含有左氧氟沙星的治疗方案用于二线治疗，而不再推荐将该药用于一线治疗方案。

2. 左氧氟沙星的抗菌作用机制及其代谢　左氧氟沙星为氧氟沙星的左旋异构体，通过作用于细菌 DNA 旋转酶的 A 亚单位，抑制细菌 DNA 合成及复制而杀菌，因其具有广谱抗菌作用，而在临床中被广泛应用。药物吸收后可广泛分布于体内，给药后 48 小时药物经肾脏以原形从尿中排出给药的 80%~86%，肾功能损害者排出减少，2% 随粪便排出。

3. 左氧氟沙星常见药物不良反应　最常见不良反应是消化道反应，饭后半小时服用可降低其发生率。其他如失眠、头痛、头晕等。将 1 天药物剂量早上顿服，可以提高药物的抗菌效果。由于喹诺酮类药物可致关节软骨病变，故 18 岁以下者应尽量避免应用。心律失常、肝肾功能受损者、有中枢神经系统疾病史者、高龄患者慎用。癫痫病史患者禁用。

基于下述一些原因，2016 年美国 FDA 建议不要将氟喹诺酮类抗生素用于一线治疗，2017 年中国 FDA 也提出类似建议，在药物说明书中增加了黑框警告：

（1）广泛耐药

（2）不良反应：难辨梭菌感染、肌腱病（肌腱炎、肌腱断裂）、关节病、QT 间期延长（可诱发严重心律失常），视网膜病变，中枢和周围神经系统毒性（可能无法逆转或永久存在）、糖代谢紊乱、因药物的神经肌肉阻滞作用而加重重症肌无力症状等。

4. 临床应用喹诺酮类药物时需注意的问题

（1）避免阳光直射：阳光直射可能导致皮肤光敏反应，瘙痒性红斑，水肿，水疱，严重引起皮肤脱落、糜烂。

（2）多饮水：由于该类药物主要经肾脏排出，其在尿液中溶解度降低时可结晶析出，引起结晶尿、血尿，甚至诱发急性肾功能衰竭。

（3）警示：当出现以下相关症状时应及时就医，如肌腱、关节、肌肉疼痛、皮肤针刺样痛或麻刺感，精神混乱和幻觉。

（四）甲硝唑

1. 甲硝唑在 *H. pylori* 感染治疗中的应用 甲硝唑属于硝基咪唑衍生物，对大多数厌氧菌具有良好的抗菌作用，可分别与阿莫西林、四环素、克拉霉素等抗生素联合应用，组成三联或四联疗法用于 *H. pylori* 感染的治疗，其中甲硝唑与四环素组合的铋剂四联疗法，在国际上被称为经典四联疗法。除甲硝唑外，也有些医生应用替硝唑等治疗 *H. pylori* 感染，在国内外关于 *H. pylori* 感染诊疗的共识中，推荐用于 *H. pylori* 感染治疗的硝基咪唑类抗生素主要是甲硝唑。

2. 甲硝唑的抗菌机制及其代谢 甲硝唑通过抑制细菌脱氧核糖核酸的合成，干扰细菌的生长、繁殖，最终导致细菌死亡，甲硝唑对缺氧环境下生长的细菌和厌氧微生物具有杀灭作用。甲硝唑部分在肝脏代谢，其在人体内还原时生成的代谢产物也具有抗厌氧菌作用。60%~80% 的药物可随尿液排出，其中约 20% 以原形药排出，其余以代谢产物形式排出。另有 10% 药物从粪便排出，14% 药物从皮肤排出。

3. 甲硝唑常见药物不良反应　甲硝唑的不良反应中，以胃肠道症状最常见，常见不良反应包括恶心、呕吐、头痛、食欲不振、腹部绞痛、腹泻、便秘、味觉改变、口干、舌炎、尿色变红等，通常不影响治疗。肝功能不全患者应慎用甲硝唑。活动性中枢神经系统疾病患者、血液病患者禁用甲硝唑。甲硝唑可通过胎盘、进入乳汁，孕妇及哺乳期妇女禁用。

（1）神经毒性：大剂量甲硝唑，可透过血脑屏障，具有神经毒性，可引起癫痫发作、周围神经病变（主要表现为肢体麻木、感觉异常），如患者出现神经系统症状，应当停药或更换药物。

（2）双硫仑反应：甲硝唑与酒精会发生双硫仑反应，在服药期间及停药后 7 日内避免饮酒及与含有酒精的药物合用。

4. 临床应用甲硝唑治疗 *H. pylori* 感染时需注意的问题　*H. pylori* 对甲硝唑耐药率较高，但由于甲硝唑属于抗厌氧菌类抗生素，体外药物敏感试验的结果并不能完全反应体内的情况；增加甲硝唑的给药剂量，可以克服低 - 中度耐药菌对抗生素的耐药性，提高根除率。既往临床应用甲硝唑的常规剂量为 400mg，每天 2 次，而增加给药频率至每天 3~4 次，可以提高疗效，但在增加药物剂量的同时，药物相关不良反应的发生风险也相应增加，在临床应用中，应注意监测患者的用药情况。

（五）四环素

1. 四环素在 *H. pylori* 感染治疗中的应用四环素（盐酸四环素）属于四环素类广谱抗生素。在 *H. pylori* 感染的治疗中，当其与甲硝唑联合应用时组成铋剂四联疗法，该疗法在国际上被称为"经典或标准四联疗法"；在中国四环素还可与呋喃唑酮联合应用，组成含铋剂四联疗法。

基于国内的多中心临床研究结果，2017 年颁布的第五次全国幽门螺杆菌感染处理共识报告中新推荐了四环素与阿莫西林联合的铋剂四联疗法。由于四环素的可获得性问题，近年有研究应用米诺环素替代四环素，用于 *H. pylori* 的根除治疗。

2. 四环素的抗菌作用机制及代谢 四环素为快速广谱抑菌剂，高浓度时对某些细菌呈杀菌作用。四环素可特异性地与病原微生物核糖体 30s 亚基的 A 位置结合，阻止氨基酰 -tRNA 在该位置的连结，从而抑制肽链的增长，影响细菌或其他病原微生物的蛋白质合成。

四环素口服吸收不完全（60%~70%），其口服吸收受金属离子影响，后者可与药物形成络合物使药物吸收减少。药物吸收后广泛分布于体内组织和体液中，并可透过胎盘和进入乳汁。药物主要自肾小球滤过，经肾小管分泌随尿液排出，少量药物经胆汁分泌至肠道排出。

3. 四环素的常见药物不良反应　8岁以下儿童使用四环素可致恒牙黄染、牙釉质发育不良和骨生长抑制，因此8岁以下儿童禁用本药。原有肝病患者或肝功能不全者、已有肾功能损害者需慎用本药。

4. 如何合理应用四环素治疗 *H. pylori* 感染　1981年10月，在 *H. pylori* 尚未被成功分离培养的前夕，*H. pylori* 的发现者、2015年诺贝尔生理和医学奖获得者马歇尔教授，应用四环素成功地治愈了一例 *H. pylori* 感染老年患者，使患者的难治性腹痛获得了完全缓解。

（1）四环素与甲硝唑组合的经典铋剂四联疗法：曾经在国际共识中被主要推荐用于 *H. pylori* 感染的补救治疗。近年随着 *H. pylori* 对抗生素耐药问题的日益严重，该疗法已被国内外共识推荐可用于 *H. pylori* 感染的一线治疗，对于因青霉素过敏而不能应用阿莫西林的患者，该方案被推荐用于青霉素过敏患者的一线治疗。为了方便患者服药，提高患者服药的依从性，目前国际上已有同时含有四环素、甲硝唑和铋剂的复合制剂药物用于临床治疗。

（2）四环素与呋喃唑酮组合的含铋剂四联疗法：呋喃唑酮最早是由中国医生发现的可以治疗 *H. pylori* 感染的抗生素，因此这个方案是一个非常具有中国特色的治疗方案。由于国外一些国家和地区不能应用呋喃唑酮，因此国际相关指南中没有这个方案的推荐。目前 *H. pylori* 对四环素和呋喃唑酮的耐药率均处于较低水平，且 *H. pylori* 对四环素和呋喃唑酮均不容易产生继发性耐药，我们既往研究发现该方案可导致患者发生药物热，当服药期间患者出现发热症状时，须立即停药[7]。

（3）四环素与阿莫西林组合的含铋剂四联疗法：在阿莫西林的药品说明书中，明确提示阿莫西林与四环素由于二者抗菌机制存在拮抗作用，二者合用属于配伍禁忌。既往国外有研究显示，四环素与阿莫西林组合的三联疗法疗效不稳定（ *H. pylori* 根除率最低可至 20%），因此，该疗法在国际上一直存在争议，国际相关指南中尚未推荐四环素与阿莫西林组合的治疗方案。2017 年颁布的中国第五次关于 *H. pylori* 感染诊疗共识意见中[1]，推荐了四环素与阿莫西林的含铋剂四联疗法，这项推荐是基于一项国内的多中心临床研究良好结果，其疗效还有待于更多的临床实践加以验证。

（六）呋喃唑酮

1. 呋喃唑酮在 *H. pylori* 感染治疗中的应用　呋喃唑酮为人工合成的硝基呋喃类抗菌药。在所有治疗 *H. pylori* 感染的抗生素中，呋喃唑酮是最具有中国特色的抗生素。呋喃唑酮多与阿莫西林或四环素组成三联或四联疗法用于 *H. pylori*

感染的治疗，由于 *H. pylori* 对这几种抗生素人群耐药率均较低，因此含有这几种抗生素的治疗方案的根除成功率多相对较高[7-9]。

由于呋喃唑酮与其他抗生素相比其副作用较大，2022 年颁布的中国感染 *H. pylori* 治疗指南推荐呋喃唑酮仅用于难治性 *H. pylori* 感染[2]。

2. 呋喃唑酮的抗菌机制及其代谢 呋喃唑酮可被敏感菌还原成活性产物，抑制乙酰辅酶 A 等多种酶干扰细菌的核糖体蛋白及其他大分子蛋白，导致细菌代谢紊乱并损伤细菌 DNA。

呋喃唑酮口服吸收较少，仅为给药的 5%，药物在肠内可保持较高浓度，药物吸收部分主要随尿液排出体外，可使尿液呈橘红色。

3. 关注呋喃唑酮的药物不良反应 呋喃唑酮常见不良反应有胃肠道症状（如恶心、呕吐、食欲减退），偶可发生头痛、头晕、嗜睡等症状。药物过敏反应以皮疹、药物热等症状较常见。肾功能不全、支气管哮喘、葡萄糖 -6- 磷酸脱氢酶缺乏症患者需慎用。多发性神经炎，药物过量时（如单日剂量超过 400mg），可发生多发性神经炎。服药期间同时服用维生素 B_1、B_6 等，可能可以减少药物导致的不良反应。

4. 关注药物 - 食物相互作用

（1）食物：呋喃唑酮具有单胺氧化酶抑制作用，其与含有较多酪氨的食物同时服用时，可导致血压升高，因此服药期间不宜食用含有较多酪氨的食物，如腌肉、熏肉、奶酪、蚕豆、扁豆、鸡肉、动物肝脏等。

（2）酒精：呋喃唑酮可抑制乙醛脱氢酶，与乙醇（酒精）合用可导致双硫仑反应，出现皮肤潮红、瘙痒、发热、头痛、恶心、腹痛、心动过速、血压升高、胸闷等症状，服用期间及停药后7日内不宜饮酒或含有酒精的饮料及药物（如某些含酒精的糖浆）。

二、地区细菌对抗生素耐药情况影响治疗方案选择及其疗效

目前在多数大城市，*H. pylori* 对抗生素的耐药率逐年上升，其中以硝基咪唑类抗生素耐药率最高，耐药率高的地区可以接近80%；其次为克拉霉素和氟喹诺酮类，可以达到20%~40%，甚至更高；*H. pylori* 对阿莫西林、呋喃唑酮和四环素的耐药率多处于较低水平，但近年 *H. pylori* 对阿莫西林的耐药率也开始增高。

国际共识建议[3, 5]，对于地区耐药率超过20%的抗生素，不宜使用或者最好在应用抗生素前进行细菌药物敏感性试验。近年来随着细菌耐药基因检测技术的完善和临床验证推广，该技术已开始逐渐用于临床指导 *H. pylori* 根除治疗。2022年 Maastricht Ⅵ共识推荐 *H. pylori* 对克拉霉素、左氧氟沙星、四环素、利福布汀的耐药基因检测可以用于指导临床治疗[3]。

近年，国内有多项关于二联疗法的研究结果显示，将二联疗法用于 *H. pylori* 根除治疗的一线

方案，其疗效与铋剂四联疗法相当，且二联疗法的不良反应发生情况显著低于四联疗法。

三、合理选择抗生素组合对提高疗效具有重要意义

除二联疗法外，无论选择三联还是四联疗法，都需要选择 2 种抗生素组合在一起组成一个方案，建议参考以下原则进行选择。

1. 避免重复选择容易产生继发性耐药的抗生素　克拉霉素、氟喹诺酮类（左氧氟沙星）、硝基咪唑类（甲硝唑），*H. pylori* 对这类抗生素容易产生继发性耐药，如果患者既往治疗方案中应用过这些抗生素，再次治疗时，对于具有"全活无"抗菌特性的克拉霉素和左氧氟沙星，除非有药物敏感试验的结果提示该患者的 *H. pylori* 菌株对该抗生素敏感，否则不宜重复使用这类抗生素。对于甲硝唑，在治疗方案中通过增加甲硝唑的给药剂量和频率可以在一定程度上克服细菌耐药性，提高疗效。

2. 阿莫西林　*H. pylori* 对阿莫西林不容易产生继发性耐药，该药可以在不同的治疗方案中重复选择应用，如阿莫西林 / 克拉霉素、阿莫西林 / 硝基咪唑类、阿莫西林 / 左氧氟沙星、阿莫西林 / 呋喃唑酮等，其中阿莫西林 / 左氧氟沙星方案推荐用于二线治疗[2]，阿莫西林 / 呋喃唑酮方案仅推荐用于难治性 *H. pylori* 感染[2]。

3. 青霉素过敏患者　由于不能使用阿莫西

林，使得适合这类患者的治疗方案极为有限，对于这类患者可以使用的抗生素组合有四环素/甲硝唑、克拉霉素/甲硝唑、四环素/呋喃唑酮等[2]。近年国内、国际共识均推荐可将四环素联合甲硝唑经典铋剂四联方案用于青霉素过敏患者的一线治疗[2, 3]，在选择抗生素组合方案时，应注意避免重复使用相同的抗生素。近年一些临床研究中，应用头孢菌素类抗生素（如头孢呋辛）替代阿莫西林，显示出了较好的疗效，2022年中国指南推荐了头孢呋辛/左氧氟沙星方案用于青霉素过敏患者的 *H. pylori* 根除治疗[2]。

4. 关注药物的不良反应　在选择抗生素时，应注意患者的各种基础疾病以及年龄、体重、肝肾功能情况等，参考不同抗生素的禁忌证和慎用指征，合理选择合适的抗生素。

四、抑酸剂的应用对根除疗效的影响

1. 具有较强 pH 依赖特点的抗生素：由于 *H. pylori* 在几乎中性的 pH（6~7）时进入复制阶段，而在酸性环境中（pH=3~6），会变成其球状体，球状体对抗生素具有抗性，因此当需要进行基于抗生素的根除治疗时，通过抑酸剂提高胃内 pH 值，对 *H. pylori* 的根除治疗至关重要。阿莫西林、克拉霉素、四环素等抗生素对 *H. pylori* 的抗菌作用具有较强的 pH 依赖性，pH 值越高，其抗 *H. pylori* 作用越强。因此，在治疗 *H. pylori* 感染的方案中，尤其当采用含有上述抗生素的方案时，抑酸剂的应用具有更重要的作用。

2. 不同抑酸剂对治疗效果的影响　人体对质子泵抑制剂（PPI）的代谢具有不同的 *CYP2C19* 基因型，分为快代谢型、慢代谢型和中间型，快代谢型者的治疗效果受 PPI 选择的影响最大，在治疗中应用受 *CYP2C19* 基因代谢基因型影响较小的药物、增加 PPI 的给药剂量，可以提高对这类患者的治疗效果。在治疗方案中选择不受药物代谢基因影响的钾离子竞争型酸阻滞剂（P-CAB）也可以提高疗效，尤其 P-CAB 在二联方案中的应用，近年来已备受学者关注[6]。我们的研究显示，P-CAB/阿莫西林二联方案用于 *H. pylori* 感染的补救治疗可以获得 90% 的根除率，且不良反应发生率很低[10]。

3. PPI 剂量及给药时机对治疗效果的影响　增加 PPI 的给药剂量或者给药频率，可以在一定程度上提高 *H. pylori* 的根除率。在治疗之前应用 PPI 预处理，可能会影响根除治疗的疗效，因此不建议在给予抗生素治疗之前应用 PPI。

五、铋剂的应用

铋剂（如枸橼酸铋钾、胶体果胶铋等）可以增加 *H. pylori* 对抗生素的敏感性，含有铋剂的四联疗法的根除率高于 PPI 三联疗法，对于 *H. pylori* 对抗生素耐药严重的地区，目前国内外共识都推荐首选含铋剂的四联疗法。目前临床常用的铋剂有枸橼酸铋钾、胶体果胶铋等。

1. 铋剂的常见不良反应　常见不良反应：黑便（停药后 1~2 日可恢复正常），胃肠道症状、头晕、头痛、失眠等。对于中枢神经系统疾病、老年患者，需注意药物导致脑病的可能。

2. 哪些患者不宜应用铋剂　肾功能不全者禁用；肝功能不全者及中枢神经系统疾病患者需慎用。

3. 铋剂应用过程中的注意事项

（1）不宜长期连续应用：连续应用不宜超过 2 个月，长期服药患者应注意体内铋的蓄积，注意长期大剂量服用可能导致肾脏毒性。

（2）过敏反应：部分患者可能对铋剂过敏，常见表现为皮疹。

六、益生菌在治疗中的应用

随着抗生素的广泛使用，*H. pylori* 对抗生素的耐药性问题日趋严重，导致常用治疗方案根除率的下降。益生菌具有增强黏膜屏障、维持肠道正常菌群和减轻抗生素治疗不良反应的作用，近年来对于益生菌拮抗 *H. pylori* 的研究报道逐渐增多，从体外抑菌试验、动物试验、到临床体内有效性试验研究等各个层面进行了研究和报道，为 *H. pylori* 治疗提供了新的思路。

益生菌用于 *H. pylori* 根除的辅助用药的可行性已得到许多研究的证实，在治疗方案中添加益生菌，除了可以减轻抗生素的不良反应，还可以提高患者治疗的依从性，甚至提高根除治疗的疗效。国内、国际共识/指南均已推荐可将益生菌用于 *H. pylori* 感染的治疗[1-3]。

但是，目前益生菌在抗 *H. pylori* 临床应用方面仍存在很多有待解决的问题，如许多机制尚未阐明、益生菌的作用部位、何种益生菌对 *H. pylori* 抑制效果最佳等，还需要更多的临床研究以提供更确切的循证医学证据。未来益生菌的应用有可能会成为预防及治疗 *H. pylori* 相关疾病的一项重要手段。

七、中医药在治疗中的临床应用

中医药在治疗 *H. pylori* 感染相关疾病中具有独特的优势，临床中常用的治疗 *H. pylori* 感染的中药主要包括复方汤剂和中成药，已有很多研究显示，应用中医药治疗 *H. pylori* 感染，中医药在发挥直接抗 *H. pylori* 作用的同时，还可以提高 *H. pylori* 根除率、有效改善临床症状、促进病理损伤的修复、减少治疗中的不良反应、减轻胃肠道菌群失调等作用[11, 12]。

从中医药寻求高效、低毒、价廉的抗 *H. pylori* 疗法，是一个值得思考与探索的新路径，但中医药治疗 *H. pylori* 感染的适应证、方药、配伍、剂量、疗程等存在如何标准化的问题，这一问题的解决还有待于更多更深入的临床和基础研究。

八、治疗时机的选择

1. 何时可以直接开始根除治疗　对于需要

303

接受根除治疗的患者，当 *H. pylori* 感染相关检测证实存在细菌活动性感染时，即可开始治疗。

2. 何时应暂缓进行根除治疗　治疗前服用过 PPI、铋剂、抗生素、某些对 *H. pylori* 有治疗作用的中药等药物时，由于这些药物可能导致细菌发生球形变，此时如进行根除治疗，根除率低并且容易导致细菌耐药，可以待患者症状缓解停药后，择期复查呼气试验，当呼气试验提示阳性后再开始对患者进行 *H. pylori* 根除治疗。

（成　虹　李　江）

参 考 文 献

［1］中华医学会消化病学分会幽门螺杆菌学组 / 全国幽门螺杆菌感染研究协作组．第五次全国幽门螺杆菌感染处理共识报告［J］．胃肠病学，2017，22：346-360.

［2］中华医学会消化病学分会幽门螺杆菌学组．2022 中国幽门螺杆菌感染治疗指南［J］．中华消化杂志，2022，42（11）：745-746.

［3］MALFERTHEINER P，MEGRAUD F，ROKKAS T，et al. Management of Helicobacter pylori infection：the Maastricht Ⅵ/Florence consensus report［J］．Gut，2022，71（9）：39.

［4］CHEY WD，LEONTIADIS GI，HOWDEN CW，et al. ACG clinical guideline：treatment of Helicobacter pylori infection［J］．Am J Gastroenterol，2017，112（2）：

212-239.

［5］MALFERTEINER P，MEGRAUD F，O'MORAIN C A，et al. Management of Helicobacter pylori infection-the Maastricht V/Florence consensus report［J］. Gut，2017，66（1）：6-30.

［6］MALFERTEINER P，CAMARGO MC，EL-OMAR E，et al. Helicobacter pylori infection［J］. Nat Rev Dis Primers，2023，9（1）：19.

［7］ZHANG Y，GAO W，CHENG H，et al. Tetracycline-and furazolidone-containing quadruple regimen as rescue treatment for Helicobacter pylori infection：a single center retrospective study［J］. Helicobacter，2014，19：382-386.

［8］刘希，成虹，高文，等. 含阿莫西林和呋喃唑酮四联疗法补救治疗 H. pylori 感染的效果和安全性［J］. 中华医学杂志，2014，94（8）：567-571.

［9］SONG C，QIAN X，ZHU Y，et al. Effectiveness and safety of furazolidone-containing quadruple regimens in patients with Helicobacter pylori infection in real-world practice［J］. Helicobacter，2019，24（4）：e12591.

［10］GAO W，TENG G，WANG C，et al. Eradication rate and safety of a "simplified rescue therapy"：14-day vonoprazan and amoxicillin dual regimen as rescue therapy on treatment of Helicobacter pylori infection previously failed in eradication：a real-world，retrospective clinical study in China［J］. Helicobacter，2022，25（5）：e12918.

［11］李江，成虹，高文，等. 不同中药提取物对 H. pylori 耐药菌株体外抗菌活性研究［J］. 现代中医临床，2015，22（2）：21-23.

［12］全国中西医整合 H. pylori 处理共识专家组. 全国中西医整合治疗 *H. pylori* 相关 "病 - 证" 共识［J］. 中华医学杂志，2018，98（26）：2066-2072.

第二节　幽门螺杆菌感染治疗中细菌耐药性及治疗失败原因分析

一、幽门螺杆菌对抗生素的耐药状况及机制

H.pylroi 对抗生素耐药是导致患者根除治疗失败的重要原因，了解细菌对抗生素耐药的流行情况及其耐药机制，有利于指导临床工作者对感染者的临床诊疗。

（一）幽门螺杆菌对抗生素的耐药状况

1. *H.pylroi* 对不同抗生素药物的耐药流行情况存在明显地区差异　一项纳入了 24 个国家的 176 篇文献、针对亚太地区 *H.pylroi* 对抗生素的耐药情况系统性综述和荟萃分析研究结果显示[1]：*H.pylroi* 对克拉霉素、甲硝唑、左氧氟沙星的耐药率分别为 17%、44% 和 18%，对阿莫西林和四环素的耐药率分别是 3% 和 4%。针对非洲地区耐药情况的荟萃分析研究显示，*H.pylroi* 对阿莫西林和四环素的耐药率高达 72.6% 和 48.7%[2]。巴勒斯

坦的研究显示，在纳入的 91 例消化不良的患者中，*H.pylroi* 对喹诺酮类药物的耐药率为 0~3%，而对甲硝唑和克拉霉素的耐药率分别为 100% 和 47%，对阿莫西林的耐药率也高达 18%[3]。来自伊朗的 meta 分析研究结果显示，在伊朗儿童感染者中，*H.pylroi* 对阿莫西林的耐药率 20.4%，对甲硝唑、克拉霉素及呋喃唑酮的耐药率分别为 71%、12.2% 和 8.4%[4]。

在我国，*H.pylroi* 对克拉霉素、甲硝唑及喹诺酮类药物也具有较高的耐药率。早在 2007 年，一项针对我国 *H.pylroi* 耐药情况进行的全国多中心临床研究结果已经显示出细菌耐药问题的严峻性，*H.pylroi* 对甲硝唑、克拉霉素和阿莫西林的耐药率分别为 75.6%、27.6% 和 2.7%[5]。近年的多中心调查研究结果显示，*H.pylroi* 对甲硝唑、克拉霉素、阿奇霉素、左氧氟沙星、莫西沙星、阿莫西林、四环素和利福平的耐药率分别为 78.2%、22.1%、23.3%、19.2%、17.2%、3.4%、1.9% 和 1.5%，未发现对呋喃唑酮耐药的临床菌株；该研究还发现，在慢性胃炎患者中，*H.pylroi* 对左氧氟沙星和莫西沙星耐药现象更加突出，而与≥40 岁的患者相比，年轻患者中 *H.pylroi* 对左氧氟沙星、莫西沙星和阿奇霉素的耐药率则略低[6]。

2. *H.pylroi* 对多种抗生素的耐药率呈逐年增高趋势 已有多项研究结果显示，*H.pylroi* 对克拉霉素、甲硝唑、左氧氟沙星等抗生素的耐药率呈现出逐年升高的趋势，而对阿莫西林、呋喃唑酮、四环素的耐药率多处于较低水平[7]。一项纳入了30篇针对我国 *H.pylroi* 耐药相关研究文献荟萃分析结果显示：*H.pylroi* 对克拉霉素的总体耐药率20.8%，自1999年的15.4%增加至2014年的29.6%，对甲硝唑的总体耐药率83.7%，由1994年的26.3%升高至2014年的77.1%，对左氧氟沙星的总体耐药率为8.9%，由2006年的2.9%升高至2014年的18.9%，而对阿莫西林、四环素、呋喃唑酮的耐药率分别为8.7%、7.6%、7.0%[8]。

3. *H.pylroi* 对抗生素的多重耐药现象已较为常见　除了对单一药物耐药，*H.pylroi* 对抗生素的双重耐药和多重耐药的报道也日益增多。一项针对中国杭州地区伴有上腹部症状儿童进行的 *H.pylroi* 抗生素耐药检测研究结果显示，56.1%的菌株为单药耐药，16.7%为双重耐药，三重耐药比例占2.9%[9]。另一项在中国辽宁庄河胃癌高发区的研究结果显示，该地区 *H.pylroi* 对甲硝唑、左氧氟沙星、克拉霉素、阿莫西林和四环素的耐药率分别为78.0%、56.0%、31.0%、9.0%和15.0%，其中双重、三重、四重和五重抗生素耐药率分别为23%、20%、6%和4%；男性感染者的感染菌株耐克拉霉素和多药耐药率明显高于女性（克拉霉素分别为44.4%和15.2%，$P=0.002$；多药耐药分别为75.5%和37.2%，$P<0.001$）[10]。

（二）幽门螺杆菌对抗生素耐药机制

1. *H.pylroi* 对抗生素产生耐药性具有多种机制　细菌对抗生素产生耐药可能与菌种的特性有关，也可能通过菌株的变异或者基因的转移获得，后者主要涉及：①细菌产生灭活酶或钝化酶；②药物作用的靶位改变；③细胞膜的渗透性改变；④细菌对药物的外排和生物被膜的形成。

H.pylroi 对抗生素耐药性的产生主要是由于细菌对各抗生素靶基因的突变所致，同时也与细菌的外排泵和孔道蛋白等改变有关。*H.pylroi* 对抗生素的耐药性强度一般与细菌耐药基因突变位点数成正比，即突变位点数越多，耐药性越强。单个位点突变常导致细菌对抗生素的低水平耐药，而多个位点突变常导致细菌对抗生素的中度或高度耐药，尤其是 *H.pylroi* 对克拉霉素的耐药性基本可以依据细菌突变位点数量确定其对抗生素的耐药程度。

2. *H.pylroi* 对抗生素多重耐药机制与细菌外排泵　伴随着微生物经历自然选择的过程，以及人类既往数十载抗生素应用的结果，使现代细菌演化出广泛存在的多样性的耐药基因，导致细菌对多种抗生素同时产生耐药性，细菌多重耐药的机制纷繁复杂，可以是多种单耐药机制共同作用，也可单纯由于主动外排泵作用导致细菌多重耐药；多重耐药外排泵也可与其他耐药机制，如基因位点的突变等机制协同作用，共同提高 *H.pylroi* 对抗生素的耐药性，并可能导致高水平耐药株的产生。

　　细菌药物外排泵是一组能将有害底物排出菌体外的转运蛋白，是细菌适应环境变化的表现，细菌外排泵的一个重要的特征是能够泵出结构相似性很小的底物，如抗生素、去污剂和染料等。在众多分子、生化耐药机制中，由基因编码的多重耐药外排泵在细菌固有耐药和获得性多重耐药中具有重要作用，而细菌的多重耐药外排系统，不仅介导了细菌的多重耐药，还与细菌的压力反应、致病性等功能具有相关性。*H.pylroi* 与临床相关的多重耐药系统属于 RND 超家族，在 RND 类外排泵系统中，Hef ABC 与 *H.pylroi* 对抗生素多重耐药相关，而其 Hef DEF 属于金属相关外排泵，能够外排钙、镍、锌等离子，并与 *H.pylroi* 在胃内的定植相关。细菌外排泵在敏感菌株之间并不表达或表达量很低，在细菌接触抗生素之后，外排泵的表达量随即明显增加，以对在一定抗生素浓度下的细菌起到保护作用，进而为存活下来的细菌进一步获得特异性耐药（如药物靶点突变）提供机会，产生具有临床意义的多重耐药菌株。

　　3. 根据细菌耐药性检测指导的临床治疗有利于治疗疗效的提高　由于 *H.pylroi* 对抗生素耐药机制的复杂性，传统药敏实验是 *H.pylroi* 对抗生素耐药性检测的最佳选择。然而，由于 *H.pylroi* 苛刻的体外培养条件、较长的培养时间、培养阳性率差异大，使得 *H.pylroi* 药物敏感试验在临床上的可操作性很低，导致 *H.pylroi* 根除治疗几乎依据临床经验用药，进而使得 *H.pylroi* 对抗生素的耐药率不断攀升。近年来，随着对 *H.pylroi* 耐药分子机制研究进展，细菌耐药基因突变检测在 *H.pylroi* 耐药性检测中的重要性越来越受到重视[11, 12]，国内、国际指南也已将细菌耐药基因检测推荐用于指导 *H.pylroi* 感染的治疗[13, 14]。

在 *H.pylroi* 对常用抗生素耐药日益严重的背景下，学者们开始探索依据细菌耐药性检测结果进行根除治疗的有效率，多项研究结果显示，依据细菌耐药性检测结果进行根除治疗可以提高根除治疗有效率[15]。而根据细菌耐药性检测结果指导制定根除治疗方案，不但可以提高根除治疗的成功率，还可以避免不必要的抗生素的应用或滥用，减少抗生素相关不良反应的发生率，抑制或阻断耐药菌株在人群中的蔓延。

二、幽门螺杆菌根除治疗失败原因分析

H. pylori 与多种上胃肠道疾病密切相关，还与难治性缺铁性贫血、免疫性血小板减少性紫癜等胃外疾病相关，对 *H. pylori* 根除治疗的研究和探索一直是该研究领域的热点。美国 *Helicobacter* 杂志的主编 Graham 教授曾经就 *H. pylori* 根除治疗的疗效提出了一个评分系统，该系统将意向治疗（ITT）分析根除率分为 A、B、C、D、F 五个级别：A 级（excellent）ITT>95%；B 级（good）

ITT 90%~94%；C 级（Acceptable）ITT 85%~89%；D 级（Poor）ITT 81%~84%；F 级（unacceptable）ITT<80%，即理想的 *H. pylori* 根除方案其根除率应超过 95%。但随着时间的变迁，*H. pylori* 根除率的降低问题日益严峻，即便给予补救治疗仍有部分患者根除治疗失败。导致 *H. pylori* 根除治疗失败的原因是多方面的，包括 *H. pylori* 菌株本身的因素、宿主因素、环境因素、不同临床疾病以及治疗方法等。

（一）细菌因素

1. *H. pylori* 对抗生素产生耐药是导致根除失败的最主要原因 *H. pylori* 通过其自身染色体的突变，可对多种抗生素产生耐药，尤其是 *H. pylori* 对甲硝唑、克拉霉素和左氧氟沙星耐药的广泛流行，是导致 *H. pylori* 根除治疗失败的重要因素。北京地区连续 10 年监测 *H. pylori* 对抗生素耐药的研究结果显示，自 1999—2009 年 *H. pylori* 对克拉霉素、甲硝唑和左氧氟沙星的耐药率均呈上升趋势[7]，而近年的临床研究，也都显示出相同的趋势[16]。但是即便是采用对 *H. pylori* 全部敏感的抗生素治疗，也仍然有部分患者治疗失败，在 *H. pylori* 根除治疗失败的患者中约有 50% 不能用 *H. pylori* 耐药解释，而是与其他原因有关。

2. *H. pylori* 毒力因子影响根除治疗的结果 *H. pylori* 的主要毒力因子包括空泡细胞毒素（vaculating cytotoxin A，VacA）和细胞毒素相关蛋白（cytotoxin associated protein，CagA），这两种毒素在 *H. pylori* 的致病中起重要作用，与临床疾病的严重程度有密切关系，其对根除治疗也有一定的影响。一项荷兰的研究发现感染 cagA⁺/vacA s1 菌株的消化性溃疡患者 *H. pylori* 根除率明显增高[17]；而另有研究结果显示 CagA 阴性菌株是治疗失败的危险因素，其原因可能与菌株的复制速度低于阳性菌株，从而导致其对抗生素敏感性降低有关。

进入黏液细胞内的 *H. pylori* 对抗生素的敏感性降低则更容易导致 *H. pylori* 根除治疗的失败。有研究发现进入胃黏膜上皮空泡内的 *H. pylori* 存活的半衰期约 24 小时，而且其还有可能返回到细胞外重新定植。

3. *H. pylori* 定植部位的差异影响根除治疗的疗效　一项动物实验研究结果显示[18]，存在于胃窦和胃体交界区的 *H. pylori* 可能会逃脱抗生素的作用，这可能是由于交界区的组织结构不同于胃窦或者胃体，使得定植于该部位的 *H. pylori* 的生物学行为亦与胃窦或者胃体的 *H. pylori* 不同，从而使其对抗生素不敏感，而导致治疗的失败；这项研究还发现，在单独使用抑酸剂治疗时，定植在胃窦的 *H. pylori* 数量明显降低，而胃体的 *H. pylori* 数量则明显升高，这种现象有可能与临床上患者在应用抗生素治疗前使用质子泵抑制剂（PPI）后再行根除治疗的疗效降低有关。

4. 细菌球形变是导致治疗失败的重要原因

之一　在对 *H. pylori* 感染的治疗过程中，我们经常会发现用抗生素治疗过的慢性胃炎患者胃黏膜病理组织中存在大量球形 *H. pylori*，这种球形变 *H. pylori* 对抗生素不敏感，目前认为球变 *H. pylori* 以两种形式存在：一种是已经死亡或变性的 *H. pylori*，另一种是虽未死亡，但不能培养传代的非生长活跃期的 *H. pylori*。在停用抗生素2~4周或更长时间后，发生球形变的细菌就会恢复原来的活性，这种球形 *H. pylori* 不仅是导致 *H. pylori* 根除失败的重要原因，而且还具有传染性。

5. 细菌负荷量过高时根除治疗的成功率降低　当胃内定植的细菌负荷量过高时，容易导致患者根除治疗失败，这种巨大的细菌负荷会产生接种物效应，使 *H. pylori* 黏附于胃黏膜细胞并形成一层对其具有保护作用的生物被膜，部分细菌会进入到细胞内，因而使 *H. pylori* 不能与抗生素接触而导致治疗失败。大量的细菌负荷还会导致 *H. pylori* 表型耐药株的产生，这种表型耐药株为非复制期的休眠菌群，当抗生素治疗中断后，这种表型耐药株仍然可以复活增殖，导致治疗失败。

尿素呼气试验的检测值可以半定量地反映细菌负荷量的高低，当其检测值高于正常值上限10倍时，常提示细菌负荷量可能过高。

6. 不同基因型菌株混合感染是 *H. pylori* 根除治疗失败原因之一　*H. pylori* 菌株具有广泛的异质性。通常情况下，不同患者总是感染基因型不同的菌株，近年越来越多的研究发现，同一患者也可以感染一株以上的菌株，即存在 *H. pylori* 菌株的混合感染。这种混合感染可以是菌株表型如黏附特异性、对抗生素的耐药性、空泡毒素的产生等的不同，也可以是基因型的不同。菌株基因型的不同可以是基因型的完全不同，也可以是基因型的轻微差异或仅有某个基因的不同。通过运用各种先进的分子生物学方法，研究者发现混合感染不仅存在于胃内的不同部位，在胃内同一部位也可以同时存在不同菌株的混合感染。在菌株表型的混合感染中，具有特别重要临床意义的就是细菌对抗生素的耐药性。对同一抗生素（如甲硝唑）耐药菌株的混合感染临床很常见，这也是导致 *H. pylori* 根除失败的原因之一。

（二）宿主因素

1. 提高胃内 pH 可以增加 *H. pylori* 根除治疗的疗效　胃内酸度的 pH 范围在 2~7.2，而 *H. pylori* 在胃内 pH=4~5 时还可以存活和增殖。多数抗生素在低胃酸环境下对 *H. pylori* 没有明显抗菌活性，如阿莫西林和克拉霉素，其对 *H. pylori* 的最小抑菌浓度均依赖于胃内 pH 值，当 pH 值降低时其最小抑菌浓度增加，一般体外试验在测定抗生素的最小抑菌浓度时要求 pH 达到 7.0，在体内应用抗生素治疗 *H. pylori* 感染时，需要将胃内 pH 值提高到 5.5 以上。因此在治疗 *H. pylori* 感染的方案中需加入抑酸剂质子泵抑制剂（PPI）以提高胃内 pH 值，从而提高抗生素对 *H. pylori*

的抗菌活性；近年上市的新型钾离子竞争型酸阻滞剂（P-CAB），其所具有的首剂全效、持续抑酸、不受宿主药物代谢基因型多态性影响的特点，为进一步提高 *H. pylori* 根除治疗疗效提供了可能。

2. 宿主基因多态性影响 *H. pylori* 根除治疗的疗效　细胞色素 P450 *CYP2C19* 基因多态性影响含 PPI 的根除治疗方案的疗效，由于 PPI 的代谢主要通过 CYP2C19 途径，强代谢型者（野生型，wt/wt）PPI 清除率高，血药浓度明显低于弱代谢者（纯合子，mt/mt），除 *H. pylori* 对抗生素产生耐药以外，CYP2C19 的强代谢型也是导致 *H. pylori* 根除治疗失败的重要原因。另外 P- 糖蛋白（MDR1）的基因多态性也与含 PPI 的治疗方案的疗效有关。

3. 患者依从性差是导致 *H. pylori* 根除失败的重要原因之一　在采用共识建议的标准方案治疗时，除了细菌对抗生素耐药影响患者的治疗效果外，患者依从性差也是治疗失败的一个常见原因。一项临床研究显示，在接受治疗的患者中，有 10% 的依从性差的患者其服药量低于总体应服药量的 85%，导致了其根除率的降低。患者依从性差不但容易导致根除治疗失败，而且由于不规范服药，还容易导致 *H. pylori* 对抗生素产生耐药性，使得以后的治疗更加困难。

4. 宿主免疫状态影响 *H. pylori* 根除治疗疗效　免疫状态对 *H. pylori* 根除治疗也有一定的影

响。有研究显示，*H. pylori* 根除治疗失败的患者血清白细胞介素 -4（IL-4）的水平，与成功根除 *H. pylori* 的患者或未治疗的 *H. pylori* 感染者相比明显降低，因此如检测发现患者血清 IL-4 水平降低，有可能预示患者的 *H. pylori* 根除治疗更容易失败。有学者给予长期感染 *H. pylori* 的小鼠口服治疗性 *H. pylori* 疫苗，通过 TH_2 活化介导的胃肠道黏膜免疫反应可以将 *H. pylori* 成功根除。

5. 性别及年龄对 *H. pylori* 根除治疗可能具有一定的影响　一项美国的荟萃研究对 3 624 名患者进行了分析，发现女性患者对甲硝唑及克拉霉素的耐药率明显高于男性，从而导致接受含有这类抗生素方案患者治疗失败[19]。有研究发现，老年患者由于更容易对克拉霉素产生耐药，也是导致根除治疗失败的原因之一。在日本的一项研究中显示，在采用兰索拉唑联合阿莫西林和克拉霉素三联疗法一线治疗时，年龄大于 50 岁的患者根除成功率高于年龄低于 50 岁患者，分析其原因可能与老年患者萎缩性胃炎发生率较高有关。

6. 吸烟影响 *H. pylori* 根除治疗的疗效　已有很多研究显示吸烟会降低 *H. pylori* 的根除率，一些研究提示吸烟的十二指肠溃疡（duodenal ulcer，DU）患者的 *H. pylori* 根除率明显低于不吸烟患者。

7. 口腔环境可能是 *H. pylori* 根除反复失败或者复发的原因之一　1989 年 Krajden 等首次和

Ferguson 等相继从胃病患者的牙菌斑中成功分离培养出 *H. pylori*，他们推测口腔可能是 *H. pylori* 的另一个居留地。口腔 *H. pylori* 可能是 *H. pylori* 根除失败或复发的重要原因，并可能是 *H. pylori* 传播的重要途径。由于口腔菌斑中的微生物具有独特的"生物膜"结构，常规 *H. pylori* 根除治疗对口腔 *H. pylori* 治疗无效。我们既往的一项研究中，对 *H. pylori* 根除反复失败的患者采用雷贝拉唑＋铋剂＋阿莫西林＋呋喃唑酮治疗10天，同时进行口腔洁治，其 *H. pylori* 根除率（85.9%）高于单独应用四联疗法的患者（75.0%），提示对多次 *H. pylori* 根除失败者在治疗同时进行口腔洁治有可能提高 *H. pylori* 根除率[20]。

8. 宿主所患临床疾病不同对 *H. pylori* 根除治疗疗效影响不同　临床观察发现十二指肠溃疡（DU）患者的 *H. pylori* 根除率高于非溃疡性消化不良（non-ulcer dyspeptic，NUD）的患者。在一项荟萃分析研究中，对 2 751 例患者进行了分析，其中 25.8% 的患者根除失败，DU 患者的 *H. pylori* 根除失败率为 21.9% 明显低于 NUD 患者的失败率 33.7%（$P<10^{-6}$），而药物敏感试验提示 DU 患者对克拉霉素的耐药率明显低于 NUD 患者，这可能是导致 NUD 患者 *H. pylori* 根除率降低的主要原因。另有研究显示，如果患者表现为胃窦炎与胃体炎共存，则其感染的 *H. pylori* 容易被根除。有荟萃分析研究结果显示，糖尿病是 *H. pylori* 根除失败的危险因素，糖尿病患者治疗

失败风险显著高于非糖尿病患者，提示对于糖尿病患者，在治疗 H. pylori 感染时可能需要延长疗程并有待开发出新的治疗方案。

（三）环境因素

一般建议在 H. pylori 根除治疗结束至少 4 周后再对患者进行检查以确定其 H. pylori 是否被根除，但在患者等待复查期间，患者可能已经复发或者再感染。H. pylori 流行病学调查研究提示 H. pylori 感染主要与生活环境及生活习惯有关，显示出明显的人群或家庭的集聚性，提示 H. pylori 的重要传播途径是人→人的传播，而经济状况和卫生条件差、文化程度低、居住拥挤以及非自来水水源等因素都是 H. pylori 感染或再感染的高危因素[21]。

（四）治疗方案

1. 抗生素的选择是 H. pylori 根除治疗成败的关键因素　初次治疗时选择或复治时重复选择对 H. pylori 已经产生耐药的抗生素是导致治疗失败的重要原因之一，如在补救治疗中重复选择容易产生继发性耐药的抗生素（如克拉霉素、左氧氟沙星）是导致补救治疗失败的重要原因。

由于 H. pylori 对抗生素易产生耐药性，因此对 H. pylori 感染的治疗须采取联合治疗的方案。PPI、铋制剂与抗生素联合应用不仅能减少 H. pylori 耐药菌株的产生，还能增加抗生素的活性以及抗生素在胃内的药物浓度，从而提高对 H. pylori 的根除疗效。有研究发现在患者首次治疗时如果选用阿莫西林和克拉霉素的组合，在治疗失败后二次根除治疗的根除率要高于含甲硝唑或左氧氟沙星的组合。由于 *H. pylori* 对左氧氟沙星的耐药问题日益严重及其对整体治疗策略的影响，近年国内外指南均已将含左氧氟沙星方案列为二线方案，而不建议用于首次根除治疗[13, 14]。

2. 延长疗程可以提高 *H. pylori* 根除治疗的疗效　在选择标准的 *H. pylori* 根除治疗方案时，疗程不足也是导致治疗失败的原因之一。疗程足够或者适当的延长疗程，不但可以提高 *H. pylori* 的根除率，而且能够减少 *H. pylori* 对抗生素耐药性的产生。早在 2002 年颁布的 Maastricht Ⅱ 指南中就已经建议无论是一线或二线治疗方案疗程都不应少于 7 天，而随着时间的变迁，在国内外新颁布的共识中均建议在细菌耐药严重地区可以通过延长疗程至 14 天以提高疗效[13, 14]。

3. 因药物不良反应而停药是导致根除治疗失败的原因之一　由于药物不良反应，如患者对药物过敏或不能耐受，使患者被迫停药，不能完成治疗，也是导致 *H. pylori* 根除治疗失败的重要原因之一。临床医师在选择和制定治疗方案时，了解治疗药物的特性，充分了解患者的相关信息，如基础疾病、合并用药、既往抗生素应用史、患者的生物学信息等，以及治疗前与患者的充分沟通，均有利于降低患者因不良反应导致停药和治疗失败的风险。

4. 治疗方案不规范可导致根除治疗失败

在 *H. pylori* 感染治疗中还存在一些临床问题，其中一个重要的问题是对 *H. pylori* 的非规范化治疗：包括药物的选择、剂量、疗程及服药方法等，容易导致 *H. pylori* 发生球形变及其耐药菌株的产生。不规范的治疗，不但可能导致患者的治疗失败，还可能导致患者不良反应发生的风险增加。

（五）如何提高幽门螺杆菌根除率

1. 遵循个体化的治疗原则　在选择治疗方案时，应注意询问患者既往抗生素的应用史，避免重复选择容易导致继发耐药的抗生素；对于难治性患者，治疗前需要对患者进行全面评估，对于需要接受治疗的患者，可以考虑进行药物敏感试验，以选择敏感抗生素治疗；由于 *H. pylori* 对抗生素耐药问题日益严重，随着细菌耐药性检测商品化试剂盒的开发和临床应用，如能够在患者首次接受治疗之前进行细菌的药物耐药性检测，选择敏感抗生素，不但能够提高首次治疗的疗效，还可以减少不必要的抗生素的应用及耐药菌株的蔓延。有研究提示，患者获得成功根除治疗的次数越少，其从 *H. pylori* 根除治疗中的获益越大，即首次治疗即获得成功的患者受益最大，其原因考虑可能与治疗过程中所应用的抗生素种类越少、抗生素对感染者胃肠道微生态环境的影响程度越小有关。

2. 提高患者依从性增加疗效　在选择治

方案时，应注意患者的年龄、合并基础疾病史、既往用药史（尤其抗生素应用史）、药物过敏史等，注意避免药物相互作用，个体化选择合理的治疗方案，以降低不良反应的发生风险；在治疗之前，与患者进行充分的沟通，了解患者治疗意愿的强度，告知其详细的服药方法及其在治疗中可能出现的不良反应，可以提高患者的依从性，降低治疗失败的风险。

3. 探索其他方案对中国患者治疗的可行性　不含铋剂的四联疗法在国内并未被推荐：如伴同疗法（PPI+三种抗生素）、序贯疗法（前5天，PPI+阿莫西林，后5天PPI+克拉霉素和甲硝唑）、杂交疗法等，对于这些方案国内一些临床研究显示其疗效欠佳，所以我国相关新共识并未推荐这些方案。由于中国可以获得铋剂，因此目前铋剂四联疗法目前仍然是中国相关共识中首选推荐的四联疗法。

高剂量二联疗法值得进一步探索：高剂量二联疗法的组成为PPI+阿莫西林，疗程一般14天，该方案通过适当增加PPI和阿莫西林的给药频率和剂量，提高其根除率，近期国内已有多项研究显示该方案对中国患者具有良好的根除疗效、且患者的不良反应发生率显著低于铋剂四联疗法[22-24]。美国胃肠病学会（ACG）2017年发表的关于 *H. pylori* 诊疗的临床指南已推荐该方案用于临床根除治疗[25]。

近年新一代可逆性钾离子竞争性酸阻滞剂

（P-CAB）在临床的应用，其强劲、持久的抑酸作用，为提高 *H. pylori* 的根除治疗的成功率提供了新的可能，尤其该药在二联疗法的应用前景广阔[26-29]。

4. 辅助治疗可以减少抗生素相关不良反应并可提高根除疗效 随着 *H. pylori* 对抗生素的耐药问题日益严重，非抗生素辅助疗法开始受到研究者们的重视。在治疗方案中加入益生菌，可以减少患者不良反应，尤其是腹泻的发生率，从而提高患者对治疗的依从性。对抗菌植物药的开发，是近年的研究热点，已发现有多种植物成份对 *H. pylori* 具有抗菌活性，其与抗生素联合具有降低细菌对抗生素耐药性及协同抗菌作用。寻找新的非抗生素药物，以及疫苗的开发研究，以提高 *H. pylori* 根除疗效、降低 *H. pylori* 致病性或者减少治疗中的不良反应，是未来研究的一个趋势。

（成 虹）

参 考 文 献

［1］KUO YT, LIOU JM, EL-OMAR EM, et al. Primary antibiotic resistance in Helicobacter pylori in the Asia-Pacific region: a systematic review and meta-analysis ［J］. Lancet Gastroenterol Hepatol, 2017, 2（10）: 707-715.

［2］JAKA H, RHEE JA, ÖSTLUNDH L, et al. The

magnitude of antibiotic resistance to Helicobacter pylori in Africa and identified mutations which confer resistance to antibiotics: systematic review and meta-analysis [J]. BMC Infect Dis, 2018, 18 (1): 193.

[3] ABDOH Q, KHARRAZ L, AYOUB K, et al. Helicobacter pylori resistance to antibiotics at the An-Najah National University Hospital: a cross-sectional study [J]. Lancet, 2018, 391 Suppl 2: S32.

[4] YOUSEFI-AVARVAND A, VAEZ H, TAFAGHODI M, et al. Antibiotic resistance of Helicobacter pylori in Iranian children: a systematic review and meta-analysis [J]. Microb Drug Resist, 2018, 24 (7): 980-986.

[5] 成虹, 胡伏莲, 谢勇, 等. 中国幽门螺杆菌耐药状况以及耐药对治疗的影响—全国多中心临床研究 [J]. 胃肠病学, 2007, 12 (9): 525-530.

[6] LIU D S, WANG Y H, ZENG Z R, et al. Primary antibiotic resistance of Helicobacter pylori in Chinese patients: a multiregion prospective 7-year study [J]. Clin Microbiol Infect, 2018, 24 (7): 780. e5-780. e8.

[7] GAO W, CHENG H, HU F, et al. The evolution of Helicobacter pylori antibiotics resistance over 10 years in Beijing, China [J]. Helicobacter, 2010, 15 (5): 460-466.

[8] 韩一凡, 于新娟, 王莉莉, 等. 中国幽门螺杆菌耐药情况研究 [J]. 胃肠病学和肝病学杂志, 2017, 26 (6): 664-669.

[9] SHU X, YIN G, LIU M, et al. Antibiotics resistance of

Helicobacter pylori in children with upper gastrointestinal symptoms in Hangzhou, China [J]. Helicobacter, 2018, 23 (3): e12481.

[10] WANG D, GUO Q, YUAN Y, et al. The antibiotic resistance of Helicobacter pylori to five antibiotics and influencing factors in an area of China with a high risk of gastric cancer[J]. BMC Microbiol, 2019, 19 (1): 152.

[11] ZHANG X Y, SHEN W X, CHEN C F, et al. Detection of the clarithromycin resistance of Helicobacter pylori in gastric mucosa by the amplification refractory mutation system combined with quantitative real-time PCR [J]. Cancer Med, 2019, 8 (4): 1633-1640.

[12] 李江, 陈春峰, 沈维祥, 等. 突变阻滞扩增系统快速检测胃黏膜中幽门螺杆菌对克拉霉素耐药性的可行性 [J]. 中华消化杂志, 2017, 37 (9): 593-597.

[13] 中华医学会消化病学分会幽门螺杆菌学组. 2022 中国幽门螺杆菌感染治疗指南 [J]. 中华消化杂志, 2022, 42 (11): 745-746.

[14] MALFERTEINER P, MEGRAUD F, ROKKAS T, et al. Management of Helicobacter pylori infection: the Maastricht Ⅵ/Florence consensus report [J]. Gut, 2022, 71: 1724-1762.

[15] FALLONE CA, MOSS SF, MALFERTEINER P. Reconciliation of recent Helicobacter pylori treatment

guidelines in a time of increasing resistance to antibiotics ［J］. Gastroenterology, 2019, 157（1）: 44-53.

［16］ SAVOLDI A, CARRARA E, GRAHAM DY, et al. Prevalence of antibiotic resistance in Helicobacter pylori: a systematic review and meta-analysis in World Health Organization regions ［J］. Gastroenterology, 2018, 155（5）: 1372-1382.

［17］ VAN DOORN LJ, SCHNEEBERGER PM, NOUHAN N, et al. Importance of Helicobacter pylori cagA and vacA status for the efficacy of antibiotic treatment ［J］. Gut, 2000, 46（3）: 321-326.

［18］ SANDER JO, VELDHUYZEN VAN ZANTEN SJ, KOLESNIKOW T, et al. Gastric transitional zones, areas where Helicobacter treatment fails: results of a treatment trial using the Sydney strain mouse model ［J］. Antimicrob Agents Chemother, 2003, 47（7）: 2249-2255.

［19］ MEYER JM, SILLIMAN NP, WANG W, et al. Risk factors for Helicobacter pylori resistance in the United States: the surveillance of H. pylori antimicrobial resistance partnership（SHARP）study, 1993—1999 ［J］. Ann Intern Med, 2002, 136（1）: 13-24.

［20］ 高文，胡伏莲，王晓敏. 含呋喃唑酮的四联疗法联合口腔洁治对幽门螺杆菌根除多次失败的补救治疗 ［J］. 中华医学杂志, 2011, 91（12）: 836-839.

［21］ CHENG H, HU F, ZHANG L, et al. Prevalence

of Helicobacter pylori infection and identification of risk factors in rural and urban Beijing, China [J]. Helicobacter, 2009, 14 (2): 128-133.

[22] YANG J, ZHANG Y, FAN L, et al. Eradication efficacy of modified dual therapy compared with bismuth-containing quadruple therapy as a first-line treatment of Helicobacter pylori [J]. Am J Gastroenterol, 2019, 114 (3): 437-445.

[23] YU L, LUO L, LONG X, et al. High-dose PPI-amoxicillin dual therapy with or without bismuth for first-line Helicobacter pylori therapy: a randomized trial [J]. Helicobacter, 2019, 24 (4): e12596.

[24] GAO W, YE H, DENG X, et al. Rabeprazole-amoxicillin dual therapy as first-line treatment for H pylori eradication in special patients: a retrospective, real-life study [J]. Helicobacter, 2020, 25 (5): e12717.

[25] CHEY WD, LEONTIADIS GI, HOWDEN CW, et al. ACG clinical guideline: treatment of Helicobacter pylori infection [J]. Am J Gastroenterol, 2017, 112: 212-238; Correction: Am J Gastroenterol, 2018, 113 (7): 1102.

[26] LI M, OSHIMA T, HORIKAWA T, et al. Systematic review with meta-analysis: vonoprazan, a potent acid blocker, is superior to proton-pump inhibitors for eradication of clarithromycin-resistant strains of Helicobacter pylori [J]. Helicobacter, 2018, 23(4):

e12495.

[27] ABADI ATB, IERARDI E. Vonoprazan and Helicobacter pylori treatment: a lesson from Japan or a limited geographic phenomenon? [J]. Front Pharmacol, 2019, 10: 316.

[28] GAO W, TENG G, WANG C, et al. Eradication rate and safety of a "simplified rescue therapy": 14-day vonoprazan and amoxicillin dual regimen as rescue therapy on treatment of Helicobacter pylori infection previously failed in eradication: a real-world, retrospective clinical study in China [J]. Helicobacter, 2022, 27 (5): e12918.

[29] MALFERTEINER P, CAMARGO MC, EL-OMAR E, et al. Helicobacter pylori infection [J]. Nat Rev Dis Primers, 2023, 9 (1): 19.

[30] GAO W, XU Y, LIU J, et al. A real-world exploratory study on the feasibility of vonoprazan and tetracycline dual therapy for the treatment of Helicobacter pylori infection in special populations with penicillin allergy or failed in previous amoxicillin-containing therapies [J]. Helicobacter, 2023, 28 (2): e12947.

第三节　幽门螺杆菌混合感染和耐药

自从 1982 年澳大利亚学者 Warren 和 Marshall[1] 首次从人胃黏膜中分离培养出 *H. pylori* 以来，大量研究资料表明，*H. pylori* 是慢性胃炎和消化性溃疡的重要致病因素，并与胃癌和胃 MALT 淋巴瘤的发生有关。随着治疗研究的深入，人们已发现 *H. pylori* 根除的难度逐渐增加，其原因是 *H. pylori* 耐药株的发生率增加[2]。*H. pylori* 对甲硝唑和克拉霉素等抗生素耐药是 *H. pylori* 根除治疗失败的主要原因[3]。同一患者可感染对抗生素敏感性不同的菌株，即存在不同 *H. pylori* 菌株的混合感染。

目前 *H. pylori* 对硝基咪唑耐药是较为普遍的现象，且耐药率有上升趋势。硝基咪唑耐药的产生，严重影响了 *H. pylori* 的根除。Thijs 等[4] 报道，奥美拉唑 + 阿莫西林 + 替硝唑的三联疗法对咪唑敏感菌株的 *H. pylori* 根除率为 95%，而对耐药菌株的根除率仅为 69%。硝基咪唑耐药的产生通常与以往曾应用该药有关，有的国家地区耐药率较高，可能是经常使用甲硝唑治疗厌氧菌和原虫感染，而所用剂量又不足以清除 *H. pylori* 的结果，其抑制了敏感菌株的生长，而使耐药菌株增加或选择了耐药菌株。另外，女性的耐药率高于男性，可能是由于使用硝基咪唑治疗妇科感染的原因。

克拉霉素单一用药的 *H. pylori* 根除率为 42%~54%，是目前已知抗生素中对 *H. pylori* 作用最强的药物之一。因而，在近几年的抗 *H. pylori* 二联或三联治疗方案中将其作为主要药物。然而，对克拉霉素耐药的产生，使含克拉霉素治疗方案的疗效明显下降。Ducons 等[5] 采用兰索拉唑＋克拉霉素＋阿莫西林的三联疗法，在克拉霉素敏感菌株根除率为83%，而在其耐药菌株根除率仅为20%。关于克拉霉素的耐药率各家报道不一致，但其耐药率有逐渐增加趋势[6]。Hoshiya等[7]对112例接受含克拉霉素的二联或三联疗法的 *H. pylori* 阳性患者，用E-test检测 *H. pylori* 对克拉霉素的敏感性，发现经过治疗后，耐药菌株在三联疗法中有35.7%，二联疗法中有90.9%是属于获得性的继发性耐药。

H. pylori 菌株具有广泛的异质性，通常情况下，不同患者总是感染基因型不同的菌株，现在越来越多的研究发现，同一患者也可感染一株以上的菌株，即存在 *H. pylori* 菌株的混合感染。这种混合感染可以是菌株表型如黏附特异性、对抗生素的耐药性、空泡毒素的产生等的不同，也可以是基因型的不同。菌株基因型的不同可以是基因型的完全不同，也可是基因型的轻微差异或仅有某个基因的不同。运用各种先进的分子生物学方法，研究者发现混合感染不仅存在于胃内的不同部位，同一部位也可同时存在不同菌株的混合感染。混合感染多数表现为基因型稍有不同的几株菌的感染，并被认为可能是来自同一菌株的变异菌或亚群，胃内不同部位或同一部位的混合感染通常仍以一株菌株为优势感染菌。

在菌株表型的混合感染中，需特别引起注意并具有重要临床意义的是细菌对抗生素的耐药性。Ikezawa等[8]想确定是否常用抗生素的敏感性与活检部位有关，其研究结果发现 40 个患者中，有 5 个患者胃窦和胃体的菌株对甲硝唑、克拉霉素和阿莫西林（羟氨苄青霉素）等抗生素的 MIC 可相差两倍以上，即同一患者存在 MIC 不同的菌株的混合感染。由于甲硝唑作为根除 *H. pylori* 的一线用药被广泛采用，又由于 *H. pylori* 对甲硝唑的耐药性日益严重，并直接影响了含甲硝唑方案的治疗效果，因此在混合感染的研究中，最被人们关注的是各分离菌株对甲硝唑的耐药性。

甲硝唑耐药的混合感染很常见，Dore 等[9]从 12 个患者的胃窦或胃体取活检进行培养，每个患者又随机取 8~10 个单菌落，结果发现 10 个患者存在甲硝唑耐药性不同的菌株的混合感染，其中 9 个混合感染的菌株有相同的 REP-PCR 图谱，1 个具有相似的 REP-PCR 图谱。Weel 等[10]对来自 156 个患者的 *H. pylori* 进行甲硝唑敏感性的检测，发现 52 个不相同的耐药性，从其中 20 个 *H. pylori* 混合感染菌株中取单菌落，发现 18 个菌株有相同的 RAPD 指纹图谱，另 2 个菌株分别有 1 个菌落的 RAPD 图谱与其他 9 个菌落不同。Wong 等[11]从 46 个患者的胃窦、胃体和贲门各取 1 块黏膜组织进行培养，原代培养出的 *H. pylori* 中随机挑选 2~5 个单菌落，发现其中 20 个患者有甲硝唑耐药和敏感菌株的混合感染，11 个混合感染的菌株有不同的 RAPD 指纹图谱。以上结果表明甲硝唑敏感和耐药菌株可同时混合感染于同一患者胃内的不同部位，甚至同一部位，并且这种耐药性不同的菌株既可以是基因指纹图谱完全不同的另一菌株，也可以是基因指纹图谱完全相同或稍有不同的变异菌株，且多数耐药性不同的菌株有相同或相似的基因指纹图谱。

很多患者存在甲硝唑敏感和耐药菌株的混合感染，可能与甲硝唑的广泛使用有关。甲硝唑的代谢产物是诱变的，其可能会导致甲硝唑耐药菌株的产生，而有的患者体内菌株也可自发产生对甲硝唑的耐药性，在没有使用甲硝唑时，耐药菌株比敏感菌株生长能力差，其在菌群中所占的比例可能极小，甲硝唑敏感性检测很难发现耐药菌株的存在。当甲硝唑用于治疗其他疾病或用于根除 *H. pylori* 时，如果其所用剂量没有根除 *H. pylori*，则只能抑制敏感菌株的生长，而使耐药菌株生长旺盛，耐药性不同的菌株比例发生改变，因此可同时检测到两种表型不同的菌株。动物试验证明甲硝唑可诱导耐药性不同的混合感染。

现在也有作者进行关于克拉霉素敏感和耐药的 *H. pylori* 混合感染的研究。van der Ende 等[12]从 976 个患者的胃窦和胃体取活检进行 *H. pylori* 培养，其中 6 个患者存在克拉霉素耐药和敏感菌株的混合感染，但敏感和耐药的菌落具有相同的 RAPD 指纹图谱，表明其具有相同的基因型。Wang 等[13]从 87 个患者的胃窦培养 *H. pylori*，发现其中 9 个菌株为克拉霉素耐药菌株，其中 3

个耐药菌株为克拉霉素耐药和敏感菌株的混合感染，2 个混合感染菌株的敏感和耐药的单菌落有相同的 RAPD 指纹图谱，另 1 个混合感染菌株的敏感和耐药的单菌落有不同的 RAPD 指纹图谱。以上结果说明克拉霉素耐药性的混合感染不很常见，而且目前发现的克拉霉素耐药性的混合感染中，敏感菌株和耐药菌株往往有相同的基因型。

甲硝唑耐药性的混合感染较为常见，而克拉霉素耐药性的混合感染较少见原因：①可能克拉霉素耐药菌株有很强的生长能力，对宿主有更强的适应性，其抑制了敏感菌株的生长，阻止了其他 *H. pylori* 菌株的再感染；② *H. pylori* 对甲硝唑耐药性易受检测方法影响，不同药敏检测方法其结果可有一定差异，而且 *H. pylori* 对甲硝唑的耐药性与氧张力有关，在厌氧条件下预培养 24 小时，可使微需氧条件下甲硝唑耐药菌株转变为甲硝唑敏感菌株，而 *H. pylori* 对克拉霉素耐药性相对比较稳定，较少受药敏检测方法及氧张力的影响。

目前大多数文献报道，宿主体内只有一个菌株或以一个优势感染菌株为主，但是同一患者胃内不同部位或同一部位确可存在不同菌株的混合感染，尤其对抗生素耐药性的混合感染很常见。抗生素如甲硝唑的应用，会诱导并选择对甲硝唑耐药的菌株，从而导致混合感染的产生。我们应严格掌握 *H. pylori* 根除治疗的适应证，联合用药，规范化治疗，必要时根据抗生素的药物敏感性试验选用抗生素，以减少耐药的发生[14, 15]。

（郑小丽　王蔚虹　胡伏莲）

参 考 文 献

[1] WARREN JR, MARSHALLB. Unidentified curved bacilli on gastric epithelium in active chronic gastritis [J]. Lancet, 1983, 2: 1273-1275.

[2] 成虹，胡伏莲，李江. 幽门螺杆菌耐药性对其根除治疗影响的研究 [J]. 中华医学杂志，2006，86: 2679-2682.

[3] 成虹，胡伏莲. 北京地区幽门螺杆菌耐药情况及其变化趋势 [J]. 中华医学杂志，2005，85: 2754-2757.

[4] THIJS JC, VAN-ZWET AA, THIJS WJ, et al. One-week triple therapy with omeprazole, amoxycillin and tinidazole for Helicobacter pylori infection: the significance of imidazole resistance [J]. Aliment Pharmacol Ther, 1997, 11: 305-309.

[5] DUCONS JA, SANTOLARIA S, GUIRAO R, et al. Impact of clarithromycin resistance on the effectiveness of a regimen for Helicobacter pylori: a prospective study of 1-week lansoprazole, amoxycillin and clarithromycin in active peptic ulcer [J]. Aliment Pharmacol Ther, 1999, 13: 775-780.

[6] 郑小丽，胡伏莲，王蔚虹，等. 北京地区幽门螺杆

菌对克拉霉素的耐药情况及其耐药机制［J］. 中华医学杂志, 2001, 81: 1413-1415.

［7］HOSHIYA S, WATANABE K, TOKUNAGA K, et al. Relationship between eradication therapy and Clarithromycin resistant Helicobacter pylori in Japan［J］. J Gastroenterol, 2000, 35: 10-14.

［8］IKEZAWA K, KASHIMURA H, KOJIMA M, et al. Pretreatment antimicrobial susceptibilities of paired gastric Helicobacter pylori isolates: antrum versus corpus［J］. Helicobacter, 1999, 4: 218-221.

［9］DORE MP, OSATO MS, KWON DH, et al. Demonstration of unexpected antibiotic resistance of genotypically identical Helicobacter pylori isolates［J］. Clin Infect Dis, 1998, 27: 84-89.

［10］WEEL JF, VAN DER HULST RW, GERRITS Y, et al. Heterogeneity in susceptibility to metronidazole among Helicobacter pylori isolates from patients with gastritis or peptic ulcer disease［J］. J Clin Microbiol, 1996, 34: 2158-2162.

［11］WONG BCY, WANG WH, BERG DE, et al. High prevalence of mixed infections by Helicobacter pylori in Hong Kong: metronidazole sensitivity and overall genotype［J］. Aliment Pharmacol Ther, 2001, 15: 493-503.

［12］VAN DER ENDE A, VAN DOORN LJ, ROOIJAKKERS S, et al. Clarithromycin-susceptible and-resistant Helicobacter pylori isolates with identical randomly amplified polymorphic DNA-PCR genotypes cultured from single gastric biopsy specimens prior to antibiotic therapy [J]. J Clin Microbiol, 2001, 39 (7): 2648-2651.

[13] WANG WH, WONG BC, MUKHOPADHYAY AK, et al. High prevalence of Helicobacter pylori infection with dual resistance to metronidazole and clarithromycin in Hong Kong [J]. Aliment Pharmacol Ther, 2000, 14 (7): 901-910.

[14] 胡伏莲. 重视幽门螺杆菌感染治疗中抗生素的合理应用 [J]. 中华医学杂志, 2020, 100 (30): 2321-2323.

第四节　幽门螺杆菌多重耐药研究进展

一、概述

多重耐药（multidrug resistance, MDR）指的是病原菌同时对三种及三种以上抗生素发生耐药的现象。近年来, *H. pylori* 的多重耐药问题在全球范围内广泛受到关注。*H. pylori* 的 MDR 发生率逐年增高, 并且具有明显的地区特异性, 在不同国家或者同一国家的不同地区都有着显著的差异。流行病学调查显示, 我国的 *H. pylori* 菌株 MDR 发生率在重庆、宁波、上海的耐药率分别为 48.2%, 32.06% 和 33.9%[1][2]; 在北京, 只有 6.8% 患者的菌株对所有抗生素都敏感，而 60.8% 的菌株则是双重耐药及 MDR[3]。
H. pylori 的原发 MDR 发生率在奥地利、葡萄牙、阿根廷、法国和保加利亚均≤10%，在印度约为 20%，而在秘鲁则大于 40%[4]。在 *H. pylori* 的 MDR 中，最常见的形式是对克拉霉素＋甲硝唑＋喹诺酮类药物发生的三重耐药。近年来，在我国开始有四重耐药及五重耐药的出现，我国三重、四重和五重耐药率分别为 24.9%、7.3% 和 2.3%，发生五重耐药的抗生素组合为克拉霉素＋甲硝唑＋左氧氟沙星＋四环素＋利福平、阿莫西林＋克拉霉素＋甲硝唑＋左氧氟沙星＋利福平或者阿莫西林＋克拉霉素＋甲硝唑＋左氧氟沙星＋四环素[5, 6]。*H. pylori* 的 MDR 已成为导致根除治疗失败的重要原因。

二、幽门螺杆菌发生多重耐药的主要机制

研究者认为有几种机制可能导致 *H. pylori* 发生 MDR，这些机制包括：细菌的基因突变，对抗生素的外排增加或摄入减少，生物膜的形成，*H. pylori* 发生球形变。

随着对 *H. pylori* 耐药机制研究的深入，已经发现了许多与 *H. pylori* 抗生素单一耐药的相关的靶位基因突变位点，如 90% 的 *H. pylori* 克拉霉素耐药与 23S 核糖体 RNA 的 A2143G、A2142G 和 A2142C 点突变有关[7]；*dxA*、*frxA*、*fdxB* 基因的点突变与甲硝唑的耐药有关[8]；*gyrA* 基因的 87、88、91 和 97 位置的点突变是左氧氟沙星

耐药的主要原因[9]；高水平的阿莫西林耐药与 *H. pylori* 产 β-内酰胺酶有关，而 *bpb1A* 基因的点突变则与低水平阿莫西林耐药相关[10, 11]。若同时发生这些点突变，则可驱动细菌产生对不同药物家族的累积的耐药谱，最终发生 MDR。但与 MDR 直接相关的突变研究仍处于起步阶段。研究报道作为细胞膜的重要组成部分，脂质代谢的变化在抗生素耐药中起着重要作用，而 FabH 参与了 *H. pylori* 的脂肪酸合成代谢，FabH 基因中的 A149G 突变则已被证实是导致 *H. pylori* MDR 的一个重要机制[12]。随着高通量测序研究的兴起，未来将会发现更多与 MDR 相关的突变。

　　H. pylori 对抗生素的外排增加或摄入减少是导致继发 MDR 的主要机制。细菌外排泵是能将底物排出菌体外的一组转运蛋白，是细菌适应环境的表现。外排泵在敏感菌株不表达或表达量很低，当细菌接触抗生素之后，外排泵的表达可显著上调，一方面可保护细菌不被抗生素杀灭，另一方面为存活下来的细菌进一步获得特异性耐药（如药物靶位突变）提供机会，产生多重耐药菌株。它广泛存在于自然界中，在革兰氏阳性菌、革兰氏阴性菌和真核细胞中都可见到[13]。尽管 *H. pylori* 基因组只有 1.7Mb 大小，但可编码大量外排转运蛋白。*H. pylori* 的外排转运蛋白有 5 个家族，包括 ABC 家族、MFS 家族、MATE 家族、SMR 家族和 RND 家族[14]。其中对 RND 家族转运蛋白研究较为充分，它在 *H. pylori* 的外排泵系

统中发挥重要作用，参与了多种抗生素的外排，包括克拉霉素、甲硝唑、阿莫西林和四环素。每个 RND 家族都有以下三个组成部分：内膜外排蛋白、周质外排蛋白和外膜外排蛋白，外膜外排蛋白的编码基因 hefA 已被证实是影响 RND 家族外排泵功能的关键基因。hefA mRNA 在多重耐药株△HpLZ1026 中表达量明显高于野生敏感株，通过基因敲除 HpLZ1026 的 hefA 基因，敲除后 △HpLZ1026 对 10 种抗生素中的 4 种敏感性明显增加，证实 hefA 基因在 H. pylori 多重耐药产生机制中起重要作用，hefA 的基因表达可以促进抗生素通过外排泵系统外排，导致 H. pylori 菌株发生 MDR[15]。另有研究表明，转运体 HP0939、HPO497 和 HPO471 可诱导菌株中 hefA 和 gluP 的表达，从而使抗生素的外排增加，导致 MDR 发生[16]。此外，hp1184 和 hp1181 基因（属于 MATE 家族）在多重耐药和敏感菌株中的表达也有显著差异，提示除了 RND 家族外，其他外排泵家族蛋白也参与了抗生素的主动外排[17]。也有研究表明，MDR 菌株中，由于某些外膜蛋白和脂多糖的表达下调，对药物的摄取受到了限制，也可能导致 H. pylori 发生 MDR。

H. pylori 生物膜的形成也是导致 MDR 的机制之一。生物膜是一种结构化的微生物生态系统，它是生物体产生的一种细胞外基质，当生物膜形成并附着在细菌表面时，细菌就被包裹其中，生物膜则成了一种有效的非特异性抗生素屏障，这种状态下的 *H. pylori* 对多种抗生素的耐药性比处于浮游状态时高 100~1 000 倍[18]。生物膜在 MDR 中的作用机制尚不完全清楚，目前主要有抗性基因重组假说和通透性假说，但这些假说尚需要基础研究来证实。有研究对部分与生物膜形成相关的基因进行了初步研究。spoT 是一种双功能酶，在生物膜的形成过程中起着重要的作用，在 *spoT* 基因敲除的菌株中，*H. pylori* 形成生物膜的能力大大降低[19]。除此之外，影响外排泵功能的 *hp0939*、*hp0497* 和 *hp0471* 基因也被发现与幽门螺杆菌的生物膜形成有关。实验证实，将相应的基因敲除，菌株几乎无法形成生物膜，这提示着生物膜的形成机制可能也与外排泵有关[20]。

研究者推测，发生球形变的 *H. pylori* 可能也是 MDR 的原因之一。*H. pylori* 在体内以三种形式存在：活的细菌、无法存活的退行形变状态、静止的球形变状态（coccoid form）。当 *H. pylori* 发生球形变时，脂质分析显示球状体中不饱和脂肪酸和胆固醇的含量很高[21]，细胞膜的超微结构和细菌的代谢途径都会发生改变，从而减少药物靶标的暴露、使药物的穿透性降低，因此必须要大大增加抗生素的最小抑菌浓度（minimum inhibitory concentration，MIC），才能够杀灭细菌[22]。目前，这个领域研究较少，球形变导致抗生素耐药的精确机制仍需要阐明。

三、诱导幽门螺杆菌发生多重耐药的主要原因

抗生素的过度使用、既往 *H. pylori* 根除治疗失败是导致 MDR 的主要原因。一项欧洲的研究显示，在来自 18 个国家的 24 个中心开展了原发性抗生素耐药病例的比例及其相关的危险因素的调查，证实了社区大环内酯类和喹诺酮类药物使用与 *H. pylori* 原发的抗生素耐药率呈正相关[23]。而根除治疗失败则是造成继发的单一抗生素耐药甚至 MDR 的主要原因。国内国外的众多研究表明，在曾经接受过失败的根除治疗的患者中，无论是对单一抗生素的耐药率，还是 MDR 的比率都大大升高。我国的一项前瞻性研究显示，对 791 例一线治疗失败的患者进行了 *H. pylori* 培养和 6 种抗生素的药敏试验，分析了 *H. pylori* 感染和抗生素耐药性的 22 个潜在危险因素，发现 ≥2 个疗程的 *H. pylori* 治疗史是发生继发性 MDR 的危险因素[24]。意大利的一项回顾性研究表明，经历过失败的根除治疗的患者，其 MDR 的发生率为 74.2%，显著高于初治患者的 21.3%[25]；在越南，治疗失败患者的 MDR 发生率则从初始的 16% 上升到 31.6%[26]。导致根除治疗失败的原因很多，虽然原发的抗生素耐药是最主要的原因，但除此之外，还应该考虑是否存在抑酸治疗不充分、患者依从性差等其他因素造成的失败。

四、挑战与展望

在过去的几十年里，*H. pylori* 对抗生素耐药率的上升给临床根除治疗带来了严峻的挑战。我国标准三联疗法的根除率从 88.54%（2004 年前）逐渐下降到 77.66%（2005—2009 年）和 71.13%（2010—2013 年）[27]，近 10 年则采用含铋剂的标准四联方案为一线疗法[28]。尽管我们联合了更多的药物、采用了更长的疗程，但由于耐药率的持续上升和 MDR 的发生率不断升高，最终仍有约 10% 的患者无法获得成功的治疗[29]。如果这种情况得不到控制，将面临未来无药可选的风险。如何来应对这一严峻形势？首先，应在各级医疗系统内加强抗生素使用的规范性和合理性，避免抗生素滥用。其次，既往研究显示，根据抗生素敏感性检测结果选用抗生素，根除的成功率可以升至 94%，显著高于经验治疗[30]，所以在临床实践中，对于首治患者，有条件的话可以进行抗生素敏感性检测，而对于补救治疗患者，则强烈推荐进行抗生素敏感性检测，进行个体化精准根除治疗。在此基础上，可进一步建立 *H. pylori* 耐药地图，动态监测各地区 *H. pylori* 对抗生素耐药率的数据，指导临床医生在经验治疗中避免选择耐药率高的抗生素，为患者提供更加规范、有效的治疗方案。

（黄　煌　郑鹏远）

参 考 文 献

[1] GENG T, YU Z S, ZHOU X X, et al. Antibiotic resistance of Helicobacter pylori isolated from children in Chongqing, China[J]. Eur J Pediatr, 2022, 181(7): 2715-2722.

[2] LIU Y, WANG S, YANG F, et al. Antimicrobial resistance patterns and genetic elements associated with the antibiotic resistance of Helicobacter pylori strains from Shanghai [J]. Gut Pathog, 2022, 14 (1): 14.

[3] LI S Y, LI J, DONG X H, et al. The effect of previous eradication failure on antibiotic resistance of Helicobacter pylori: a retrospective study over 8 years in Beijing [J]. Helicobacter, 2021, 26 (4): e12804.

[4] BOYANOVA L, HADZHIYSKI P, KANDILAROV N, et al. Helicobacter pylori multidrug resistance in: current state and future directions [J]. Expert Rev Clin Pharmacol, 2019, 12 (9): 909-915.

[5] ZHANG Y X, ZHOU L Y, SONG Z Q, et al. Primary antibiotic resistance of Helicobacter pylori strains isolated from patients with dyspeptic symptoms in Beijing: a prospective serial study [J]. World J Gastroenterol, 2015, 21 (9): 2786-2792.

[6] BOYANOVA L, GERGOVA G, EVSTATIEV I, et al. Helicobacter pylori resistance to six antibiotics by two breakpoint systems and resistance evolution in Bulgaria [J]. Infect Dis (Lond), 2016, 48 (1): 56-62.

[7] MÉGRAUD F, LEHOURS P. Helicobacter pylori

detection and antimicrobial susceptibility testing [J]. Clin Microbiol Rev，2007，20（2）：280-322.

[8] SARANATHAN R，LEVI MH，WATTAM AR，et al. Helicobacter pylori infections in the Bronx，New York：surveying antibiotic susceptibility and strain lineage by whole-genome sequencing [J]. J Clin Microbiol，2020，58（3）：e01591-e01619.

[9] TANKOVIC J，LASCOLS C，SCULO Q，et al. Single and double mutations in gyrA but not in gyrB are associated with low-and high-level fluoroquinolone resistance in Helicobacter pylori [J]. Antimicrob Agents Chemother，2003，47（12）：3942-3944.

[10] SUKRI A，HANAFIAH A，YUSOFF H，et al. Helicobacter pylori multidrug-resistant strains：a five-year surveillance study and its genome characteristics [J]. Antibiotics（Basel），2022，11（10）：1391.

[11] OKAMOTO T，YOSHIYAMA H，NAKAZAWA T，et al. A change in PBP1 is involved in amoxicillin resistance of clinical isolates of Helicobacter pylori[J]. J Antimicrob Chemother，2002，50（6）：849-856.

[12] ZHOU Y，ZHONG Z S，HU S J，et al. A survey of Helicobacter pylori antibiotic-resistant genotypes and strain lineages by whole genome sequencing in China [J]. Antimicrob Agents Chemother，2022，66（6）：e0218821.

[13] LI X Z，PLÉSIAT P，NIKAI DO H. The challenge of efflux-mediated antibiotic resistance in Gram-negative

bacteria [J]. Clin Microbiol Rev, 2015, 28 (2): 337-418.

[14] POOLE K. Efflux-mediated multiresistance in Gram-negative bacteria [J]. Clin Microbiol Infect, 2004, 10 (1): 12-26.

[15] LIU Z Q, ZHENG P Y, YANG P C. Efflux pump gene hefA of Helicobacter pylori plays an important role in multidrug resistance [J]. World J Gastroenterol, 2008, 14 (33): 5217-5222.

[16] CAI Y Y, WANG C X, CHEN Z H, et al. Transporters HP0939, HP0497, and HP0471 participate in intrinsic multidrug resistance and biofilm formation in Helicobacter pylori by enhancing drug efflux [J]. Helicobacter, 2020, 25 (4): e12715.

[17] FALSAFI T, EHSANI A, ATTARAN B, et al. Association of hp1181 and hp1184 genes with the active efflux phenotype in multidrug-resistant isolates of Helicobacter pylori [J]. Jundishapur J Microbiol, 2016, 9 (4): e30726.

[18] OLSEN I. Biofilm-specific antibiotic tolerance and resistance [J]. Eur J Clin Microbiol Infect Dis, 2015, 34 (5): 877-886.

[19] GE X R, CAI Y Y, CHEN Z H, et al. Bifunctional Enzyme SpoT Is Involved in Biofilm Formation of Helicobacter pylori with Multidrug Resistance by Upregulating Efflux Pump Hp1174 (*gluP*) [J]. Antimicrob Agents Chemother, 2018, 62 (11):

e00957-e01018.

[20] FALSAFI T，EHSANI A，ATTARAN B，et al. Association of hp1181 and hp1184 genes with the active efflux phenotype in multidrug-resistant isolates of Helicobacter pylori [J]. Jundishapur J Microbiol，2016，9（4）：e30726.

[21] KADKHODAEI S，SIAVOSHI F，AKBARI N. Mucoid and coccoid Helicobacter pylori with fast growth and antibiotic resistance [J]. Helicobacter，2020，25（2）：e12678.

[22] TSHIBANGU-KABAMBA E，YAMAOKA Y. Helicobacter pylori infection and antibiotic resistance-from biology to clinical implications [J]. Nat Rev Gastroenterol Hepatol，2021，18（9）：613-629.

[23] MÉGRAUD F，BRUYNDONCKX R，COENEN S，et al. Helicobacter pylori resistance to antibiotics in Europe in 2018 and its relationship to antibiotic consumption in the community [J]. Gut，2021，70（10）：1815-1822.

[24] LYU T，CHEUNG K S，NI L，et al. High prevalence and risk factors of multiple antibiotic resistance in patients who fail first-line Helicobacter pylori therapy in southern China：a municipality-wide，multicentre，prospective cohort study [J]. J Antimicrob Chemother，2020，75（11）：3391-3394.

[25] PALMITESSA V，MONNO R，PANARESE A，et al. Helicobacter pylori evaluation of antibiotic resistance of

strains isolated in Bari, Southern Italy, in 2017-2018 by phenotypic and genotyping methods [J]. Microb Drug Resist, 2020, 26（8）: 909-917.

[26] BOYANOVA L, HADZHIYSKI P, KANDILAROV N, et al. Helicobacter pylori multidrug resistance in: current state and future directions [J]. Expert Rev Clin Pharmacol, 2019, 12（9）: 909-915.

[27] WANG B, LV Z F, WANG Y H, et al. Standard triple therapy for Helicobacter pylori infection in China: a meta-analysis [J]. World J Gastroenterol, 2014, 20（40）: 14973-14985.

[28] 中华医学会消化病学分会幽门螺杆菌学组. 2022 中国幽门螺杆菌感染治疗指南 [J]. 中华消化杂志, 2022, 42（11）: 12.

[29] SIDDIQUE O, OVALLE A, SIDDIQUE A S, et al. Helicobacter pylori infection: an update for the internist in the age of increasing global antibiotic resistance [J]. Am J Med, 2018, 131（5）: 473-479.

[30] CHEN M J, CHEN P Y, FANG Y J, et al. Molecular testing-guided therapy versus susceptibility testing-guided therapy in first-line and third-line Helicobacter pylori eradication: two multicentre, open-label, randomised controlled, non-inferiority trials [J]. Lancet Gastroenterol Hepatol, 2023, 8（7）: 623-634.

第五节　特殊幽门螺杆菌感染者根除治疗的获益与风险

一、概述

中华医学会消化病学分会幽门螺杆菌学组于 2022 年发布了"第六次全国幽门螺杆菌感染处理共识"，其在 *H. pylori* 根除的指征中首先强调，根除 *H. pylori* 的获益和风险在不同个体之间存在差异，应对感染者进行个体化评估和处理[1]。

老年人胃癌的发生率高，抗血小板药物诱导胃黏膜损伤的发生率高，由 *H. pylori* 感染导致缺铁性贫血等胃肠外表现的发生率也高，因此从理论上讲对老年人进行 *H. pylori* 根除，应该使老年人更加获益。然而，人们同时也担忧老年人根除治疗的获益下降，根除治疗的不良反应发生率高，抗生素的耐药率高以及由抗生素诱导微生态失衡的概率在老年人群也增高。

儿童 *H. pylori* 感染的管理一直也是 *H. pylori* 感染管理领域中的一个难题。2023 年，有源自全球 106 个国家，长达前后 30 年，涉及 1 474 项的对比研究数据表明：全球儿童 *H. pylori* 感染率不但没有下降，反而近年来有升高趋势[2]。因此如何评价老年及儿童根除 *H. pylori* 的获益 / 风险比，科学管理好老年及儿童这两个特殊群体的 *H. pylori* 感染问题十分重要[3, 4]。

二、老年幽门螺杆菌感染者根除治疗的获益与风险

（一）老年 *H. pylori* 感染者根除治疗对预防胃癌发生的获益

之前有研究者对一组已经发生萎缩和肠化且长期被监测疾病进展与否的老年 *H. pylori* 感染者进行 *H. pylori* 根除治疗，追踪两年半后的结果表明，内镜下胃黏膜组织学评分的结果与未根除之前相比，无论萎缩还是肠化都在很大程度上得到改善。结果提示虽然根除 *H. pylori* 的最佳时机是在胃黏膜尚未发生萎缩之前，但即便是发生萎缩和肠化后，根除 *H. pylori* 仍然会使老年人群在一定程度上获益[5]。近年有研究组报道了一组在根除 *H. pylori* 之后长达 13 年的监测结果，最终总结到的数据与人们以往的想象不一样。与年龄 <40 岁的人群相比，>40 岁的人群根除 *H. pylori* 后的获益更加明显，其中年龄 >60 岁的人群比年龄在 40~59 岁的人群获益更加显著，而且追踪观察的时间越长这种差异越显著[6]。另一项长达十几年的观察结果也进一步证实了这一结论，其总结的数据也证实根除 *H. pylori* 可使一组高龄 ESD 术后患者异时性胃癌的发生风险明显下降。对该组人群在观察 3 年时的组织学研究还发现，无论与安慰剂相比，还是与持续感染组比较，成功根除者胃小弯黏膜组织学评分明显得到改善[7]。

（二）老年 *H. pylori* 感染者根除治疗对预防抗血小板药物诱导消化性溃疡的获益

近年来虽然我国居民对心血管疾病的预防意识已明显加强，但是"2022年中国心血管健康与疾病报告"仍表明，中国城乡居民的心血管病死亡率不但未下降，反而增加，而且已远远超过由各种肿瘤导致死亡之和[8, 9]。因此，对具有心血管疾病的危险人群积极采取抗血小板药物进行一级和二级预防至关重要。然而，抗血小板药物长期应用而引发消化道黏膜损伤，甚至导致消化道出血的问题也越来越引起人们的关注，有多项研究表明抗血小板药物诱导的消化性溃疡随年龄增加而增加，老年人群的发生率明显高于其他年龄段人群[10]。根除 *H. pylori* 是降低抗血小板药物诱导消化性溃疡的重要方法，虽然其降低的程度低于长期服用PPI的效果，但仅通过10~14天的根除，而不是长期服用PPI就能在一定程度上改善患者的预后，因此根除 *H. pylori* 对拟长期应用抗血小板药物人群的益处应该引起重视。国内外多个共识/指南也均推荐对计划服用抗血小板药物的人群检测并根除 *H. pylori*[11-13]。

（三）老年 *H. pylori* 感染者根除治疗对纠正胃肠外疾病的获益

H. pylori 感染与不明原因缺铁性贫血、原发免疫性血小板减少症、维生素 B_{12} 缺乏等胃外疾病相关[14]。老年人群缺铁性贫血的发生率高，且对单纯铁剂治疗不敏感，在补充铁剂的同时根

除 *H. pylori*，甚至单纯根除 *H. pylori*，常可使部分老年人血红蛋白水平得到提高，缺铁性贫血得到纠正。近来的国内外共识都强调 *H. pylori* 感染可能与维生素 B_{12} 缺乏相关。老年人由吸收不良导致维生素 B_{12} 缺乏的现象较一般人群更为常见，因此可将根除 *H. pylori* 作为纠正维生素 B_{12} 缺乏的辅助治疗[15]。约 50% 的成人 *H. pylori* 阳性原发免疫性血小板减少症患者在根除 *H. pylori* 后血小板水平可得到提高[16]。

（四）老年 *H. pylori* 感染者根除治疗的抗生素耐药率及安全性

因为老年人合并多种疾病的概率高，应用抗生素的概率也高于一般人群，因此，人们大多认为老年人群对 *H. pylori* 根除治疗方案中的常用抗生素的耐药率总体也应该增高。然而，十分遗憾，到目前为止相关研究还很少。有限的研究仅就根除 *H. pylori* 方案中的抗生素进行了耐药率的调查，结果表明与一般人群相比，阿莫西林、克拉霉素、四环素、左氧氟沙星和甲硝唑的耐药率在老年人群中并不明显升高，而且除左氧氟沙星外，其他 4 种常被用于根除 *H. pylori* 治疗的抗生素在 2011—2016 年间的耐药率与 1996—2003 年间相比，并没有进行性升高。此外，近来还有文献表明，与 <39 岁的年轻人群相比，老年人群的根除率不但未降低，反而高于该研究中年轻组人群[17]。

有关老年人群根除 *H. pylori* 的安全性问题

在国内外研究甚少。有限的研究表明老年人群不良反应的发生率约为20%，高于普通人群3.4%~5.5%的发生率，但因不良反应而不得不停药的概率与一般人群并无区别，均在3.0%~5.0%之间。主要是因腹泻、腹痛、恶心、舌炎等而不得不终止治疗。导致不良反应的原因目前主要还是被认为与根除治疗方案中的抗生素相关，除药物直接导致的不良反应外，由抗生素诱导的微生态失衡可能更重要[18]。

人体的进行性衰老可使体内生态菌群发生变化，其中拟杆菌门等核心微生物群越来越少，而厚壁菌门、放线菌门、变形菌门等亚优势微生物群越来越多，所以老年人群的肠道菌群在抗生素治疗过程中更容易受到影响[19]。根除 *H. pylori* 后肠道菌群的恢复至少要在8周以上，甚至有研究认为直到48周后才能完全恢复到根除 *H. pylori* 治疗前的菌群状态[20]，因此建议在不考虑费用和方案复杂性的前提下，可以对老年患者使用益生菌。

（五）老年 *H. pylori* 感染者根除治疗中的益生菌应用问题

有关益生菌与 *H. pylori* 根除率关系的研究结果目前尚不完全一致，但是对老年 *H. pylori* 感染者在根除 *H. pylori* 的同时应用益生菌预防或减轻微生态失衡，降低不良反应，提高依从性，是目前的主流观点[21]。益生菌最好开始于根除治疗之前，结束于根除治疗后的一段时间。

应用 >2 周的疗效优于短疗程。益生菌用于根除 *H. pylori* 的辅助治疗或预防微生态失衡的安全性好。

三、儿童幽门螺杆菌感染不同于成人的临床特征及抗生素应用问题

（一）儿童 *H. pylori* 感染不同于成人的临床特征

儿童 *H. pylori* 感染有其不同于成人的特征。虽然儿童 *H. pylori* 感染胃内疾病发生率相对低，但是在儿童消化性溃疡、慢性胃炎、消化不良者中，*H. pylori* 阳性率高，根除 *H. pylori* 治疗后溃疡愈合率和复发率明显下降，胃炎和消化不良的症状改善明显；与成人相比，儿童不明原因或难治性缺铁性贫血与 *H. pylori* 感染的关系更为密切，根除 *H. pylori* 治疗或在根除的同时补充铁剂临床效果好。约 39% 的 *H. pylori* 阳性原发免疫性血小板减少症患儿在根除 *H. pylori* 后血小板水平可得到提高[16]；对不得不长期服用 NSAID、抗栓药物、糖皮质激素等药物的患儿，根除 *H. pylori* 可降低溃疡的发生率。对胃癌一级亲属是否有必要通过根除 *H. pylori* 进行预防的研究报道比较少，若要进行检测和根除 *H. pylori* 治疗，需结合患者年龄、临床表现及监护人的意见，权衡利弊，且治疗前需告知不良反应。儿童 MALT 淋巴瘤的发生率低[22]。

（二）儿童 *H. pylori* 根除的抗生素应用问题

在有条件的医疗机构，儿童 *H. pylori* 根除的治疗是首选个体化三联方案，疗程14天。个体化治疗指根据药敏试验结果选取敏感的抗菌药物。无区域性耐药数据或儿童克拉霉素耐药率>15%，或医疗机构尚不能开展药敏试验，或药敏试验显示克拉霉素和甲硝唑均耐药的情况下，对<6岁的患儿应严格掌握根除治疗的指征，对>6岁的儿童不推荐含有克拉霉素的三联疗法作为一线治疗方案，可选用阿莫西林、甲硝唑、和包括铋剂在内的14天方案进行一线治疗[23]。不推荐序贯和伴同治疗方案。

青霉素过敏、药物试验提示克拉霉素和甲硝唑均敏感，一线可选三联14天方案。如果克拉霉素和/或甲硝唑耐药，或尚不能行药敏试验，对>6岁的儿童，可选前述三联联合铋剂的方案[24]。

儿童 *H. pylori* 感染补救治疗的临床研究有限，对<6岁的患儿，需严格把握治疗指征，如病情允许，可暂缓再次根除，停药3~6个月后再考虑重新治疗。对>6岁的儿童，可选择含铋剂四联14天方案，但要尽可能避免初次使用的抗生素。如阿莫西林的原发耐药和继发耐药率低，即使首次应用过，也可在补救治疗中再次应用[25]，且与铋剂联合。虽然呋喃唑酮、四环素的耐药率低，但因消化道不良反应、多发性神经炎、溶血性贫血、影响骨骼和牙齿发育等问题，若要应用需与患儿和家属充分告知[3]。

益生菌可减少治疗相关不良反应，提高对根除治疗的依从性，从而在一定程度上提高根除率，但是否应用需结合具体情况而定[26, 27]。

四、结语

发生于儿童时期的感染，经过几十年演变而导致的慢性进行性胃黏膜损伤，在老龄时期常表现的更为突出。虽然根除 *H. pylori* 的最佳时机是在胃黏膜尚未发生萎缩前，但根除后仍可使部分老年患者获益；根除 *H. pylori* 有助于预防抗血小板药物诱导的胃黏膜损伤。老年人群对根除 *H. pylori* 常用抗生素的耐药率并不明显高于一般人群；根除 *H. pylori* 的同时应用益生菌，有助于预防老年患者根除 *H. pylori* 诱导的微生态失衡。儿童 *H. pylori* 感染有其自身特征，根除 *H. pylori* 治疗首选个体化三联方案，但对 <6 岁的患儿应严格掌握根除治疗指征。

（王江滨）

参 考 文 献

[1] 中华医学会消化病学分会幽门螺杆菌学组. 第六次全国幽门螺杆菌感染处理共识报告（非根除治疗部分）[J]. 中华消化杂志，2022，42（5）：289-303.

[2] CHEN YC, MALFERTHEINER P, YU HT, et al. Global Prevalence of Helicobacter pylori Infection and

Incidence of Gastric Cancer Between 1980 and 2022 [J].
Gastroenterology, 2024, 166（4）: 605-619.

[3] 中华医学会儿科学分会消化学组，国家儿童医学中心消化专科联盟，中华儿科杂志编辑委员会 . 中国儿童幽门螺杆菌感染诊治专家共识（2022）[J]. 中华儿科杂志，2023, 61（7）: 580-587.

[4] 王江滨 . 老年幽门螺杆菌感染者根除治疗的获益 / 风险评价及抗生素应用相关问题 [J]. 中华医学杂志，2020, 100（30）: 2343-2345.

[5] KOKKOLA A, SIP PONEN P, RAUTELIN H, et al. The effect of Helicobacter pylori eradication on the natural course of atrophic gastritis with dysplasia [J]. Aliment Pharmacol Ther, 2002, 16（3）: 515-520.

[6] LEUNG WK, WONG IOL, CHEUNG KS, et al. Effects of Helicobacter pylori treatment on incidence of gastric cancer in older individuals [J]. Gastroenterology, 2018, 155（1）: 67-75.

[7] CHOI IJ, KOOK MC, KIM YI, et al. Helicobacter pylori therapy for the prevention of metachronous gastric cancer [J]. N Engl J Med, 2018, 378（12）: 1085-1095.

[8] ZHAO D, LIU J, WANG M, et al. Epidemiology of cardiovascular disease in China: current features and implications [J]. Nat Rev Cardiol, 2019, 16（4）: 203-212.

[9] THE WCOTROCHADIC. Report on cardiovascular health and diseases in China 2022: an updated summary [J].

Biomed Environ Sci, 2023, 36（8）: 669-701.

［10］HERNÁNDEZ-DÍAZ S, GARCÍA RODRÍGUEZ LA. Cardioprotective aspirin users and their excess risk of upper gastrointestinal complications［J］. BMC Med, 2006, 4（1）: 22.

［11］抗血小板药物消化道损伤的预防和治疗中国专家共识组. 抗血小板药物消化道损伤的预防和治疗中国专家共识（2012更新版）［J］. 中华内科杂志, 2013, 52（3）: 264-270.

［12］ABRAHAM NS, HLATKY MA, ANTMAN EM, et al. ACCF/ACG/AHA 2010 expert consensus document on the concomitant use of proton pump inhibitors and thienopyridines: a focused update of the ACCF/ACG/AHA 2008 expert consensus document on reducing the gastrointestinal risks of antiplatelet therapy and NSAID use. A report of the American College of Cardiology Foundation Task Force on Expert Consensus Documents［J］. J Am Coll Cardiol, 2010, 56（24）: 2051-2066.

［13］VALGIMIGLI M, BUENO H, BYRNE RA, et al. 2017 ESC focused update on dual antiplatelet therapy in coronary artery disease developed in collaboration with EACTS［J］. Eur J Cardiothorac Surg, 2018, 53（1）: 34-78.

［14］ROBINSON K, ATHERTON JC. The spectrum of Helicobacter-mediated diseases［J］. Annu Rev Pathol, 2021, 16: 123-144.

[15] STABLER SP. Clinical practice. Vitamin B$_{12}$ deficiency [J]. N Engl J Med, 2013, 368（2）: 149-160.

[16] Stasi R, Sarpatwari A, Segal JB, et al. Effects of eradication of Helicobacter pylori infection in patients with immune thrombocytopenic purpura: a systematic review [J]. Blood, 2009, 113（6）: 1231-1240.

[17] BOYANOVA L, GERGOVA G, MARKOVSKA R, et al. Primary Helicobacter pylori resistance in elderly patients over 20 years: a Bulgarian study [J]. Diagn Microbiol Infect Dis, 2017, 88（3）: 264-267.

[18] DORE MP, MARAGKOUDAKIS E, PIRONTI A, et al. Twice-a-day quadruple therapy for eradication of Helicobacter pylori in the elderly [J]. Helicobacter, 2006, 11（1）: 52-55.

[19] VAISERMAN AM, KOLIADA AK, MAROTTA F. Gut microbiota: a player in aging and a target for anti-aging intervention [J]. Ageing Res Rev, 2017, 35: 36-45.

[20] JAKOBSSON HE, JERNBERG C, ANDERSSON A F, et al. Short-term antibiotic treatment has differing long-term impacts on the human throat and gut microbiome [J]. PLoS One, 2010, 5（3）: e9836.

[21] LÜ M, YU S, DENG J, YAN Q, et al. Efficacy of probiotic supplementation therapy for Helicobacter pylori eradication: a meta-analysis of randomized controlled trials [J]. PLoS One, 2016, 11（10）: e0163743.

［22］MALFERTHEINER P，CAMARGO MC，EL-OMAR E，et al. Helicobacter pylori infection［J］. Nat Rev Dis Primers，2023，9（1）：19.

［23］祝荫，吕农华. 儿童和老年人群的幽门螺杆菌治疗［J］. 中华消化杂志，2022，42（11）：729-732.

［24］LUO L，HUANG Y，LIANG X，et al. Susceptibility-guided therapy for Helicobacter pylori-infected penicillin-allergic patients：a prospective clinical trial of first-line and rescue therapies［J］. Helicobacter，2020，25（4）：e12699.

［25］SAVOLDI A，CARRARA E，GRAHAM DY，et al. Prevalence of antibiotic resistance in Helicobacter pylori：a systematic review and meta-analysis in World Health Organization regions［J］. Gastroenterology，2018，155（5）：1372-1382.e17.

［26］JONES N L，KOLETZKO S，GOODMAN K，et al. Joint ESPGHAN/NASPGHAN guidelines for the management of Helicobacter pylori in children and adolescents（update 2016）［J］. J Pediatr Gastroenterol Nutr，2017，64（6）：991-1003.

［27］MCFARLAND LV，HUANG Y，WANG L，et al. Systematic review and meta-analysis：multi-strain probiotics as adjunct therapy for Helicobacter pylori eradication and prevention of adverse events［J］. United European Gastroenterol J，2016，4（4）：546-561.

第六节 关注幽门螺杆菌治疗中抗生素合理应用与研究进展

一、幽门螺杆菌感染治疗中合理应用抗生素的重要性

鉴于 *H. pylori* 治疗目前主要依靠抗生素，这对高感染率的中国，如何合理应用抗生素至关重要。本文针对目前 *H. pylori* 治疗抗生素应用中的某些问题及其注意事项，如何合理运用"共识"中对抗生素应用的推荐意见，如何掌控药物"疗效"与"安全性"等几个方面进行阐述，旨在阐明 *H. pylori* 治疗中合理应用抗生素的必要性以及如何合理应用抗生素。

中国是 *H. pylori* 高感染率（>50%）国家，也是胃癌高发国家，因此 *H. pylori* 治疗中抗生素的合理应用在我国具有十分重要的现实意义。为此《中华医学杂志》特邀国内来自临床医学、基础医学、微生态学专家撰写了一期关于"幽门螺杆菌感染治疗中抗生素的合理应用"重点号，以述评或专家论坛形式发表[1]。本节就 *H. pylori* 感染治疗中存在的问题，如何合理应用抗生素以及其治疗中必须注意的事项分别进行阐述。

H. pylori 治疗面临着挑战[1]。*H. pylori* 感染处理的基本原则通常按照"共识"进行，随着 *H. pylori* 研究的深入，抗生素使用范围不断

扩大，其用量和疗程不断升级。细菌耐药是其本性，无论是产酶、渗透及改变靶位等耐药方式都是细菌的自身保护。近 30 年来 *H. pylori* 处理"共识"不断更新，无论国内外，治疗方案从三联变成四联，疗程从 7 天变成 10 天，最后至 14 天，目前抗生素剂量和疗程已增至极限，随着药物剂量增加和疗程延长，其毒性和不良反应随之增加，抗生素强化应用已进入瓶颈。如何合理应用抗生素和应对 *H. pylori* 耐药，如何提高其根除率是目前 *H. pylori* 治疗的聚焦问题[2]。

二、处理好"共识"与"个体化治疗"的关系是合理应用抗生素的前提[3]

H. pylori 的治疗，无论国内外共识都推荐的疗程 14 天的标准四联疗法。

处理好"共识"与"个体化治疗"的关系是合理应用抗生素的前提。众所周知，所谓"共识"本身就是从"异议"中产生，所以才需要达成"共识"。只要 80% 的人认同就可形成"共识"。鉴于"共识"具有循证医学证据，又得到多数专家认可，其对临床医生具有重要指导作用，所以"共识"就成了 *H. pylori* 治疗的基本标准。但是"共识"并不能涵盖所有患者，"共识"推荐的治疗方案并非对所有患者都能成功，有20% 甚至更多的人按照"共识"治疗失败，这些按"共识"治疗失败的患者则必须进行"个体化治疗"或按"难治性幽门螺杆菌感染"处理原则进行处理[4]。

"个体化治疗"与"共识"并不矛盾，二者是对立统一的，"个体化治疗"比"共识"更全面，更精准。

三、掌控药物"疗效"与"安全性"是幽门螺杆菌治疗成功的关键

如何掌控药物"疗效"与"安全性"应注意以下几点：

1. 关于药物"剂量"与"毒性"问题　掌控药物"疗效"和"安全性"，首先要把握好药物"剂量"和药物"毒性"。基于药物"安全性"而产生了药物"剂量"。什么叫药物"剂量"？通常将"剂量"分成三个等级。第一是"小剂量"，指开始产生药效的剂量；第二是指疗效满意而又相对安全的临床使用的"常用剂量"；第三是指最大剂量，实称"极量"，标志接近中毒剂量。最大剂量不是推荐的剂量，如阿莫西林是 *H. pylori* 治疗中常用抗生素，目前已有大剂量二联方案（PPI+阿莫西林）治疗成功的研究报道，但这种超剂量，超疗程，甚至超说明书的大剂量可能潜在安全风险，应该慎重。临床上对阿莫西林不良反应可能存在低估，通常认为青霉素皮试阴性就可放心使用，其实青霉素（阿莫西林）是在药物因素所致间质性肾炎的主要药物之一，严重者甚至引起急性肾功能衰竭[5]。关于 *H. pylori*

治疗中常用抗生素副作用将有专题论述。

2. 重视"药物同一性"与"个体差异性"
所谓"药物同一性"是指任何药物都同时具有药
效和毒性，即"是药三分毒"就是这个道理。而
"个体差异性"是指同一药物在不同个体显示不
同疗效和不同安全性。如甲硝唑是 *H. pylori* 治疗
中最常用抗生素，在农村和社区应用更为广泛，
大多数患者用药是安全的，但对某些过敏体质
者也会出现超敏反应。笔者曾见到一个甲硝唑导
致 Stevens-Johnson 综合征的病例[6]，患者服甲
硝唑一周之后出现发热，病损累及全身皮肤、口
腔、眼、关节乃至全身多脏器损害，符合典型的
Stevens-Johnson 综合征特点。

3. 我国抗 *H. pylori* 相关抗生素的安全性问
题应高度重视 2013 年，来自国家药品监督管
理局的不良反应监测数据[7]显示抗感染药物不
良反应共 48 万余件，按类别统计前 5 位的抗生
素：头孢类、喹诺酮类、大环内酯类、青霉素类
（阿莫西林）、硝基咪唑类，这些药物几乎都是抗
H. pylori 常用抗生素，由此可见 *H. pylori* 治疗中
合理应用抗生素势在必行。

国家药品监督管理局对其中安全问题突出的
呋喃唑酮片适应证做了调整。2018 年国家药品
监督管理局第 43 号公告发布：呋喃唑酮因耐率
低而在抗 *H. pylori* 中得以广泛应用。鉴于呋喃唑
酮存在严重不良反应，国家药监局发文将呋喃唑
酮适应证修改为仅用于"难以根除的幽门螺杆菌

感染"[4]，并对凡是含呋喃唑酮复方制剂一律停止生产、销售和使用。

如何掌控药物"疗效"与"安全性"及其彼此关系重要性，不仅是合理应用抗生素的基本原则，也是临床医生治疗患者的永恒主题。

四、目前抗生素应用中主要问题[8]

1. "不规范治疗"与"不合理治疗" "不规范治疗"这词经常被提及，但是，其判定标准不够明确，如果以"共识"作为标准治疗，则没有按"共识"治疗者归属为"不规范治疗"，但此说法有片面性，因其中也可能有医生是针对患者具体情况进行的"个体化治疗"，而不是千篇一律地按"共识"处理，这反而凸显了医生的临床诊治水平。"不规范治疗"有别于"不合理治疗"，后者是指对抗生素选择、用药时间、给药剂量、疗程、配伍禁忌以及合理用药等问题，尤其是抗生的不合理应用。

重复用药指同一方案在短期内反复应用多次失败，有的患者同一方案在一年内用过 5~6 次，不但无效，抗生素的反复应用只能促成肠道敏感菌大量杀死，耐药菌大量繁殖，常居菌数量大减而导致肠道菌群失调，此现象临床屡见不鲜。

2. 治疗时机不恰当 给正在服用 PPI/H_2RA 或其他对 *H. pylori* 有抑制作用的药物的患者进行 *H. pylori* 治疗，多数会失败，原因是治疗前服用的这些药物会引起 *H. pylori* 球形变而对抗生素不敏感。

3. "双硫仑样反应"时有发生　注意事项交代不够充分，医生未向患者仔细交代治疗中和停药后一周内禁忌饮酒，或者患者未遵医嘱。

4. 抗生素管控不够严格　医疗及非医疗抗生素滥用以致原发耐药率增加，患者擅自购药进行治疗，不但效果不好，而且可能严重存在用药安全性问题。

五、避免或降低抗幽门螺杆菌耐药性策略

1. 抗生素选择原则　从精准治疗角度通过药敏或耐药基因检测来选择敏感抗生素是最佳策略。在无条件进行药敏检测情况下，只能靠经验治疗。第一次（首次）选择效果最好，副作用最小，符合多数人的治疗方案。尽量争取首次成功。第二次（补救）：必需更换抗生素或增加疗程（最长不可超过 14 天）。如反复失败则必需做药敏试验或按 "难治性幽门螺杆菌感染"[4] 处理。有些专为治疗 *H. pylori* 设计的新型抗菌药物在前期研究中显示了良好根除效果，有望成为 *H. pylori* 精准治疗的新选择。Rifasutenizol（TNP-2198）是一款新型药物，专为治疗微需氧和厌氧菌感染设计，具有独特的协同双重作用机制：一方面通过抑制 RNA 聚合酶，另一方面通过硝基还原酶激活产生高活性物质，有效发挥杀菌活性。它对包括对利福布汀和甲硝唑耐药的 *H. pylori* 在内的多种耐药菌株显示出显著的抑菌效

果，其效果优于现有的药物组合。在吉林省进行的临床试验[9]显示，无论是单独使用还是与其他药物联合使用，Rifasutenizol都展现出良好的安全性和耐受性。特别是400mg的Rifasutenizol三联疗法在14天内两次服用，对H. pylori感染显示出有希望的根除效果。

2. 反复治疗失败患者的"刹车"原则　对反复治疗失败的患者应该暂时"刹车"，因此对H. pylori耐药或球形变对抗生素不敏感，则必须停药3~6个月，让细菌恢复其活性再行治疗。这些患者于治疗前推荐按"难治性幽门螺杆菌感染"的处理原则先行"个体化整体评估"，然后进入"个体化整体治疗"才是成功的关键[10]。

3. 加强对抗生素管控　从患者层面，应该找专科医生诊治，按方服药，增强其依从性，切忌自行用药治疗。从政府层面，应严格抗生素管理，通过法规严控滥用抗生素。目前H. pylori原发耐药很高，与医疗及非医疗性抗生素滥用有密切关系。

六、从"整合医学"角度处理H. pylori感染是合理应用抗生素的重要举措[11]

H. pylori感染治疗有两个基本途径及两大类基本药物，一是直接杀灭或抑制H. pylori生长，是指抗生素类药物；二是影响H. pylori黏附和定植，使其排出体外的非抗生素类药物，这类药物也兼杀菌或抑菌作用，如中医中药，益生菌及胃黏膜保护剂等非抗生素类药物。

抗生素是治疗 *H. pylori* 的主要手段，在当前常用抗生素耐药情况下，可供选择的抗生素非常有限，如何提高 *H. pylori* 根除率，缩短抗生素疗程，减少抗生素治疗中副作用，是目前 *H. pylori* 治疗中面临的重要问题。基于 *H. pylori* 感染是一个涉及多学科的课题[12]，所以，在其处理上应以"整合医学"为原则[13]，开创"幽门螺杆菌治疗新路径"[14]，探索非抗生类药物治疗，是 *H. pylori* 治疗发展的必经之路，也是合理应用抗生素重要举措。

目前已有不少基础研究和全国多中心临床研究显示非抗生素类药物在 *H. pylori* 治疗中显示了较好疗效和临床应用前景，如荆花胃康联合四联疗法，在 *H. pylori* 的补救治疗中、疗程缩短至10 天，可使 *H. pylori* 根除率提高至90% 以上，而且明显减少了抗生素的不良反应，同时也增加了患者症状缓解率[15]。益生菌通过"以菌制菌"[16]（如乳酸杆菌、布拉氏酵母菌，双歧杆菌等）和某些黏膜保护剂（如聚普瑞锌、硫糖铝、胃铋镁、复方尿囊素等）不仅对胃黏膜有保护作用，同时也对 *H. pylori* 有抑制或杀灭作用[17]，当然其效果还需更多临床实践验证。

我国是一个 *H. pylori* 高感染率国家，治疗应符合国情，国外共识只能借鉴或参考，不能照搬。基于中医中药是我国传统医学，中西合整合治疗 *H. pylori* 体现中国特色，由多个学会和多学科专家共同制定的《全国中西医整合治疗幽门螺杆菌相关"病 - 证"共识》[17] 于 2019 年 8 月 31日正式发布。并在 7 种杂志先后发表。该共识具有四个特点：具有循证医学证据；强调个体化整体治疗；符合整合医学原则；体现中国特色。

综上所述，*H. pylori* 治疗中合理应用抗生素"原则和策略"如下：合理运用"共识"是合理应用抗生素的前提；强调"个体化治疗"是 *H. pylori* 治疗成功的关键；掌控好药物"疗效"及"安全性"不仅是合理应用抗生素的基本原则，也是临床医生治疗患者的主题；以"整合医学"为理念，开创"幽门螺杆菌治疗新路径"是 *H. pylori* 治疗中合理应用抗生素的重要举措，也是其治疗发展必由之路；精准治疗是 *H. pylori* 治疗的方向和目标。

（杨桂彬　胡伏莲）

参 考 文 献

[1] 胡伏莲. 幽门螺杆菌感染治疗现状与挑战 [J]. 中华医学杂志，2010，90（2）：73-75.

[2] 胡伏莲. 幽门螺杆菌研究聚焦和进展 [J]. 胃肠病学，2015，20（12）：705-707.

[3] 胡伏莲. 论幽门螺杆菌感染的"共识"意见与"个性化治疗"[J]. 中华医学杂志，2016，96（4）：241-243.

[4] 胡伏莲. 难治性幽门螺杆菌感染处理原则和策略

[J].中华医学杂志，2017，97（10）：721-723.

［5］PERAZELLA MA，MARKOWITZ GS. Drug-induced acute interstitial nephritis［J］. Nat Rev Nephrol，2010，6（8）：461-470.

［6］陈瑶，胡伏莲.甲硝唑致全身多系统严重超敏反应一例［J］.中华医学杂志，2019，99（20）：1592-1593.

［7］国家食品药品监督管理总局.2012年国家药品不良反应监测年度报告［J］.中国新药杂志，2013，22（8）：861-862.

［8］胡伏莲.重视幽门螺杆菌感染根除治疗中的几个问题［J］.中华医学杂志，2013，93（44）：3489-3490.

［9］LI X，LIU Y，WANG M，et al. Safety，pharmacokinetics，and efficacy of rifasutenizol，a novel dual-targeted antibacterial agent in healthy participants and patients in China with Helicobacter pylori infection：four randomised clinical trials［J］. Lancet Infect Dis，2024，24（6）：650-664.

［10］马继征，冯硕，胡伏莲.分阶段综合治疗难治性幽门螺杆菌感染63例临床观察［J］.中国中西医结合杂志，2018，38（1）：20-24.

［11］胡伏莲.从整合医学角度诠释幽门螺杆菌感染处理原则和策略［J］.中华医学杂志，2019，99（20）：1521-1523.

［12］胡伏莲.幽门螺杆菌感染是涉及多学科的课题［J］.中华医学杂志，2008，88（22）：1513-1515.

［13］杨志平，樊代明.整合医学的理论解析［J］.中华

医学杂志，2016，94（4）：247-249.

［14］胡伏莲.幽门螺杆菌感染治疗的新路径［J］.中华医学杂志，2012，92（10）：649-651.

［15］成虹，胡伏莲，盛剑秋，等.荆花胃康胶丸联合含呋喃唑酮三联或四联疗法补救治疗幽门螺杆菌感染的多中心随机对照研究［J］.中华医学杂志，2016，96（40）：3206-3212.

［16］胡伏莲.以菌制菌-益生菌对幽门螺杆菌抑制作用的探讨［J］.中华医学杂志，2011，91（29）：2017-2018.

［17］全国中西医整合幽门螺杆菌处理专家组.全国中西医整合治疗幽门螺杆菌相关"病-证"共识［J］.中华医学杂志，2018，98（26）：241-243.

第七节 "幽门螺杆菌精准治疗"研究现状与展望

目前我国 $H. pylori$ 根除治疗主要以经验治疗为主，根除率整体呈下降趋势，铋剂四联方案的 $H. pylori$ 平均根除率为 81.3%[1]。导致根除率下降的因素较多，其中最重要的因素是抗生素耐药。近年来，大规模的 $H. pylori$ 根除治疗，导致我国 $H. pylori$ 抗生素耐药率不断攀升，根除率显著下降。宿主 $CYP2C19$ 基因多态性也是导致根除失败不容忽视的因素，不恰当地选用受此基因多态性影响较大的质子泵抑制剂（PPI）会显著降低抑酸效果，削弱抗生素疗效，同样可能导致根除治疗失败。此外，*H. pylori* 发生球形变、医生治疗方案不正规或反复经验性根除治疗等因素，*H. pylori* 根除率不断下降。

对于 *H. pylori* 感染个体而言，只要有耐药菌株存在，治疗前进行敏感性检测，根据抗生素敏感性结果进行个体治疗，既能取得满意的疗效，又能有效地避免抗生素不合理使用，减少耐药的产生。同时，了解患者 *CYP2C19* 基因多态性、*H. pylori* 形态及个体情况（包括病史、家族史、抗生素用药史及生活环境）等综合制订个体化治疗方案，不仅可显著提高根除率，还可以解决难治性患者问题，是最为理想的治疗方案，越来越受到关注与认可。

2003 年第一个人类基因组测序完成，分子和表型研究新发现将带来更合理治疗、更精确诊断和更有效疾病预防。2011 年，美国国家研究委员会的特设委员会根据新兴的精准医学领域提出了"人类疾病新分类法"的理念。美国启动：2015 年 1 月 20 日美国政府提出"精准医学计划（PMI），推动个体化基因组学研究，依据个人基因信息为癌症及其他疾病患者制定个体化医疗方案，引领医学进入全新的时代。2015 年 3 月，我国科技部召开国家首次精准医学战略专家会议，提出了中国精准医疗计划。会议上指出，到 2030 年前，我国将在精准医疗领域投入 600 亿元。精准医学已上升为国家战略，是大势所趋。*H. pylori* 精准医学势在必行，需顺势而为。

一、基于幽门螺杆菌抗生素敏感性检测指导精准治疗

（一） H. pylori 培养与药敏试验

H. pylori 培养与药敏试验是传统抗生素敏感性检测的方法，检测的是 H. pylori 耐药表型，准确度高，一般作为耐药检测的"金标准"。然而，H. pylori 培养与药敏试验有诸多局限性，为确保菌株存活率，运输条件苛刻、培养需要微需氧环境、检测周期较长（一般需要 10~14 天）且成功率不高，这些因素限制了其在临床的推广与普及而主要用于研究，且多依赖专业水平较高的医学研究中心。

相对于经验治疗，基于药敏试验的个体化治疗有更高的根除率，这一点已被多项研究证实[1]。在 2020 年发布的《筛查与根除幽门螺杆菌预防胃癌：台北全球共识》[2] 中建议，有条件的话，在治疗前先行药敏试验，同时也提出了基于药敏试验的 H. pylori 个体化治疗路径。考虑到临床可获及性、时效性等多种因素，目前我国最新的 H. pylori 指南建议该方法可用于难治性患者，以提高根除率。

（二） H. pylori 耐药基因突变检测

H. pylori 耐药基因突变检测相较于传统基于细菌培养的药敏试验有更高的敏感性，且具有快速、便捷和易操作等优势。其原理是检测导致 H. pylori 对抗菌药物的基因突变，如克拉霉素耐

药大多由于 23S rRNA 基因发生点突变，左氧氟沙星由于 *gyrA* 基因发生氨基酸置换突变，甲硝唑耐药多与 *rdxA* 突变及 *frxA*、*fdxB* 基因失活等有关，阿莫西林耐药多与 *PBP1A* 突变相关，四环素耐药主要与 16S rRNA 的 *tet-1* 基因点突变有关，呋喃唑酮耐药多与 *porD*、*oorD* 基因突变有关[3]。

H. pylori 耐药基因检测已进入临床研究与应用，Granham DY[4] 等采用二代测序的方法对常用六种抗生素进行了耐药检测，相应的基因为 *23S rRNA*、*gyrA*、*16S rRNA*、*pbp1*、*rpoB*，以及 *rdxA*，结果表明该方法灵敏度高、特异性强，可用于抗生素已知耐药位点的检测。克拉霉素和左氧氟沙星的耐药基因型与表型一致性较高，在我国已有相应的产品上市，并应用于临床。特别是克拉霉素耐药基因分型检测试剂盒（荧光定量 PCR 法）的上市，使得基于一线治疗关键抗生素克拉霉素耐药基因检测的个体化治疗在临床上得以实现和推广，可显著提高 *H. pylori* 首诊患者的根除率，是首诊成功根除的重要保障。一项研究结果显示，基于克拉霉素 *23S rRNA* 耐药基因检测的个体化治疗根除率显著高于经验治疗[5]。对于阿莫西林、四环素、呋喃唑酮和甲硝唑等其他临床常用的抗生素，一些第三方分子检验机构如中国幽门螺杆菌分子医学中心（CCHpMM）通过基因测序等方法进行耐药位点检测，可与基于培养的药敏结果相互补充，为临床精准选择药物

提供参考。

在治疗前进行 *H. pylori* 抗生素敏感性检测越来越受到国内外共识的认可与推荐。特别是《马斯特里赫特Ⅵ/佛罗伦萨共识报告》[6]建议，分子技术（特别是实时 PCR、全基因组测序和数字 PCR）可以检测克拉霉素、左氧氟沙星、四环素和利福平耐药相关的 *H. pylori* 突变。如果有条件通过分子技术或培养进行克拉霉素敏感性检测，建议医师在开具含有克拉霉素的处方之前先进行耐药检测。考虑到抗生素的规范管理，在治疗前常规进行抗生素敏感性检测，即使是初次治疗也是合理的。经验性二线和补救治疗应以通过抗生素敏感性检测和 *H. pylori* 根除率评估的当地抗生素耐药模式为指导，以提高治疗成功率。

关于 *H. pylori* 精准诊疗，治疗前进行抗生素敏感性检测尤为重要。*H. pylori* 耐药基因突变检测与传统的细菌培养与药敏各有优劣，相互弥补，可以结合临床实际情况进行应用，在提高根除率的同时，减少抗生素耐药的产生。

二、基于宿主 *CYP2C19* 基因多态性指导精准治疗

CYP2C19 基因主要在肝脏表达，属肝微粒体细胞色素 P450 酶的亚型之一，其参与大部分 PPI 的主要代谢途径，故 *CYP2C19* 基因多态性影响了 PPI 的暴露、药效和副作用，可能导致药物反应的个体差异[7]。*CYP2C19* 基因突变可

影响胃 pH 值，从而影响克拉霉素、阿莫西林等 pH 值依赖性抗菌药物的稳定性[8]。因此 PPI 的抑酸强度和速度及其作用的稳定性对整个抗 *H. pylori* 方案的疗效起着重要作用。

CYP2C19 是奥美拉唑、兰索拉唑及泮托拉唑的主要代谢酶。在二代 PPI 中，艾司奥美拉唑和艾普拉唑的主要代谢酶均为 CYP3A4，CYP2C19 是前者的次要代谢酶，而后者则和 CYP2C19 完全无关，雷贝拉唑主要经非酶途径代谢，少部分次要代谢酶为 CYP2C19[7]。富马酸伏诺拉生是一种新型钾离子竞争性酸阻断剂（P-CAB），可持久抑酸，主要由 CYP3A4/5 代谢，部分由 CYP2C19 代谢，受 *CYP2C19* 基因型的影响小于 PPI[9]。故一代 PPI 受 *CYP2C19* 基因多态性影响较大，而二代 PPI 或 P-CAB 受其影响较小。*CYP2C19* 基因代谢型主要分为快代谢型、中代谢型和慢代谢型。CYP2C19 中代谢型和慢代谢型的 *H. pylori* 根除率明显高于快代谢型[10]。研究表明，快代谢型患者使用第二代 PPI（如艾司奥美拉唑、雷贝拉唑）后，总体 *H. pylori* 根除率高于第一代 PPI（如奥美拉唑、兰索拉唑、泮托拉唑）[11]。因此，对于快代谢型的患者建议选择二代 PPI 或 P-CAB，对于中代谢型或慢代谢型患者上述抑酸剂则均可使用。

因此，在对患者进行精准治疗过程中，对患者进行 *CYP2C19* 基因代谢型检测非常重要，可根据其代谢型指导选择合适的抑酸剂，以达到理想的根除效果。

三、基于 *H. pylori* 球形变指导精准治疗

H. pylori 在人体内主要为螺旋杆状，当受到不利环境影响时可转变为球形[12]。与螺旋杆状相比，球形 *H. pylori* 毒力较低，不太可能定植和引发炎症，同时对抗生素敏感性下降[13]。研究表明，阿莫西林对 *H. pylori* 的体外杀菌作用最强，但阿莫西林在 2 倍 MIC 时对活体球形 *H. pylori* 没有杀菌作用[14]，存活的球形 *H. pylori* 对阿莫西林具有抗药性。若此时进行 *H. pylori* 根除治疗，可能会导致根除失败。*H. pylori* 从典型的螺旋杆状到球形体的变化可能是对不利环境的一种短暂适应，当环境恢复至对 *H. pylori* 生长有利时，*H. pylori* 会重新恢复成螺杆状而具有致病性[15]。

深入了解 *H. pylori* 球形变，对临床医师指导 *H. pylori* 精准治疗非常关键，特别是对于反复根除治疗失败的患者。*H. pylori* 球形变的常用的检测方法有 HE 染色、亚甲蓝染色、沃森 - 斯塔里银染色及免疫组化染色等，这些方法均可对胃黏膜组织石蜡切片上的 *H. pylori* 菌体进行染色，从而帮助病理医师观察 *H. pylori* 的形态、数量。其中免疫组化染色利用酶标抗体结合 *H. pylori* 抗原显色的原理，使细菌呈现不同的颜色，与周围组织细胞形成鲜明对比，可清晰地观察胃黏膜组织中 *H. pylori* 的定植数目、形态和计算相关比例，

是敏感性和特异性最高的 *H. pylori* 球形变诊断方法，具有明显优势。目前临床上开展 *H. pylori* 球形变诊断不易开展，依赖于经验丰富的病理医师。CCHpMM 通过训练人工智能模型进行 *H. pylori* 球形变诊断，准确性与高年资病理医师相当，并具有准确性高、效率高的优点[16]，未来有望在临床实践中辅助甚至取代病理医师进行球形变诊断，促进球形变检测在临床的推广与应用。

及时诊断 *H. pylori* 球形变可为临床治疗决策提供重要参考。若检测发现 *H. pylori* 球形变，通常建议停止根除治疗 3~6 个月，否则很容易导致根除失败[17]。因此，临床医师在治疗 *H. pylori* 感染，尤其是难治性 *H. pylori* 感染时，不仅要关注抗生素耐药和宿主 *CYP2C19* 基因多态性，更需要高度重视 *H. pylori* 球形变的诊断，避免反复不恰当的根除治疗，方能取得满意的疗效。

四、患者教育管理

在 *H. pylori* 精准治疗过程中，患者教育管理贯穿诊疗前、诊疗中及诊疗后各个阶段。诊疗前，需了解患者根除治疗史及既往用药史。诊疗中，通过与患者充分良好的沟通提高依从性，包括疗程、每种药物的剂量和用药时间以及治疗过程中可能产生的不良反应等。患者依从性差不仅会导致根除失败，而且由于药物剂量不足，还

会导致感染 *H. pylori* 菌株的继发耐药。一项前瞻性随机研究[18]表明，每天两次的短信提醒可提高年轻患者的 *H. pylori* 根除率，提高所有人群的总体治疗依从性，并减轻不良反应。另外，治疗后的复查非常重要，务必提前告知患者复查的方式及时间。诊疗后，根据复查结果，对治疗失败的患者进行分析，确定后续治疗方案和治疗时间。

五、适合我国国情的幽门螺杆菌精准诊疗路径

基于高耐药的背景下，我国反复进行根除治疗的现象较为普遍。这样势必会导致抗生素耐药进一步加重，未来可能出现无药可用的局面。同时也会面临 *H. pylori* 球形变和根除治疗难度、医疗负担、患者心理问题不断加重等风险，*H. pylori* 精准诊疗路径有待制订。

根据中国国情和 CCHpMM 研究大数据，郜恒骏等[19]提出了适合中国国情的 *H. pylori* 个性化诊疗技术路径（图 7-1）。对于 *H. pylori* 感染患者均可行 23SrRNA 基因检测明确克拉霉素耐药基因型，给予感染了敏感菌株的患者含克拉霉素的铋剂四联或 PPI-AC 三联方案，克拉霉素 + 阿莫西林 +PPI（ + 铋剂）可达到约 99% 的根除率[20]，青霉素过敏则换用全剂量甲硝唑。该方案实施时要考虑该院 PPI 使用情况，是否受代谢影响，如是则检测 *CYP2C19* 基因多态性，

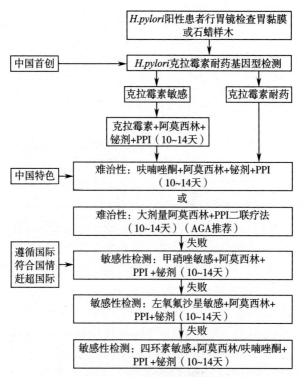

图 7-1　*H. pylori* 感染首诊个性化诊疗流程
AGA：美国胃肠病协会。

正确使用 PPI。首次使用克拉霉素方案失败或感染了对克拉霉素耐药的 *H. pylori* 菌株患者在一线治疗抗生素选择上受限，可视为难治性 *H. pylori* 感染，使用含呋喃唑酮四联方案[21]，该方案在我国的经验性根除率很高（可达到90%）[22]，还可选择 PPI+ 阿莫西林双联大剂量疗法。如再次行 *H. pylori* 根除失败的患者，应进行更全面的抗生素敏感性试验，根据检测结果指导个体化治疗。这一流程既遵循了国际共识，也符合中国国情，对提高中国 *H. pylori* 首诊根除率力求首次成功根除具有重要作用[23, 24]。

六、展望

通过 *H. pylori* 耐药基因检测及 *H. pylori* 培养与药敏试验可以了解抗生素敏感性，*CYP2C19* 基因多态性检测可以了解患者 PPI 代谢型，以指导精准选择敏感抗生素和抑酸剂；*H. pylori* 形态学检测可以了解是否存在球形变，指导最佳治疗时间；加强诊疗前、中、后的患者随访教育可以显著提高患者依从性，减少不良反应。这些均属于 *H. pylori* 精准治疗的范畴，以实现 *H. pylori* 的成功根除。目前，*H. pylori* 精准治疗在我国处于起步阶段，部分大型三甲医院有开展 *H. pylori* 耐药基因检测和 *CYP2C19* 基因多态性检测，大部分医院仍以经验治疗为主[25]，分子检测有待普及。*H. pylori* 耐药基因检测产品的样本类型主要为胃黏膜，需要先行胃镜检查获取胃黏膜才能进行耐药基因检测，胃黏膜活检为有创检查，在一定程度上影响了 *H. pylori* 耐药基因检测的推广与应用。一些快速、廉价如基于粪便检测试剂盒的抗生素耐药检测的实施有望成为 *H. pylori* 精准治疗的一个重大进展。关于 *H. pylori* 球形变检测，在临床上开展较少，目前只有 CCHpMM 开展有此检测项目，其推广与普及需要进一步研究。*H.*

pylori 精准治疗是大势所趋，进一步加强分子生物学诊断技术创新、*H. pylori* 耐药基因新位点与机制的研究及建立 *H. pylori* 球形变诊断标准与推广应用，可以更好地促进我国 *H. pylori* 感染的根除治疗及管理。

（郜恒骏　杨亚田　钟子劭）

参 考 文 献

［1］ZHOU L, LU H, SONG Z, et al. 2022 Chinese national clinical practice guideline on Helicobacter pylori eradication treatment ［J］. Chin Med J, 2022, 135（24）: 2899-2910.

［2］LIOU J M, MALFERTHEINER P, LEE Y C, et al. Screening and eradication of Helicobacter pylori for gastric cancer prevention: the Taipei global consensus ［J］. Gut, 2020, 69（12）: 2093-2112.

［3］TSHIBANGU-KABAMBA E, YAMOKA Y. Helicobacter pylori infection and antibiotic resistance-from biology to clinical implications ［J］. Nat Rev Gastroenterol Hepatol, 2021, 18（9）: 613-629.

［4］MOSS SF, DANG LP, CHUA D, et al. Comparable results of Helicobacter pylori antibiotic resistance testing of stools vs gastric biopsies using next-generation sequencing ［J］. Gastroenterology, 2022, 162（7）: 2095-2097.e2.

［5］FAN X, XUE Q, XIAN H P, et al. Tailored therapy

in treatment of Helicobacter pylori infection based on clarithromycin sensitivity［J］. Zhonghua Yi Xue Za Zhi, 2019, 99（36）: 2826-2830.

［6］MALFERTHEINER P, MEGRAUD F, ROKKAS T, et al. Management of Helicobacter pylori infection: the Maastricht Ⅵ/Florence consensus report［J］. Gut, 2022, 71（9）: 39.

［7］吴婧, 沈丽霞, 谷晓策, 等. CYP2C19基因多态性指导质子泵抑制剂精准用药研究进展［J］. 中国药业, 2022, 31（18）: 129-133.

［8］黎宏章, 徐雪华, 刘云惠, 等. 难治性幽门螺杆菌胃炎患者的耐药性及根除治疗的研究［J］. 浙江医学, 2020, 42（12）: 1321-1323+1326.

［9］SUGIMOTO M, HIRA D, MURATA M, et al. Effect of antibiotic susceptibility and CYP3A4/5 and CYP2C19 genotype on the outcome of vonoprazan-containing Helicobacter pylori eradication therapy［J］. Antibiotics（Basel）, 2020, 9（10）: 645.

［10］LEE J Y, KIM N, KIM M S, et al. Factors affecting first-line triple therapy of Helicobacter pylori including CYP2C19 genotype and antibiotic resistance［J］. Dig Dis Sci, 2014, 59（6）: 1235-1243.

［11］MCNICHOLL AG, LINARES PM, NYSSEN OP, et al. Meta-analysis: esomeprazole or rabeprazole vs. first-generation pump inhibitors in the treatment of Helicobacter pylori infection［J］. Aliment Pharmacol Ther, 2012, 36（5）: 414-425.

［12］FAGHRI J, POURSIAN F, MOGHIM S, et al. Morphological and bactericidal effects of different antibiotics on Helicobacter pylori［J］. Jundishapur J Microbiol, 2014, 7（1）: e8704.

［13］POURINA F, FAGRI J, MIRZAEI N, et al. Overexpression of spoT gene in coccoid forms of clinical Helicobacter pylori isolates［J］. Folia Microbiol, 2018, 63（4）: 459-465.

［14］MAZAHERI ASSADI M, CHAMANROKII P, WHITEHOUSSE C A, et al. Methods for detecting the environmental coccoid form of Helicobacter pylori［J］. Front Public Health, 2015, 3: 147.

［15］DAMASCENO JPL, RODRIGUES RP, GONCALVES R DE CR, et al. Anti-Helicobacter pylori activity of isocoumarin paepalantine: morphological and molecular docking analysis［J］. Molecules（Basel）, 2017, 22（5）: 786.

［16］ZHONG Z, WANG X, LI J, et al. A study on the diagnosis of the Helicobacter pylori coccoid form with artificial intelligence technology［J］. Front Microbiol, 2022, 13: 1008346.

［17］胡伏莲, 张声生. 全国中西医整合治疗幽门螺杆菌相关"病-证"共识［J］. 胃肠病学和肝病学杂志, 2018, 27（9）: 1008-1016.

［18］WANG T, YANG X, LI Y, et al. Twice daily short-message-based re-education could improve Helicobacter pylori eradication rate in young population: a prospective randomized controlled study [J]. Helicobacter, 2019, 24 (3): e12569.

[19] 郜恒骏, 钟子劭, 闫利娟, 等. 幽门螺杆菌感染首诊个性化诊疗: 首战即决战 [J]. 中华医学杂志, 2022, 102 (22): 1631-1634.

[20] CHEN Q, LONG X, JI Y, et al. Randomised controlled trial: susceptibility-guided therapy versus empiric bismuth quadruple therapy for first-line Helicobacter pylori treatment [J]. Aliment Pharmacol Ther, 2019, 49 (11): 1385-1394.

[21] SHAH SC, IYER PG, MOSS SF. AGA clinical practice update on the management of refractory Helicobacter pylori infection: expert review [J]. Gastroenterology, 2021, 160 (5): 1831-1841.

[22] ZHUGE L, WANG Y, WU S, et al. Furazolidone treatment for Helicobacter pylori infection: a systematic review and meta-analysis [J]. Helicobacter, 2018, 23 (2): e12468.

[23] ZHONG Z, ZHAN B, XU B, et al. Achieving Helicobacter pylori eradication in the primary treatment requires a deep integration of personalization and standardization [J]. Helicobacter, 2022, 27 (5): e12916.

[24] ZHONG Z, ZHAN B, XU B, et al. Emphasizing the importance of successful eradication of Helicobacter pylori on initial treatment [J]. Am J Cancer Res, 2022, 12 (3): 1215-1221.

［25］中国医药生物技术协会慢病管理分会幽门螺杆菌与慢性胃病学组. 我国幽门螺杆菌临床诊疗现状的调查研究［J］. 中华消化杂志，2023，43（7）：459-464.

第八章

幽门螺杆菌感染处理和研究中热点问题

第一节 从整合医学角度诠释"难治性幽门螺杆菌感染"处理原则和策略

一、概述

目前幽门螺杆菌感染的治疗面临着挑战，如何提高 *H. pylori* 根除率是当前 *H. pylori* 研究的聚焦问题[1]。基于 *H. pylori* 感染的治疗通常是按 *H. pylori* 共识意见处理，本文旨在阐明如何正确理解和运用共识[2]，如何界定"难治性幽门螺杆菌感染"[3]，其处理原则和策略是什么？什么是幽门螺杆菌治疗新路径[4]？如何从整合医学角度来处理 *H. pylori* 感染中的问题[5]，这不仅是当前 *H. pylori* 研究的聚焦问题[1]，也是临床医生最关注的问题。

二、幽门螺杆菌治疗现状与挑战

随着 *H. pylori* 治疗的广泛开展，其耐药性增加，根除率逐渐降低，如何有效地治疗 *H. pylori*

感染面临着挑战[6, 7]。近 20 多年来，*H. pylori*
治疗方案从三联变成四联，疗程从 7 天、10 天
延至 14 天。为了克服甲硝唑耐药性，又将其剂
量增至 1.6g/d，随着疗程延长，剂量增加，不仅
疗效提高有限，副作用也随之增加。现在推荐
的疗程 14 天标准四联方案，几乎已经成为了当
今治疗 *H. pylori* 的 "准则"，尽管如此，但仍有
少数患者治疗反复失败。基于随着剂量增加和
疗程的延长，其副作用随之增加。目前国内外
共识[8, 9]都仍然是推荐标准四联疗法，疗程仍
然 14 天。即使失败，也难以增加抗生素剂量和
疗程。目前 *H. pylori* 治疗已处在瓶颈期。所以寻
求符合中国特色的 *H. pylori* 治疗方案，开创幽
门螺杆菌治疗新路径[4]是 *H. pylori* 治疗的必由
之路。

三、共识治疗与个体化治疗

在未涉及难治性幽门螺杆菌感染[3]问题之
前，首先需要阐明 "共识治疗" 与 "个体化治
疗" 之间的对立和统一关系[2]。

共识的重要依据是循证医学，是临床诊断和
治疗的基本原则。"共识" 与 "个体化治疗" 从
字面看是两个不同的概念，但之间却蕴藏着深刻
的内在联系，如果理解或运用有误，可能会导致
对患者处理不当。

共识本身内含异议，所谓 "共识" 是指将那
些存在异议的临床问题，根据其循证医学证据级

别进行陈述，然后决定其推荐等级而达成共识。由于共识是具有较高级别的循证医学证据，又得到多数专家的推荐或认可，所以对临床医生具有重要指导作用，尤其对基层医生更为重要。然而在共识运用中仍会有不同意见甚至争议[10]，因为共识只符合较多的这部分人，并不涵盖所有人。对不符合共识意见的患者就应该根据患者的具体情况进行个体化治疗。

个体化治疗是针对个体施治，基于存在个体差异和地区差异，按共识治疗失败者，也证明了共识并没有涵盖所有人，而个体化治疗才是成功的关键。

"共识治疗"与"个体化治疗"存在对立性，从整合医学角度应将两者看成对立而又统一的整体[5]；将个体化治疗看成是共识的补充和发展。鉴于"共识"存在地区和人群差异，所以国外共识不能照搬，必须符合国情，因地制宜，对于按共识治疗反复失败患者则应该按照全国中西医整合治疗幽门螺杆菌相关病 - 证共识[11]进行个体化整体治疗。

四、难治性幽门螺杆菌感染的治疗原则和策略

（一）什么叫难治性幽门螺杆菌感染[3, 11]

H. pylori 感染处理的基本原则通常按照共识，但是，并非所有按共识治疗者都能成功，对于那些按照共识治疗仍然反复失败者则归为"难

治性幽门螺杆菌感染"[3]。

如何界定难治性幽门螺杆菌感染？由于存在地区差异和个体差异，会出现难治程度不同，因此很难下一个确切定义，但整体而言，必须遵循以下几个原则：

1. 在1~2年内按共识中的标准四联疗法治疗失败只少两次以上（包括两次）。

2. 每次是不同抗生素，疗程10~14天（至少有一次疗程是14天）。

3. 每次都按共识要求完成全疗程。

4. 治疗之前必须经过胃镜检查，符合治疗适应证。

5. 为什么将失败次数界定为≥2次？其理由是：①首次治疗，一般选用根除率高、安全性好、符合多数人的方案；②补救治疗（第2次治疗），应该更换抗生素，疗程必需14天；③个体化治疗，在第2次治疗失败后，必需根据药敏试验选择敏感抗生素。

6. 界定标准 鉴于治疗2次失败之后，抗生素选择和调整有限，疗程也已延至极限，治疗已很困难，因此，将难治性幽门螺杆菌感染界定为治疗失败≥2次。

（二）难治性幽门螺杆菌感染处理原则和策略

对难治性幽门螺杆菌感染者怎么办？这时应该改变治疗策略，进行个体化治疗。所谓个体化治疗是针对每一个体辨证施治，不是千人一方，万人一药，应该按照《全国中西医整合治疗幽门螺杆菌相关"病 - 证"共识》[11]进行个体化整体评估和个体化整体治疗。

1. 难治性幽门螺杆菌感染患者于治疗前必须进行个体化整体评估[11]

对治疗反复失败患者，由于 H. pylori 对抗生素杀菌作用的自我保护而球形变，因而导致根除失败。为了使 H. pylori 恢复活性，应暂停抗 H. pylori 治疗 3~6 个月，即所谓"刹车"。除了刹车之外，还必须同时进行个体化整体评估，为下一次作好治疗前准备。个体化整体评估不仅是下次治疗方案的选择原则，也是经验治疗的依据。评估内容包括：宿主因素、菌株因素、治疗因素、环境因素及生活习惯等，尤其以下应逐个评估：①主要失败原因（如细菌耐药性、患者依从性、对常用抗生素过敏史，特别是青霉素、不良生活习惯等）；②是否高龄、或存在严重躯体疾病等；③是否存在反复治疗而导致的胃肠菌群失衡、明显消化道症状；④是否存在明显的胃黏膜病变（萎缩、肠化、黏膜内瘤变）；⑤是否存在 H. pylori 球形变而发生的生物学行为改变，特别定植在胃体 H. pylori 不易被根除；⑥既往治疗方案、治疗时机是否恰当；⑦其他因素如：宿主 CYP2C19 基因多态性对质子泵抑制剂代谢的影响、药物相互作用、H. pylori 菌株类型及毒力的影响等。

2. 难治性幽门螺杆菌感染相关疾病的个体化的整体治疗[11]　对难治性幽门螺杆菌感染的经验治疗是"标本兼治的分阶段综合疗法"[11, 12]。

第一阶段：治疗前准备，此阶段治疗目的是梳理患者不利于接受标准治疗的因素，如患者有肠道菌群失调应先调整菌群，有明显消化道症状者，应先缓解症状，以便增加患者接受抗 *H. pylori* 治疗时的依从性。也可服用中药辨证论治。在准备阶段用药时间和药物因人而异，但一律不可使用抗生素及任何对 *H. pylori* 有抑制作用的药物。患者症状缓解后停药至少两周，于治疗前必须重复 $^{13/14}C$-UBT 检测，确定为阳性者才能进入第二阶段治疗。

第二阶段：含抗生素的标准治疗。

第三阶段：巩固疗效的个体化治疗，对仍有症状者应对症治疗对治疗中发生过肠道菌群失调者可以服用益生菌两周。

五、幽门螺杆菌治疗新路径

治疗 *H. pylori* 有两个途径[4]：一是含抗生素标准疗法的直接杀灭作用；二是非抗生素药物对胃黏膜的保护和治疗作用。"幽门螺杆菌治疗新路径"是指中医中药[11-14]、益生菌[11, 15-18]、胃黏膜保护剂[11, 19-21]等非抗生素类药物对 *H. pylori* 的治疗作用，目前已有一系列基础和临床研究证实非抗生素类药物在 *H. pylori* 相关疾病治疗中具有良好作用[4, 11]：联合含抗生素的标准三联或四联能提高 *H. pylori* 根除率，减少治疗中不良反应，缩短抗生素疗程，联合非抗生素类药物的个体化整体治疗也符合整合医学理念[11, 21]。在当前 *H. pylori* 治疗面临着挑战的情况下，尤其对难治性幽门螺杆菌感染治疗更显示其重要性，因而《全国中西医整合治疗幽门螺杆菌相关"病 - 证"共识》于 2018 年 8 月 4 日正式发布[11]，该共识是中西医整合治疗 *H. pylori* 的第一个共识，也是整合医学领域中的第一个共识，该共识是 *H. pylori* 治疗旅程的一个拐点，标志着 *H. pylori* 治疗已进入一个新阶段。当然新共识还需要更多的基础和临床研究证实或验证，使其合理应用于临床。

六、结语

1. 按共识治疗反复失败≥2 次者，归属为"难治性幽门螺杆菌感染"[3]。

2. 对难治性幽门螺杆菌感染于治疗前必需进行个体化整体评估，而后进入个体化整体治疗，这才是治疗成功的关键[11]。

3.《全国中西医整合治疗幽门螺杆菌相关"病 - 证"共识》不仅是难治性幽门螺杆菌感染治疗的主要策略，而且符合整合医学理念[5]，体现了中国治疗 *H. pylori* 的特色。符合国情。

4. 幽门螺杆菌治疗新路径[4]是 *H. pylori* 治疗必由之路，不仅提高 *H. pylori* 根除率，减少治疗中的副作用，而且缩短抗生素疗程，同时也是对 *H. pylori* 耐药性的挑战。

（胡伏莲）

参 考 文 献

［1］胡伏莲.幽门螺杆菌研究聚焦和进展［J］.胃肠病学，2015，20（12）：705-707.

［2］胡伏莲.论幽门螺杆菌的"共识"意见与"个性化治疗"［J］.中华医学杂志，2016，96（4）：241-243.

［3］胡伏莲.难治性幽门螺杆菌感染处理原则和策略［J］.中华医学杂志，2017，97（10）：721-723.

［4］胡伏莲.幽门螺杆菌感染治疗新路径［J］.中华医学杂志，2012，92（10）：649-651.

［5］樊代明.整合医学—医学发展新时代［J］.中华医学杂志，2016，96（22）：1713-1718.

［6］GAO W，CHENG H，HU F，et al. The evolution of Helicobacter pylori antibiotics resistance over 10 years in Beijing，China［J］. Helicobacter，2010，15（5）：460-466.

［7］HU Y，ZHANG M，LU B，et al. Helicobacter pylori and antibiotic resistance，a continuing and intractable problem［J］. Helicobacter，2016，21（5）：349-363.

［8］MALFERTHEINER P，MEGRAUD F，O'MORAIN C A，et al. Management of Helicobacter pylori infection-the Maastricht Ⅴ/Florence Consensus Report ［J］. Gut，2017，66（1）：6-30.

［9］FALLONE CA，CHIBA N，VAN ZANTEN SV，et al. The Toronto Consensus for the Treatment of Helicobacter pylori Infection in Adults ［J］. Gastroenterology，2016，151（1）：51-69.

［10］胡伏莲. 从医学哲学角度看幽门螺杆菌问题争鸣 ［J］.中华消化杂志，2014，34（12）：862-863.

［11］胡伏莲，张声生. 全国中西医整合治疗幽门螺杆菌相关"病 - 证"共识［J］.中华医学杂志，2018，98（26）：2066-2072.

［12］马继征，冯硕，胡伏莲. 分阶段综合治疗难治性幽门螺杆菌感染 63 例临床观察 ［J］.中国中西医结合杂志，2018，38（1）：20-24.

［13］胡伏莲，成虹，张学智，等. 多中心临床观察荆花胃康联合三联疗法治疗幽门螺杆菌相关性十二指肠溃疡和胃炎疗效及耐药分析［J］.中华医学杂志，2012，92（10）：679-684.

［14］成虹，胡伏莲，盛剑秋，等. 荆花胃康胶丸联合含呋喃唑酮三联或四联疗法补救治疗幽门螺杆菌感染的多中心随机对照研究 ［J］.中华医学杂志，2016，96（40）：3206-3212.

［15］ZOU J，DONG J，YU X. Meta-analysis：Lactobacillus containing quadruple therapy versus standard triple first-line therapy for Helicobacter pylori eradication［J］. Helicobacter，2009，14（5）：97-107.

［16］胡伏莲. 以菌制菌 - 益生菌对幽门螺杆菌抑制作

用的探讨［J］. 中华医学杂志，2011，91（29）：
2017-2018.

［17］ DU Y Q，SU T，FAN J G，et al. Adjuvant probiotics
improve the eradication effect of triple therapy
for Helicobacter pylori infection［J］. World J
Gastroenterol，2012，18（43）：6302-6307.

［18］ 杨桂彬，胡伏莲，成虹，等. 布拉氏酵母菌散联合
三联疗法对幽门螺杆菌感染根除效果的多中心随机
对照研究［J］. 中华医学杂志，2022，102（18）：
1383-1388.

［19］ LI L，MENG F，ZHU S，et al. Efficacy and safety
of Wei Bi Mei，a Chinese herb compound，as an
alternative to bismuth for eradication of Helicobacter
pylori［J］. Evid Based Complement Alternat Med，
2018，2018：4320219.

［20］ TAN B，LUO H Q，XU H，et al. Polaprezinc
combined with clarithromycin-based triple therapy for
Helicobacter pylori-associated gastritis：a prospective，
multicenter，randomized clinical trial［J］. PLoS One，
2017，12（4）：e0175625.

［21］ 崔梅花，魏红，雷晓燕，等. 含复方尿囊素四联疗
法治疗幽门螺杆菌感染慢性胃炎的疗效［J］. 中华
消化杂志，2014，34（5）：297-301.

［22］ 杨志平，樊代明. 整合医学的理论解析［J］. 中华
医学杂志，2016，96（4）：247-249.

第二节　中国幽门螺杆菌耐药地图及其意义

一、概述

"中国幽门螺杆菌抗生素耐药地图"在各方支持下由中国疾病预防控制中心传染病预防控制所于2020年9月12日线上发布，并在其后动态更新。

中国幽门螺杆菌抗生素耐药地图动态、及时展示与我国不同地区、不同人群感染 H. pylori 的抗生素敏感谱及变化情况相关的科学数据，有助于推进我国 H. pylori 精准治疗、有效提升人群治疗的根除率并显著减少因抗生素滥用所造成的耐药问题。

二、中国幽门螺杆菌抗生素耐药地图的构建背景

我国人群中 H. pylori 抗生素耐药率高，且在感染治疗中缺少人群对应的耐药性监测数据支持，H. pylori 感染根除治疗成功率不够理想。中国幅员辽阔，不同地域和不同人群中甲硝唑、克拉霉素、左氧氟沙星等抗生素使用背景和相应的 H. pylori 耐药性水平存在明显差别。针对目前 H. pylori 防治中对不同人群 H. pylori 的耐药谱以及感染人群的特征数据的需求，为推进我国

H. pylori 感染防控工作，特别是我国 *H. pylori* 精准治疗，中国疾病预防控制中心传染病预防控制所张建中研究员牵头在国内发起了"中国幽门螺杆菌抗生素耐药地图"绘制联盟，在胡伏莲教授等多位专家的大力支持下，建立了中国幽门螺杆菌抗生素耐药地图系统，及时展示全国各地 *H. pylori* 抗生素耐药谱信息及更新，供全国公共卫生和医务系统专业人员查询和参考。

三、中国幽门螺杆菌抗生素耐药地图的绘制及发布

中国幽门螺杆菌抗生素耐药地图的绘制是在前期对浙江省 50 多万株 *H. pylori* 耐药数据分析及展示的基础上启动的，是对国内 *H. pylori* 耐药数据的汇总和更新，目前已覆盖全国近 200 万株 *H. pylori* 耐药数据，来自各省份的临床和检测专家团队提供的数据和可信的文献数据。该地图将充分依靠各地临床和检测专家团队，及时收集、审核和更新，实现地图数据的分省、地等区域展示。数据地图上除显示各地 *H. pylori* 抗生素耐药数据外，还会标注数据审核专家团队信息及全部数据更新（包括更正）信息，该地图将成为中国 *H. pylori* 权威耐药数据的展示平台。

中国幽门螺杆菌抗生素耐药地图于 2020 年 9 月 12 日正式上线发布，发布会特邀了历届中国幽门螺杆菌科研协作组（包括筹备组）、历届中华医学会消化病分会幽门螺杆菌学组、中国中

西医结合学会消化内镜委员会幽门螺杆菌专家委员会专家，以及中华医学会内科学分会、中华医学会儿科学分会、中国中医科学院、中国疾病预防控制中心慢病中心、中国国家癌症中心、国内相关医院临床和流行病学专家参会。特别是发布会得到了胡伏莲教授和张万岱教授等我国幽门螺杆菌研究的功勋元老级专家的大力支持和肯定。

相关专业人员可通过传染病预防控制国家重点实验室网站（http://www.sklid.cn）、中国疾病预防控制中心传染病预防控制所网站（http://www.icdc.cn）和杭州致远医学检验所网站链接登录使用。

四、中国幽门螺杆菌抗生素耐药地图的意义和展望

中国幽门螺杆菌抗生素耐药地图是我国传染病（感染性疾病）防控领域医防结合的一个范例，也是将大数据、信息化和各专业团队力量整合解决重大健康问题的一次有益尝试，对我国 *H. pylori* 感染防控将产生深远的影响。耐药地图可为当地 *H. pylori* 感染根除方案选择和人群 *H. pylori* 感染防控策略制定提供数据支持，根据当地抗生素敏感谱合理选择抗生素，有助于提升不同人群 *H. pylori* 感染治疗的根除率和防止抗生素滥用所造成的耐药问题，对减少胃癌发生、减轻患者和社会负担等均具有重大意义。

在面向公共卫生和临床医务人员使用的地图版本基础上，将推出面向广大就医人群的移动端应用程序，进一步强化患者就医前、就医过程中的医患互动和有效提升根除治疗的依从性。特别是将针对国内 *H. pylori* 根除率普遍较低和对根除效果判断经常被忽略等问题，增加对根除治疗结束 4~8 周后应再次进行尿素呼气试验（^{13}C-UBT 或 ^{14}C-UBT）检查的提醒和对根除治疗失败者的指导，进一步推动 *H. pylori* 感染防控工作。

（宫雅楠　张建中）

参 考 文 献

［1］中国疾病预防控制中心传染病预防控制所.《中国幽门螺杆菌感染防控》白皮书［R/OL］.（2023-06-03）［2025-01-28］.icdc.chinacdc.cn/zxxx/gzdt/202306/P020230603733005731810.pdf.

［2］中华医学会消化病学分会幽门螺杆菌和消化性溃疡学组，全国幽门螺杆菌研究协作组.第五次全国幽门螺杆菌感染处理共识报告［J］.中华消化杂志，2017，37（6）：364-378.

［3］SU P，LI Y，LI H，et al. Antibiotic resistance of Helicobacter pylori isolated in the Southeast Coastal Region of China［J］.Helicobacter，2013，18（4）：274-279.

［4］张晓光，胡品津，李瑜元，等.广东城乡病人中分离的幽门螺杆菌对常用 3 种抗菌药物耐药的调查［J］.新医学，2002，33（5）：275-277.

［5］成虹，胡伏莲，王蔚虹．108 株幽门螺杆菌（Hp）菌株的耐药分析及其对 Hp 根除的影响［J］．中国临床药理学杂志，2001，17（6）：415-418．

［6］何利华，周丽雅，刘国栋，等．2008—2014 年间北京地区幽门螺杆菌耐药变迁分析［J］．疾病监测，2018，33（4）：285-288．

［7］杨宁敏，孟飞，徐书华，等．基于浙江省幽门螺杆菌耐药监测大数据下的根除治疗对策研究［J］．中华消化内镜杂志，2016，33（11）：738-742．

第三节　幽门螺杆菌治疗新路径进展

随着对 *H. pylori* 研究的深入，*H. pylori* 对抗生素的耐药率越来越高，而根除率越来越低，如何提高根除率是当前 *H. pylori* 研究的聚焦问题[1]。*H. pylori* 治疗新路径[2]是指中医药、益生菌、黏膜保护剂及其他一些非抗生素类药物在治疗 *H. pylori* 中的作用。在 2011 年 8 月北京召开的"第六届全国幽门螺杆菌感染及消化疾病诊治临床论坛"上，曾以"幽门螺杆菌治疗新路径"为专题进行讨论，这一专题得到了与会者的极大关注。近年来在 *H. pylori* 治疗新路径方面又有很多进展。在当前 *H. pylori* 耐药情况下，如何提高 *H. pylori* 根除率，如何处理"难治性幽门螺杆菌感染"[3]是临床医生最关注的问题，所以探索 *H. pylori* 治疗新路径是提高 *H. pylori* 根除率的必由之路。

一、幽门螺杆菌治疗现状与挑战

在过去 20 年，*H. pylori* 治疗策略经历了显著演变，以应对根除率下降的挑战。主流的三联疗法变为更复杂的四联疗法，同时标准疗程延长至 14 天；相继推出了序贯疗法、伴同疗法等方案，抗生素的种类和剂量不断增加，但其疗效提高有限，且副作用可能随之增加，不少患者治疗反复失败，距离理想的 *H. pylori* 根除率相差甚远，当前治疗现状面临着挑战[3]。*H. pylori* 根除失败的原因主要是由于 *H. pylori* 对常用抗生素耐药[4]。*H. pylori* 对阿莫西林和呋喃唑酮耐药率较低[5]，对甲硝唑总体耐药率为 83.7%；对克拉霉素总体耐药率为 20.8%，以平均每年 0.9% 的速度增长[6]，并且近年来有多重耐药趋势[7]。因此，如何提高 *H. pylori* 根除率，如何寻找 *H. pylori* 感染治疗新路径、新方法，如何找到一个符合国情的有效的 *H. pylori* 感染治疗方案是广大临床医生最关注和最感兴趣的话题。

二、幽门螺杆菌感染治疗新策略

根除 *H. pylori* 有两种途径：一是通过抗生素直接杀灭；二是非抗生素疗法的治疗作用。幽门螺杆菌治疗新路径[2]就属于非抗生素类药物治疗。

（一）中医药在幽门螺杆菌治疗中是较好的新选择

中医药可能是根除 *H. pylori* 的一种新选择[8]，

国内在中医药治疗 *H. pylori* 方面已有许多基础和临床研究。基础研究首先是中药的体外抑菌试验，包括中药单体、复方、药剂有效成分分析等，已有多个研究证实黄连、黄芩、板蓝根、吴茱萸等都具有较好的抗菌活性，作用机制可能是通过破坏 *H. pylori* 细胞完整性，抑制 *H. pylori* 毒性，降低黏附作用等[9]。在临床研究方面，已有多项研究证实在三联或四联疗法基础上加用中药可以明显提高 *H. pylori* 根除率。国内几项大型的全国多中心研究显示三联疗法联合中药能使 *H. pylori* 根除率提高 8%~12%[10, 11]。在二线治疗中，三联疗法或四联疗法配合使用中药后也能取得良好的根除率，而且能减少三联或四联疗法的药物不良反应[12]。此外，全国多中心临床研究显示铋剂四联使用 10 天后继续使用中药，在补救治疗中能获得很好的疗效，不仅减少了抗生素用量，而且获得了非常理想的 *H. pylori* 根除率（90.0%）[13]。

我国于 2018 年 7 月发布了《全国中西医整合治疗幽门螺杆菌相关"病 - 证"共识》，将西医的"病"与中医的"证"进行整合，提出了"难治性幽门螺杆菌感染"处理的基本原则和策略，强调了个体化治疗，根据症状进行辨证，给出了推荐方案，符合我国国情并体现了中医特色[8]。

（二）益生菌在幽门螺杆菌治疗中的作用

近年来，随着微生态医学的兴起，微生态制剂或益生菌在临床的广泛应用也为 *H. pylori* 感染防治提供了新思路[14]。国内外已有大量关于

益生菌对 *H. pylori* 有抑制或杀灭作用的研究报道，并已被多个系统评价或 meta 分析证实[15-17]。体外实验显示多种益生菌（如乳杆菌和双歧杆菌等）对 *H. pylori* 有抑制作用，动物实验和临床研究显示益生菌可以影响 *H. pylori* 在胃内的定植，联合益生菌的三联疗法可以提高 *H. pylori* 的根除率。有研究证实，已有耐药趋势的克拉霉素三联疗法联合格氏乳杆菌，能够增加耐药菌的根除率，对克拉霉素耐药 *H. pylori* 的根除率能达到 40%[18]。在三联疗法或伴同疗法的基础上加用益生菌，能够减轻治疗过程中抗生素的不良反应[19]。

有研究[20]表明牛乳铁蛋白（bLF）能在体外有效抑制 *H. pylori* 的生长，并且在与抗生素联合使用时对耐药菌株也有效。在动物模型中 bLF 能改善 *H. pylori* 感染导致的胃黏膜屏障功能损伤，维持紧密连接的完整性，尤其是在与标准三联疗法结合时效果更佳。

关于益生菌对 *H. pylori* 抑制作用、能否提高 *H. pylori* 根除率还需要更多设计严谨的多中心临床研究来证实。何种益生菌最有效，在抗 *H. pylori* 感染中如何合理使用益生菌，由于益生菌通常不宜与抗生素同时使用，在联合三联疗法时应该在三联疗法之前还是其后使用，在临床应用中还有许多关键性问题都值得研究和探索。在当今三联疗法 *H. pylori* 根除率越来越低的形势下，我们必须去寻找更好的治疗 *H. pylori* 感染的新方法或新方案，在三联（或四联）疗法基础上联合

益生菌治疗 *H. pylori* 可能有助于提高 *H. pylori* 的根除率，这是 *H. pylori* 感染治疗的新思路或新路径，也许今天的新思路会成为明天治疗 *H. pylori* 感染的新手段[14]。

（三）黏膜保护剂在幽门螺杆菌治疗中的作用[8]

H. pylori 依靠其特有的黏附性牢固地定植于人类的胃黏膜，引起胃黏膜炎症反应，逐渐启动向胃癌转化的过程；*H. pylori* 毒素对胃黏膜直接造成一系列病理损伤和免疫损伤[21, 22]。而有些胃黏膜保护剂可以预防或修复这种损伤。基础研究发现，硫糖铝、三九胃泰颗粒对 *H. pylori* 所致的小鼠胃黏膜损伤具有一定的保护作用[23]。胃铋镁颗粒能减少小鼠胃内 *H. pylori* 的数量[24]，抑制炎症介质和降低黏膜炎症反应[25]。含复方尿囊素的四联疗法治疗首次 *H. pylori* 感染的慢性胃炎，可获得较高的根除率和症状缓解率[26]。聚普瑞锌联合含克拉霉素的标准三联疗法与单纯三联疗法比较其根除率前者能提高 18%[27]。王刚石等[28]的研究探讨了聚普瑞锌对人类胃上皮细胞（GES-1）在 *H. pylori* 引起的损伤中的保护效应。研究显示，聚普瑞锌不仅对 *H. pylori* 有杀菌效果，还能提高 GES-1 细胞的活性，降低乳酸脱氢酶（LDH）的释放，并减少如 MCP-1 和 IL-6 等促炎因子的分泌。替普瑞酮[28]以及某些中药温胃舒、养胃舒能预防 *H. pylori* 培养液所致的小鼠胃黏膜损伤的实验研究结果[38]，其效果

已被临床研究予以证实[10, 11]。有研究报道某些抗溃疡药物或胃黏膜保护剂如依卡倍特钠可以提高 *H. pylori* 根除率[31]，可能通过增强胃黏膜防御因子[32]、降低尿素酶活性[33]、加速细胞凋亡[34]等途径有关，对抗 *H. pylori* 的黏附机制和保护胃黏膜等。

（四）其他非抗生素类药物在幽门螺杆菌治疗中的作用

国内外学者对其他可能有抗菌作用的药材、食材及其化学成分等进行了相关的探索。一些天然药物或食物中可能会含有一些抗 *H. pylori* 的成分，如生姜、大蒜等[35]。研究发现，饮食中含有黄花蒿、绿茶等提取物，可以使感染 *H. pylori* 的胃黏膜恢复活性，预防肿瘤的发生[36]，蜂胶提取物能抑制 *H. pylori* 产生尿素酶和细菌增殖[37]。乳铁蛋白是存在于人和哺乳动物乳汁中的转铁蛋白，能改变 *H. pylori* 细胞膜的通透性，从而发挥抗菌作用[38]，与标准三联或四联联合使用后提高 *H. pylori* 根除率[39]。壳聚糖能破坏 *H. pylori* 外膜的结构、功能和通透性，使 *H. pylori* 破裂，扰乱其代谢[40]。抗菌肽可诱导哺乳动物宿主防御系统在感染后产生一些肽类和蛋白质，可以发挥抑制和杀灭 *H. pylori* 的作用[41]。目前 *H. pylori* 非抗生素疗法正在探索之中，有待更多设计严谨的基础和临床研究来证实。

（杨桂彬　胡伏莲）

参 考 文 献

［1］胡伏莲 . 幽门螺杆菌研究聚焦和进展［J］. 胃肠病学，2015，20（12）：705-707.

［2］胡伏莲 . 幽门螺杆菌感染治疗的新路径［J］. 中华医学杂志，2012，92（10）：649-651.

［3］胡伏莲 . 难治性幽门螺杆菌感染处理原则和策略［J］. 中华医学杂志，2017，（10）：721-723.

［4］PAPASTERGIOU V，GEORGOPOULOS SD，KARATAPANIS S. Treatment of Helicobacter pylori infection：meeting the challenge of antimicrobial resistance［J］. World J Gastroenterol，2014，20（29）：9898-9911.

［5］SHAO Y，LU R，YANG Y，et al. Antibiotic resistance of Helicobacter pylori to 16 antibiotics in clinical patients［J］. J Clin Lab Anal，2018，32（4）：e22339.

［6］韩一凡，于新娟，王莉莉，等 . 中国幽门螺杆菌耐药情况研究［J］. 胃肠病学和肝病学杂志，2017，26（6）：664-669.

［7］BAI P，ZHOU LY，XIAO XM，et al. Susceptibility of Helicobacter pylori to antibiotics in Chinese patients［J］. J Dig Dis，2015，16（8）：464.

［8］胡伏莲，张声生 . 全国中西医整合治疗幽门螺杆菌相关"病 - 证"共识［J］. 中华医学杂志，2018，98（26）：2066-2072.

［9］马继征，冯硕，刘绍能，等 . 中医药抗幽门螺杆菌作用的机制研究进展［J］. 中国中西医结合杂志，2018，38（7）：888-892.

［10］盛剑秋 . 温胃舒 / 养胃舒对幽门螺杆菌阳性慢性胃炎和消化性溃疡治疗的多中心、随机、对照研究总结［C］// 中华医学会第九次全国消化系统疾病学术会议论文集 . 广州：中华医学会，2009：91-95.

［11］陈世耀，高虹，李锋，等 . 三联方案联合温胃舒或养胃舒根除幽门螺杆菌治疗胃溃疡疗效评价［J］. 中华消化杂志，2011，31（2）：126-129.

［12］LIN J，HUANG WW. A systematic review of treating Helicobacter pylori infection with Traditional Chinese Medicine［J］. World J Gastroenterol，2009，15（37）：4715-4719.

［13］成虹，胡伏莲，盛剑秋，等 . 荆花胃康胶丸联合含呋喃唑酮三联或四联疗法补救治疗幽门螺杆菌感染的多中心随机对照研究［J］. 中华医学杂志，2016，96（40）：3206-3212.

［14］胡伏莲 . 以菌制菌 - 益生菌对幽门螺杆菌抑制作用的探讨［J］. 中华医学杂志，2011，91（29）：2017-2018.

［15］ZOU J，DONG J，YU X. Meta-analysis：Lactobacillus containing quadruple therapy versus standard triple first-line therapy for Helicobacter pylori eradication［J］. Helicobacter，2009，14（5）：97-107.

［16］FENG J R，WANG F，QIU X，et al. Efficacy and safety of probiotic-supplemented triple therapy for eradication of Helicobacter pylori in children：a systematic review and network meta-analysis［J］. Eur J Clin Pharmacol，2017，73（10）：1199-1208.

[17] ZHANG MM, QIAN W, QIN YY, et al. Probiotics in Helicobacter pylori eradication therapy: a systematic review and meta-analysis [J]. World J Gastroenterol, 2015, 21 (14): 4345-4357.

[18] DEGUCHI R, NAKAMINAMI H, RIMBARA E, et al. Effect of pretreatment with Lactobacillus gasseri OLL2716 on first-line Helicobacter pylori eradication therapy [J]. J Gastroenterol Hepatol, 2012, 27 (5): 888-892.

[19] JUNG JH, CHO IK, LEE CH, et al. Clinical Outcomes of Standard Triple Therapy Plus Probiotics or Concomitant Therapy for Helicobacter pylori Infection [J]. Gut Liver, 2018, 12 (2): 165-172.

[20] 葛超毅, 董锦沛, 胡伏莲, 等. 牛乳铁蛋白对幽门螺杆菌根除作用的实验研究 [J]. 胃肠病学和肝病学杂志, 2024, 33 (5): 495-501.

[21] TSAI HF, HSU PN. Modulation of tumor necrosis factor-related apoptosis-inducing ligand (TRAIL)-mediated apoptosis by Helicobacter pylori in immune pathogenesis of gastric mucosal damage [J]. J Microbiol Immunol Infect, 2017, 50 (1): 4-9.

[22] TOHIDPOUR A. CagA-mediated pathogenesis of Helicobacter pylori [J]. Microb Pathog, 2016, 93: 44-55.

[23] 崔梅花, 胡伏莲, 董欣红. 胃黏膜保护剂预防幽门螺杆菌培养上清液所致小鼠胃黏膜损伤 [J]. 世界华人消化杂志, 2004, (2): 355-358.

[24] LI L, MENG FD, ZHU ST, et al. Efficacy and Safety of Wei Bi Mei, a Chinese Herb Compound, as an Alternative to Bismuth for Eradication of Helicobacter pylori [J]. Evid Based Complement Alternat Med, 2018, 2018: 4320219.

[25] LI Q, WANG NN, HU FL, et al. Study of compound bismuth and magnesium granules on clearance of Helicobacter pylori infection in KM mice [J]. Int J Clin Exp Med, 2016, 9（7）: 12888-12895.

[26] 崔梅花, 魏红, 雷晓燕, 等. 含复方尿囊素四联疗法治疗幽门螺杆菌感染慢性胃炎的疗效 [J]. 中华消化杂志, 2014, 34（5）: 297-301.

[27] TAN B, LUO HQ, XU H, et al. Polaprezinc combined with clarithromycin-based triple therapy for Helicobacter pylori-associated gastritis: A prospective, multicenter, randomized clinical trial [J]. PLoS One, 2017, 12（4）: e0175625.

[28] MENG F, ZHU S, GONG M, et al. Heat shock protein 70 is involved in polaprezinc driven cell protection against Helicobacter pylori-induced injury [J]. Int J Med Microbiol, 2023, 313（3）: 151582.

[29] SAITA H, MURAKAMI M. Effect of teprenone on gastric mucosal injury induced by Helicobacter pylori in rats [J]. Arzneimittelforschung, 2000, 50（12）: 1110-1114.

[30] 牟方宏, 胡伏莲, 杨桂彬. 温胃舒、养胃舒预防幽门螺杆菌培养上清液所致小鼠胃黏膜损伤 [J]. 世

界华人消化杂志，2007（13）：1505-1509.

［31］WANG Y，WANG B，LV ZF，et al. Efficacy and safety of ecabet sodium as an adjuvant therapy for Helicobacter pylori eradication：a systematic review and meta-analysis［J］. Helicobacter，2014，19（5）：372-381.

［32］陈艳，庄则豪. 非抗生素类药物在幽门螺杆菌根除中的应用［J］. 胃肠病学和肝病学杂志，2017，26（6）：649-652.

［33］ITO Y，SHIBATA K，HONGO A，KINOSHITA M. Ecabet sodium，a locally acting antiulcer drug，inhibits urease activity of Helicobacter pylori［J］. Eur J Pharmacol，1998，345（2）：193-198.

［34］KUSUMOTO K，KAWAHARA T，KUWANO Y，et al. Ecabet sodium inhibits Helicobacter pylori lipopolysaccharide-induced activation of NADPH oxidase 1 or apoptosis of guinea pig gastric mucosal cells［J］. Am J Physiol Gastrointest Liver Physiol，2005，288（2）：G300-G307.

［35］TAKEUCHI H，TRANG VT，MORIMOTO N，et al. Natural products and food components with anti-Helicobacter pylori activities［J］. World J Gastroenterol，2014，20（27）：8971-8978.

［36］JEONG M，PARK JM，HAN YM，et al. Dietary Intervention of Artemisia and Green Tea Extracts to Rejuvenate Helicobacter pylori-Associated Chronic Atrophic Gastritis and to Prevent Tumorigenesis［J］.

Helicobacter, 2016, 21 (1): 40-59.

[37] BALTAS N, KARAOGLU SA, TARAKCI C, et al. Effect of propolis in gastric disorders: inhibition studies on the growth of Helicobacter pylori and production of its urease [J]. J Enzyme Inhib Med Chem, 2016, 31 (sup2): 46-50.

[38] 熊伍军, 刘菲, 邱德凯. 乳铁蛋白抗幽门螺杆菌感染研究进展 [J]. 胃肠病学, 2006, 11 (6): 367-369.

[39] 邹健, 董洁, 于晓峰. 乳铁蛋白联合标准疗法根除幽门螺杆菌的荟萃分析 [J]. 世界华人消化杂志, 2009, 17 (9): 918-926.

[40] 谢勇, 谢正兴, 周南进, 等. 壳聚糖体外抗幽门螺杆菌机制研究 [J]. 中华消化杂志, 2004, 24 (11): 655-658.

[41] HASE K, MURAKAMI M, IIMURA M, et al. Expression of LL-37 by human gastric epithelial cells as a potential host defense mechanism against Helicobacter pylori [J]. Gastroenterology, 2003, 125 (6): 1613-1625.

第四节 幽门螺杆菌根除治疗对胃肠微生态的影响

H. pylori 是胃内主要的寄居微生物, 可导致胃黏膜的持续性损害, 与慢性胃炎、消化性溃疡、胃癌和胃黏膜相关淋巴组织、淋巴瘤等多

种疾病的发生发展密切相关。国内外历次指南/共识报告都强烈推荐对 *H. pylori* 感染者行根除治疗[1]，尽管随时间和地域不同根除方案略有差异，但至少两种抗生素和一种 PPI 的联合使用是根除方案的基础，抗生素和 PPI 都可能打破胃肠道微生态与宿主之间的平衡，诱发胃肠功能紊乱，并增加如艰难梭菌、大肠杆菌等致病菌的感染概率，*H. pylori* 多重耐药菌株的出现亦可能与之相关。本文将对 *H. pylori* 感染和根除后胃肠道微生态环境的改变及其处理做一综述，并提出基于自身多年实践的一些理解。

一、幽门螺杆菌感染与胃肠微生态

胃肠道微生物群在维持宿主的正常生理和健康方面发挥重要作用，参与人体多种功能代谢与免疫系统的发育成熟[2]。正常胃肠道微生物群的组成因个体而异，而且并不是恒定不变的，受寄居部位的局部条件、宿主遗传、环境、饮食、疾病和药物等多因素的影响[2,3]。*H. pylori* 感染可通过多种途径与胃肠微生态产生相互影响，使人体发生一系列宏观及微观的变化。要探讨 *H. pylori* 根除治疗对胃肠微生态的影响，需要首先了解 *H. pylori* 感染本身是否对胃肠微生态有影响。

1. *H. pylori* 与胃微生态 1982年，澳大利亚两位科学家从胃炎患者的胃黏膜中培养出 *H. pylori*，掀开了胃内微生态研究的序幕。随着高通量测序技术和宏基因组学的迅速发展，胃内越来越多的微生物被鉴定出来，*H. pylori* 不再是胃内唯一的微生物[4]。研究表明，健康人胃内微生物有上百种，绝大多数是细菌，分属 5 个不同的菌门：厚壁菌门、变形菌门、放线菌门、拟杆菌门和梭杆菌门，其中最常见的是厚壁菌门。在科的水平，最常见的则是普雷沃氏菌科和链球菌科[5]。*H. pylori* 感染者的胃中，厚壁菌门、放线菌门和拟杆菌门数量明显下降，*H. pylori* 所属的变形菌门数量则明显升高，*H. pylori* 成了最丰富的微生物成分，可占到胃内微生物群的 40%~95%[6]，而根除 *H. pylori* 之后胃内微生物多样性也随之升高[7]。既往大部分研究认为 *H. pylori* 感染者与未感染者胃内菌群明显不同[8]，*H. pylori* 感染者胃内的微生物多样性显著低于非感染者[9]，但早期也有小部分研究否认了这种差异[10, 11]，这或许与采用的微生物分析方法及人口统计学特征的差异有关。*H. pylori* 可通过多种途径调节胃内微生态，一方面可调节胃内酸度，使胃微环境与通常不能在胃中生长的微生物相容[12]；另一方面 *H. pylori* 引起的机体免疫应答改变也会影响胃内菌群变化[13]；此外，*H. pylori* 可通过动员抗菌肽或营养竞争等途径影响胃内其他微生物的定植[14]。一项研究发现胃内微生物多样性与 *H. pylori* 丰度呈负相关[15]，而在胃癌发展过程中，这种相关性则较弱，可能与胃癌患者胃内环境恶劣，*H. pylori* 迅速减少有关[16, 17]。未受 H. pylori 感染者胃内微生物成分分析发现，链球菌的丰度明显升高[18]，链球菌属是胃癌进展的主要特征之一[19]，其与 H. pylori 阴性胃癌之间的关系及其预测作用仍需进一步研究。如 Maastricht V 共识意见所言，健康胃微生物群的组成以及 H. pylori 如何影响胃微生物群尚未完全明确。

2. H. pylori 与肠道微生态　人体中微生物细胞的数量通常被认为是人类细胞数量的十倍，但最近的权威报道认为 1∶1 的比率更为合适[20]。尽管如此，人体微生物数量依然是一个非常庞大的数据。其中，肠道是人体中微生物数量最多、种类最复杂、功能最强大的微生态系统，主要包括细菌、古菌、真菌和病毒等。据统计，99%以上的肠道微生物为厌氧菌，其中最主要的是厚壁菌门（50%~70%）和拟杆菌门（10%~30%）。

H. pylori 感染后肠道菌群与未感染者明显不同[21, 22]。早期有研究表明 H. pylori 感染后肠道内肠杆菌、梭菌、韦荣球菌数量均有所下降，乳杆菌属（主要是嗜酸乳杆菌）数量则增加，同时 H. pylori 感染者的肠道微生物多样性明显降低，但是一项来自日本的研究却得出了不同的结论[23]，该研究发现 H. pylori 感染者的乳杆菌属丰度并没有增高，而乳杆菌目中另一个属—链球菌属的丰度却增高了，且 H. pylori 感染者的肠道微生物多样性显著高于未感染者；另一项来自国内的研究显示，H. pylori 感染者的粪便中微生物多样性高于非感染者，但差异并不显著[24]。不同研究之间的这种差异可能与样本量、检测人群以及所采用的微生物分析方法等因素不同有关。*H. pylori* 可以从胃向下迁移到肠道，通过分泌细胞毒素、诱导机体免疫反应等方式与肠内常驻菌发生相互作用，诱导肠道微生态失调[25, 26]。*H. pylori* 阳性患者拟杆菌门：厚壁菌门（B：F）的比例往往较高，拟杆菌门与厚壁菌门与宿主的脂肪代谢和能量平衡有关，其构成比的改变有一定临床意义[27]。另一项研究发现 *H. pylori* 感染者粪便中短链脂肪酸，特别是丁酸水平明显降低[28]。短链脂肪酸具有调节肠道、内分泌系统，提高肠上皮屏障功能，维持肠道微生态稳定等重要作用。*H. pylori* 感染时，短链脂肪酸产生减少或许不利于人类健康[29]。近年来关于肠道菌群的探索多通过粪便样本测序完成，如通过胃抽吸和胃活检检测出完全不同的菌群结构一样[30]，粪便微生物群仅部分呈现了肠道微生态的情况，或许通过肠道活检、肠液分析等其他样本的综合检测分析可以为我们提供更完整、更准确的信息，值得我们进一步探索研究。

二、幽门螺杆菌根除对胃肠微生态的影响

尽管 *H. pylori* 感染者多数并无症状，但几乎所有 *H. pylori* 感染者均存在慢性活动性胃炎，亦即 *H. pylori* 相关胃炎。所以国内外 *H. pylori* 感染处理共识均建议对所有感染者行根除治疗，除

非有抗衡因素存在，并推荐铋剂四联方案（PPI+铋剂+2种抗生素）作为根除 *H. pylori* 的一线方案，疗程为14天。根除 *H. pylori* 可有效减轻胃内炎症，降低癌前病变和胃癌的发生率。但是，根除 *H. pylori* 在使患者获益的同时，PPI 和抗生素对胃肠道微生态的影响却是一个不容忽视的问题，日益受到临床医生和患者的关注。

1. *H. pylori* 根除对胃微生态的影响　研究显示，成功根除 *H. pylori* 可显著提升胃内菌群的丰富度及多样性，降低胃部的菌群失调指数（MDI），而 *H. pylori* 根除失败者则无法获得此益处[31]。既往研究发现，成功根除 *H. pylori* 后 α 多样性可完全恢复到未感染对照组水平，β 多样性虽然也可部分恢复，但与阴性对照组之间是否存在显著差异仍有争议。大部分关于成人的样本研究发现，成功根除后 6 个月后仍显示出与阴性对照组不同的群落结构[31]。而一项关于儿童的研究发现，在抗 *H. pylori* 治疗 2 个月后，胃内微生态基本与未感染儿童相同[32]。另一项关于儿童的研究也有类似发现，在根除治疗 4 周后，根除组群落结果与阴性对照组相似[33]，这提示儿童菌群或许具有更强的自我修复能力。近年来，对于菌群的功能分析显示，成功治疗后，患者体内蛋白质和碳水化合物代谢途径明显上调，提示根除 *H. pylori* 不但可消除诸多 *H. pylori* 相关胃病的病因，还可能改善 *H. pylori* 感染导致的营养物质代谢受损功能[31, 34]。

2. *H. pylori* 根除对肠道微生态的影响 *H. pylori* 根除方案的主要组成是 PPI 和抗生素，二者均可影响肠道菌群的组成和功能。PPI 使胃内 pH 值升高，导致一些未经充分消化的大分子营养物质直接进入了肠道，促进肠道病原菌生长，从而破坏肠道微生态平衡。研究表明，PPI 使用者的共生菌数量和细菌多样性均显著降低，而大肠杆菌、艰难梭菌等潜在致病菌株却显著增加[35, 36]。而抗生素的使用使肠道中药物敏感菌株逐步减少，耐药菌株逐步增加，各种细菌数量和比例发生失衡；抗生素还可通过消耗微生物群和影响治疗后存活微生物这两种机制破坏胃肠道菌群的生物屏障、化学屏障和免疫屏障[37]。

单独使用 PPI 或抗生素即可对肠道菌群造成影响，*H. pylori* 根除疗法结合了一种 PPI 及至少两种抗生素，对肠道微生态的影响可想而知。早在 20 年前，就有研究发现，标准三联疗法可使大多数患者肠道内条件致病菌如大肠杆菌、志贺菌和肺炎克雷伯菌等比例上升，并取代正常菌群而成为优势菌群。最近一项来自俄罗斯的研究表明[38]，铋剂四联疗法可导致青春双歧杆菌的多样性和相对丰度显著下降、屎肠球菌的相对丰度增高，而且从大便中分离出来的屎肠球菌菌株体外耐药性强于其他菌株。此外，该研究还指出铋剂四联治疗后可能会出现多重抗生素耐药细菌。

另一方面，一项来自台湾的多中心随机试

验则显示[39]，给予14天三联疗法、10天伴同疗法和10天铋剂四联疗法治疗之后2周，肠道菌群α多样性与基线相比明显降低，同时β多样性也发生显著改变；治疗之后8周和1年，三联疗法的α和β多样性可恢复到基线状态，伴同疗法和铋剂四联疗法虽未能完全恢复，但亦呈现出随着时间逐渐恢复的趋势。同时该研究还发现，给予三联疗法和伴同疗法之后2周大肠杆菌的耐药率仅出现一过性增高，在治疗之后8周和1年均恢复到基线水平，而铋剂四联疗法对大肠杆菌的耐药率则无明显影响。Hsu等[40]的研究亦显示，反向混杂疗法治疗结束之后，肠道菌群厚壁菌门和放线菌门的相对丰度下降，而变形菌门的相对丰度则明显升高，但这些变化在治疗后第8周已经恢复到基线水平，而且在第48周时仍保持与基线水平一致；此外，粪便中红霉素耐药基因 *erm*（*B*）的水平虽然在根除治疗8周后明显升高，但在治疗48周后可恢复到基线水平。以上研究均表明，尽管在根除 *H. pylori* 治疗后肠道菌群出现一定程度紊乱，但大多呈短期改变。Olekhnovich等[38]的研究也发现，在进行 *H. pylori* 根除治疗之后，肠道尽管面临着很大的抗菌压力，但微生物群可以自行调整、重新构建。肠道微生物群这种迅速恢复和抗耐药性的能力为 *H. pylori* 根除治疗的安全性提供了重要依据。尽管如此，我们仍然不能忽视，先前有研究指出，尽管肠道菌群在短期内可以恢复到治疗前水平，但始终处于"易激惹"的状态,完全恢复所需最长时间可达 4 年[41]。

马斯特里赫特V共识意见指出,为避免长期临床后果,胃肠微生物群不成熟或不稳定者根除 *H. pylori* 需谨慎。由于不同个体具有其独特的微环境组成,*H. pylori* 根除治疗对胃肠微生物群的影响存在很大的个体差异,而且 *H. pylori*、肠道菌群和宿主功能之间的相互作用还有很大部分依然是个未知数,我们在进行 *H. pylori* 根除治疗的临床抉择时,应综合考虑各方面的因素,制定个体化的治疗方案。

三、益生菌对幽门螺杆菌根除的辅助作用

目前,*H. pylori* 对抗生素的耐药率不断上升,药物种类、剂量和疗程的增加所带来的不良反应发生频率和程度也不断增加,导致 *H. pylori* 的根除率不断下降,寻求更加高效、安全和经济的 *H. pylori* 根除治疗新方案成为临床研究的热点。随着高通量测序和宏基因组学的迅速发展,胃肠微生态的真实面目正被人类逐渐揭开,以菌抑菌、以菌杀菌的治疗新思路也逐渐进入人们的视野,以补充益生菌为代表的微生态治疗日益受到重视。益生菌是一种活性微生物,对调整肠道微生态和改善健康状况有积极作用[42],可通过提高消化道内其他有益菌的数量和活性、抑制 *H. pylori* 在胃黏膜上皮的定植和生长、降低 *H. pylori* 感染后的炎症及免疫反应等作用促进 *H.*

pylori 根除。目前所研究的益生菌大多是产乳酸的细菌，双歧杆菌属、酵母菌属和芽孢杆菌属中一些不同种类的细菌亦可作为益生菌。研究显示，添加益生菌辅助治疗 *H. pylori* 感染不但可以提高 *H. pylori* 根除率，还可降低相关不良反应[43]，且获得了国际共识的部分推荐。但亦有研究提出[1]，益生菌提高 *H. pylori* 根除率，更多的可能是因为降低了根除治疗中的副作用而间接提高了依从性，而非直接对抗 *H. pylori*。益生菌不同菌株、不同剂量、不同疗程和不同用药时机都可能会对研究结果产生影响，尚需更多设计严谨、全面的临床随机对照研究来证实益生菌在 *H. pylori* 根除治疗中的作用。

四、结语

万事皆有利弊，每一项医疗决策的做出都是基于获益和风险的比较，根除 *H. pylori* 亦然。人类与 *H. pylori* 建立共生关系、共同进化超过了 6 万年[44]，*H. pylori* 感染可能会增强黏膜和全身免疫，为部分宿主提供生存利益。但目前已知的、大量的、长期的临床研究证实，根除 *H. pylori* 的获益远超过风险，在对胃肠微生态的影响上，绝大部分研究显示短期有影响、长期可恢复的状态；益生菌的使用可明确减低根除治疗中的不良反应，有些益生菌可能提高 *H. pylori* 根除率。或许将来，随着微生物检测技术的不断发展，有望根据个人独特的胃肠微生态"指纹"，制定出更加科学的、能平衡各方（肠道菌群、宿主功能、抗衡因素等）利益的 *H. pylori* 处理方案。

（陈　烨）

参 考 文 献

［1］MALFERTHEINER P，MEGRAUD F，ROKKAS T，et al. Management of Helicobacter pylori infection：the Maastricht Ⅵ/Florence consensus report［J］. Gut，2022，71（9）：39.

［2］GILBERT JA，BLASER MJ，CAPORASO JG，et al. Current understanding of the human microbiome［J］. Nat Med，2018，24（4）：392-400.

［3］LLOYD-PRICE J，MAHURKAR A，RAHNAVARD G，et al. Strains，functions and dynamics in the expanded human microbiome project［J］. Nature，2017，550（7674）：61-66.

［4］PETRA CV，RUS A，DUMITRASCU DL. Gastric microbiota：tracing the culprit［J］. Clujul Med，2017，90（4）：369-376.

［5］PARSONS BN，IJAZ UZ，D'AMORE R，et al. Comparison of the human gastric microbiota in hypochlorhydric states arising as a result of Helicobacter pylori-induced atrophic gastritis，autoimmune atrophic gastritis and proton pump inhibitor use［J］. PLoS Pathog，2017，13（11）：e1006653.

［6］FERREIRA RM，PEREIRA-MARQUES J，PINTO-

RIBEIRO I，et al. Gastric microbial community profiling reveals a dysbiotic cancer-associated microbiota ［J］. Gut，2018，67（2）：226-236.

［7］LI TH，QIN Y，SHAM PC，et al. Alterations in gastric microbiota after H. pylori eradication and in different histological stages of gastric carcinogenesis ［J］. Sci Rep，2017，7：44935.

［8］MIFTAHUSSURUR M，WASKITO LA，EL-SERAG HB，et al. Gastric microbiota and Helicobacter pylori in Indonesian population ［J］. Helicobacter，2020，25：e12695.

［9］SCHULZ C，SCHUTTE K，KOCH N，et al. The active bacterial assemblages of the upper GI tract in individuals with and without Helicobacter infection ［J］. Gut，2018，67（2）：216-225.

［10］BIK EM，ECKBURG PB，GILL SR，et al. Molecular analysis of the bacterial microbiota in the human stomach ［J］. Proc Natl Acad Sci USA，2006，103（3）：732-737.

［11］KHOSRAVI Y，DIEYE Y，POH BH，et al. Culturable bacterial microbiota of the stomach of Helicobacter pylori positive and negative gastric disease patients ［J］. Sci World J，2014，2014：610421.

［12］YAO X，SMOLKA AJ. Gastric parietal cell physiology and Helicobacter pylori-induced disease ［J］. Gastroenterology，2019，156（8）：2158-2173.

［13］PEEK RM Jr，FISKE C，WILSON KT. Role of

innate immunity in Helicobacter pylori-induced gastric malignancy [J]. Physiol Rev, 2010, 90 (3): 831-858.

[14] NAGAO-KITAMOTO H, LESLIE JL, KITAMOTO S, et al. Interleukin-22-mediated host glycosylation prevents Clostridioides difficile infection by modulating the metabolic activity of the gut microbiota [J]. Nat Med, 2020, 26 (4): 608-617.

[15] DAS A, PEREIRA V, SAXENA S, et al. Gastric microbiome of Indian patients with Helicobacter pylori infection, and their interaction networks [J]. Sci Rep, 2017, 7 (1): 15438.

[16] LI TH, QIN Y, SHAM PC, LAU KS, et al. Alterations in gastric microbiota after H. pylori eradication and in different histological stages of gastric carcinogenesis [J]. Sci Rep, 2017, 7: 44935.

[17] DE ASSUMPCAO PP, ARAUJO TMT, DE ASSUMPCAO PB, et al. Suicide journey of H. pylori through gastric carcinogenesis: the role of non-H. pylori microbiome and potential consequences for clinical practice [J]. Eur J Clin Microbiol Infect Dis, 2019, 38 (9): 1591-1597.

[18] SCHULZ C, SCHUTTE K, KOCH N, et al. The active bacterial assemblages of the upper GI tract in individuals with and without Helicobacter infection[J]. Gut, 2018, 67 (2): 216-225.

[19] COKER OO, DAI Z, NIE Y, et al. Mucosal

microbiome dysbiosis in gastric carcinogenesis［J］. Gut, 2018, 67（6）: 1024-1032.

［20］SENDER R, FUCHS S, MILO R. Are we really vastly outnumbered? Revisiting the ratio of bacterial to host cells in humans［J］. Cell, 2016, 164（3）: 33340.

［21］RAJILIC-STOJANOVIC M, FIGUEIREDO C, SMET A, et al. Systematic review: gastric microbiota in health and disease［J］. Aliment Pharmacol Ther, 2020, 51（6）: 582-602.

［22］FROST F, KACPROWSKI T, RUHLEMANN M, et al. Helicobacter pylori infection associates with fecal microbiota composition and diversity［J］. Sci Rep, 2019, 9（1）: 20100.

［23］IINO C, SHIMOYAMA T, CHINDA D, et al. Influence of Helicobacter pylori Infection and Atrophic Gastritis on the Gut Microbiota in a Japanese Population［J］. Digestion, 2019, 8（4）: 1-11.

［24］CHEN L, XU W, LEE A, et al. The impact of Helicobacter pylori infection, eradication therapy and probiotic supplementation on gut microenvironment homeostasis: An open-label, randomized clinical trial［J］. EBio Medicine, 2018, 35: 87-96.

［25］JONES TA, HERNANDEZ DZ, WONG ZC, et al. The bacterial virulence factor CagA induces microbial dysbiosis that contributes to excessive epithelial cell proliferation in the Drosophila gut［J］. PLoS Pathog, 2017, 13（10）: e1006631.

［26］CHEN L, XU W, LEE A, et al. The impact of Helicobacter pylori infection, eradication therapy and probiotic supplementation on gut microenvironment homeostasis: An open-label, randomized clinical trial ［J］. EBio Medicine, 2018, 35: 87-96.

［27］MARTIN-NUNEZ GM, CORNEJO-PAREJA I, COIN-ARAGUEZ L, et al. H. pylori eradication with antibiotic treatment causes changes in glucose homeostasis related to modifications in the gut microbiota ［J］. PLoS One, 2019, 14（3）: e0213548.

［28］FROST F, KACPROWSKI T, RUHLEMANN M, et al. Helicobacter pylori infection associates with fecal microbiota composition and diversity ［J］. Sci Rep, 2019, 9（1）: 20100.

［29］KOH A, DE VADDER F, KOVATCHEVA-DATCHARY P, et al. From dietary fiber to host physiology: short-chain fatty acids as key bacterial metabolites ［J］. Cell, 2016, 165（6）: 1332-1345.

［30］SCHULZ C, SCHUTTE K, KOCH N, et al. The active bacterial assemblages of the upper GI tract in individuals with and without Helicobacter infection［J］. Gut, 2018, 67（2）: 216-225.

［31］GUO Y, ZHANG Y, GERHARD M, et al. Effect of Helicobacter pylori on gastrointestinal microbiota: a population-based study in Linqu, a high-risk area of gastric cancer ［J］. Gut, 2020, 69（9）: 1598-1607.

［32］SERRANO CA，PIERRE R，VAN DER POL WJ，
et al. Eradication of Helicobacter pylori in children
restores the structure of the gastric bacterial community
to that of noninfected children［J］. Gastroenterology，
2019，157（6）：1673-1675.

［33］MIAO R，WAN C，WANG Z. The relationship of
gastric microbiota and Helicobacter pylori infection in
pediatrics population［J］. Helicobacter，2020，25
（1）：e12676.

［34］HE C，PENG C，WANG H，et al. The eradication
of Helicobacter pylori restores rather than disturbs the
gastrointestinal microbiota in asymptomatic young adults
［J］. Helicobacter，2019，24（4）：e12590.

［35］JACKSON MA，GOODRICH JK，MAXAN ME，et
al. Proton pump inhibitors alter the composition of the
gut microbiota［J］. Gut，2016，65（5）：749-756.

［36］IMHANN F，BONDER MJ，VICH VILA A，et al.
Proton pump inhibitors affect the gut microbiome［J］.
Gut，2016，65（5）：740-748.

［37］韩悦，冷玉鑫，么改琦，等. 抗菌药物对肠道菌群
和肠黏膜屏障功能的影响及机制［J］. 中华危重病
急救医学，2017，29（11）：1047-1051.

［38］OLEKHNOVICH EI，MANOLOV AI，SAMOILOV
AE，et al. Shifts in the Human Gut Microbiota Structure
Caused by Quadruple Helicobacter pylori Eradication
Therapyr［J］. Front Microbiol，2019，10：1902.

［39］LIOU JM，CHEN CC，CHANG CM，et al. Long-term changes of gut microbiota, antibiotic resistance, and metabolic parameters after Helicobacter pylori eradication: a multicentre, open-label, randomised trial [J]. Lancet Infect Dis, 2019, 19 (10): 1109-1120.

[40] HSU PI, PAN CY, KAO JY, et al. Short-term and long-term impacts of Helicobacter pylori eradication with reverse hybrid therapy on the gut microbiota [J]. J Gastroenterol Hepatol, 2019, 34 (11): 1968-1976.

[41] JAKOBSSON HE, JERNBERG C, ANDERSSON AF, et al. Short-term antibiotic treatment has differing long-term impacts on the human throat and gut microbiome [J]. PLoS One, 2010, 5 (3): e9836.

[42] YOUSEFI B, ESLAMI M, GHASEMIAN A, et al. Probiotics importance and their immuno-a modulatory properties [J]. J Cell Physiol, 2019, 234 (6): 8008-8018.

[43] FANG HR, ZHANG GQ, CHENG JY, et al. Efficacy of Lactobacillus-supplemented triple therapy for Helicobacter pylori infection in children: a meta-analysis of randomized controlled trials [J]. Eur J Pediatr, 2019, 178 (1): 7-16.

[44] MOODLEY Y, LINZ B, BOND RP, et al. Age of the association between Helicobacter pylori and man [J]. PLoS Pathog, 2012, 8 (5): e1002693.

第五节　幽门螺杆菌与炎性肠病问题解读

一、概述

炎性肠病（inflammatory bowel disease，IBD）是一组以反复的肠道慢性炎性反应作为主要表现的自身免疫性疾病，主要包括克罗恩病（Crohn's disease，CD）和溃疡性结肠炎（ulcerative colitis，UC）两大类。自21世纪以来，包括我国在内的新兴工业国家的IBD发病率逐年升高，有研究显示UC和CD的年发病率增长可分别高达14.9%和11.1%[1]。最新一项覆盖5.1亿城镇人口的全国性流行病学研究结果显示，2016年中国的IBD发病率为10.04/10万人年，高于其他发展中国家[2]。IBD在严重影响患者生活质量的同时，也给国家医疗系统带来了沉重的负担[3]。

IBD的发病机制目前尚未完全阐明，已知的病理生理机制包括遗传、环境、肠上皮、免疫因素，以及近年来受到重点关注的肠道微生态因素。目前临床常用的治疗方法包括：5-氨基水杨酸制剂、糖皮质激素、免疫抑制剂（硫唑嘌呤、沙利度胺等）以及近年来发展迅速的生物制剂（英夫利西单抗、维得利珠单抗、乌司奴单抗等）。

近期一篇关于IBD患者肠道菌群变化的系统综述中，研究者纳入了45篇相关文献，主要结论为CD患者中Christensenellaceae（克里斯滕森菌科）、Coriobacteriaceae（红蝽菌科）、Faecalibacterium. Prausnitzii（普氏粪杆菌）的丰度较健康对照降低，在 UC 患者中 Eubacterium rectale（直肠真杆菌）、Akkermansia（阿克曼氏菌）丰度降低[4]。针对 IBD 的肠道菌群紊乱，目前临床上有包括益生菌、益生元以及粪菌移植等靶向菌群的方法进行治疗。

二、炎性肠病发病与幽门螺杆菌感染关系的流行病学研究

在过去 50 年间，IBD 的发病率显著上升，而 H. pylori 的感染率不断下降，这两种现象在工业化国家及生活方式西方化的国家尤为明显。在校正了年龄、种族、细菌检测方法及药物暴露史等因素后，上述结论亦成立[5]。

早在 20 世纪 90 年代，学者们就已经开始关注 H. pylori 感染与 IBD 的关系。研究者最初发现在 IBD 患者中 H. pylori 血清学抗体阳性率显著低于健康对照，尤以在接受柳氮磺吡啶治疗的患者中为著[6]。随后一些研究认为，IBD 患者所使用的药物，如甲硝唑、喹诺酮类抗菌药、柳氮磺吡啶、5- 氨基水杨酸制剂、糖皮质激素及免疫抑制剂可能起到清除 H. pylori 的作用，但这一结论尚存在争议。进入 21 世纪以来，越来越多的研究关注了 H. pylori 感染与 IBD 发病在流行病学方面的关系。

一项发表于 2011 年的国内研究中，研究者

纳入了 208 例 IBD 患者及 416 例年龄与性别匹配的对照者，使用尿素呼气试验（UBT）检测 *H. pylori* 的感染情况。结果发现在 IBD 患者中 *H. pylori* 的阳性率（19.7%，CD 患者 18.3%，UC 患者 21.2%）显著低于对照组（48.8%）。研究还发现，有甲硝唑或环丙沙星用药史的 IBD 患者 *H. pylori* 感染率（8.7%）显著低于无使用史者（22.8%）[7]。一项纳入了来自东亚 *H. pylori* 高感染率的国家（中国、日本与韩国）队列数据的荟萃分析结果显示，在共计 1 299 例 IBD 患者与 1 817 例对照者中，IBD 患者的 *H. pylori* 感染率为 24.9%，显著低于对照者（48.3%）；与对照组相比，IBD 患者的 *H. pylori* 感染风险比为 0.48[8]。近期一项纳入了东亚、欧洲非地中海地区及地中海地区的荟萃分析发现，IBD 患者中 *H. pylori* 感染率为 24.33%，而对照组为 43.12%。该研究进一步发现，*H. pylori* 对 IBD 的保护作用在东亚地区最明显，而在地中海地区最弱；*H. pylori* 感染对 CD 患者的保护作用较 UC 患者更为明显。上述国内外研究结果充分表明，*H. pylori* 感染与 IBD 的患病之间具有负相关性，这种关系与 IBD 的亚型、地域及人种似有关系。

三、幽门螺杆菌感染与炎性肠病发生发展关系的研究进展

（一）相关机制研究进展

关于 *H. pylori* 感染对 IBD 发生发展可能存在

的保护作用，目前多项研究认为免疫因素是其重要的机制，其中最为重要的是树突状细胞与调节性 T 细胞（Treg cell）。

树突状细胞（DC）是重要的抗原呈递细胞，通过呈递病原体抗原并诱导 T 细胞分化为不同亚型而在机体适应性免疫中发挥重要作用。有学者将 *H. pylori* 感染患者的胃黏膜固有层中 DC 进行纯化，发现它们高表达 HLA-DR，而低表达 CD80、CD83、CD86，表明 *H. pylori* 可以抑制 DC 的成熟。在体外实验中，预先对 DC 进行 *H. pylori* 刺激显著抑制了脂多糖（lipopolysaccharide，LPS）诱导的 CD80、CD86、CD40 的上调，并降低 DC 成熟标志物 IL-12 p40 和 IL-6 的水平，使 DC 处于半成熟状态。这一免疫耐受现象依赖于 DC 来源的 IL-18 介导 T 细胞转化为调节性 T 细胞[9]。另一项研究发现，接受 *H. pylori* 刺激的骨髓来源的 DC 分泌的 IL-6 和 IL-23 水平降低，使 Th17 诱导的促炎反应受到抑制，同时使调节性 T 细胞反应性增强，从而打破了 Th17/Treg 平衡[10]，该过程依赖于 IL-10 和 TGF-β。

H. pylori 诱导 DC 产生免疫耐受的可能机制有：① *H. pylori* LPS 的低生物活性：研究发现，*H. pylori* 的 LPS 生物活性为伤寒沙门菌两种亚型的 1/500~1/1 000。这与其所含的长 3- 羟基脂肪酸和脂质 A 的 D- 葡糖胺二糖骨架中 4' 位磷酸化基团的缺乏有关。这种 LPS 的低生物活性

可导致免疫耐受的半成熟 DC 的形成。②自噬：
H. pylori 参与了 DC 的重塑过程，其诱导 TLR2/4
依赖的自噬，下调 DC 的功能，抑制 T 细胞增
殖，具体的机制仍待进一步阐释。③毒力因子：
在哮喘动物模型中，VacA、γ- 谷氨酰转肽酶参
与了 *H. pylori* 诱导的 DC 重塑[11]，但也有研究
表明在结肠炎动物模型中 DC 的免疫耐受效应不
依赖于空泡毒素 A（VacA）和细胞毒素相关基
因 A（CagA）[9]。

参与 *H. pylori* 感染对 IBD 患者保护作用的其
他因素还包括暴露于 *H. pylori* 的两种抗炎分子中
性粒细胞激活蛋白（*H. pylori* neutrophil-activating
protein，*H. pylori*-NAP）及 *H. pylori* 染色体 DNA，
H. pylori 产生的抗菌肽可调节紊乱的肠道菌群
结构等[5]，上述机制使得 IBD 的致病因素得以
减弱。

然而，另一种理论认为，*H. pylori* 感染及
IBD 发病均与卫生假说有关，而非两者直接相
关。IBD 与某些环境因子如抗生素使用、加工
食品、卫生条件及居住环境的改善有关，而 *H. pylori* 感染与这些因素呈负相关，因此两种疾病
在流行病学方面的变化及负相关关系均与过度卫
生的生活方式有关，而非 *H. pylori* 的减少直接引
起 IBD 发病率升高[12]。

（二）根除 *H. pylori* 对 IBD 的影响

近年亦有研究关注了根除 *H. pylori* 与 IBD 发
病之间的关系，但结论不一。既往曾有根除 *H.*

pylori 后诱发 CD 发病的个案报道。2019 年的一项研究利用我国台湾地区的公共数据库的医疗数据发现，在消化性溃疡患者中，进行 *H. pylori* 根除治疗的患者发生自身免疫性疾病或 IBD 的风险是未进行 *H. pylori* 根除治疗患者的 2.36 倍，而这一风险并不完全与抗生素的使用有关[13]。另一项 2023 年发表的研究在美国纽约的公共数据库中选择了诊断胃炎、十二指肠炎及消化性溃疡的患者，结果发现进行 *H. pylori* 根除的患者发生 UC 和 CD 的风险分别是未接受根除患者的 0.26 倍和 0.22 倍，即 *H. pylori* 根除治疗降低了发生 IBD 的风险[12]。两项研究结论不同可能与纳入的病种、随访时间不一等因素有关，未来需要更多的研究进一步证实 *H. pylori* 根除治疗与 IBD 发病风险的关系。

　　鉴于 *H. pylori* 与 IBD 的上述关系，在临床实践中，在制定 *H. pylori* 根除治疗的策略时首先应充分考虑根除对象的年龄，12 岁以下的 *H. pylori* 感染可能对肠道的获得性免疫有一定影响；其次，对于 IBD 或其他自身免疫性疾病的患者，在进行 *H. pylori* 根除治疗时，需要充分权衡根除治疗后的获益与其对机体免疫系统的影响，后续尚需高质量的临床研究提供循证依据。

四、展望

　　目前，大量流行病学数据已明确了 *H. pylori*

感染与 IBD 发病的负相关关系，据此研究者普遍认为 *H. pylori* 感染对 IBD 具有保护作用。对于此现象，已有的相关机制研究主要聚焦于 *H. pylori* 诱导、DC 及调节性 T 细胞参与的宿主免疫耐受，其具体机制是未来重要的研究方向。此外，有关根除 *H. pylori* 与 IBD 发病关系方面，未来可开展大样本前瞻性研究，以进一步获取更充分的证据指导临床医生制定合理的个性化根除策略。

（张晋东　段丽萍）

参 考 文 献

[1] NG SC, SHI HY, HAMIDI N, et al. Worldwide incidence and prevalence of inflammatory bowel disease in the 21st century: a systematic review of population-based studies [J]. Lancet, 2018, 390 (10114): 2769-2778.

[2] XU L, HE B, SUN Y, et al. Incidence of Inflammatory Bowel Disease in Urban China: A Nationwide Population-based Study [J]. Clin Gastroenterol Hepatol, 2023: S1542-3565 (23) 00662-6.

[3] ZHAO M, GONCZI L, LAKATOS PL, BURISCH J. The burden of inflammatory bowel disease in Europe in 2020 [J]. J Crohns Colitis, 2021, 15 (9): 1573-1587.

[4] PITTAYANON R, LAU JT, LEONTIADIS GI, et al.

Differences in Gut Microbiota in Patients With vs Without Inflammatory Bowel Diseases: a Systematic Review [J]. Gastroenterology, 2019, 158 (4): 930-946.e1.

[5] CASTANO-RODRIGUEZ N, KAAKOUSH NO, LEE WS, et al. Dual role of Helicobacter and Campylobacter species in IBD: a systematic review and meta-analysis [J]. Gut, 2017, 66: 235-249.

[6] EL-OMAR E, PENMAN I, CRUIKSHANK G, et al. Low prevalence of Helicobacter pylori in inflammatory bowel disease: association with sulphasalazine [J]. Gut, 1994, 35 (10): 1385-1388.

[7] ZHANG S, ZHONG B, CHAO K, et al. Role of Helicobacter Species in Chinese Patients with Inflammatory Bowel Disease [J]. J Clin Microbiol, 2011, 49 (5): 1987-1989.

[8] WU XW, JI HZ, YANG MF, et al. Helicobacter pylori infection and inflammatory bowel disease in Asians: a meta-analysis [J]. World J Gastroenterol, 2015, 21 (15): 4750-4756.

[9] OERTLI M, SUNDQUIST M, HITZLER I, et al. DC-derived IL-18 drives Treg differentiation, murine Helicobacter pylori-specific immune tolerance, and asthma protection [J]. J Clin Invest, 2012, 122 (3): 1082-1096.

[10] KAO JY, ZHANG M, MILLER MJ, et al. Helicobacter pylori immune escape is mediated

by dendritic cell-induced Treg skewing and Th17 suppression in mice [J]. Gastroenterology, 2010, 138（3）: 1046-1054.

[11] OERTLI M, NOBEN M, ENGLER DB, et al. Helicobacter pylori γ-glutamyl transpeptidase and vacuolating cytotoxin promote gastric persistence and immune tolerance [J]. Proc Natl Acad Sci USA, 2013, 110（8）: 3047-3052.

[12] TANNER S, KATZ J, COMINELLI F, et al. Inflammatory Bowel Disease and Helicobacter pylori: Protective or Present? [J]. Inflamm Bowel Dis, 2023, 29（6）: 1005-1007.

[13] LIN KD, CHIU GF, WALJEE AK, et al. Effects of Anti-Helicobacter pylori Therapy on Incidence of Autoimmune Diseases, Including Inflammatory Bowel Diseases [J]. Clin Gastroenterol Hepatol, 2019, 17（10）: 1991-1999.

第六节 幽门螺杆菌感染与结直肠癌问题解读

一、概述

H. pylori 感染率在中国人群中高达 50%，其不仅增加慢性胃炎、胃癌、胃 MALT 淋巴瘤等胃内疾病的风险，也和多种胃外疾病相关[1]。结直肠癌在全球范围内是第 3 大常见的恶性肿瘤；

近年来，其在我国的发病率及死亡率持续上升，在全部恶性肿瘤中发病人数居第 2 位、死亡人数居第 4 位，预测我国结直肠癌疾病负担在未来十年仍将快速增加[2, 3]。对 *H. pylori* 与结直肠癌关联的探索是近年来领域内研究热点。

二、结直肠癌与幽门螺杆菌感染关系的流行病学研究

大量流行病学研究提示，*H. pylori* 感染与结直肠癌及其癌前病变具有潜在关联，但具体关系尚不清楚。21 世纪以来，中国、西班牙和东欧国家的结直肠癌发病率明显上升[4]，这些国家也是 *H. pylori* 感染的重要流行区[1]。在过去数十年内，美国结直肠癌总体发病率下降，但阿拉斯加原住民和非裔美国人的结直肠癌发病率仍较高加索人种高 10%~20%，似乎与种族之间 *H. pylori* 感染率的差异相吻合。

多项病例对照研究比较了经胃镜活检诊断的 *H. pylori* 感染状况和经结肠镜诊断的结直肠癌/腺瘤的关联，多数研究结果提示，*H. pylori* 感染和结直肠腺瘤/腺癌患病率呈正相关，OR 值在 1.15~10.6 之间[5-12]。前瞻性队列研究提供的证据相对较少[13-17]。一项来自台湾的研究比较了新诊断 *H. pylori* 感染队列和年龄、性别匹配的对照队列间结直肠癌累积发病率差异，样本量近 2 万例，调整混杂因素后发现，*H. pylori* 感染和患结直肠癌风险增加相关（aHR=1.87，

95%CI 1.37~2.57）[18]。此外，*H. pylori* 持续感染者的结直肠腺瘤的发生率是成功根除 *H. pylori* 者的 3 倍，后者患结肠肠癌的风险与未感染者相当[19]。通过对不同种族 / 民族的样本分析提示，*H. pylori* 血清学检测阳性与非裔美国人罹患结直肠癌的风险增加显著相关，但高加索人的结直肠癌风险未受影响[14, 16, 17]。血清抗空泡毒素 A（VacA）抗体阳性的非裔美国人，相较于抗体阴性者，前者患结直肠癌风险增加了约 45%，且血清抗体水平和患病风险呈现出一定的剂量 - 效应关系。这可能提示胃中 *H. pylori* 感染情况越重，结直肠癌的风险越高[17]。

2023 年，美国消化疾病周（DDW）发布的一项人群研究纳入了超过 4 700 万例患者，在排除掉炎性肠病、乳糜泻患者后，对所有 18~65 岁的 *H. pylori* 感染者使用多变量回归分析计算了结直肠癌的风险及危险因素。结果显示，*H. pylori* 感染（OR=1.89，95%CI 1.69~2.10）和吸烟、肥胖、2 型糖尿病等因素均显著增加结直肠癌患病风险[20]。这是迄今为止提示 *H. pylori* 感染是结直肠癌的危险因素的最大样本量研究。

多项荟萃分析总结了现有的对 *H. pylori* 与结直肠癌及其潜在癌前病变（包括腺瘤等）的研究结果，部分总结于表 8-1。多数研究在高 *H. pylori* 感染率的亚洲地区开展，结果多支持 *H. pylori* 感染为结直肠癌的危险因素。

表 8-1　*H. pylori* 感染与结直肠癌/息肉风险的荟萃分析 [21]

研究来源	纳入研究数	结局	OR（95%CI）	结论
2006，德国 [22]	11	结直肠癌	1.4（1.1~1.8）	可能小幅增加结直肠癌风险
2008，中国 [23]	13	结直肠癌	1.49（1.17~1.91）	可能增加结直肠癌风险
2012，韩国 [24]	10	腺瘤	1.58（1.32~1.88）	轻度增加结直肠腺瘤风险
2013，中国 [25]	27	腺瘤	1.66（1.39~1.97）	与结直肠肿瘤风险正相关
		结直肠癌	1.39（1.18~1.64）	
2013，希腊 [26]	28	结直肠息肉	1.50（1.26~1.79）	与结直肠息肉/癌的风险增加具有轻
		结直肠癌	1.30（1.07~1.59）	度统计学相关
2013，中国 [27]	22	结直肠癌	1.49（1.30~1.72）	增加结直肠癌风险

续表

研究来源	纳入研究数	结局	OR（95%CI）	结论
2014，中国[28]	9	增生性息肉 腺瘤 结直肠癌	0.72（0.44~1.18） 1.83（1.35~2.51） 1.08（0.89~1.68）	与结直肠癌无统计学相关，但可能增加腺瘤风险
2020，中国[29]	47	结直肠癌	1.70（1.64~1.76）	增加结直肠癌风险
2023，中国[30]	9	结直肠癌	1.48（1.10~1.99）	增加中国人群的结直肠癌风险

注：表8-1引用时有增删。

H. pylori 主要定植于上消化道，因此，需要进一步明晰流行病学研究发现的相关性背后，是否有确切且合理的因果性。前瞻性的队列研究设计为因果推断给出了支持性证据，但仍需考虑是否存在潜在混杂因素的影响，包括社会经济状况及受教育程度、生活方式、医疗资源的可及性及药物等因素。

三、幽门螺杆菌感染与结直肠癌发生发展关系机制研究进展

H. pylori 感染可加速 *APC* 基因突变小鼠模型的结肠癌进展，而在 *H. pylori* 感染的早期进行抗生素根除可将模型小鼠肿瘤的发生率降低至对照水平[31]。若干研究探索了 *H. pylori* 驱动结直肠癌发生发展的潜在机制，包括直接和间接效应。

（一）直接效应

H. pylori 可能对结直肠癌的发生有直接影响，包括细菌或其毒素的直接效应。20%~30%的结直肠息肉/癌组织中存在 *H. pylori*，比例显著高于对照组结肠组织[32-34]。这些患者粪便中可检测出 *H. pylori* 抗原成分，提示 *H. pylori* 或其成分可穿过肠道到达消化道末端，具有直接对结肠上皮发挥效应的空间基础[5]。

（二）间接效应

H. pylori 感染诱导胃黏膜慢性炎症，驱动机体显著的促炎性免疫改变[35, 36]，表现为 CD3 阳性的 T 细胞向结肠的募集增加、调节性 T 细胞

的分化减少。这在小鼠模型和 *H. pylori* 感染者中均得到了验证[32]。炎症与结直肠癌发生的风险增加有关，*H. pylori* 感染后机体免疫状态以及结肠局部免疫微环境的改变可能参与了结直肠癌的发生。

H. pylori 感染会诱发高胃泌素血症，而后者被认为是潜在的促癌因素。结直肠癌组织表达胃泌素基因及其受体。胃泌素中间体可经 Src 激酶、通过 p85/p110/PI3K 复合物激活下游效应因子，或经 JAK2/PI3K/AKT 通路激活翻译过程中相关成分，调控蛋白质合成，进而促进结直肠癌细胞增殖及迁移[37, 38]。质子泵抑制剂（proton pump inhibitors，PPI）的使用可导致高胃泌素血症。加拿大一项研究共纳入 120 多万名 PPI 使用者和近 30 万名 H_2 受体抑制剂（H_2RI）使用者。相比与 H_2RI，PPI 使用剂量的增加以及使用时间的延长均与结直肠癌风险增加相关；PPI 累计使用 4 年及以上，可增加结直肠癌风险达 60%，且这一关联受性别影响，在女性中尤为显著[39]。来自瑞典的大样本人群研究亦提示，结直肠癌患者确诊后的 PPI 暴露，与全因死亡和结直肠癌特异死亡风险增加相关[40]。以上研究均认为，PPI 暴露后的高胃泌素血症可能是关联背后的潜在机制。尽管人群水平上对胃泌素与结直肠癌关系的研究结论仍不尽一致[41, 42]，但高胃泌素血症作为 *H. pylori* 感染参与结直肠癌发生发展的可能机制，仍值得深入探索。

H. pylori 感染可引起肠道菌群改变。无 H. pylori 感染史者的粪便拟杆菌门（Bacteroidetes）相对丰度显著高于既往感染者（66.16% vs. 33.01%，P=0.007），且粪便拟杆菌门相对丰度和胃部病变类型相关，从正常组到胃炎组、胃化生性病变组逐步减低。不同感染背景人群之间，粪便厚壁菌门、变形菌门等相对丰度亦存在差异[43]，感染者粪便中嗜血杆菌（Haemophilus）、孪生球菌（Gemella）、链球菌（Streptococcus）丰度增加，粪杆菌（Fecalibactrium）、瘤胃球菌（Ruminococcus）丰度减少[44]。而肠道菌群可通过诱导细胞 DNA 损伤、激活促癌通路、代谢物介导的途径等参与结直肠癌的发生发展。此外，研究观察到胃 H. pylori 感染后小鼠肠上皮黏液分泌细胞数量减少、结肠黏液降解相关菌群富集（如 Akkermansia spp. 和 Ruminococcus spp.），提示感染继发的结肠黏膜屏障破坏可能参与到促癌效应中。而 H. pylori 感染患者的肠道与小鼠表现出类似的组织病理特征，且粪便中与肠癌相关的普雷沃氏菌（Prevotellaceae）和消化链球菌（Peptostreptococcales）的丰度更高[31]。这提示，H. pylori 和肠道共生菌群之间的交互影响可能参与促癌效应之中。

此外，H. pylori 感染会促进小肠和结肠上皮中促癌基因的表达上调，包括 JAK-STAT 通路和 NF-κB 通路等[32]。H. pylori 被发现与代谢性疾病有关[45, 46]，而多种代谢性疾病本身可提高结直肠癌的风险。

四、展望

基于临床数据的流行病学研究发现了 *H. pylori* 感染与结直肠癌风险增加的关联。但其确切的因果关系和潜在的病理生理机制，仍需有更加深入的，大队列的长期研究。

（张庄宜　段丽萍）

参 考 文 献

[1] HOOI JKY, LAI WY, NG WK, et al. Global Prevalence of Helicobacter pylori Infection: Systematic Review and Meta-Analysis [J]. Gastroenterology, 2017, 153（2）: 420-429.

[2] YAN C, SHAAN F, LI ZY. Prevalence of colorectal cancer in 2020: a comparative analysis between China and the world [J]. Zhonghua Zhong Liu Za Zhi, 2023, 45（3）: 221-229.

[3] CHEN Y, CHEN T, FANG JY. Burden of gastrointestinal cancers in China from 1990 to 2019 and projection through 2029 [J]. Cancer Lett, 2023, 560: 216-217.

[4] ARNOLD M, SIERRA MS, LAVERSANNE M, et al. Global patterns and trends in colorectal cancer incidence and mortality [J]. Gut, 2017, 66（4）: 683-691.

[5] BUTT J, EPPLEIN M. Helicobacter pylori and colorectal cancer-A bacterium going abroad? [J]. PLOS Pathog,

2019, 15（8）: e1007861.

［6］NAM KW, BAGE MK, KWON JH, et al. Helicobacter pylori seropositivity is positively associated with colorectal neoplasms［J］. The Korean journal of gastroenterology, 2013, 61（5）: 259-264.

［7］MEUCCI G, TATARELLA M, VECCHI M, et al. High prevalence of Helicobacter pylori infection in patients with colonic adenomas and carcinomas［J］. Journal of Clinical Gastroenterology, 1997, 25（4）: 605-607.

［8］SHMUELY H, PASSARO D, FIGER A, et al. Relationship between Helicobacter pylori CagA status and colorectal cancer［J］.The American Journal of Gastroenterology, 2001, 96（12）: 3406-3410.

［9］TONGTAWEE T, SIMAWARANON T, WATTANAWONGDON W. Role of screening colonoscopy for colorectal tumors in Helicobacter pylori-related chronic gastritis with MDM2 SNP309 G/G homozygous: A prospective cross-sectional study in Thailand［J］.Turkish Journal of Gastroenterology the Official Journal of Turkish Society of Gastroenterology, 2018, 29（5）: 555-560.

［10］PARK YM, KIM HS, PARK JJ, et al. A simple scoring model for advanced colorectal neoplasm in asymptomatic subjects aged 40-49 years［J］. BMC Gastroenterol, 2017, 17（1）: 7.

［11］HU K C, WU M S, CHU C H, et al. Synergistic Effect of Hyperglycemia and Helicobacter pylori Infection Status on Colorectal Adenoma Risk［J］.

Journal of Clinical Endocrinology & Metabolism, 2017, 102（8）: 2744-2750.

［12］BUSO AG, ROCHA HLOG, DIOGO DM, et al. Seroprevalence of Helicobacter pylori in patients with colon adenomas in a Brazilian university hospital［J］. Arq Gastroenterol, 2009, 46（2）: 97-101.

［13］HSU W Y, LIN C H, LIN C C, et al. The relationship between Helicobacter pylori and cancer risk［J］. Eur J Intern Med, 2014, 25（3）: 235-240.

［14］BLASE JL, CAMPBELL PT, GAPSTUR SM, et al. Prediagnostic Helicobacter pylori Antibodies and Colorectal Cancer Risk in an Elderly, Caucasian Population［J］. Helicobacter, 2016, 21（6）: 488-492.

［15］CHEN XZ, SCHÖTTKER B, CASTRO FA, et al. Association of helicobacter pylori infection and chronic atrophic gastritis with risk of colonic, pancreatic and gastric cancer: A ten-year follow-up of the ESTHER cohort study［J］. Oncotarget, 2016, 7（13）: 17182-17193.

［16］EPPLEIN M, PAWLITA M, MICHEL A, et al. Helicobacter pylori protein-specific antibodies and risk of colorectal cancer［J］. Cancer Epidemiol. Biomarkers Prev, 2013, 22（11）: 1964-1974.

［17］BUTT J, VARGA MG, BLOT WJ, et al. Serologic Response to Helicobacter pylori Proteins Associated With Risk of Colorectal Cancer Among Diverse Populations in the United States［J］. Gastroenterology, 2019, 156（1）: 175-186.e2.

[18] LIU I L, TSAI C H, HSU C H, et al. Helicobacter pylori infection and the risk of colorectal cancer: a nationwide population-based cohort study [J]. QJM, 2019, 112 (10): 787-792.

[19] HU K C, WU M S, CHU C H, et al. Decreased Colorectal Adenoma Risk After Helicobacter pylori Eradication: A Retrospective Cohort Study [J]. Clin Infect Dis, 2019, 68 (12): 2105-2113.

[20] BOUSTANY A, ONWUZO S, ALMOMANI A, et al. Epidemiology and risk of colorectal cancer in patients with a history of Helicobacter pylori infection: a population-based study [J]. Ann Gastroenterol, 2023, 36 (2): 203-207.

[21] PAPASTERGIOU V, KARAPANIS S, GEORGOPOULOS SD. Helicobacter pylori and colorectal neoplasia: Is there a causal link? [J]. World J Gastroenterol, 2016, 22 (2): 649-658.

[22] ZUMKELLER N, BRENNER H, ZWAHLEN M, et al. Helicobacter pylori infection and colorectal cancer risk: a meta-analysis [J]. Helicobacter, 2006, 11 (2): 75-80.

[23] ZHAO Y S, WANG F, CHANG D, et al. Meta-analysis of different test indicators: Helicobacter pylori infection and the risk of colorectal cancer [J]. Int J Colorectal Dis, 2008, 23 (9): 875-882.

[24] HONG S N, LEE S M, KIM J H, et al. Helicobacter pylori infection increases the risk of colorectal

adenomas: cross-sectional study and meta-analysis[J]. Dig Dis Sci, 2012, 57 (8): 2184-2194.

[25] WU Q, YANG Z P, XU P, et al. Association between Helicobacter pylori infection and the risk of colorectal neoplasia: a systematic review and meta-analysis [J]. Colorectal Dis., 2013, 15 (7): e352-e364.

[26] ROKKAS T, SECHOPOULOS P, PISTIOLAS D, et al. The relationship of Helicobacter pylori infection and colon neoplasia, on the basis of meta-analysis [J]. Eur J Gastroenterol Hepatol, 2013, 25 (11): 1286-1294.

[27] CHEN Y S, XU S X, DING Y B, et al. Helicobacter pylori Infection and the risk of colorectal adenoma and adenocarcinoma: an updated meta-analysis of different testing methods [J]. Asian Pac J Cancer Prev, 2013, 14 (12): 7613-7619.

[28] GUO Y, LI H Y. Association between Helicobacter pylori infection and colorectal neoplasm risk: a meta-analysis based on East Asian population [J]. J Cancer Res Ther, 2014, 10 Suppl (8): C263-C266.

[29] ZUO Y, JING Z, BIE M, et al. Association between Helicobacter pylori infection and the risk of colorectal cancer: A systematic review and meta-analysis [J]. Medicine, 2020, 99 (37): e21832.

[30] MA L, GUO W, ZENG Z, et al. Colorectal cancer risk in East Asian patients with Helicobacter pylori infection: A systematic review and meta-analysis [J].

Medicine, 2023, 102 (10): E33177.

[31] RALSER A, DIETL A, JAROSCH S, et al. Helicobacter pylori promotes colorectal carcinogenesis by deregulating intestinal immunity and inducing a mucus-degrading microbiota signature [J]. Gut, 2023, 72 (7): 1258-1270.

[32] SOYLU A, OZKARA S, ALIS H, et al. Immunohistochemical testing for Helicobacter Pylori existence in neoplasms of the colon [J]. BMC Gastroenterol, 2008, 8 (1): 35.

[33] JONES M, HELLIWELL P, PRITCHARD C, et al. Helicobacter pylori in colorectal neoplasms: is there an etiological relationship? [J]. World J Surg Oncol, 2007, 5: 51.

[34] GRAHN N, HMANI AM, FRANSÉN K, et al. Molecular identification of Helicobacter DNA present in human colorectal adenocarcinomas by 16S rDNA PCR amplification and pyrosequencing analysis [J]. J Med Microbiol, 2005, 54 (Pt 11): 1031-1035.

[35] SIREGAR G, HALIM S, SITEPU R. Serum IL-10, MMP-7, MMP-9 Levels in Helicobacter pylori Infection and Correlation with Degree of Gastritis [J]. Open Access Maced. J. Med. Sci., 2016, 4 (3): 359-363.

[36] JACKSON L, BRITTON J, LEXIA SA, et al. A population-based epidemiologic study of Helicobacter pylori infection and its association with systemic inflammation [J]. Helicobacter, 2009, 14 (5):

460-465.

[37] SIRINEK KR, LEVINE BA, MOYER MP. Pentagastrin stimulates in vitro growth of normal and malignant human colon epithelial cells [J]. American Journal of Surgery, 1985, 149 (1): 35-39.

[38] WATSON SA, SMITH AM. Hypergastrinemia promotes adenoma progression in the APC (Min-/+) mouse model of familial adenomatous polyposis [J]. Cancer Res, 2001, 61 (2): 625-631.

[39] ABRAHAMI D, MCDONALD EG, SCHNITZER ME, et al. Proton pump inhibitors and risk of colorectal cancer [J]. Gut, 2022, 71 (1): 111-118.

[40] WANG X, LIU Q, HALFDANARSON Ó, et al. Proton pump inhibitors and survival in patients with colorectal cancer: a Swedish population-based cohort study [J]. Br J Cancer, 2021, 125 (6): 893-900.

[41] REHFELD JF. Gastrin and colorectal cancer: A never-ending dispute? [J]. Gastroenterology, 1995, 108 (4): 1307-1310.

[42] SMITH AM, WATSON SA. Gastrin and Colorectal Cancer[J]. Aliment Pharmacol Ther, 2000, 14(10): 1231-1247.

[43] GAO JJ, ZHANG Y, GERHARD M, et al. Association Between Gut Microbiota and Helicobacter pylori-Related Gastric Lesions in a High-Risk Population of Gastric Cancer [J]. Front Cell Infect Microbiol, 2018, 8: 202.

[44] CHEN C C, LIOU J M, LEE Y C, et al. The interplay between Helicobacter pylori and gastrointestinal microbiota [J]. Gut Microbes, 2021, 13 (1): 1-22.

[45] CHEN L W, CHIEN C Y, YANG K J, et al. Helicobacter pylori Infection increases insulin resistance and metabolic syndrome in residents younger than 50 years old: A community-based study [J]. PLoS ONE, 2015, 10 (5): e0128671.

[46] UPALA S, JARUVONGANICH V, RIANGWIWAT T, et al. Association between Helicobacter pylori infection and metabolic syndrome: a systematic review and meta-analysis [J]. J Dig Dis, 2016, 17 (7): 433-440.

第七节 从幽门螺杆菌认知与防控看健康教育重要性

一、引言

众所周知，*H. pylori* 可引起一系列临床疾病。现已确认 *H. pylori* 感染可引起慢性胃炎、消化性溃疡、胃癌和胃淋巴瘤。我国是 *H. pylori* 高感染率国家，也是胃癌高发率国家，研究已证明根除 *H. pylori* 可以明显降低胃癌发生率。所以中国 *H. pylori* 防控是关系到 14 亿国人身心健康大问题。这也是符合国家倡导的"健康至上，预防为主"的方针。基于 *H. pylori* 与包括胃癌在内一系列临床疾病密切相关。因此，提高对全民 *H. pylori* 的认知，加强其防控措施，成为当前健康教育的重点[1, 2]。

二、幽门螺杆菌认知的重要性

（一）传播途径

H. pylori 主要通过口 - 口传播和口 - 粪传播。家庭内传播是最主要的传播途径[3]，此外，公共场所的餐具、水源等也可能成为传播媒介。

（二）症状与危害

H. pylori 感染可能导致慢性胃炎、消化性溃疡、胃癌等疾病，严重威胁人体健康。然而，许多患者在感染初期并无明显症状，这使得人们对其潜在危害认识不足。

（三）幽门螺杆菌的认知误区

误区一：*H. pylori* 只存在于胃中。事实上，*H. pylori* 不仅存在于胃中，还存在于十二指肠、口腔等多个部位。因此，只关注胃部感染而忽视其他部位的感染是错误的。

误区二：没有症状就无需治疗。*H. pylori* 感染者中，只有部分人会出现胃痛、胃胀、恶心等症状。然而，即使没有症状，*H. pylori* 也会对胃黏膜造成持续性损伤。因此，无论有无症状，一旦确诊 *H. pylori* 感染，如果没有抗衡因素，均应及时治疗。

误区三：使用抗生素治疗即可。抗生素是

H. pylori 感染治疗中的常用药物，但单纯使用抗生素并不能保证治愈。同时，长期使用抗生素还可能引发耐药性，降低治疗效果。因此，除了抗生素外，还需要配合质子泵抑制剂、铋剂等其他药物进行治疗。发现 *H. pylori* 阳性者，一定要到就医治疗，绝不可擅自用药。

三、健康教育在幽门螺杆菌防控中的重要性

通过健康教育（科普宣传），可以提高全民对 *H. pylori* 的认知水平，并了解其危害、传播途径以及预防措施。同时，还可以纠正人们对 *H. pylori* 的错误认知。此外，科普还能帮助人们正确面对 *H. pylori* 感染，及时采取有效的应对措施，避免病情发展或恶化。

在可以通过各种渠道向全民传递有关 *H. pylori* 的知识和信息，提供专业的治疗建议和预防方法。此外，政府和相关部门也应加强对 *H. pylori* 防治工作的重视和支持，提高全民的健康意识和健康水平。具体做法包括以下几个方面：

（一）提高全民认知

通过健康教育，可以提高全民对 *H. pylori* 的认知，了解其危害、传播途径及防控方法，从而自觉采取防控措施。

（二）引导行为改变

健康教育不仅可以使全民认识到 *H. pylori* 的危害，还可以引导全民养成良好的饮食卫生和个

人卫生习惯，改变不良的行为方式。

（三）促进社会协作

通过健康教育，可以促进家庭、社区和学校等各方的协作，共同落实防控措施，形成有效的社会防控网络。

（四）提升医疗服务质量

通过健康教育，全民可以更好地理解和接受医生的建议和治疗方案，提高治疗效果和医疗服务质量。

四、国内有关幽门螺杆菌诊疗的指导性文件

近年来。国内有关幽门螺杆菌诊疗发布的共识意见及指南以及《中国幽门螺杆菌感染防控》白皮书是做好幽门螺杆菌防治健康教育的指导性文件。这些指南/共识意见的发布和推行，对于改进我国 *H. pylori* 感染率、胃癌发病率"双高"的现状具有重要意义。

（一）《中国幽门螺杆菌根除与胃癌防控的专家共识意见》（2019 年，上海）

主要关注 *H. pylori* 根除与胃癌防控的关系，提出了一系列预防胃癌的建议，包括定期筛查、根除 *H. pylori* 感染等。

（二）《中国居民家庭幽门螺杆菌感染的防控和管理专家共识》（2021 年）

主要针对家庭防控和管理 *H. pylori* 感染的问题。提出了预防 *H. pylori* 感染的一系列建议，包

括注意个人卫生、避免口-口传播等。同时，也强调了对患者进行规范治疗和管理的重要性。

（三）《中国幽门螺杆菌感染防控》白皮书（2023年6月，北京）

强调应整合社会各方面力量，充分发挥大众媒体宣传、公益广告和网络平台教育（健康科普等），提高对 *H. pylori* 感染及其防控知识认知度，将其纳入国家民众健康素养提升规划中，以降低全民感染率及减少相关疾病负担。白皮书的发布，为我们更好地控制 *H. pylori* 感染和相关疾病的发生，降低胃癌发病率以及对 *H. pylori* 的合理诊疗提供了指导和规范。

（四）《幽门螺杆菌感染诊疗指南》

自2013年出版以来，《幽门螺杆菌感染诊疗指南》（第2版）[1]深受广大读者厚爱，使其在临床、教学和科研三大领域中得以广泛应用。但随着对 *H. pylori* 感染的基础和临床研究的不断深入，又达成了一系列新共识。在 *H. pylori* 的处理中，还存在某些需要继续深入研究和探索的热点问题。《幽门螺杆菌感染诊疗指南》第2版出版已10年有余，所以必须对其进行修订。

2025年修订的《幽门螺杆菌感染诊疗指南》（第3版）不仅在原来第2版基础上进行了内容更新，而且新增了 *H. pylori* 临床和基础研的一些热点问题，并设立了文献速查，方便大家随时查找。该指南是广大医务工作者提升诊治水平的人手一册的指南，也是提升全民对 H.plori 的防控意识和认知水平的教科书。

（韩　英　胡伏莲）

参 考 文 献

［1］胡伏莲. 幽门螺杆菌感染诊疗指南［M］. 2 版. 北京：人民卫生出版社，2013.

［2］周显祝，杜奕奇. 防治幽门螺杆菌感染是预防胃癌的必经之路［J］. 海军军医大大学学报，2022，9（6）：1349-1355.

［3］CHOI IJ，KIM CG，LEE JY，et al. Family History of Gastric Cancer and Helicobacter pylori Treatment［J］. N Engl J Med，2020，382（5）：427-436.

第八节　中国居民家庭幽门螺杆菌感染防控的临床实践和存在问题

一、概述

H. pylori 是一种革兰氏染色阴性、微需氧弯曲状杆菌，寄居于人胃黏膜表面，是慢性胃炎、溃疡病和胃癌的单一的最主要病因[1, 2]。早在 1994 年，世界卫生组织将其列为第一类致癌因子，流行病学调查显示该菌感染约一半世界人口，我国感染率高达 50% 以上[3]，1%~2% 的感染者会引发胃癌。我国为高感染区，由此引发的

相关疾病成为我国社会、家庭巨大的经济和卫生保健负担。因此，明确其感染的传播机制和根除 H. pylori 对减少相关疾病的发生具有重要的社会、经济和卫生保健价值。

H. pylori 感染与多种胃肠道外疾病密切相关，如缺铁性贫血、特发性血小板减少性紫癜、自身免疫性疾病、心脑血管疾病等[1, 2]。现已明确，H. pylori 的主要致病机制是其毒力因子[4, 5]。这些毒力因子包括 cag 致病岛（cagPAI）、细胞毒素相关蛋白（CagA）、外膜蛋白（OMP）、细胞空泡毒素（VacA）和肽聚糖（PGN）等。携带有 cagPAI 且 CagA 阳性的 H. pylori 菌株感染后引起的胃部炎症较重，且发生胃癌危险性更高。

胃癌是较常见的消化道恶性肿瘤，据 2020 年国际癌症研究机构统计[6]，全球年胃癌新发病例为 1 089 103 例，仅次于肺癌、乳腺癌和结直肠癌，占所有癌症新发病例的 7.8%。但年胃癌死亡病例为 768 793 万例，占癌症相关死亡病例的 9.7%，占第二位，仅次于肺癌。在我国，胃癌的年龄调整发病率约为 28.69/10 万，年胃癌新发病例为 478 508 万例，死亡 373 789 例，约占全球年胃癌死亡病例的 42%。胃癌的发病原因与生活习惯、环境、遗传因素以及长期的 H. pylori 感染等因素密切相关。根除 H. pylori 感染可以预防相关疾病和胃癌的发生。

二、幽门螺杆菌的感染和在家庭成员间的传播

H. pylori 主要通过口 - 口、粪 - 口和水源途径传播，家庭内传播是 *H. pylori* 感染的主要形式[7-9]，越来越多的证据表明，*H. pylori* 可以在不同的环境中被发现，包括家庭用水和食品[9]。该细菌也可以从感染者呕吐物，唾液和腹泻粪便中培养出来，并在牙菌斑和蛀牙中检出细菌的DNA[10, 11]；细菌学研究发现它可以在牛奶、速食食品、蔬菜、果汁和肉类中存活一定的时间。另有研究显示，在家庭不同的食品中，如水、蔬菜和不同的肉类中都检测到了细菌的核酸物质[12, 13]。*H. pylori* 也可以从绵羊和牛等动物胃黏膜中分离出来[11, 14]。多项研究通过分子生物学或细菌培养方法报道了其在饮用水、淡水、井水、河水、海水和海产品中的存在[15, 16]。尽管需要进一步研究，但这些结果清楚地表明它们是潜在的感染源，并且可能是家庭传播的主要途径之一。因此，*H. pylori* 感染可以被认为是一种食源性或水源性疾病，人和动物很可能是相应的宿主感染源[9]。

目前已知，大多数 *H. pylori* 感染发生在儿童时期，成年后较少见。家庭内传播是儿童感染 *H. pylori* 的主要途径，主要由父母传播，尤其是母亲的作用重要[8, 17]。家庭成员之间常见的感染途径包括进食被细菌污染的食品、在同一餐盘

中共享食物、牙科设备、咀嚼食物喂食、亲吻、不良的卫生习惯等。在感染后，部分患者出现慢性胃炎，并遵循 Correa 级联方式缓慢发展，即慢性胃炎、萎缩、肠上皮化生、上皮内瘤变和胃癌，并在多年后出现上述疾病。

家庭聚集性感染是传播的主要方式，感染途径如上所述[9, 18]。全家庭的 H. pylori 感染往往是来源相同或相似的菌株在家庭不同成员间的相互传播，但也有多重感染现象，这可以解释感染者家族中的多个成员在不同时期出现胃黏膜癌前病变或患胃癌的现象。影响家庭内传播的各种因素受地区、人群、种族、生活习惯、经济收入、文化水平、家庭人口等的影响。由于一般感染倾向于在 12 岁之前开始，因此，2015 年京都共识报告建议在 12 岁以后在各个 H pylori 感染高发地区开始筛查和治疗 H. pylori 感染，以防止随后的癌前病变如胃黏膜萎缩和肠上皮化生的发生[19]。

近年来，日本[20]及我国[21]的儿科专家防控共识在 2021 年和 2022 年又进行了更新，根据不同的指征分别将 H. pylori 需要根除的年龄调低为 5 岁和 6 岁。日本和韩国已开始实施全国性的 H. pylori 根除计划[22, 23]，以减少胃癌和相关疾病的发生，从而节省未来的医疗费用。

三、家庭幽门螺杆菌感染防控策略提出的背景及与其他策略的区别

长期以来，我国的 H. pylori 根除策略参考并

在国内推荐实施了国际上较有影响的"*H. pylori* 防控的马斯特里赫特/佛罗伦萨国际共识"[1, 24]，采用传统的"检测和治疗"和"筛查和治疗"策略抗击 *H. pylori* 感染，并在感染的防控中起到了重要作用。但以上策略在我国的临床实践中也发现存在某些不足，需要进一步完善和改进[25]。主要原因是其效果受患者依从性、治疗人群、成本效益影响，对患者的管理不便，且难以从源头上控制感染。因此，需采用更加有效的策略来解决上述问题并减少再感染。基于这些具体情况，我国学者提出了第三种策略，即"基于家庭的 *H. pylori* 感染防控和根除策略"[2, 18]，对 *H. pylori* 感染家庭中的所有感染个体进行筛查、治疗和随访，以控制家庭成员中的 *H. pylori* 感染，并减少其长期并发症。该策略以高感染风险人群为目标，具有减少 *H. pylori* 在家庭成员中的传播，患者依从性好等特点；且对 *H. pylori* 感染不同情况的群体均可行。

由于生活习惯、社会经济发展水平不同，以及整体 *H. pylori* 的感染率和相关疾病的发病率低，西方国家一般采用"检测和治疗"策略。即"不主动检测，但查到了就治疗"的策略。用于未经调查、有消化不良症状的年轻患者。但由于担心感染者的漏诊和漏检，该策略不适用于具有报警症状和年龄较大的患者，也不适合 *H. pylori* 感染和胃癌高发地区。

在 *H. pylori* 感染和胃癌高发地区，如我国和亚洲、中东、拉美、欧洲等部分国家和地区，推荐采用"筛查和治疗"策略：即"让所有人都去做检查，查到了再治疗"的策略。该策略虽然理论上可以对全民进行检测，但由于组织实施、患者和家属的意愿和依从性不同、监测和治疗的费用等因素，该策略推出后，除研究调查外，基本上从未被大规模实施过[1, 2, 26]。

新的"以家庭为单位防控 *H. pylori* 感染"策略，根据 *H. pylori* 感染的家庭聚集性特点，由我国学者提出[2, 18]。即对感染者的家庭成员进行筛查、治疗和随访，调动家庭成员积极参与的主观能动性，是一种可操作性强，较为可行的 *H. pylori* 感染防控策略。它以家庭中 *H. pylori* 感染的个体为目标，筛查、治疗和随访家庭中 *H. pylori* 感染的个体，适用地区不受 *H. pylori* 感染和胃癌发生率的影响。该策略经在我国率先推出并付诸临床实践后，效果良好，对从源头上控制感染源，减少家庭成员感染起到了积极作用。

四、居民家庭幽门螺杆菌感染防控共识的制定及其意义

H. pylori 根除的 30 多年来，我国感染率已开始下降（从 50%~60% 下降到 40%~50%），但存量仍然庞大，家庭感染情况较为常见，危害不容忽视[27]。我国是 *H. pylori* 感染高发国家，*H. pylori* 相关疾病不仅危害健康，其诊治也导致庞大的医疗支出，加重了社会和家庭的卫生保健负

担。因此，根除 *H. pylori* 以减少相关疾病的发生显得更为紧迫和重要。

为了抗击 *H. pylori* 感染和其在人群中的传播，2017—2021 年，我国陆续发布了《第五次全国 *H. pylori* 感染处理共识报告》《中国慢性胃炎共识意见（2017 年，上海）》《全国中西医整合治疗 *H. pylori* 相关"病 - 证"共识》和《中国 *H. pylori* 根除与胃癌防控的专家共识意见（2019 年，上海）》等重要共识，国际上也有多部相关共识发布[28]。上述共识意见为 *H. pylori* 感染相关疾病的诊治、难治性 *H. pylori* 感染的处理和胃癌的防控提供了理论和实践上的指导，具有重要意义。随着临床实践和认识的深入，家庭 *H. pylori* 感染的问题逐渐引起关注[25]，有必要在此基础上制定新的管理策略对其加以预防、治疗，提高公众对其危害的认识，以减少相关疾病的发生和减轻卫生保健负担。

由于国内外尚无有关居民家庭 *H. pylori* 感染防控和管理的共识和意见。传统的"检测与治疗"和"筛查与治疗"策略可用于不同感染人群的防治[1, 2]，但其临床实践容易受到治疗人群的选择、患者依从性、成本效益控制、临床医生处理的同质性等因素的影响。因此，有必要采用更加有针对性的补充策略来解决上述问题[25]。在前述共识的实践基础上，结合我国学者前期提出的"以家庭为单位防控 *H. pylori* 感染"新理念[18, 25]，2021 年初，在中国工程院院士李兆申、中华医学会消化病学分会幽门螺杆菌学组的指导和引领下，由我国50余位相关专业的顶级专家共同努力，讨论制定并发布了《中国居民家庭幽门螺杆菌感染的防控和管理专家共识（2021年）》（下称《共识》[28]）。随后《健康世界》杂志发表了科普版，并于2021年11月线上发表了英文版共识[2]，以向国际消化界介绍我国幽门螺杆菌的防控经验。

《共识》进一步对我国居民家庭 H. pylori 感染的传播、处理、感染源的消除以及相关疾病的防控提供建议。主要对 H. pylori 感染在家庭成员之间的传播、家庭中内儿童和老年人感染的预防和管理，以及家庭成员 H. pylori 的预防和管理策略等三个方面提出指导意见。《共识》的出台，完善了我国 H. pylori 感染的防控框架、填补了 H. pylori 国际共识领域的空白、改变了 H. pylori 相关疾病的诊治理念。从既往只关注单个患者，到对整个感染家庭成员进行防控。这不仅对预防 H. pylori 在家庭内的传播，减轻多种 H. pylori 相关疾病（包括胃癌）的负担起到重要作用。同时还可以促进居民对家庭 H. pylori 感染的防病意识，提高临床医师的规范化诊疗水平、还将对我国 H. pylori 感染的防控、减少相关疾病的发生、控制医保支出、提高国民卫生健康水平起到积极而重要的作用。

同时，这也是首个由中国消化专家牵头制订，并在国际消化病学领域顶级期刊发表的共识，也标志着国际学界对该共识理念的赞同和对我国 *H. pylori* 感染防控和消化道早癌防治工作与学术地位的认可。同时由于共识制定严谨，周密，影响较大，在2022年的全国"临床实践指南科学性、透明性和适用性评级工具 STAR 学术年会"循证医学评级中位列858部共识的第一名，并得到我国循证医学专家的好评。共识发表后在国内、外引起了广泛讨论和热议，各媒体网站均有诸多报道，观众和涉及人群达到数亿人，起到了较好的防控和宣传作用。

在国家"健康中国"和"全民健康"的战略指导下，这也是我国消化学界有关 *H. pylori* 家庭感染的一项重要成果。结果为 *H. pylori* 的家庭防控理念提供了重要依据和支撑，为临床实践提供了指引、也将为全球其他 *H. pylori* 高发地区的防控提供参考和借鉴。

附：《中国居民家庭幽门螺杆菌感染的防控和管理专家共识（2021年）》[28]陈述的简要汇总

一、居民家庭幽门螺杆菌的感染和传播

【陈述1】*H. pylori* 是一种可以在家庭成员间传播的致病菌。

【陈述2】*H. pylori* 主要通过经口途径传播，家庭内传播是其感染的主要方式之一。

【陈述3】被 *H. pylori* 感染的家庭成员始终是潜在的传染源，具有持续传播的可能性。

【陈述4】大多数 *H. pylori* 的感染发生在儿童和青少年时期，成年后也会感染。

【陈述 5】对家庭中所有的成年 *H. pylori* 感染者，均应当考虑给予根除治疗。

二、家庭中儿童和老年人幽门螺杆菌感染的防控和管理

【陈述 6】家庭中儿童 *H. pylori* 感染和胃黏膜病变的关系尚需进一步研究。

【陈述 7】对家庭中的儿童 *H. pylori* 感染者，需根据风险获益评估和相关疾病状态进行管理。

【陈述 8】对家庭中的老年 *H. pylori* 感染者，应当根据个体情况制订 *H. pylori* 感染处理策略。

三、家庭幽门螺杆菌感染的防控和管理

【陈述 9】"以家庭为单位防控 *H. pylori* 感染"是阻断 *H. pylori* 感染和传播的重要策略。

【陈述 10】对 *H. pylori* 感染的家庭成员进行共同治疗，有助于减少根除后的再感染。

【陈述 11】对胃癌或胃黏膜癌前病变患者，应对其共同生活的家庭成员进行 *H. pylori* 筛查。

【陈述 12】我国《第五次全国 *H. pylori* 感染处理共识报告》提出的治疗方案适用于家庭成员 *H. pylori* 的根除。

【陈述 13】*H. pylori* 首次治疗即根除的理念适用于家庭成员 *H. pylori* 感染的治疗。

【陈述 14】尿素呼气试验、血清抗体检测和粪便抗原检测适用于家庭成员 *H. pylori* 的检测。

【陈述 15】从公众和社区层面预防 *H. pylori* 感染的措施应当包括以家庭为单位的综合防控。

【陈述 16】在尚无有效疫苗的情况下，预防

新生的 *H. pylori* 感染和根除家庭成员已存在的感染均是较为有效的感染防控策略。

五、家庭幽门螺杆菌感染情况的全国流行病学调查结果分析

H. pylori 的一个重要特点是家庭聚集感染，且感染通常发生在儿童时期，经口传播是家庭成员间 *H. pylori* 感染的主要方式。但相关的研究数据较少，中国居民家庭内 *H. pylori* 感染情况尚不明确，有待进一步探讨。近年来，我国学者分别在国内部分地区和全国范围内对 *H. pylori* 的全家庭感染状况和传播特点进行了大量调查分析[27, 29]，以期进一步研究其感染的发生发展规律和传播途径，以期为后续防控措施的细化、临床诊疗和根除方案的制定提供参考依据。

国内 2021 年的一项研究对中原地区普通居民全家庭 *H. pylori* 感染的分布、基因分型和传播规律进行了分析[29]。在 282 个家庭包括年龄范围为 3~90 岁的 772 例被检者中，*H. pylori* 感染率为 54.27%；其中 I 型 *H. pylori* 为 78.28%（328/419），II 型感染为 21.7%（91/419），最小感染者为 5 岁，最大感染者为 87 岁。18 岁以下人群感染率为 23.26%（20/86），51~60 岁和 61~70 岁年龄组感染率较高，分别为 63.01%（92/146）和 65.95%（93/144）。在 282 个家庭中，所有成员均未感染的家庭共 36 个，占比为 12.77%；226 个家庭中有至少 1 人感染，占比为

87.23%；在其中的 67 个家庭中，所有成员均被感染，占比为 27.24%。另外，在 85 个夫妻共同感染的家庭中，68.24%（58/85）感染了相同类型的菌株，其中 63.53%（54/85）感染Ⅰ型菌株，4.71%（4/85）感染Ⅱ型菌株，31.76%（27/85）同时感染Ⅰ型和Ⅱ型菌株。随着婚龄增加，夫妻双方的感染率均显著增加。这些结果部分提示了 *H. pylori* 在家庭中的传播特点和规律，揭示了 *H. pylori* 的家庭聚集感染特点和感染的普遍性。

2023 年初，作为我国"中国居民家庭幽门螺杆菌感染的防控和管理专家共识（2021 年）"（下称《共识》）在 *Gut* 杂志发表的姊妹篇。国际消化界著名期刊 *Gut* 杂志发表了我国家庭 *H. pylori* 感染的全国流行病学调查报告[27]。这项研究由于调查规模大、设计周密严谨、数据翔实、内容新颖、结论可靠、在国内外均无类似的报道，引起了国内外消化学界的广泛关注。它其实是 2021 年在《共识》制定的同时讨论确定的内容之一。即在我国 31 个省、自治区、直辖市的 1 万个家庭（约 3 万 ~4 万人）进行基于家庭 *H. pylori* 感染的大规模流行病学调查，以明确我国的家庭 *H. pylori* 感染现状、易感因素和传播模式，为在全国范围内根除 *H. pylori* 感染、预防胃癌和减少相关疾病的医疗卫生负担提供数据和依据。

这项耗时 2 年，由全国 31 个省、自治区、直辖市近 40 位专家参与的调查报告显示[27]：

我国普通人群的 *H. pylori* 平均个体感染率为 40.66%，其中成人感染率为 43.45%，儿童和青少年感染率为 20.55%。在获得数据的 29 个省份中，*H. pylori* 家庭感染率为 50.27%~85.06% 不等，家庭平均感染率为 71.21%。而在 71.13%（7 636/10 735）的中国家庭中，至少有一人感染 *H. pylori*，家庭感染成员为 1~7 人不等，在 19.70%（1 504/7 636）的这些被感染家庭中，全家人均被感染；仅 28.87%（3 099/10 735）的家庭无人感染。在纳入的 7 961 对夫妇中，22.99% 的夫妻双方都被感染；而在 33.21% 的夫妻，双方均无感染，其余 43.8% 的夫妻为单方感染。家庭中的儿童和青少年的 *H. pylori* 感染率也在不同省份有所不同，范围从 6.35%~54.84% 不等，但与父母感染情况显著相关。当父母无感染时，儿童的感染率为 14%，但当父母双方均感染时，感染率为 34%。

家庭 *H. pylori* 感染的独立危险因素是被感染的家庭成员、生活在高感染地区、既往检测呈阳性和生活在一个成员较多的大家庭中。但文化程度和收入水平较高、使用公用餐具、年龄较小的家庭成员感染率较低。相对危险因素包括经常外出就餐，收入较低，饮用不安全的水，家庭成员共用盘子、杯子或牙具等。喂食孩子之前咀嚼食物对感染比较重要，但现在这一做法已经不常见。

以上结果表明[27]，我国的家庭 *H. pylori* 感染率远高于个人感染率，且相当大一部分家庭被感染。在 20 个省份，家庭感染率超过了 70%，在其中 5 个省份超过了 80%。此外，感染集中在某些家庭群体中，而不是在所有家庭中均匀分布，提示了 *H. pylori* 的居家传播特点和临床防控的关键靶点。这是既往在 *H. pylori* 防控的临床实践中未能被关注到的新情况，也为"以家庭为单位防控 *H. pylori* 感染"这一新理念提供了证据。对感染的防控和相关疾病的预防具有重要的临床和公共卫生意义。这些结果为目前"以感染患者个人"为对象的诊治策略向"以感染者家庭"为单位的防治策略的转变提供了有力的佐证，也提示以家庭为单位防控 *H. pylori* 是一个较好的疾病防控策略。根除 *H. pylori* 应以家庭为单位，以减少其根治失败、复发或再感染的可能，也为我国家庭 *H. pylori* 感染的防控共识意见提供了有力的支持。

六、家庭幽门螺杆菌防控策略预防相关疾病的卫生经济学分析

H. pylori 感染及其相关疾病是感染高发地区的重大公共卫生负担。根据国内外多个卫生经济统计模型分析结果，"筛查和治疗"策略在预防胃癌方面对于东亚人群、无症状中国人群均具有成本 - 效益优势。同时该策略不仅可以降低胃癌发生风险，还可以预防 *H. pylori* 相关消化溃疡和消化不良，一举多得。因此在《第六次全国大会

关于幽门螺杆菌感染处理共识报告（非根除治疗部分）》中仍旧推荐"筛查和治疗"作为胃癌高发区人群中的防控策略[30]。

近期，新的"以家庭为单位防控 *H. pylori* 感染"或者"基于家庭的 *H. pylori* 感染防控和管理"（FBCM）策略被引入到 *H. pylori* 的预防和控制中，并证实了其卫生经济学效益。国内一项研究采用决策树和马尔可夫模型对此进行了卫生效益分析[31]。以调查 FBCM、筛查和治疗策略以及不筛查策略在中国人群中的成本效益，包括三种策略的健康状态效果、筛查特征、治疗效果和医疗成本；并对医疗成本、质量调整生命年（QALY）、增量成本效益比（ICER）和模型的不确定性进行了分析[31]。

结果显示：当预防 100 万无症状中国家庭的胃癌时，与不筛查策略相比，采用 FBCM、筛查和治疗策略分别预防了 1 010 例和 1 201 例新的癌症病例，减少了 2 809 例和 3 339 例胃癌相关死亡，并增加了 956 971 和 1 137 549 QALYs。成本效益分析显示，与不筛查策略相比，FBCM 策略预防胃癌的成本为 9.18 美元 /QALY，筛查和治疗策略预防胃癌成本为 12.08 美元 /QALY。单向敏感性分析显示，两种策略均对从年轻人开始筛查更具成本效益。与 FBCM 策略相比，筛查和治疗策略减少了 5.98% 的癌症病例和 5.78% 的癌症死亡，但减少一例癌症病例的增加成本为 9 348 美元。这些结果不受其他变量的影响，概率敏感性分析证实了结果的稳健性。

这些研究提示了 FBCM 和筛查和治疗策略在预防胃癌方面均具有卫生经济的成本效益[31]。同不筛查策略相比，FBCM 和筛查和治疗策略均可以减少胃癌的发病率和死亡率，具有良好的卫生经济学价值，能够为 *H. pylori* 和胃癌高发地区相关疾病的防控节省公共卫生资源[31]。

另一项研究调查了 FBCM、筛查和治疗和不筛查策略在全国范围内预防多种胃肠道疾病的卫生经济学效益[32]。采用决策树和马尔可夫模型建立了 *H. pylori* 感染、非溃疡性消化不良（NUD）、消化性溃疡（PUD）、胃癌（GC）的卫生经济效益分析模型。分别入组全国 4.94 亿家庭中的 5 岁子女模拟 FBCM、筛查和治疗和不筛查策略预防多种消化道疾病的成本效益分析。主要结果包括三组人群的健康状况、总费用、总质量调整生命年、总生命年。最后进行单因素敏感性分析和蒙特卡罗模拟分析以验证模型结果的可靠性。

结合目前中国家庭起始时一般多为三口之家的国情，在全国 4.94 亿个无症状的家庭中，每个家庭入选一个 5 岁的孩子进行分析，模拟的终点是达到预期寿命或死亡。结果显示[32]：与不筛查策略相比，FBCM 和筛查和治疗策略分别减少了 542 412 例和 644 670 例非溃疡性消化不良，预防了 3 522 665 和 4 187 440 消化性溃疡、6 586 和 7 829 例消化性溃疡相关的死亡病例；防止了 281 565 和 334 693 例新的胃癌病例的发生，减少了 627 555 和 745 967 例胃癌相关的死亡。FBCM 和筛查和治疗策略分别节省的成本为 33.44 亿和 23.46 亿美元，并增加了 6 300万和 7 500 万质量调整生命年以及 4.04 亿和 4.8亿生命年。

与 FBCM 策略相比，全民性的筛查和治疗策略减少了 102 258 例非溃疡性消化不良病例；预防了 664 776 例消化性溃疡和 1 242 例消化性溃疡相关死亡；预防了 53 128 例新发胃癌病例，减少了 118 412 例胃癌相关的死亡，增加了7 600 万质量调整生命年和 1 200 万生命年，但医疗花费成本增加了 9.98 亿美元。单因素敏感度分析和概率敏感度分析验证了结果的稳健性。

这些结果显示在全国范围内，以家庭为基础的 *H. pylori* 筛查防控策略和筛查治疗策略在预防非溃疡性消化不良、消化性溃疡、胃癌方面都比不筛查策略具有更高的成本效益。测算结果显示其具有较高的综合卫生经济效益，可较大幅度的节省公共卫生资源。由于全家庭筛查防控策略更加实用和高效，有望在国家层面预防家庭 *H. pylori* 感染和相关疾病的发展中发挥更重要的作用。

如图 8-1 所示，采用马尔科夫模型测试结果[31] 显示 FBCM 和筛查和治疗策略均可以减少胃癌的发病率和死亡率，但两者相比效果相似。且由于以家庭为单位防控 *H. pylori* 感染的策略比较方便和实用，预计在未来在 *H. pylori* 感染的防控中，可以发挥更大的作用。

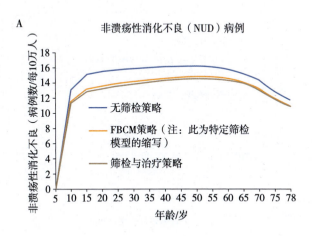

A 非溃疡性消化不良（NUD）病例

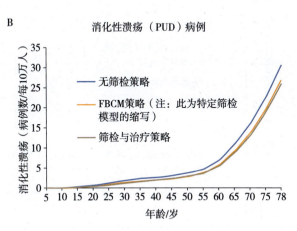

B 消化性溃疡（PUD）病例

C

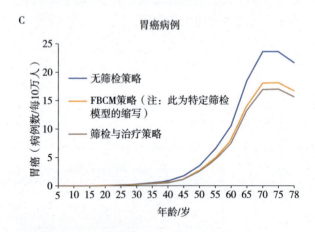

D

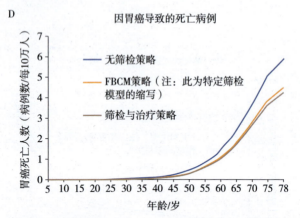

图 8-1　以家庭为基础的 *H. pylori* 筛查防控策略和筛查和 - 治疗策略

该策略在预防非溃疡性消化不良、消化性溃疡、胃癌方面比不筛查策略具有更高的卫生经济效益。

七、家庭幽门螺杆菌根除的临床实践和研究进展

由于我国的 *H. pylori* 感染率普遍较高，且 *H. pylori* 感染具有家庭聚集性，因此，"以家庭为单位防控 *H. pylori* 感染"的策略是一种比较实用、可操作性强且符合我国国情的 *H. pylori* 防控的重要策略。另外，由于家庭成员的相互督促、提醒可以促进就医的依从性及配合检测，因而具有更高的根除率、更低的再感染率和卫生经济成本效益[33]，还能在政府投入不增加的情况下，发挥家庭成员相互关爱的主观能动性，产生类似于全民根除的效果。另外，家庭生活和卫生习惯也会同时得到改善，受到广大医务人员和患者及家属的认可。因此，该策略对我国 *H. pylori* 感染的防控具有较高的临床和公共卫生价值。

另外，新的研究还提示[34]：在相同的检测条件下，"以家庭为单位筛查和治疗 *H. pylori*"策略可以比"检测和治疗"策略多检测出约 4% 的 *H. pylori* 感染者，是一种更加有效的疾病筛查和管理策略。2023 年来自我国台湾地区涉及 16 000 多个家庭的研究也提示 *H. pylori* 感染的全家庭成员检测是一个具有较高检测和根除率的方法[35]，值得进一步推广。

同期，诺贝尔奖获得者巴厘·马歇尔教授也对此做出评论[36]，认为中国是胃癌和 *H. pylori*

负担较重的国家，根除 *H. pylori* 预防胃癌的作用已经被多个研究证实，在家庭中筛查和根除 *H. pylori* 是一个有效策略。其结论原话引用为 "The task of finding and eradicating *H. pylori*, within families, should not be delayed"。

以家庭为单位防控 *H. pylori* 感染这一理念的推出和《共识》的出台，完善了我国 *H. pylori* 感染的防控框架、填补了 *H. pylori* 国际共识领域的空白、改变了 *H. pylori* 相关疾病的诊治理念。从既往只关注单个患者，到对整个感染家庭进行防控和治疗，这不仅对预防 *H. pylori* 在中国家庭内的传播，减轻多种 *H. pylori* 相关疾病（包括胃癌）负担起到重要作用，还将为世界上其他 *H. pylori* 高感染率地区提供参考。因此，该策略的提出，对于推动我国 *H. pylori* 感染防控工作具有里程碑式的意义。最终居民家庭的 *H. pylori* 感染应当会像乙肝、结核病等传染病一样受到广泛的重视，感染逐步减少达到根除。

不同于一般专业共识只在学术圈内引发关注，此《共识》因在国内外首次提出"以家庭为单位防控 *H. pylori* 感染"的新理念，引发了全网的广泛关注和讨论，并符合我国国情，实用的 *H. pylori* 防治策略促进其在临床的应用[2]。《共识》推出后的 2 年来。多个关于家庭防控 *H. pylori* 的话题引发热议、并被多家媒体报道。除学术论文外，相关内容也为国内多家媒体报道；知晓和获益家庭／公众达数亿。各级医务人员在临床工作中可以很明显地感觉到患者主动就医和检查治疗的需求较前几年明显增加，达到了其指导和服务于临床工作的目的。

《共识》及随后的拓展研究完善和丰富了 *H. pylori* 感染的家庭防控理念，且极大促进了后者在临床的应用。这些观点和意见将促进居民家庭 *H. pylori* 感染的防控（图 8-2），并对该方向的工作提供引领和指导，为我国卫生健康管理部门制定 *H. pylori* 的综合防控措施提供重要依据。期望它在未来的临床防控工作中，为我国 *H. pylori* 感染的根除和相关疾病的预防，继续发挥积极而重要的作用。

八、家庭幽门螺杆菌根除产生的影响及挑战

《共识》发布后，在我国社会及医学界产生了较大的影响，具体可以有以下几个方面：

1. 在医学或消化专业领域内，逐步改善目前 *H. pylori* 治疗和预防的理念，从只治疗患者到对患者的整个家庭关注和防治，有助于根除感染源，减少复发或再感染情况。

2. 短时间内到数年的一段时期内，产生社会影响，形成一个 *H. pylori* 的诊疗高峰。门诊患者增多，工作量加大，间接发现的胃黏膜病变或早癌人数也逐步增多，促进内镜诊断和治疗技术的发展。

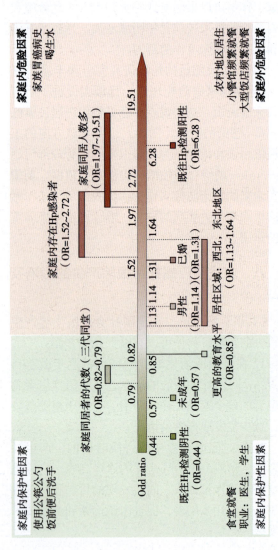

图 8-2　*H. pylori* 家庭感染的保护和危险因素

3. 正面影响或改善家庭的卫生习惯和进餐习惯，增强家庭成员的健康意识；分餐制，使用公筷公勺意识等得到发展。

4. 促进社会和家庭对 *H. pylori* 的了解，防范意识和卫生理念得到加强，一定时期后，*H. pylori* 的感染率下降，相关的疾病发生率也逐步下降，如慢性胃病和胃癌等，达到促进健康的目的。

5. 家庭成员出于对自身和家庭成员健康的考虑，可能积极主动要求治疗，或者依从性增加，在政府投入不增加的情况下，产生类似于全民根除的效果。

但以下情况也需要关注。

6. 由于治疗人数的增多，抗生素的耐药情况可能增加，难治性病例增多，值得关注和防范。

7. 一定时期内，社会形成"恐幽症"需要加强引导和积极防范。

但以上正负面效果相比，正面效果明显大于负面效果，达到了部分预期效果。从《共识》发布两年来临床实践看来，在大中城市，由于教育文化水平较高，预防效果较好，患者及家属参与积极，主观能动性强。但在县级医院及以下广大农村地区，由于经济发展的滞后，信息和理念传播延迟和防控力量薄弱，家庭防控工作尚有待进一步开展，这方面的工作可能是未来工作的重点方向之一。

九、结语

多年来 *H. pylori* 根除的临床实践习惯于对感染者个体进行诊治，但以家庭为基础的 *H. pylori* 感染防控是一种更好的管理策略。从我国 *H. pylori* 感染的家庭防控共识推出两年来的实践看来，这一理念正在逐步深入到各级医院医务工作者的临床工作中，也逐步为广大民众所接受，并促进了 *H. pylori* 感染防控的实施，有望在未来10~20年内逐步减少相关疾病的发生，降低国家和民众的卫生保健负担。但也应当注意，随着治疗人数的增多，抗生素的耐药情况也可能增加，难治性病例增多，值得关注和防范。

我国学者在 *Gut* 杂志发表的姊妹篇报告为 *H. pylori* 感染从"对感染者个体治疗"到"以家庭为基础的 *H. pylori* 感染防控和管理"的战略转变提供了重要依据，可以被认为是推动国内外 *H. pylori* 感染防控工作的标志性事件。这一理念的转变可促进医务人员和公众对 *H. pylori* 感染的了解和相关疾病的预防，因而具有重要的临床和公共卫生价值，它不仅适用于感染率高的地区，也适用于感染率低的地区，亟待进一步推广和实施。因此，*H. pylori* 感染防控已经进入了全家庭成员筛查诊疗的新时代！

（丁松泽）

参 考 文 献

[1] MALFERTHEINER P, MEGRAUD F, ROKKAS T, et al. Management of Helicobacter pylori infection: the Maastricht Ⅵ/Florence consensus report [J]. Gut, 2022, 8: gutjnl-2022-327745.

[2] DING SZ, DU YQ, LU H, et al. Chinese Consensus Report on Family-Based Helicobacter pylori Infection Control and Management (2021 Edition) [J]. Gut, 2022, 71: 238-253.

[3] LI M, SUN Y, YANG J, et al. Time trends and other sources of variation in Helicobacter pylori infection in mainland China: A systematic review and meta-analysis [J]. Helicobacter, 2020, 25 (5): e12729.

[4] HATAKEYAMA M. Malignant Helicobacter pylori-associated diseases: Gastric cancer and MALT lymphoma [J]. Adv. Exp. Med. Biol., 2019, 1149: 135-149.

[5] DING SZ, GOLDBERG JB, HATAKEYAMA M. Helicobacter pylori infection, oncogenic pathways and epigenetic mechanisms in gastric carcinogenesis [J]. Future Oncol, 2010, 6 (5): 851-862.

[6] SUNG H, FERLAY J, SIEGEL RL, et al. Global Cancer Statistics 2020: GLOBOCAN estimates of incidence and mortality worldwide for 36 cancers in 185 countries [J]. CA Cancer J Clin, 2021, 71 (3): 209-249.

[7] NAHAR S, KIBRIA KM, HOSSAIN ME, et al.

Evidence of intra-familial transmission of Helicobacter pylori by PCR-based RAPD fingerprinting in Bangladesh [J]. Eur J Clin Microbiol Infect Dis, 2009, 28 (7): 767-773.

[8] ROTHENBACHER D, WINKLER M, GONSER T, et al. Role of infected parents in transmission of Helicobacter pylori to their children [J]. Pediatr Infect Dis J, 2002, 21 (7): 674-679.

[9] QUAGLIA NC, DAMBROSIO A. Helicobacter pylori: A foodborne pathogen? [J]. World J Gastroenterol, 2018, 24 (31): 3472-3487.

[10] PARSONNET J, SHMUELY H, HAGGERTY T. Fecal and oral shedding of Helicobacter pylori from healthy infected adults [J]. JAMA, 1999, 282 (23): 2240-2245.

[11] YEE JK. Helicobacter pylori colonization of the oral cavity: A milestone discovery [J]. World J Gastroenterol., 2016, 22 (2): 641-648.

[12] RAHIMI E, KHEIRABADI EK. Detection of Helicobacter pylori in bovine, buffalo, camel, ovine, and caprine milk in Iran [J]. Foodborne Pathog Dis, 2012, 9 (5): 453-456.

[13] RANJBAR R, CHEHELGERDI M. Genotyping and antibiotic resistance properties of Helicobacter pylori strains isolated from human and animal gastric biopsies [J]. Infect Drug Resist, 2018, 11: 2545-2554.

[14] DORE MP, SEPULVEDA AR, EL-ZIMAITY H,

et al. Isolation of Helicobacter pylori from sheep-implications for transmission to humans [J]. Am J Gastroenterol, 2001, 96 (5): 1396-1401.

[15] HOLMAN CB, BACHOON DS, OTERO E, et al. Detection of Helicobacter pylori in the coastal waters of Georgia, Puerto Rico and Trinidad [J]. Mar Pollut Bull, 2014, 79 (1-2): 354-358.

[16] MORENO Y, FERRUS MA. Specific detection of cultivable Helicobacter pylori cells from wastewater treatment plants [J]. Helicobacter, 2012, 17 (5): 327-332.

[17] OKUDA M, LIN Y, KIKUCHI S. Helicobacter pylori infection in children and adolescents [J]. Adv Exp Med Biol, 2019, 1149: 107-120.

[18] DING S Z. Global whole family based-Helicobacter pylori eradication strategy to prevent its related diseases and gastric cancer [J]. World J Gastroenterol, 2020, 26 (10): 995-1004.

[19] Sugano K, Tack J, Kuipers EJ, et al. Kyoto global consensus report on Helicobacter pylori gastritis [J]. Gut, 2015, 64 (9): 1353-1367.

[20] KATO S, SHIMIZU T, TOYODA S, et al. The updated JSPGHAN guidelines for the management of Helicobacter pylori infection in childhood [J]. Pediatr Int, 2020, 62 (12): 1315-1331.

[21] 中华医学会儿科学分会消化学组，国家儿童医学中心消化专科联盟，中华儿科杂志编辑委员会. 中

国儿童幽门螺杆菌感染诊治专家共识（2022）[J].中华儿科杂志，2023，61（7）：580-587.

[22] ASAKA M, KATO M, SAKAMOTO N. Roadmap to eliminate gastric cancer with Helicobacter pylori eradication and consecutive surveillance in Japan[J].J. Gastroenterol，2014，49（1）：1-8.

[23] KOH JS, JOO MK. Helicobacter pylori eradication in the treatment of gastric hyperplastic polyps：beyond National Health Insurance [J]. Korean J Intern Med，2018，33（3）：490-492.

[24] MALFERTHEINER P, MEGRAUD F, O'MORAIN CA，et al. Management of Helicobacter pylori infection-the Maastricht V/Florence consensus report [J]. Gut，2017，66（1）：6-30.

[25] 丁松泽. 重视全家庭幽门螺杆菌感染及相关胃黏膜癌前病变的诊治管理和临床研究 [J]. 中华医学杂志，2019，99（19）：1446-1449.

[26] CHIANG T H, CHANG W J, CHEN S L, et al. Mass eradication of Helicobacter pylori to reduce gastric cancer incidence and mortality：a long-term cohort study on Matsu Islands [J]. Gut，2021，70（2）：243-250.

[27] ZHOU X Z, LYU N H, ZHU H Y, et al. Large-scale，national，family-based epidemiological study on Helicobacter pylori infection in China：the time to change practice for related disease prevention [J]. Gut，2023，72（5）：855-869.

［28］国家消化系疾病临床医学研究中心（上海），国家消化道早癌防治中心联盟，中华医学会消化病学分会幽门螺杆菌和消化性溃疡学组，等．中国居民家庭幽门螺杆菌感染的防控和管理专家共识（2021年）［J］．中华消化杂志，2021，41（4）：221-233.

［29］YU X C，SHAO Q Q，MA J，et al. Family-based Helicobacter pylori infection status and transmission pattern in central China，and its clinical implications for related disease prevention［J］．World J Gastroenterol，2022，28（28）：3706-3719.

［30］中华医学会消化病学分会幽门螺杆菌学组．第六次全国幽门螺杆菌感染处理共识报告（非根除治疗部分）［J］．胃肠病学，2022，27（5）：289-304.

［31］MA J，YU M，SHAO Q Q，et al. Both family-based Helicobacter pylori infection control and management strategy and screen-and-treat strategy are cost-effective for gastric cancer prevention［J］．Helicobacter，2022，27（4）：e12911.

［32］ZHANG C，QIN Y B，HU R B，et al. Family-based Helicobacter pylori infection control and management strategy and screen-and-treat strategy are highly cost-effective in preventing multiple upper gastrointestinal-diseases in Chinese population at national level［J］．Helicobacter，2023，29（3）：e13063.

［33］ZHAO J B，YUAN L，YU XC，et al. Whole family-based Helicobacter pylori eradication is a superior strategy to single-infected patient treatment approach：A systematic review and meta-analysis ［J］. Helicobacter，2021，26（3）：e12793.

［34］ZHANG J，DENG Y，LIU C，et al. 'Family-based'strategy for Helicobacter pylori infection screening：an efficient alternative to 'test and treat'strategy ［J］. Gut，2024，73（4）：709-712.

［35］LEI W Y，LEE J Y，CHUANG S L，et al. Eradicating Helicobacter pylori via（13）C-urea breath screening to prevent gastric cancer in indigenous communities：a population-based study and development of a family index-case method ［J］. Gut，2023，72（12）：2231-2240.

［36］MARSHALL B. Epidemiology of Helicobacter in Chinese families：a foundation for cost-effective eradication strategies? ［J］. Gut，2024，73（5）：870-871.

第九节　黏蛋白 17 表达与幽门螺杆菌感染在胃癌中的作用与调控机制

H. pylori 可长期定植于人类胃黏膜并可能是炎症相关胃癌发生最常见的病因之一。黏蛋白家族（mucsins，MUCs）是胃黏膜屏障的主要组成部分，通过上皮细胞表达。黏蛋白家族为分泌型和跨膜型黏蛋白。*H. pylori* 通过利用黏附素或非黏附素的途径结合胃上皮细胞，定植于胃黏膜表面。这个过程中 MUCs 扮演了重要的角

色。MUCs 在胃黏膜病变演化与胃癌的发生发展过程中具有双重作用，其中可能取决于它们对 *H. pylori* 感染引起的各种微环境的反应不同，表明 MUCs 和 *H. pylori* 与胃癌发生的复杂关系尚待确定。我们通过对跨膜型黏蛋白 17（mucsin 17，MUC17）在 *H. pylori* 相关胃癌中的生物学作用与表达调控机制进行了分析。观察到 *H. pylori* 感染可通过 CagA 促进胃癌细胞增殖，下调 MUC 家族成员 MUC13、MUC17 和 MUC20 表达，其中以 MUC17 变化最为明显，且呈时间与剂量依赖关系。结合 TCGA 数据及胃癌患者临床样本分析，发现相比于 *H. pylori* 阴性患者，MUC17 在 *H. pylori* 阳性胃癌患者组织中表达显著降低且与预后不良相关（$P<0.01$）。进一步采用甲基化特异性 PCR、硫化测序及染色质免疫共沉淀 -qPCR 分析，确定 *H. pylori* 阳性胃癌患者组织 MUC17 启动子区呈现高甲基化且与其表达降低相关。去甲基化药物 5- 氮杂 -2'- 脱氧胞苷（5-aza-2'-deoxycytidine，5-Aza）处理可逆转上调 MUC17 在 *H. pylori* 感染的胃癌细胞中的表达。*H. pylori* 所致胃癌中 MUC17 基因高甲基化与可促进 DNA 甲基转移酶 DNMT1 富集于 MUC17 启动子区相关。

一、黏蛋白表达与幽门螺杆菌感染诱发胃黏膜病变演化的关系

　　MUCs 是胃黏膜屏障的主要组成部分，且

是一类通过特殊的上皮细胞表达的高分子量糖蛋白。MUCs 分为分泌型黏蛋白和跨膜型黏蛋白[1, 2]。*H. pylori* 通过利用黏附素或非黏附素的途径与胃上皮细胞结合从而定植于胃黏膜表面。这个过程中不同的黏蛋白家族成员扮演了不同的角色，一方面黏蛋白家族成员与 *H. pylori* 黏附素结合，促进了其主要毒性蛋白，如 *H. pylori* CagA 的入侵和破坏胃黏膜。但另一方面，黏蛋白家族成员限制细菌黏附或入侵上皮细胞表面，并有效地阻碍它们沿黏膜表面传播[3]。MUCs 在胃癌发展过程中的双重作用可能取决于黏蛋白家族不同成员对 *H. pylori* 感染引起的各种微环境的反应不同，表明 MUCs 和 *H. pylori* 的交互作用及其在胃黏膜病变演化中的作用具有重要的科学意义和临床价值。

（一）黏蛋白的类型与生物学功能

黏蛋白（MUCs）是胃黏膜保护屏障的主要成分之一，是由不同器官的腔面内衬的特异性上皮细胞表达的高分子量糖蛋白家族。迄今为止，共有 21 个黏蛋白家族成员被鉴定，这些基因可以作为肿瘤的诊断标志物，甚至是治疗靶点[2]。其中 MUC16，也称为 CA125，已经在临床中作为卵巢癌等多种肿瘤的生物标记物[4]。根据黏蛋白在上皮细胞中的不同表达模式，黏蛋白被分为跨膜型和分泌型，跨膜型黏蛋白包括 MUC1、MUC12、MUC13、MUC15、MUC16、MUC17、MUC20；分泌型包括 MUC2、

MUC5AC、MUC5B、MUC6、MUC7、MUC8、MUC19（表 8-2）。在其中多数黏蛋白分布的特异性使它们成为黏膜防御系统的屏障，并保护黏膜免受幽门螺杆菌或大肠杆菌等外来物质和微生物的入侵[3]。Buisine 等的研究表明，胚胎胃和胎儿胃中的黏蛋白基因表达模式与成人胃腺癌中的黏蛋白基因表达模式相似[5]。这表明黏蛋白可能在细胞增殖、分化、凋亡和细胞迁移等不同的细胞机制中发挥作用。

表 8-2　人 MUC 基因型与编码蛋白特征

MUC 基因型	位置	结构域	氨基酸
分泌型			
MUC2	11p15.5	VWD, VWC, CK, Cys-rich	23
MUC5AC	11p15.5	VWD, VWC, CK, Cys-rich	8
MUC5	11p15.5	VWD, VWC, CK, Cys-rich	29
MUC6	11p15.5	VWD, CK	169
MUC19	12q12	VWD	14
MUC7	4q13-q21		23
MUC8	12q24		41
MUC9	1p13		15

续表

MUC 基因型	位置	结构域	氨基酸
跨膜型			
MUC1	11q21	TM, SEA, β-catenin	20
MUC3A and B	7q22	TM, SEA, EGF	17
MUC4	3q29	TM, NIDO, AMOP, EGF	16
MUC12	7q22	TM, SEA, EGF	28
MUC13	3q13	TM, SEA, EGF	27
MUC15	11p14.3	TM	11
MUC16	19p13.3	TM	156
MUC17	7q22	TM, SEA, EGF	59
MUC11	7q22		28

　　胃黏膜损伤多是由于外界进攻和自身防御因素不平衡造成的。胃黏膜的保护作用主要表现在黏膜屏障、前列腺素和生长因子等方面。在这些因素中，黏蛋白是防御的第一层，对阻止攻击性因素起着重要作用。维持上皮细胞表面与胃腔之间的 pH 梯度是黏液最相关的保护特性。黏蛋白由于其吸湿性质，除了保护胃上皮外，还在其他生物功能中发挥作用，如隔离生长因子、细胞因

子和趋化因子。为此，研究人员使用了几种特异性和敏感性不同的方法，包括免疫化学、原位杂交和 RT-PCR 等方法，分析了生理和病理条件下胃黏液的表达情况[6]。在人类的胃中，黏液素的合成早在怀孕 8~12 周之间就开始了。MUC1、MUC3、MUC4、MUC5AC、MUC5B、MUC6 在胚胎胃中表达。正常成人胃黏膜表达 MUC1 和 MUC5AC。在正常胃黏膜中，MUC1、MUC5AC 和 MUC6 的表达呈组织特异性[2]。

在分泌型黏蛋白中，MUC5AC 分布在胃小凹上皮的细胞质中，MUC6 则分布于幽门窦腺体的细胞质中。二者呈层状线性排列，在胃上皮表面形成保护层，MUC5AC 位于保护层的表层和底层，而 MUC6 则存在于保护层的中层。MUC2、MUC3 和 MUC4 基因表达在正常胃标本中普遍缺失[7]。MUC7 是唾液腺分泌的黏蛋白，在胃上皮细胞中不表达[8]。而在跨膜型黏蛋白中，黏蛋白 MUC1 主要表达在胃窦部表层的黏膜上皮细胞中，认为是胃癌预后的一个潜在指标[9]。MUC13 通常在造血前体骨髓中表达，在正常胃中也有中等水平。研究表明，MUC13 蛋白在主要表达与胃的表面上皮和深层腺体中，且 MUC13 的过表达被认为与肠型胃癌密切相关（图 8-3）[10]。MUC17 也是跨膜型黏蛋白家族的成员之一，在保护上皮细胞中起重要作用。MUC17 的 N 端为一信号肽序列，之后是由 59 个氨基酸组成的肽段重复 63 次，在该部分富含糖

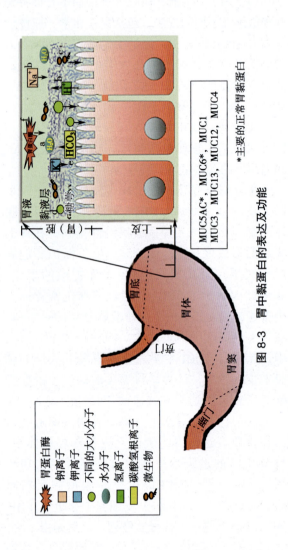

图 8-3　胃中黏蛋白的表达及功能

基化位点，后接一个跨膜区，最后是两个 EGF 样结构域以及一个具有苏氨酸胞内区。MUC17 可以限制细菌黏附或感染上皮细胞表面，并有效地抑制细菌对细胞的感染和侵入，阻断其沿黏膜表面的扩散[1, 11]。研究表明，MUC17 在抑制大肠杆菌的附着和侵袭和维持上皮屏障功能中起着重要作用[3]。

（二）幽门螺杆菌感染对黏蛋白表达的影响

现阶段，黏蛋白家族成员与幽门螺杆菌的相关性研究主要集中在分泌型黏蛋白中，如 MUC5AC 和 MUC6。这些研究表明 *H. pylori* 的感染可导致 MUC5AC 表达下调或抑制 MUC5AC 的生成[12]。而针对 MUC6 的研究表明，*H. pylori* 的感染可刺激上皮细胞中 MUC6 的异常表达[13]。然而也有研究认为，*H. pylori* 感染与分泌型黏蛋白的表达的高低之间并无明显的因果关系，如 Marques 等[14] 发现在对比 *H. pylori* 感染呈阳性和 *H. pylori* 感染呈阴性的临床组织中，MUC5AC 的表达并无明显区别。无独有偶，现有的研究结果中，关于 *H. pylori* 感染导致的 MUC6 的表达也不尽然相同。与之前报道的研究结果相反，有研究者认为 *H. pylori* 感染导致胃黏膜中 MUC6 的表达下调[15]。跨膜型黏蛋白中除有部分研究表明 *H. pylori* 的感染可抑制 MUC1 的表达外，其余跨膜型黏蛋白与 *H. pylori* 引起的胃癌的关系仍不清楚。

（三）黏蛋白在幽门螺杆菌感染诱导胃黏膜病变演化的关系

黏附素是 *H. pylori* 能否黏附于细胞表面的主要决定因素。*H. pylori* 表面的黏附素通过与胃上皮细胞结合，这个过程可导致黏蛋白生物特性的一系列变化，一方面促进了 *H. pylori* 表达的主要毒性蛋白，如 *H. pylori* CagA 转运进入胃黏膜上皮细胞，从而引发胃癌。另一方面黏蛋白限制细菌的依附于上皮细胞表面，阻碍了 *H. pylori* 沿黏膜表面传播[2, 3]。有研究表明，*H. pylori* 感染细胞主要途径是通过其表面的黏附素识别胃上皮细胞表面的聚糖结构，而黏蛋白正好也表达此类聚糖结构，阻止 *H. pylori* 黏附胃上皮细胞。那些没有黏附在上皮细胞的 *H. pylori* 则能被机体很快地从上皮细胞的表面清除。如 *H. pylori* 表面的血型相关抗原结合黏附素（blood groupantigen-binding adhesin，BabA）主要识别果糖化的 ABO/Lewis b 抗原（Leb）[16]。在胃黏膜上，Leb 抗原主要表达于分泌型黏蛋白 MUC5AC 中[17]。此外，*H. pylori* 表面 BabA 和 SabA 黏附素也特异性地与胃液中的跨膜型黏蛋白 MUC1 相结合[18]，从而阻止 *H. pylori* 定植于上皮细胞。也有研究认为，当 *H. pylori* 还没有结合到 MUC1 上时，MUC1 胞外区域就能阻挡 *H. pylori* 黏附上皮细胞表面。若 *H. pylori* 结合到了 MUC1 上，MUC1 可以充当诱饵覆盖 *H. pylori* BabA 和 SabA 或释放相关的蛋白水解酶，从而防止 *H. pylori* 的进一步黏附，从而抑制 CagA 的转位[19]。

H. pylori 的根除治疗有助于降低胃癌的发病率，但同时也会导致患者体内菌群失调，正常的菌群被大量抗生素杀灭，因此需要鉴定能够预测 H. pylori 感染导致胃癌的分子标志物，从而针对特异人群进行 H. pylori 的根除治疗。以往研究表明，外源添加黏蛋白保护消化道，可以防止上皮细癌变[3]。黏膜保护屏障的破坏是胃癌发生的始动因素，H. pylori 的感染是胃癌发生的促动因素。黏蛋白在胃癌发生发展中的双重作用可能依赖于 H. pylori 感染引起的微环境变化，导致不同黏蛋白的异常表达，提示黏蛋白与 H. pylori 诱导的胃癌之间存在复杂的关系。因此，阐明 H. pylori 破坏胃黏膜病变的分子机制，鉴定关键的分子靶标，通过逆转这一过程保护胃黏膜，有助于胃癌的防治和早诊早治。

二、幽门螺杆菌对胃癌中 MUC17 表达和病理学特征的影响

胃肠道黏膜是存在于消化道内腔的保护屏障，在阻断侵袭性因子等方面发挥重要作用。H. pylori 是胃癌发生的主要微生物致病菌，它可以突破胃黏膜屏障，感染胃上皮细胞。虽然只有不到 20% 感染了 H. pylori 的患者出现胃炎、胃溃疡等症状，最终发展为胃癌。但 H. pylori 诱导的胃癌患者中胃癌特异性生存率和无复发生存率较低。黏蛋白作为胃黏膜保护屏障的主要成

分，多数黏蛋白可以限制细菌对上皮细胞表面的黏附或侵入。目前针对黏蛋白家族和 *H. pylori* 之间关系的研究主要针对分泌型黏蛋白，跨膜型的黏蛋白和 *H. pylori* 之间的关系尚不十分清楚。

（一）*H. pylori* 感染下调胃癌中跨膜型黏蛋白表达并抑制胃癌细胞增殖

通过不同浓度 *H. pylori* 感染胃癌细胞，利用 Incucyte 检测胃癌细胞系 BGC823 和 SGC7901 经不同感染复数（MOI 0，25，50，100）的 *H. pylori* 感染后，细胞生长能力的变化。实验结果表明，*H. pylori* 感染促进胃癌细胞增殖；当 MOI 为 50 时，*H. pylori* 促进胃癌细胞的增殖的能力显著加强（$P<0.01$，图 8-4A）。接着，我们选取 MOI 为 50 的细菌浓度（MOI 50）感染胃癌细胞系，进行克隆形成实验，实验结果表明 *H. pylori* 感染的胃癌细胞较对照组相比克隆体积较大，数目明显增多（$P<0.01$，图 8-4B）。Western blot 进一步检测出感染细胞裂解液中 *H. pylori* 毒力因子 CagA 蛋白（MOI 50，图 8-4C），表明 *H. pylori* 成功感染胃癌细胞。

进一步在胃癌细胞中过表达 *H. pylori* CagA，检测 *H. pylori* CagA 在 *H. pylori* 促进胃癌细胞增殖中的作用。转染 *H. pylori* CagA 过表达和空载质粒至 BGC823 和 SGC7901 细胞系内，Western blot 显示胃癌细胞裂解液中 *H. pylori* CagA 的表达，提示胃癌细胞转染 *H. pylori*CagA 成功

（图 8-4D）。MTT 实验结果显示，与转染空载相比，胃癌细胞过表达幽门螺杆菌 *H. pylori* CagA 后增殖能力明显增强（$P<0.01$，图 8-4E）。结果表明，*H. pylori* 可通过其毒力因子 *H. pylori* CagA 蛋白促进胃癌细胞增殖，提示 *H. pylori* CagA 是 *H. pylori* 促进胃癌细胞增殖的重要原因之一。

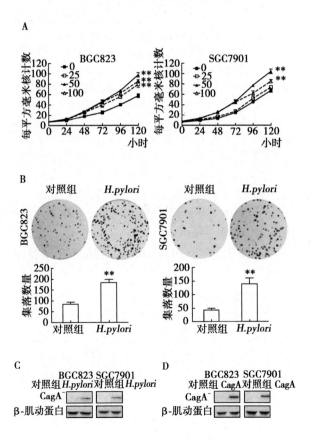

E

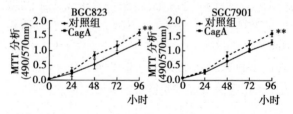

图 8-4　*H. pylori* 感染对胃癌细胞增殖和菌落形成的影响

A. 胃癌细胞系 BGC823 和 SGC7901 感染不同浓度 *H. pylori*（MOI 0，25，50 和 100），Incucyte 检测细胞感染后 5 天内的生长变化。B. 克隆形成实验检测 *H. pylori* 感染（MOI 50）对胃癌细胞克隆形成能力的影响。转染空载质粒作为对照。C、D. Western blot 检测 BGC823 和 SGC7901 细胞中 *H. pylori* CagA 的表达，图 C 为 *H. pylori* 感染（MOI 50，12 小时），图 D 为外源性 *H. pylori* CagA 转染。E.MTT 检测外源性表达 *H. pylori* CagA 对胃癌细胞系增殖的影响。*P<0.05，**P<0.01。

（二）*H. pylori* 感染后 MUC17 在胃癌中表达降低与不良预后相关

为研究胃癌中 *H. pylori* 感染和跨膜型黏蛋白之间的关系，我们分析 TCGA 数据库中记录的 STAD RNA-Seq 数据。数据库中共有 186 例胃癌患者具有 *H. pylori* 感染相关临床资料记录，其中 *H. pylori* 感染阳性（*H. pylori*+）患者为 20 例，*H. pylori* 感染阴性（*H. pylori*−）患者 168 例。胃癌患者中 *H. pylori*− 病例数显著高于 *H. pylori*+，可能与胃部在癌变发生发展过程中所致微环境的改变，不利于 *H. pylori* 生存相关[20]。数据分析显示，

与 *H. pylori*⁻ 相比，*H. pylori*⁺ 胃癌组织中跨膜型黏蛋白 MUC13，MUC17 和 MUC20 表达均明显下降（$P<0.05$），而 MUC1，MUC12 和 MUC16 则未见明显变化（图 8-5）。

我们进一步通过 RT-qPCR 实验分析 *H. pylori* 感染对胃癌细胞中跨模型黏蛋白成员表达的影响。结果显示，*H. pylori* 感染后（MOI 50，12 小时），BGC823 和 SGC7901 细胞中跨膜型黏蛋白 MUC13、MUC16、MUC17 和 MUC20 表达均下调，以 MUC17 表达下调的最为明显（$P<0.01$，图 8-6A）。为了明确胃癌细胞中 *H. pylori* 感染能否特异调控 MUC17，我们通过 RT-qPCR 分析胃癌细胞中 MUC17 mRNA 表达与 *H. pylori* 感染在时间与剂量上的相关性。结果显示，*H. pylori* 感染后，胃癌细胞中 MUC17 的 mRNA 表达水平随着 MOI 的增大而逐渐下降。而且在 MOI 50 的 *H. pylori* 感染条件下，胃癌细胞中 MUC17 mRNA 表达随着感染时间的延长（0 小时、6 小时、12 小时和 18 小时）而逐渐下降。以上结果表明，*H. pylori* 感染下调 MUC17 的表达，且具有时间和剂量依赖性（图 8-6B、C）。胃癌组织中 *H. pylori* 感染与 MUC17 低表达相关，我们利用免疫组化技术检测 67 例胃癌组织中 *H. pylori* 的感染状态和 MUC17 的表达。免疫组化结果表明，在 67 例胃癌组织中 *H. pylori*⁺ 为 29 例，*H. pylori*⁻ 38 例；MUC17 低表达（MUC17^Low）为 32 例，MUC17

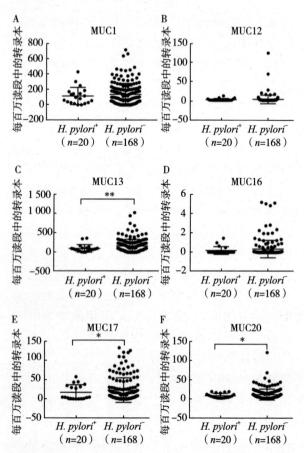

图 8-5 TCGA 数据库中 *H. pylori* 感染对胃癌中跨膜型黏蛋白表达的影响

A~F. TCGA 数据库 STAD 中的胃癌数据，感染 *H. pylori* 后胃癌组织中跨模型黏蛋白（MUC1、MUC12、MUC13、MUC16、MUC17 和 MUC20）mRNA 表达，*P<0.05，**P<0.01。

高表达（MUC17^High）为35例（表8-3）。*H. pylori* 感染与MUC17低表达相关（图8-6D）；*H. pylori*⁺ 病例中，71.9%患者低表达MUC17（MUC17^Low），而 *H. pylori*⁻ 病例中，82.9%的患者高表达MUC17（MUC17^High）（*P*<0.01，图8-6E）。

结合免疫组化染色结果与临床资料，通过单因素分析表明，MUC17的表达与肿瘤患者的性别、肿瘤的分化、TNM分级无关，但与 *H. pylori* 感染状态密切相关（*P*<0.01，表8-3）。Kaplan-Meier方法分析比较 *H. pylori* 感染与MUC17表达对胃癌患者预后的影响。结果表明，感染 *H. pylori* 胃癌患者的预后生存，MUC17^High 患者显著优于MUC17^Low 的患者（*P*<0.01，图8-6F），其中MUC17^Low 胃癌患者的平均生存时间为22.93±4.1个月，而MUC17^High 患者的平均生存时间为34.83±6.8个月。这些结果提示，MUC17在 *H. pylori* 感染的胃癌组织细胞中表达降低，且与 *H. pylori* 感染的胃癌患者不良预后相关。

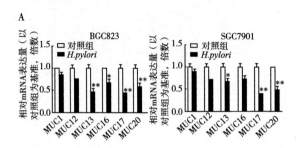

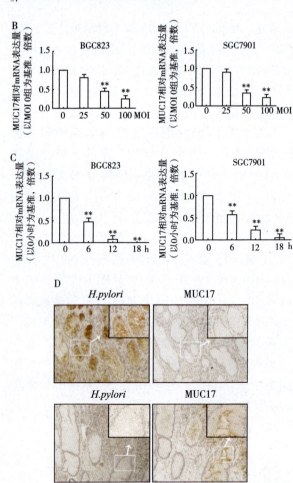

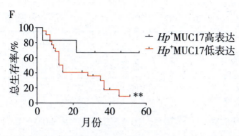

图 8-6 *H. pylori* 感染对胃癌细胞中 MUC17 表达的影响
A. *H. pylori* 感染胃癌细胞后（MOI 50，12h），RT-qPCR 检测中跨模型黏蛋白（MUC1、MUC12、MUC13、MUC16、MUC17 和 MUC20）的 mRNA 表达；B. RT-qPCR 检测 *H. pylori* 不同感染复数（MOI 5、25、50 和 100）感染后 12h BGC823 和 SGC7901 细胞中 MUC17 的表达；C. RT-qPCR 检测 *H. pylori* 感染后不同时间点（0、6、12 和 18 小时）BGC823 和 SGC7901 细胞中 MUC17 表达；D. 人胃癌组织中 *H. pylori* 感染及 MUC17 表达的代表性免疫组化染色。放大倍数 ×400。E. IHC 分析 *H. pylori* 感染与胃癌组织中 MUC17 表达的关系（*n*=67）。F. Kaplan-Meier 分析 *H. pylori* 感染及 MUC17 表达水平对于总生存期的影响，*$P<0.05$，**$P<0.01$。

表 8-3 MUC17 的表达与临床病理学特征

病理学特征	数量	MUC17 高表达 /%	MUC17 低表达 /%	P 值
总计	67	35（52.2）	32（47.8）	
性别				
男	52	29（55.8）	23（44.2）	
女	15	6（40.0）	9（60.0）	0.281

续表

病理学特征	数量	MUC17 高表达 /%	MUC17 低表达 /%	P 值
年龄				
≥60 岁	20	10（50.0）	10（50.0）	
<60 岁	47	25（53.2）	22（46.8）	0.811
分化程度				
中低分化	58	29（50.0）	29（50.0）	
高分化	9	6（66.7）	3（33.3）	0.352
TNM 分级				
I / II	21	13（61.9）	8（38.1）	
III /IV	46	22（47.8）	24（52.2）	0.285
H. pylori 感染				
是	29	6（20.7）	23（79.3）	
否	38	29（76.3）	9（23.7）	<0.01

（三）*H. pylori* 通过甲基化调控抑制 MUC17 的表达

H. pylori 感染后胃癌组织中 MUC17 启动子区呈甲基化状态，除遗传因素外，*H. pylori* 感染引起的表观遗传学改变在慢性感染和胃癌发生过程中起着至关重要的作用。为了探究 *H. pylori* 感

染后 MUC17 表达下调的机制，我们检测 30 例原发性胃癌组织标本中 MUC17 基因的表达与甲基化状态（图 8-7A）。首先针对 *MUC17* 基因转录起始点附近（−179/+52）较高密度 CG 区域，通过 MethPrimer 设计甲基化特异性 PCR（MSP）和硫化测序（BS）的检测引物（图 8-7C）。MSP 检测结果如图 8-7B 所示，*MUC17* 基因启动子区域在 93.75%（15/16）的 *H. pylori*[+] 的胃癌组织样本中呈部分甲基化或完全甲基化状态，而在 57.14%（8/14）的 *H. pylori*[−] 的胃癌样本组织中，呈未甲基化状态（$P<0.01$）。DNA 甲基转移酶 1（DNMT1）是肿瘤抑制基因高甲基化研究中的首选甲基化因子。为了进一步明确 *H. pylori* 感染下调 MUC17 的表观调控机制，我们首先通过 Western blot 检测 *H. pylori* 感染的胃癌细胞中 DNMT1 的表达量。结果表明，感染 *H. pylori* 后，BGC823 和 SGC7901 细胞 DNMT1 表达明显升高（图 8-7D）。染色质免疫共沉淀实验进一步分析 *H. pylori* 感染胃癌细胞中 DNMT1 甲基化 DNA 的 *MUC17* 基因相关性，用 DNMT1 抗体免疫沉淀基因组 DNA，用 qPCR 检测 DNMT1 抗体富集的 MUC17 启动子区 DNA 片段，结果显示，*H. pylori* 感染后，DNMT1 抗体富集 MUC17 启动子区 DNA 片段显著增加（$P<0.01$，图 8-7E）。提示 *H. pylori* 可以通过 DNMT1 甲基化修饰启动子区 DNA 下调胃癌中 MUC17 的表达。

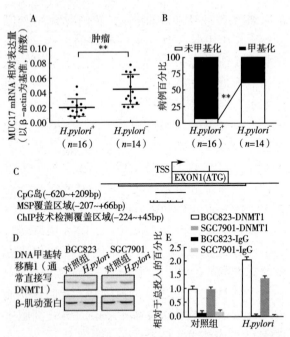

图 8-7 幽门螺杆菌通过甲基化调控抑制 MUC17 的表达

A. RT-qRCR 检测 *H. pylori* 感染（n=16）和未被 *H. pylori* 感染（n=14）的 30 例胃癌组织中 MUC17 表达的情况。B. MUC17 甲基化与胃癌和 *H. pylori* 感染的关系。MSP 检测 *H. pylori* 感染的胃癌组织中 MUC17 甲基化状态与未被 *H. pylori* 感染的胃癌组织中 MUC17 甲基化状态。MSP 检测结果。柱状统计图。C. MUC17 启动子区甲基化状态检测示意图。D、E. 幽门螺杆菌感染后 DMNT1 特异性富集于 MUC17 的启动子区。图 D 为 Western blot 检测 BGC823 和 SGC7901 细胞在 *H. pylori* 感染后（MOI 50，12 小时）DNMT1 表达。图 E 为 ChIP-qPCR 检测 BGC823 和 SGC7901 细胞在 *H. pylori* 感染后（MOI 50，12 小时）MUC17 基因启动子区域 DNMT1 的富集情况。*P<0.05，**P<0.01。

三、幽门螺杆菌通过下调 MUC17 表达促进胃癌细胞增殖

（一）干扰 MUC17 的表达增强 *H. pylori* 促胃癌细胞增殖能力

将 MUC17 干扰和 shRNA 转染至表达 MUC17 的 BGC823 和 SGC7901 细胞系内，经过 G418 的筛选 14 天后，用 RT-qPCR 鉴定 MUC17 的表达水平。实验结果如图 8-8A 所示，在 mRNA 水平上，与转染 shRNA 细胞中 MUC17 的表达相比，转染 shMUC17 质粒的细胞中 MUC17 的表达明显减少（$P<0.01$）。MTT 检测 *H. pylori* 感染后干扰 MUC17 表达对胃癌细胞增殖能力的影响，结果如图 8-8B 所示，干扰 MUC17 表达后，可促进胃癌细胞增殖（$P<0.01$），*H. pylori* 感染后胃癌细胞增殖能力明显增强（$P<0.01$）。进一步通过克隆形成实验验证，结果表明干扰 MUC17 表达后，*H. pylori* 促胃癌细胞克隆形成能力明显增强（$P<0.01$，图 8-8C）。结果提示，干扰 MUC17 的表达可促进并增强 *H. pylori* 胃癌细胞增殖的能力。

（二）过表达 T-MUC17 抑制 *H. pylori* 促胃癌细胞增殖能力

通过 TCGA 数据库的分析，我们发现 *MUC17* 是一个高频突变基因，但在其 EGF 样结构域及其后续区域中并没有突变。于是，针对这一区域（NM_001040105.1, 12435 to 13483），构建截短型的 MUC17 质粒（T-MUC17）。将截短型 MUC17

（T-MUC17）和空载质粒转染至 BGC823 和 SGC7901 细胞系内，经过 G418 的筛选后，用 RT-qPCR 鉴定 MUC17 的表达水平。实验结果如图 8-8D 所示，在 mRNA 水平上，与转染空载质粒细胞中 MUC17 的表达相比，转染 T-MUC17 质粒的细胞中 MUC17 的表达明显增多（$P<0.01$）。通过 MTT 实验和克隆形成实验，检测过表达 T-MUC17 是否能抑制 *H. pylori* 促进胃癌细胞增殖的能力。MTT 结果显示与转染空载对照的胃癌细胞系相比，过表达 T-MUC17 可明显抑制 *H. pylori* 促胃癌细胞增殖的能力（$P<0.01$，图 8-8E）。克隆形成实验结果显示，与对照相比，过表达 T-MUC17 能明显抑制 *H. pylori* 促进胃癌细胞克隆形成能力（$P<0.01$，图 8-8F）。

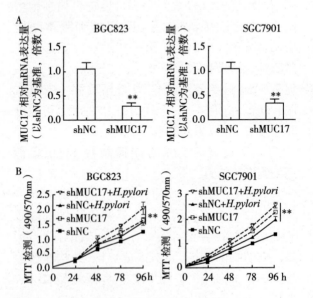

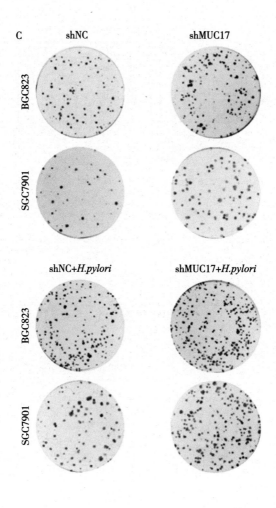

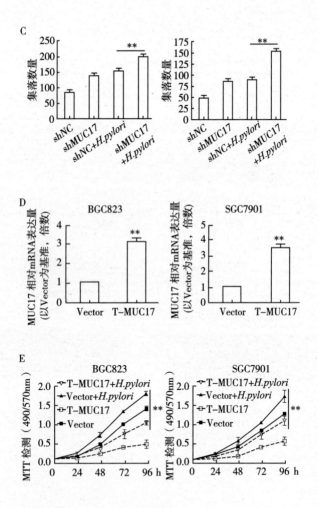

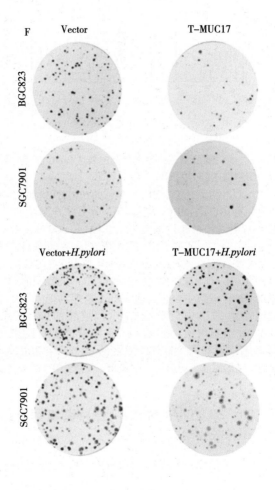

F

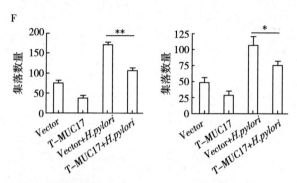

图 8-8　幽门螺杆菌感染后干扰及过表达 MUC17 表达对胃癌细胞增殖能力的影响

A. RT-qPCR 检测转染 shMUC17 质粒的 BGC823 和 SGC7901 细胞中 MUC17 的 mRNA 表达水平；B. MTT 检测 *H. pylori* 感染对转染 shMUC17 质粒的 BGC823 和 SGC7901 细胞增殖的影响；C. 克隆形成实验检测 *H. pylori* 感染对转染 shMUC17 质粒的 BGC823 和 SGC7901 细胞克隆形成能力的影响；D. RT-qPCR 检测转染 T-MUC17 质粒的 BGC823 和 SGC7901 细胞中 MUC17 的 mRNA 表达水平；E. MTT 检测 *H. pylori* 感染对转染 T-MUC17 质粒的 BGC823 和 SGC7901 细胞增殖的影响；F. 克隆形成实验检测 *H. pylori* 感染对转染 T-MUC17 质粒的 BGC823 和 SGC7901 细胞克隆形成能力的影响，*P<0.05，**P<0.01。

四、MUC17 抑制幽门螺杆菌毒力蛋白 CagA 转运的作用机制

（一）MUC17 抑制 *H. pylori* CagA 转运

　　H. pylori 作为一种入侵胃黏膜屏障的典型代表，它的毒性蛋白，细胞毒素相关基因 A（CagA），更被认为是胃癌发展的一个促动因素。

研究表明，*H. pylori* 入侵附着靶细胞可通过"注射"CagA 入侵胃黏膜屏障。*H. pylori* CagA 转运进入细胞后，在介导细胞增殖、侵袭和迁移中起到了关键性的作用。我们为此研究了 MUC17 对 *H. pylori* CagA 向胃癌细胞转位作用的影响。

胃癌细胞系 BGC823 和 SGC7901 中 MUC17 被干扰后，Western blot 结果显示，*H. pylori* 感染可致细胞内 *H. pylori* CagA 的表达升高（图8-9A）；免疫荧光染色进一步证实，*H. pylori* 感染的 BGC823 和 SGC7901 细胞中标记 *H. pylori* CagA 的荧光信号增强（图 8-9B 和 C）。相反，胃癌细胞中过表达 T-MUC17 后，*H. pylori* CagA 在 *H. pylori* 感染细胞中的表达明显下调（图 8-9B 和 C），提示 MUC17 是可通过其 EGF 样区及其后续区域阻止 *H. pylori* CagA 转位进入靶细胞。这些结果提示 MUC17 可抑制 *H. pylori* 感染过程中的 *H. pylori* CagA 转运。进一步利用细胞免疫荧光染色检测了胃癌组织中 MUC17 与 *H. pylori* CagA 的蛋白水平。结果如图 8-9D 所示，MUC17 与 *H. pylori* CagA 的表达呈负相关，提示胃癌组织中 MUC17 的表达可抑制 *H. pylori* 侵犯，证实上述结果。

（二）MUC17 抑制 CEACAM1-3S 的表达与调控机制

CEACAM1 是癌胚抗原（CEA）家族中 CEA相关细胞黏附分子（CEACAM）亚家族成员。多项研究表明 *H. pylori* 通过表达黏附素 HopQ 与靶细胞中的 CEACAM1 发生特异性的相互作用，从而使 *H. pylori*CagA 转运进入细胞中。我们因此探究 CEACAM1 在 MUC17 抑制 *H. pylori* CagA 的细胞内转位中发挥的作用。

我们首先通过 RT-qPCR 和 Western blot 实验检测了 MUC17 对 CEACAM1 表达的调节作用。如图 8-10A 所示，在 BGC823 和 SGC7901 细胞中，干扰 MUC17 的表达后，在 mRNA 和蛋白水平上 CEACAM1 的表达均显著增加。相反，过表

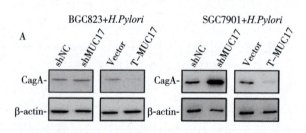

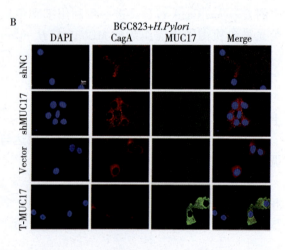

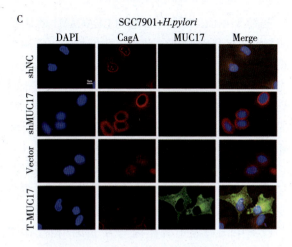

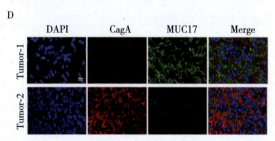

图 8-9　MUC17 抑制幽门螺杆菌 CagA 转运进入胃癌细胞

A. Western blot 检测 H. pylori（MOI 50，12 小时）感染过表达 T-MUC17 的 BGC823 和 SGC7901 细胞后 H. pyloriCagA 表达；B、C. 细胞免疫荧光染色检测 H. pylori（MOI 50，12 小时）感染过表达 T-MUC17 的 BGC823 和 SGC7901 细胞后 H. pyloriCagA 表达；D. 免疫荧光染色检测胃癌组织中 H. pyloriCagA 和 MUC17 的表达。

H. pylori CagA（红色），MUC17（绿色），DAPI 染色显示细胞核（蓝色）。

达截短型 MUC17 后，细胞内 CEACAM1 的表达明显降低（图 8-10B）。此外，我们检测了胃癌组织中 MUC17 和 CEACAM1 表达的关系。免疫荧光染色检测结果显示，在感染 H. pylori 或是未感染 H. pylori 的胃癌组织中，MUC17 和 CEACAM1 的表达均互为负相关性（图 8-10C）。结果提示 MUC17 对 CEACAM1 表达的负调控作用。

CEACAM1 通过选择性剪接产生了多个剪接变体和转录产物，但据文献报道，不同剪接变体与 H. pylori 之间的亲和力具有差异性。为了检测中国胃癌患者体内与 H. pylori 相互作用的 CEACAM1 主要变异体，我们通过 RT-qPCR 检测了胃癌细胞和组织中四个主要剪接变异体 CEACAM1-4L、-4S、-3L 和 -3S 的表达情况。在胃癌细胞系中，CEACAM1 的表达以剪接变异体 CEACAM1-3S 为主（图 8-10D）。与细胞结果一致，CEACAM1-3S 在胃癌组织中的表达明显高于其他剪接变异体（图 8-10E）。进一步我们通过 RT-qPCR 检测了 MUC17 和 CEACAM1-3S 在胃癌细胞和组织中的表达状态。在 BGC823 和 SGC7901 细胞中，当干扰 MUC17 时，CEACAM1-3S 的 mRNA 表达显著增加（$P<0.01$，图 8-10F）。相反，当过表达 T-MUC17 时，CEACAM1-3S 的 mRNA 表达显著降低（$P<0.01$，图 8-10G）。接着我们在 30 例胃癌组织中，通过 RT-qPCR 检测二者表达的相关性。结果表明，CEACAM1-3S 的表达与 MUC17 呈负相关（图 8-10H，$P<0.01$， r=-0.628 2）。进一步检测 CEA CAM1-3S、MUC17 和 *H. pylori* 感染之间的关系，在 BGC823 和 SGC7901 细胞中，*H. pylori* 感染显著增加了 CEA CAM1-3S 的表达，而降低 MUC17 的表达（图 8-10I）。结果表明，在胃癌中 CEA CAM1 主要表达的剪接变异体是 CEA CAM1-3S，且 MUC17 负调控 CEA CAM1-3S 的表达。

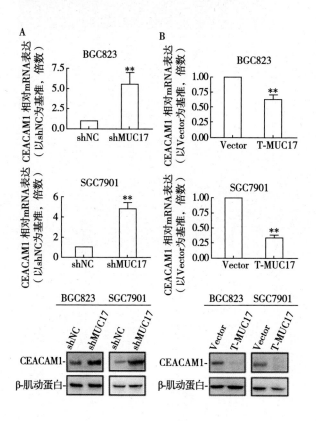

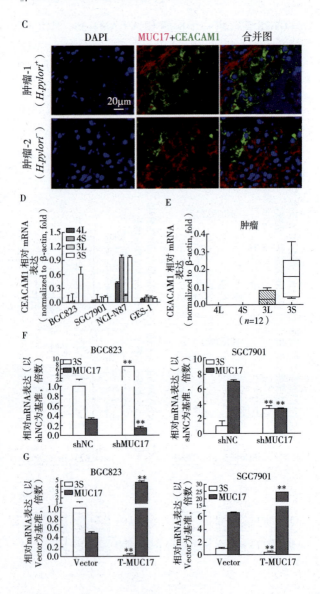

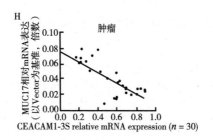

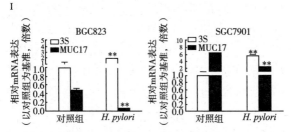

图 8-10 MUC17 负调控 CEACAM1 的表达

A、B. RT-qRCR 及 Western blot 检测在 BGC823 和 SGC7901
细胞中干扰（图 A）或过表达 T-MUC17（图 B）后
CEACAM1 表达的变化。C. 胃癌组织免疫荧光染色检测
MUC17（红色）和 CEACAM1（绿色）的表达。DAPI 染
色显示细胞核（蓝色）。D. RT-qRCR 检测 CEACAM1 剪
接变异体（CEACAM1-4L、-4S、-3L 和 -3S）在 BGC823、
SGC7901、NCI-N87 和 GES-1 细胞中的表达水平。E. RT-
qRCR 检测 CEACAM1 剪接变异体在胃癌组织中的表
达水平（$n=12$）。F、G. RT-qRCR 检测干扰（图 F）或
过表达 T-MUC17（图 G）后 BGC823 和 SGC7901 细胞
中 MUC17 和 CEACAM1-3S 表达情况。H. RT-qPCR 检
测 30 例胃癌组织中 MUC17 和 CEACAM1-3S 表达的相
关性（$n=30$，$P<0.01$，$r=-0.6282$）。I. RT-qPCR 检测 H.
pylori 感染（MOI 50，12 小时）胃癌细胞后 MUC17 和
CEACAM1-3S 的表达变化。$*P<0.05$，$**P<0.01$。

（三）MUC17 通过下调 CEA CAM1-3S 的表达抑制 H. pylori CagA 转运

为了研究 MUC17 抑制 *H. pylori* CagA 细胞内转运与 CEA CAM1-3S 相关性，我们在胃癌细胞中联合下调或联合过表达 MUC17 与 CEA CAM1-3S，进行挽救实验。首先通过 RT-qPCR 分别检测转染细胞中 MUC17 和 CEA CAM1-3S 的表达，验证了 MUC17 和 CEA CAM1-3S 在这些胃癌细胞中的干扰或过表达的效率（图 8-11A、图 8-11B）。接着我们检测 MUC17 与 CEA CAM1-3S 表达联合下调或联合过表达二者对 *H.pylor i*CagA 转运的影响。Western blot 分析结果显示 *H. pylori* 感染胃癌细胞后，单独下调 MUC17 时细胞内 *H. pylori* CagA 蛋白含量增加。相比之下联合干扰 MUC17 和 CEA CAM1-3S 的表达，导致感染细胞中 *H. pylori* CagA 蛋白减少（图 8-11C）。相反，相比于 MUC17 过表达的胃癌细胞，联合过表达 MUC17 和 CEA CAM1-3S 的胃癌细胞感染后检测到的 *H. pylori* CagA 信号增强（图 8-11D），表明 CEA CAM1-3S 在 MUC17 抑制 *H. pylori* CagA 转运上起到可负相调控作用。此外，*H. pylori* 感染胃癌细胞后，经 MTT 检测显示（图 8-11E、图 8-11F），联合 shMUC17 和 shCEACAM1-3S 可逆转单独转染 shMUC17 所致的显著促增殖作用，使其增殖速率下降接近感染胃癌细胞（对照）的增殖速率。而与单独转染 T-MUC17 相比，联合过表达 MUC17 和 CEA CAM1-3S 显著抵制 MUC17 抑制

H. pylori 的促增殖作用，表明 CEA CAM1-3S 对 MUC17 抑制 *H. pylori* 促胃癌细胞增殖功能具有负相调控作用。这些结果提示，MUC17 抑制 *H. pylori* 感染促增殖的作用可通过抑制 CEA CAM1-3S 的表达，干扰 CEA CAM1-3S 与 *H. pylori* CagA 相互作用，进而抵制 *H. pylori* CagA 细胞转运。

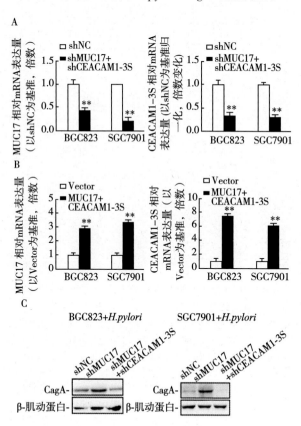

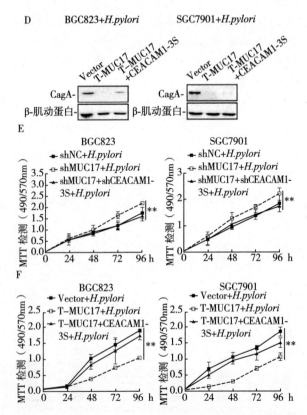

图 8-11 MUC17 通过下调 CEACAM1-3S 表达抑制 *H. pylori* CagA 转运

A. RT-qRCR 检测转染共转染 shMUC17 和 shCEACAM1-3S 后 MUC17 和 CEACAM1-3S 的表达。B. RT-qRCR 检测转染共转染 T-MUC17 和 CEACAM1-3S 后 MUC17 和 CEACAM1-3S 的表达。C、D. 将转染的胃癌细胞进一步感染 *H. pylori*。Western blot 检测细胞中 *H. pylori* CagA 的表达情况。E、F. MTT 检测在共同干扰 MUC17+CEACAM1-3S（图 E）或共同过表达 MUC17+CEACAM1-3S（图 F）后，*H. pylori* 感染对胃癌细胞增殖能力的影响。*P<0.05，**P<0.01。

（四）MUC17 通过抑制 NF-κB 通路的活化下调 CEA CAM1 启动子活性

MUC17 抑制 NF-κB 通路的活化，NF-κB 信号通路是 *H. pylori* CagA 促进细胞增殖的重要途径，*H. pylori* 结合诱导 CEACAM1 介导的信号转导，HopQ-CEACAM1 相互作用使毒力因子 *H. pylori* CagA 转运到宿主细胞中，并增强促炎介质的释放，继而通过激活 NF-κB 信号通路促进肿瘤的发生发展。因此我们首先了解 MUC17 的表达对于 NF-κB 信号通路的影响。实验室前期的研究结果提示，MUC17 可以通过抑制 NF-κB p65 入核从而减弱炎症诱导的肿瘤细胞的增殖。在此基础上我们进一步探究，如图 8-12A 所示，干扰 MUC17 后在 BGC823 和 SGC7901 细胞中导致 p65 在细胞质的表达减少，与此同时 p65 在细胞核的表达增加，而总 NF-κB p65 亚基在整个细胞没有明显的变化。相反，过表达 T-MUC17 后在 p65 的表达细胞质中增加了，细胞核中逐渐减少（图 8-12B）。结果表明，MUC17 可抑制 p65 进入细胞核，从而抑制 NF-κB 通路的活化。

通过 JASPAR 数据库分析预测 CEACAM1 启动子区假定转录因子结合位点（表 8-4），转录起始位点上游 1 000bp 内评分较高的有 ELK4，SP1 和我们所关注的 NF-κB p65 的可能结合区域。其中 NF-κB p65 识别序列有两个，为 5′-GGAGGGTCCCCCT-3′（位于 CEACAM1 启动

子区 -741/-729）和 5′-GGGGGATCCTCCT-3′（位于 CEACAM1 启动子区 311/-299）。我们将两个位点的 DNA 片段以及包含两个位点的 DNA 片段分别插入 pGL3-basic 质粒，构建 pCEACAM1-1、-2 和 -3，转染 BGC823 和 SGC7901 细胞。如图 8-12B 所示，与转染 pGL3-basic 的细胞相比，转染 pCEACAM1-1、-2 或 -3 的细胞荧光素酶活性均显著增加。然后我们分别通过突变 p65 结合位点 1 构建 pCEACAM1-MT1，突变 p65 结合位点 2 构建 pCEACAM1-MT2（图 8-12C）。转染 BGC823 和 SGC7901 细胞后，与野生型相比，pCEACAM1-MT1

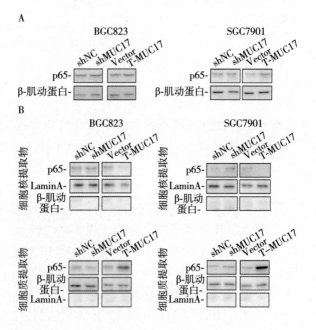

或 -MT2 的荧光素酶活性减弱，以 pCEACAM1-MT2 更为显著（图 8-12D）。

　　进一步采用 p65 抗体进行染色质免疫共沉淀（ChIP）检测，在稳定转染空载或 shMUC17 的 BGC823 和 SGC7901 细胞中验证 p65 与 CEACAM1

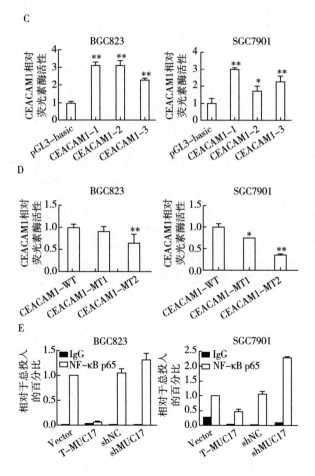

F

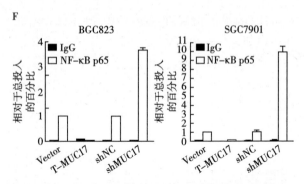

图 8-12　MUC17 通过抑制 NF-κB 活化下调 CEACAM1

A、B. Western blot 检测干扰 MUC17 或过表达 T-MUC17 的 BGC823 和 SGC7901 细胞中 NF-κB p65 亚基蛋白质水平的表达情况。图 A 为全细胞裂解物，图 B 为核质和细胞质提取物。C、D. 荧光素酶报告基因系统通过瞬时转染 NF-κB p65 结合片段（图 C）或突变 NF-κB p65 结合片段（图 D）检测 NF-κB p65 对于 CEACAM1 启动子区活性的影响。PGL-TK 作为内参，pGL3-basic 载体作为阴性对照。E、F. ChIP-qPCR 检测干扰或过表达 MUC17 后 CEACAM1 基因启动子区域 NF-κB p65 的富集情况。图 E 为 CEACAM1 基因启动子区 NF-κB p65 第一个结合位点；图 F 为 CEACAM1 基因启动子区 NF-κB p65 第二个结合位点。*$P<0.05$，**$P<0.01$。

启动子区的相关性。通过 p65 抗体沉淀蛋白 -DNA 复合物，纯化后的 DNA 经 qPCR 检测 CEACAM1 启动子区可能与 p65 结合的特异性片段。结果表明，在 CEACAM1 启动子区 p65 结合位点 1 和 2 中 p65 均明显富集，而过表达 T-MUC17 后 p65 抗体沉淀的 DNA 片段 CEACAM1 启动子区 p65 富集均明显减弱（图 8-12E、F），实验结果表明 p65

表 8-4 CEACAM1 启动子区转录因子结合位点

名称	评分	相关性评分	区域	起始	终止	预测序列
SP1	7.077 33	0.809 533	promoter	-972	-963	CCCTTGCTCC
ELK4	8.758 16	0.877 043	promoter	-925	-915	TCCCTTCCTGG
SP1	7.559 35	0.821 672	promoter	-872	-863	CCCCATTCCC
SP1	7.479 83	0.819 67	promoter	-871	-862	CCCATTCCCT
SP1	6.159 04	0.801 7	promoter	-847	-838	TGGGGAAGGT
SP1	6.399 57	0.810 09	promoter	-748	-739	AAGGGAGGGA
SP1	9.171 8	0.906 79	promoter	-744	-735	GAGGGAGGGT
P65	9.594 89	0.871 947	promoter	-741	-729	GGAGGGCTCCCCT
SP1	8.057 31	0.834 213	promoter	-693	-684	CCCACCTCCC

续表

名称	评分	相关性评分	区域	起始	终止	预测序列
SP1	7.769 05	0.826 953	promoter	−691	−682	CACCTCCCTC
SP1	9.344 57	0.866 632	promoter	−645	−636	CTCCCCCTCC
SP1	6.873 7	0.804 404	promoter	−643	−634	CCCCCTCCAT
ELK4	6.678 39	0.844 802	promoter	−637	−627	CCATATCCGGG
RORA	7.154 34	0.800 925	promoter	−578	−569	TTAGAGGCCA
SP1	6.159 04	0.801 7	promoter	−548	−539	GAGGGCTGGT
SP1	8.570 01	0.847 125	promoter	−539	−530	TCCCTCCCCA
SP1	6.999 49	0.807 572	promoter	−513	−504	CCCCTTTCCA
SP1	8.809 17	0.853 148	promoter	−507	−498	TCCATCCCCC

续表

名称	评分	相关性评分	区域	起始	终止	预测序列
ELK4	8.289 52	0.869 778	promoter	-483	-473	CACCTTCCTGC
SP1	6.726 75	0.800 704	promoter	-454	-445	CCCAGCACAC
SP1	7.995 75	0.865 767	promoter	-314	-305	GAGGGGGAT
P65	10.560 1	0.901 916	promoter	-311	-299	GGGGGATCCTCCT
SP1	9.314 11	0.865 865	promoter	-303	-294	CTCCTCCCCT
ELK4	9.408 34	0.887 122	promoter	-176	-166	GAGCTTCCTGG
SP1	12.023 2	0.934 091	promoter	-160	-151	CCCCGCCCCA
SP1	6.726 75	0.800 704	promoter	-154	-145	CCCAGCACAC

蛋白与 *CEACAM1* 基因距离转录起始位点 –359 到 –240 之间的近端启动子区域有明显的关联。因此，结果提示 MUC17 通过抑制 NF-κB 活性，减少 p65 入核，下调 CEACAM1 表达，从而阻止 *H. pylori* CagA 的胞内转运，发挥抑制 *H. pylori* 感染的作用。

五、幽门螺杆菌通过抑制 MUC17 表达促进胃癌细胞增殖的作用机制

胃癌的早防、早诊、早治是癌症防控的关键策略与环节，其中消化道黏膜保护屏障存在于消化道黏膜表面，是体内的第一道防线，可以通过抵御外源微生物防止胃黏膜上皮细胞的癌变[21]。研究表明，黏膜保护屏障的破坏是胃癌发生的始动因素之一，而 *H. pylori* 的感染是胃癌发生的促动因素[22]。因此，研究胃黏膜保护屏障、*H. pylori* 以及肿瘤间的关系有助于胃癌的早防、早诊、早治。

胃癌中跨模型 MUCs 的表达与 *H. pylori* 感染的关系。发现胃癌中 *H. pylori* 感染可降低跨膜型黏蛋白的表达，其中 MUC17 表达下降得最为明显，且与胃癌患者的不良预后相关。进而我们发现 *H. pylori* 感染后通过表观途径下调了 MUC17 的表达，从而促进 *H. pylori* CagA 转运和胃癌细胞增殖。功能实验结果的分析显示，MUC17 通过抑制 NF-κB 通路从而使 CEACAM1 变异体 3S（CEACAM1-3S）的表达减少，阻止 *H. pylori*

CagA 转运和胃癌细胞增殖。研究结果表明，在胃癌细胞中 H. pylori 感染可通过 DNA 甲基化表观沉默 MUC17。MUC17 通过阻止 H. pylori CagA 转位而抑制胃癌细胞增殖的作用。进一步确定，MUC17 通过下调 NF-κB 介导的 CEACAM1-3S 的表达，提示 MUC17 具有抑制 H. pylori 黏附和 CagA 转运的作用。

黏蛋白（MUCs）是胃黏膜保护屏障的主要成分之一，是由不同器官的腔面内衬的特异性上皮细胞表达的高分子量糖蛋白家族[23]。至今，共有 21 个黏蛋白家族成员被识别，这些基因可以作为肿瘤诊断标志物，甚至是治疗靶点[1]。其中 MUC16，也称为 CA125，已经在临床中作为卵巢癌等多种肿瘤的生物标记物。根据黏蛋白在上皮细胞中的不同表达模式，黏蛋白被分为跨膜型和分泌型。多数黏蛋白的分布特异性使它们成为黏膜防御系统的屏障，并保护黏膜免受外来物质和微生物的入侵[23-25]。然而，少数黏蛋白家族成员与 H. pylori 黏附素结合后，刺激并促进了其主要毒性蛋白，如 H. pylori CagA 的入侵和破坏胃黏膜[12, 26]。现阶段，MUCs 与幽门螺杆菌的相关性研究主要集中在分泌型黏蛋白中，如 MUC5AC 和 MUC6。这些研究表明，H. pylori 感染可导致 MUC5AC 表达降低，抑制 MUC5AC 的生成，促使 MUC6 过表达和 MUC6 在上皮细胞中异常表达[27]。然而，跨膜型黏蛋白与 H. pylori 相关胃癌的关系仍不清楚。在我们的研究结果，*H. pylori* 感染降低了细胞中跨膜型黏蛋白 MUC13，MUC16，MUC17 和 MUC20 的表达，其中下调最明显的为 MUC17 表达。结合 TCGA 数据库及胃癌患者临床样本分析，我们发现 *H. pylori*[-] 的胃癌组织中 MUC17 的表达高于 *H. pylori*[+] 的胃癌组织。结果表明，MUC17 在 *H. pylori*[+] 的胃癌表达降低且与患者的不良预后相关。

MUC17 是黏蛋白家族的成员之一，在保护上皮细胞中起重要作用。MUC17 的 N 端为一信号肽序列，之后是由 59 个氨基酸组成的肽段重复 63 次，在该部分富含糖基化位点，后接一个跨膜区，最后是两个 EGF 样结构域以及一个具有苏氨酸胞内区。MUC17 可以限制细菌黏附或侵袭上皮细胞表面，并有效地阻碍细菌对细胞的侵染和侵入，阻断其沿黏膜表面的扩散[1, 2]。研究表明，MUC17 在抑制大肠杆菌的附着和侵袭和维持上皮屏障功中起重要作用[3]。

肿瘤的发生与环境因素和遗传因素结合密切相关。众所周知，*H. pylori* 作为环境胁迫因素之一，是一种入侵胃黏膜屏障的典型代表。*H. pylori* 是革兰氏阴性菌，在世界人口中有着极高的感染率，它与多种消化道疾病有一定的病因学关系，如胃炎、消化性溃疡及胃腺癌[28]。*H. pylori* 感染是从慢性萎缩性胃炎（CAG）、胃肠上皮化生（IM）到癌症这一癌前病变发展的高危因素[29]。其毒性蛋白—细胞毒素相关蛋白 A（CagA）被认为是胃癌发生的一个促进因素。然而，癌前病变的过程伴随着 H. pylori 检出率的减少。这可能与胃部在癌变发生发展过程中所致微环境的改变，不利于 H. pylori 生存相关[20]。研究表明，虽然只有不到 20% 的患者感染了 H. pylori 后最终发展为胃癌，但 H. pylori 感染是导致胃黏膜屏障损伤的重要因素[30]，而 H. pylori 诱发的胃癌患者中胃癌特异性生存率和无复发生存率均较低[11]。慢性炎症破坏胃黏膜屏障一直被认为是胃癌发生的始动因素[31, 32]。除遗传因素外，H. pylori 感染引起的表观遗传学改变在慢性感染和胃癌发生过程中起着至关重要的作用[33]。据报道，人类 MUC17 基因的表达与 DNA 甲基化、组蛋白修饰和 miRNA 调控等表观遗传调控方式联系紧密。MUC17 基因转录起始点附近（-179/+52）出现高水平的 CpG 甲基化[34]。我们的研究发现 H. pylori 可通过 DNMT1 基因甲基化修饰启动子区 DNA 下调胃癌中 MUC17 的表达。TCGA 数据库分析进一步验证，胃癌中 MUC17 的表达与其甲基化程度负相关，且 MUC17 高表达的胃癌患者预后较好。结果提示，在 H. pylori 感染时，MUC17 表达的表观遗传下调可能参与胃癌的发生。在未来的研究中可能需要阐明在 H. pylori 感染胃癌前病变的背景下，MUC17 基因的表观遗传调控特点以及 H. pylori 破坏胃黏膜病变的分子机制，通过逆转这一过程保护胃黏膜，有助于胃癌的防治和早诊早治。

许多研究表明黏附素是 *H. pylori* 黏附细胞表面的主要决定因素之一。如果毒性蛋白 CagA 要发挥其最大影响，它必须通过 *H. pylori* 黏附素黏附于上皮细胞，继而"注入"宿主细胞。研究表明，*H. pylori* 同时去除 BabA 和 SabA 两种黏附素对人细胞凋亡的影响远大于 *H. pylori* CagA 的去除[35]。因此，*H. pylori* 黏附素影响着其对上皮细胞的活力。最近许多研究表明，*H. pylori* HopQ 作为最主要的黏附素之一，特异性地与人癌胚抗原相关细胞黏附分子（CEACAMs）相互作用。他们发现 HopQ-CEACAM 结合与糖基无关，并靶向 N- 结构域。*H. pylori* 结合诱导 CEACAM1 介导的信号转导，HopQ-CEACAM1 相互作用使毒力因子 *H. pylori* CagA 转运到宿主细胞中，并增强促炎介质的释放，继而通过激活 NF-κB 信号通路促进肿瘤的发生发展[36]。然而，这些研究并没有进一步解释 CEACAM1 是如何被调控的。在本课题中，我们证明 MUC17 通过下调 CEACAM1 的表达，从而阻止 *H. pylori* CagA 转运。MUC17 通过抑制 NF-κB 信号通路的活性从而下调 CEACAM1 启动子活性。

CEACAM1 通过选择性剪接产生许多剪接变异体和转录产物，每个剪接变异体和 *H. pylori* 感染之间的亲和性不一致[37]。我们检测了 CEACAM1 的四个含有 N 结构域的主要剪接变异体，CEACAM1-4L、-4S、-3L 和 -3S 在胃癌细胞和组织中的表达。CEACAM1 的表达以剪接变异体 CEACAM1-3S 为主。MUC17 与 CEACAM1-3S 的表达呈负相关。挽救实验证明，MUC17 可以通过下调 CEACAM1-3S 的表达抑制 *H. pylori* CagA 的转运。但是过表达截短型 MUC17 和 CEACAM1-3S 时，细胞内 *H. pylori*CagA 的蛋白含量并没有过多的增加，有可能是因为 MUC17 还通过其他途径抑制 *H. pylori* CagA 的转运。有研究表明 *H. pylori* 黏附素 BabA 和 SabA 可以结合胃液中的 MUC1。MUC1 可以充当诱饵覆盖 *H. pylori* BabA 和 SabA 或释放相关的蛋白水解酶，从而防止 *H. pylori* 的进一步黏附，从而抑制 *H. pylori* CagA 的转运[38]。

已有的临床观察与实验室研究表明，*H. pylori* 根除治疗有助于降低胃癌发病率，但同时也导致了患者体内菌群失调，正常菌群被大量抗生素杀灭。因此，需要鉴定能否预测 *H. pylori* 相关胃癌的分子标志物，针对特异人群进行 *H. pylori* 治疗。以往研究表明，外源性过表达黏蛋白可以保护消化道，防止上皮细胞癌变[39]。本研究结果表明在胃癌细胞中 *H. pylori* 感染可通过 DNA 甲基化表观沉默 MUC17。MUC17 通过阻止 *H. pylori* CagA 转位而抑制胃癌细胞增殖作用。进一步确定，MUC17 通过下调 NF-κB 介导的 CEACAM1-3S 表达，提示 MUC17 具有抑制 *H. pylori* 黏附和 CagA 转运的作用（图 8-13）。因此，MUC17 可能可作为预测 *H. pylori* 相关胃癌的分子标志物。

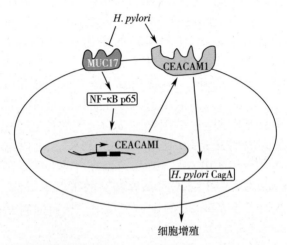

图 8-13　幽门螺杆菌通过抑制 MUC17 的表达从而促进胃癌细胞的增殖

H. pylori 感染细胞后，通过启动子区 DNA 甲基化下调 MUC17 表达，进一步恢复 NF-κB p65 的活力，加强 CEACAM1 转录，从而促进 *H. pylori* CagA 转运进入细胞。因此，*H. pylori* 通过抑制 MUC17 的表达从而促进胃癌细胞的增殖。

（吕有勇　林舒晔）

参 考 文 献

[1] DHANISHA SS, GURUVAYOORAPPAN C, DRISHYA S, et al. Mucins: Structural diversity, biosynthesis, its role in pathogenesis and as possible therapeutic targets [J]. Crit Rev Oncol Hematol,

2018, 122: 98-122.

[2] SENAPATI S, SHARMA P, BAFNA S, et al. The MUC gene family: their role in the diagnosis and prognosis of gastric cancer [J]. Histol Histopathol, 2008, 23 (12): 1541-1552.

[3] RESTA-LENERT S, DAS S, BATRA SK, et al. Muc17 protects intestinal epithelial cells from enteroinvasive E. coli infection by promoting epithelial barrier integrity [J]. Am J Physiol Gastrointest Liver Physiol, 2011, 300 (6): G1144.

[4] MONIAUX N, JUNKER WM, SINGH AP, et al. Characterization of Human Mucin MUC17 [J]. J Biol Chem, 2006, 281 (12): 23676-23685.

[5] PORCHET N, BUISINE MP, DESSEYN JL, et al. MUC genes: a superfamily of genes? Towards a functional classification of human apomucins [J]. J Soc Biol, 1999, 193 (1): 85.

[6] ALMARHOON MS, NUNN S, SOAMES RW. Effects of cagA+ and cagA-strains of Helicobacter pylori on the human gastric mucus layer thickness [J]. J. Gastroenterol Hepatol, 2010, 20 (8): 1246-1252.

[7] HO SB, TAKAMURA K, ANWAY R, et al. The adherent gastric mucous layer is composed of alternating layers of MUC5AC and MUC6 mucin proteins [J]. Dig Dis Sci, 2004, 49 (10): 1598-1606.

[8] KIM MJ, KIM J, CHANG JY, et al. Polymorphisms of interleukin-1β and MUC7 genes in burning mouth

syndrome [J]. Clin Oral Investig, 2016, 21（3）: 1-7.

[9] LEE HS, LEE HK, KIM HS, et al. MUC1, MUC2, MUC5AC, and MUC6 expressions in gastric carcinomas [J]. Cancer, 2015, 92（6）: 1427-1434.

[10] TAKAHIRO S, HIROTAKA I, JUNJI S, et al. Overexpression of MUC13 is associated with intestinal-type gastric cancer [J]. Cancer Sci, 2010, 96（5）: 265-273.

[11] QU M, LI L, ZHENG W C. Reduced miR-490-3p expression is associated with poor prognosis of Helicobacter pylori induced gastric cancer [J]. Eur Rev Med Pharmacol Sci, 2017, 21（15）: 3384-3388.

[12] BRINK GR, VAN DEN, TYTGAT KM, et al. H pylori colocalises with MUC5AC in the human stomach [J]. Gut, 2000, 46（5）: 601-607.

[13] MATSUZWA M, OTA H, HAYAMA M, et al. Helicobacter pylori infection up-regulates gland mucous cell-type mucins in gastric pyloric mucosa [J]. Helicobacter, 2010, 8（6）: 594-600.

[14] MARQUES T, DAVID L, REIS C, et al. Topographic expression of MUC5AC and MUC6 in the gastric mucosa infected by Helicobacter pylori and in associated diseases [J]. Pathol Res Pract, 2005, 201（10）: 665-672.

[15] HYUNG MIN K, NAYOUNG K, YOUNG SOO P, et al. Effects of Helicobacter pylori Infection on gastric

mucin expression [J]. J Clin Gastroenterol, 2008, 42 (1): 29.

[16] ASPHOLMHURTIG M, DAILIDE G, LAHMANN M, et al. Functional Adaptation of BabA, the H. pylori ABO Blood Group Antigen Binding Adhesin [J]. Science, 2004, 305 (5683): 519-522.

[17] BOVEN KAMP JHBVD, MAHDAVI J, MALE KV, et al. The MUC5AC glycoprotein is the primary receptor for Helicobacter pylori in the human stomach [J]. Helicobacter, 2010, 8 (5): 521-532.

[18] AYAKO Y, SHIN M, YOKO H, et al. Clinical relevance of Helicobacter pylori sabA genotype in Japanese clinical isolates [J]. J Gastroenterol Hepatol, 2010, 22 (12): 2228-2232.

[19] LINDÉN SK, SHENG YH, EVERY AL, et al. MUC1 limits Helicobacter pylori infection both by steric hindrance and by acting as a releasable decoy [J]. Plos Pathog, 2009, 5 (10): e1000617.

[20] REVA IV, YAMAMOTO T, VERSHININA SS, et al. Immune Homeostasis of Human Gastric Mucosa in Helicobacter pylori Infection [J]. Bull Exp Biol Med, 2015, 159 (1): 157-163.

[21] HOWITT MR, LEE JY, PAPHAVEE L, et al. ChePep controls Helicobacter pylori infection of the gastric glands and chemotaxis in the Epsilonproteobacteria [J]. Mbio, 2011, 2 (4): 41-43.

[22] SITARZ R, SKIERUCHA M, MIELKO J, et al.

Gastric cancer: epidemiology, prevention, classification, and treatment [J]. Cancer Manag Res, 2018, 10: 239-248.

[23] LIN S, ZHANG Y, HU Y, et al. Epigenetic downregulation of MUC17 by H. pylori infection facilitates NF-κB-mediated expression of CEACAM1-3S in human gastric cancer [J]. Gastric Cancer, 2019, 22 (5): 941-954.

[24] MICHAEL AH, BENJAMIN JS. Mucins in cancer: protection and control of the cell surface [J]. Nat Rev Cancer, 2004, 4 (1): 45-60.

[25] ZHANG B, HAO G Y, GAO F, et al. Lack of association of common polymorphisms in MUC1 gene with H. pylori infection and non-cardia gastric cancer risk in a Chinese population [J]. Asian Pac J Cancer Prev Apjcp, 2013, 14 (12): 7355-7358.

[26] ZHANG X, SHI D, LIU Y, et al. Effects of the Helicobacter pylori virulence factor CagA and ammonium ion on mucins in AGS cells [J]. Yonsei Med J, 2018, 59 (5): 633-642.

[27] PARK JS, YEOM JS, SEO JH, et al. Immunohistochemical expressions of MUC2, MUC5AC, and MUC6 in normal, Helicobacter pylori infected and metaplastic gastric mucosa of children and adolescents [J]. Helicobacter, 2015, 20 (4): 260-268.

[28] SIGAL M, ROTHENBERG ME, LOGAN CY, et al. Helicobacter pylori activates and expands Lgr5 (+)

stem cells through direct colonization of the gastric glands [J]. Gastroenterology, 2015, 148 (7): 1392-1404. e1321.

[29] WATARI J, CHEN N, AMENTA PS, et al. Helicobacter pylori associated chronic gastritis, clinical syndromes, precancerous lesions, and pathogenesis of gastric cancer development [J]. World J. Gastroenterol., 2014, 20 (18): 5461-5473.

[30] HAGYMÁSI K, TULASSAY Z. Helicobacter pylori infection: New pathogenetic and clinical aspects [J]. World J Gastroenterol, 2014, 20 (21): 6386-6399.

[31] LIM B, KIM JH, KIM M, et al. Genomic and epigenomic heterogeneity in molecular subtypes of gastric cancer [J]. World J Gastroenterol, 2016, 22 (3): 1190.

[32] GAO D, HERMAN JG, GUO M. The clinical value of aberrant epigenetic changes of DNA damage repair genes in human cancer [J]. Oncotarget, 2016, 7 (24): 37331-37346.

[33] DÍAZ P, VALENZUELA MV, BRAVO J, et al. Helicobacter pylori and gastric cancer: Adaptive cellular mechanisms involved in disease progression[J]. Front Microbiol, 2018, 9: 5.

[34] SHO K, NORISHIGE Y, SEIYA Y, et al. DNA methylation and histone H3-K9 modifications contribute to MUC17 expression [J]. Glycobiology, 2011, 21 (2): 247-256.

［35］BUGAYTSOVA JA，BJÖRNHAM O，CHERNOV YA，et al. Helicobacter pylori adapts to chronic infection and gastric disease via pH-responsive BabA-mediated adherence［J］. Cell Host Microbe，2017，21（3）：376-389.

［36］FEIGE MH，SOKOLOVA O，PICKENHAHN A，et al. HopQ impacts the integrin α5β1-independent NF-κB activation by Helicobacter pylori in CEACAM expressing cells［J］. Int J Med Microbiol Ijmm，2018，308（5）：527-533.

［37］GRAYOWEN SD，BLUMBERG RS. CEACAM1：contact-dependent control of immunity［J］. Nat Rev Immunol，2006，6（6）：433-446.

［38］THATHIAH A，BLOBEL CP，CARSON DD. Tumor necrosis factor-α converting enzyme/ADAM 17 mediates MUC1 shedding［J］. J Biol Chem，2003，278（5）：3386.

［39］MACHLOWSKA J，MACIEJEWSKI R，SITARZ R. The pattern of signatures in gastric cancer prognosis［J］. Int J Mol Sci，2018，19（6）：1658.

第十节　从幽门螺杆菌外膜脂多糖结构剖析中揭示东西方菌株差异

一、前言

H. pylori 感染导致不同临床结局取决于病原

菌和宿主之间的相互作用，研究 *H. pylori* 与宿主相互作用的重要毒力因子将有助于阐明不同 *H. pylori* 菌株感染的致病分子机制。与其他大部分革兰氏阴性菌一样，*H. pylori* 外膜外表面含有脂多糖，与外膜内表面的磷脂层构成了革兰氏阴性菌外膜的不对称脂质双分子层结构，在维持细菌外膜渗透性和完整性方面起重要作用。*H. pylori* 外膜脂多糖独特的化学结构及其生物合成通路中的中间代谢产物在慢性感染和致病中起重要作用。

研究发现，世界范围内不同地区、不同人群分离出的 *H. pylori* 菌株在脂多糖结构及生物合成通路所需糖基转移酶基因上存在差异，可能与菌株致病性强弱及胃癌的发病率高低有关。因此，本节将从 *H. pylori* 外膜脂多糖结构和生物学功能方面剖析中揭示东西方菌株的差异。

二、东西方菌株脂多糖分子中的类脂 A 结构高度保守

H. pylori 外膜脂多糖在结构上可以分为三个部分：①类脂 A（lipid A）；②核心多糖（core-OS）；③ O- 抗原（O-antigen）。同其他肠道革兰氏阴性菌类脂 A 典型的"六酰基化、双磷酸化、双 Kdo"结构（6 条脂肪酸链、2 个带负电荷的磷酸基团、2 个带负电荷的 Kdo）相比，*H. pylori* 的类脂 A 经过被 *H. pylori* 组成性表达的 5 种蛋白酶修饰为独特的"四酰基化、单磷

酸化、单 Kdo" 结构[1, 2]。被组成性修饰后，*H. pylori* 类脂 A 结构中的净负电荷水平明显降低，因此赋予了 *H. pylori* 野生株对带正电荷的多黏菌素 B 以及宿主胃黏膜产生的各种阳离子抗菌肽（CAMPs）天然抵抗的能力，也使得 *H. pylori* 脂多糖对 TLR4 的激活能力比其他肠道细菌产生的脂多糖要低至少 1 000 倍。

H. pylori 脂多糖类脂 A 结构的组成性修饰可能是 *H. pylori* 伴随人类在数万年前"走出非洲"后共同进化的结果。研究指出，*H. pylori* 类脂 A 结构的组成性修饰是 *H. pylori* 能够在宿主胃黏膜成功定植的必需条件，也是 *H. pylori* 能够感染世界一半以上人口的重要原因。

三、东西方菌株脂多糖分子中的核心多糖结构高度保守

既往对西方参考菌株 26695 脂多糖化学结构研究提示，*H. pylori* 脂多糖的核心多糖结构由经典的内核心和外核心组成，而 O- 抗原仅包含 Lewis 抗原[2-4]。既往研究认为，26695 菌株脂多糖核心多糖的内核心为六糖结构，由葡萄糖（Glc）、半乳糖（Gal）、2- 酮基 -3- 脱氧辛酸（Kdo）、和 3 个庚糖（Hep）和组成：（Glc-Gal-Hep Ⅲ-Hep Ⅱ-Hep Ⅰ-KDO），其中的 Hep Ⅰ 和 Hep Ⅱ 为 L- 甘油 -D- 甘露庚糖（LD- 庚糖），Hep Ⅲ 为 D- 甘油 -D- 甘露庚糖（DD- 庚糖）；26695 菌株脂多糖核心多糖的外核心由乙

酰氨基葡萄糖（GlcNAc）、岩藻糖（Fuc）、DD-庚糖（DD-Hep）组成的三糖结构（GlcNAc-Fuc-DD-Hep，Trio），外连接 α-1, 6- 葡聚糖（α-1, 6-glucan）和 DD- 庚糖聚糖（DD-heptan）组成。

近年来，我们课题组运用高效基因敲除技术，结合二维核磁共振和质谱技术精确分析和比较了 G27 野生菌株（欧洲参考菌株）和 O- 抗原缺失菌株 G27ΔwaaL 的脂多糖化学结构，发现 G27 脂多糖的核心多糖结构简单，仅包含既往被定义为内核心的六糖结构；而既往被定义为核心多糖外核心的 Trio 三糖结构、葡聚糖和庚糖聚糖结构则与 Lewis 抗原共同属于 O- 抗原的一部分[5]。该研究从新的视角丰富了学界对 H. pylori LPS 结构、分区和功能的认识，对于理解东西方菌株 H. pylori 脂多糖结构域的保守性和可变性，以及认识不同结构域的生物学功能至关重要。

进一步通过生物信息学技术寻找参与 H. pylori 脂多糖合成的糖基转移酶基因，通过基因敲除法在 G27 菌株背景上构建了整个系列的糖基转移酶突变菌株，并纯化相应菌株的外膜脂多糖，采用银染、Western blot、2D-NMR 和 MS 解析野生株和敲除株脂多糖的化学结构并比较其差异，我们发现了新的糖基转移酶基因 HP0102、HP1578、HP1283 和 HP0805，分别参与合成 H. pylori 脂多糖 Trio 三糖结构中的岩藻糖基转移酶、Lewis 抗原起始合成的 GlcNAc 糖基转移酶、庚糖聚糖转移酶，以及脂多糖核心多糖结构中的半乳糖基转移酶。以上糖基转移酶基因的发现完成了 *H. pylori* 外膜脂多糖的生物合成通路的全面解析[6]。

以标准菌株 G27 脂多糖结构和相关糖基转移酶基因作为参考，进一步通过比较基因组学的方法，分析比较了 177 株经过全基因组测序幽门螺杆菌株（包含世界范围内不同地理来源的 7 个主要种群）的脂多糖结构糖基转移酶基因的有无情况。我们发现，所有菌株的基因组中均含有参与合成 *H. pylori* 脂多糖核心多糖结构的 6 个糖基转移酶基因，这从基因层面进一步证实 *H. pylori* 脂多糖中的核心多糖结构在东西方菌株中是保守存在的[6]。

四、东西方菌株脂多糖分子中的 O- 抗原结构存在巨大差异

既往研究认为，*H. pylori* 脂多糖 O- 抗原结构仅包含 Lewis 抗原[2-4]。然而，我们课题组近年来的研究重新定义了 *H. pylori* 的核心多糖和 O- 抗原结构域[5, 6]。以西方菌株 G27 的脂多糖结构为例，其 O- 抗原结构不仅包含 Lewis 抗原，还包括既往被定义为核心多糖外核心的 Trio 三糖、葡聚糖、和庚糖聚糖结构。

（一）东西方菌株脂多糖分子最大的区别在于庚糖聚糖结构的有无，可能与菌株的致病性强弱有关

研究显示，绝大部分欧洲菌株脂多糖 O- 抗

原结构中均含有庚糖聚糖和葡聚糖[3, 4, 7-9]。而既往对 12 株东方菌株（4 株中国菌株、5 株日本菌株、3 株新加坡菌株）的脂多糖结构研究显示，庚糖聚糖在所有 12 株东方菌株的脂多糖结构中均不存在，葡聚糖结构也只存在于 1 株东亚菌株（CA6）的脂多糖结构中[10]。

同样以标准菌株 G27 脂多糖结构作为参考，进一步通过比较基因组学的方法，分析比较了 177 株经过全基因组测序 *H. pylori* 菌株的脂多糖 O- 抗原相关糖基转移酶基因的有无。研究发现，参与合成 O- 抗原 Trio 三糖的糖基转移酶基因，葡聚糖转移酶基因，以及参与合成 Lewis 抗原的相关基因，在所有菌株的基因组中均存在。然而，参与合成庚糖聚糖的糖基转移酶基因 *HP1283* 出现在约 80% 的欧洲菌株的基因组中，而在所有纳入的 73 例东亚菌株（包括我们全基因组测序的中国菌株 44 例）基因组中全部缺失，提示所有 73 例东亚菌株的脂多糖结构中均缺乏庚糖聚糖结构[6]。

以上脂多糖结构分析和全基因组分析结果提示，东西方幽门螺杆菌株在外膜脂多糖结构上存在巨大差异：绝大部分欧洲菌株外膜脂多糖结构中含有庚糖聚糖，而东亚菌株的脂多糖结构中均缺乏庚糖聚糖，即庚糖聚糖结构的有无是东西方菌株脂多糖分子最大的区别（图 8-14）。

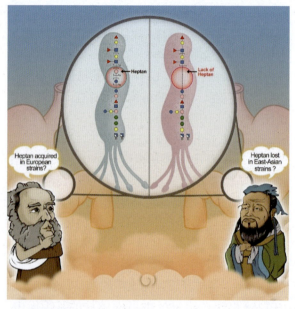

图8-14 东西方菌株脂多糖分子最大的区别在于庚糖聚糖结构的有无

绝大部分西方菌株脂多糖分子中含有庚糖聚糖（Heptan）（左边蓝色），而东方菌株脂多糖分子完全缺失庚糖聚糖（右边红色）。值得思考的是：*H. pylori* 与人类共同"走出非洲"后，在与宿主适应进化中，到底是欧洲菌株脂多糖获得了庚糖聚糖，还是东方菌株脂多糖丢失了庚糖聚糖？

图左人物为西方哲学家苏格拉底，图右人物为东方哲学家孔子。插图引自：LI H，MARCEAU M，YANG T，et al. East-Asian Helicobacter pylori strains synthesize heptan-deficient lipopolysaccharide［J］. PLoS Genet. 2019，15（11）：e1008497.

H. pylori 脂多糖结构中的庚糖基供体为二磷酸腺苷庚糖（ADP- 庚糖），根据构型可分为：ADP-DD- 庚糖和 ADP-LD- 庚糖。ADP-LD- 庚糖作为 *H. pylori* 核心多糖结构中 Hep Ⅰ 和 Hep Ⅱ 的供体，而 ADP-DD- 庚糖作为核心多糖结构中的 Hep Ⅲ、O- 抗原结构中 Trio 三糖中的 Hep 糖基，以及庚糖聚糖的供体。

ADP- 庚糖除了是脂多糖结构中庚糖合成的供体，也是最新发现的病原相关分子模式（PAMPs）[11, 12]。在 *H. pylori* 中，ADP- 庚糖主要依赖Ⅳ型分泌系统（T4SS）进入宿主细胞，特异性的激活 ALPK1-TIFA-TRAF6-NF-κB 通路介导的炎症反应[13-15]。因此，*H. pylori* ADP- 庚糖生物合成后有两条去向：一条通路作为脂多糖分子中庚糖基合成的供体；而另外一条通路依赖 T4SS 转运至宿主细胞引起炎症反应。由于绝大部分西方菌株脂多糖结构中含有庚糖聚糖，因此可能消耗更多的 ADP- 庚糖，从而减少其通过 T4SS 途径进入宿主细胞介导炎症反应；而 *H. pylori* 东方菌株脂多糖结构中不含有庚糖聚糖，其菌株本身对 ADP- 庚糖的利用降低，从而有更多的 ADP- 庚糖通过 *cag*-T4SS 进入宿主细胞，从而导致更严重的炎症反应和临床结局。

（二）Lewis 抗原在绝大部分东西方菌株脂多糖分子中均表达，但相较于西方菌株，东方菌株更倾向表达 I 型 Lewis 抗原

Lewis 抗原以 Gal-GlcNAc 为骨架链，根据

其连接的糖苷键不同可以分为 2 种类型：Ⅰ型 Lewis 抗原链通过 β-1，3 糖苷键相连，在此基础上主要产生 Lewis a（Le^a）和 Lewis b（Le^b）抗原；Ⅱ型 Lewis 抗原链通过 β-1，4 糖苷键相连，在此基础上主要产生 Lewis x（Le^x）和 Lewis y（Le^y）抗原。由于 H. pylori 脂多糖 Lewis 抗原与人体胃黏膜表达的 Lewis 抗原结构相同，宿主免疫系统将 H. pylori 当作"自己人"，使得 H. pylori 逃逸宿主的免疫识别。另一方面，H. pylori 表达的 Lewis 抗原能够刺激机体产生相应的抗体，通过抗原抗体反应导致自身免疫性疾病，H. pylori 因此被称作"披着羊皮的狼"[16]。

研究显示，绝大部分东西方菌株中（约 90%）均表达Ⅱ型 Lewis 抗原。西方菌株很少表达Ⅰ型抗原，如Ⅰ型抗原 Le^a 和 Le^b 在 50 株希腊儿童分离菌株中的表达率为 0.02%/22%[17]，在 38 株智利人群分离菌株中的表达率为 0%/24%[18]，在 41 株加拿大分离菌株中的表达率为 0.5%/19.5%[19]。相对于西方菌株，东方菌株更倾向表达Ⅰ型抗原（refs）。我们课题组最近对 71 例汉族人群分离菌株分析发现其 Le^a 和 Le^b 的表达率为 56.3%/31.0%，但 Lewis 抗原的表达与不同临床结局没有相关性[20]。因此，东西方菌株脂多糖结构在Ⅰ型抗原表达率方面的差异可能与不同宿主胃黏膜 Lewis 抗原相关，体现了 H. pylori 与不用宿主共同适应进化的结果。

五、小结与展望

脂多糖是 *H. pylori* 外膜最重要的组成部分和毒力因子，其独特的化学结构及其生物合成通路中的中间代谢产物在慢性感染和致病中起重要作用。东西方菌株脂多糖结构中的类脂 A 和核心多糖结构高度保守，O- 抗原结构中的 Trio 三糖结构也高度保守。东西方菌株脂多糖分子最大的区别在于庚糖聚糖结构的有无。*H. pylori* 感染是导致胃癌最重要的危险因素，而世界范围内一半以上的胃癌来自东亚地区。西方菌株脂多糖分子中庚糖聚糖结构的存在是否与其低致病性有关，而东亚菌株脂多糖分子中庚糖聚糖结构的缺失是否与东亚菌株的高致病性有关值得进一步研究。

（唐小琼　李　红）

参 考 文 献

[1] CULLEN TW, GILES DK, WOLF LN, et al. Helicobacter pylori versus the host: remodeling of the bacterial outer membrane is required for survival in the gastric mucosa [J]. PLoS Pathog, 2011, 7 (12): e1002454.

[2] STEAD CM, ZHAO J, RAETZ CR, et al. Removal of the outer Kdo from Helicobacter pylori lipopolysaccharide and its impact on the bacterial surface [J]. Mol Microbiol, 2010, 78 (4): 837-852.

[3] LI H, LIAO T, DEBOWSKI AW, et al. Lipopolysaccharide structure and biosynthesis in Helicobacter pylori [J]. Helicobacter, 2016, 21 (6): 445-461.

[4] ALTMAN E, CHANDAN V, LI J, et al. Lipopolysaccharide structures of Helicobacter pylori wild-type strain 26695 and 26695 HP0826: : Kan mutant devoid of the O-chain polysaccharide component [J]. Carbohydr Res, 2011, 346 (15): 2437-2444.

[5] LI H, YANG T, LIAO T, et al. The redefinition of Helicobacter pylori lipopolysaccharide O-antigen and core-oligosaccharide domains [J]. PLoS Pathog, 2017, 13 (3): e1006280.

[6] LI H, MARCEAU M, YANG T, et al. East-Asian Helicobacter pylori strains synthesize heptan-deficient lipopolysaccharide [J]. PLoS Genet, 2019, 15 (11): e1008497.

[7] KNIREL YA, KOCHAROVA NA, HYNES SO, et al. Structural studies on lipopolysaccharides of serologically non-typable strains of Helicobacter pylori, AF1 and 007, expressing Lewis antigenic determinants [J]. Eur J Biochem, 1999, 266 (1): 123-131.

[8] ASPINALL GO, MONTEIRO MA, SHAVER RT, et al. Lipopolysaccharides of Helicobacter pylori serogroups O: 3 and O: 6—structures of a class of lipopolysaccharides with reference to the location of oligomeric units of D-glycero-alpha-D-manno-heptose

residues [J]. Eur J Biochem, 1997, 248 (2): 592-601.

[9] ALTMAN E, CHANDAN V, LI J, et al. Lipopolysaccharide structure of Helicobacter pylori serogroup O: 3 [J]. Carbohydr Res, 2013, 378: 139-143.

[10] MONTEIRO MA, ZHENG P, HO B, et al. Expression of histo-blood group antigens by lipopolysaccharides of Helicobacter pylori strains from asian hosts: the propensity to express type 1 blood-group antigens [J]. Glycobiology, 2000, 10 (7): 701-713.

[11] ZHOU P, SHE Y, DONG N, et al. Alpha-kinase 1 is a cytosolic innate immune receptor for bacterial ADP-heptose [J]. Nature, 2018, 561 (7721): 122-126.

[12] GARCÍA-WEBER D, DANGEARD AS, CORNIL J, et al. ADP-heptose is a newly identified pathogen-associated molecular pattern of Shigella flexneri [J]. EMBO Rep, 2018, 19 (12): e46943.

[13] ZIMMERMANN S, PFANNKUCH L, AL-ZEER MA, et al. ALPK1-and TIFA-Dependent innate immune response triggered by the Helicobacter pylori type IV secretion system [J]. Cell Rep, 2017, 20 (10): 2384-2395.

[14] STEIN SC, FABER E, BATS SH, et al. Helicobacter pylori modulates host cell responses by CagT4SS-dependent translocation of an intermediate metabolite of

LPS inner core heptose biosynthesis [J]. PLoS Pathog, 2017, 13（7）: e1006514.

[15] GALL A, GAUDET RG, GRAY-OWEN SD, et al. TIFA signaling in gastric epithelial cells initiates the cag type 4 secretion system-dependent innate immune response to Helicobacter pylori infection [J]. mBio, 2017, 8（4）: e01168-17.

[16] MONTEIRO MA. Helicobacter pylori: a wolf in sheep's clothing: the glycotype families of Helicobacter pylori lipopolysaccharides expressing histo-blood groups: structure, biosynthesis, and role in pathogenesis [J]. Adv Carbohydr Chem Biochem, 2001, 57: 99-158.

[17] ALTMAN E, CHANDAN V, HARRISON BA, et al. Helicobacter pylori isolates from Greek children express type 2 and type 1 Lewis and α1, 6-glucan antigens in conjunction with a functional type IV secretion system [J]. J Med Microbiol, 2012, 61（Pt 4）: 559-566.

[18] ALTMAN E, FERNÁNDEZ H, CHANDAN V, et al. Analysis of Helicobacter pylori isolates from Chile: occurrence of selective type 1 Lewis b antigen expression in lipopolysaccharide [J]. J Med Microbiol, 2008, 57（Pt 5）: 585-591.

[19] ALTMAN E, HARRISON BA, CHANDAN V, et al. Lipopolysaccharide glycotyping of clarithromycin-resistant and clarithromycin-susceptible Canadian isolates of Helicobacter pylori [J]. Can J Microbiol, 2014, 60（1）: 35-39.

[20] TANG X, WANG P, SHEN Y, et al. Lipopolysaccharide O-antigen profiles of Helicobacter pylori strains from Southwest China[J]. BMC Microbiol, 2023, 23(1): 360.

第十一节　临床研究设计和统计学考虑

临床研究根据其发起者和研究目的的不同，主要可以分为由医药企业（即申办者）发起的，以药品上市注册为目的的药物临床试验（industry-sponsored clinical trial，IST）和由研究者发起，主要以患者个体（包括电子病历等医疗健康信息）为研究对象，不以药品或医疗器械等产品注册为目的的研究者发起的研究（investigator-initiated clinical trial，ITT）。

在试验设计上，药物临床试验（IST）一般都是干预性的随机对照试验，并且需要采取严格的随机化和盲法等措施来控制试验过程中的偏倚和混杂因素。药物临床试验，在实施过程中，需要严格遵守《药物临床试验质量管理规范》（Good Clinical Practice，GCP）的要求，在GCP中强调要落实质量源于设计的理念。可见临床研究设计对于开展临床研究的重要性，其中，设计包括关注试验的所有组成部分的设计，以使试验成功的可能性最大化。

而研究者发起（ITT）的研究，由于其研究目的主要是研究个体或群体的诊断，治疗预后等医疗实践，因此，在更多的情况下，是非干预的观察性研究。对于研究者发起的研究，研究者需要遵守《医疗卫生机构开展研究者发起的临床研究项目管理办法》中的相关规定开展研究。

如果研究者在发起研究时，其数据来源是真实世界数据（real world data，RWD），那么，这个 ITT 研究又被称为真实世界数据研究或真实世界研究（real world study，RWS）。真实世界研究在近年来越来越受到关注，其主要原因就在于，在日常生活当中，我们有越来越多的高科技设备用于记录患者信息，让获取真实世界数据变得可能，同时，越来越多的前沿且基准的数据分析方法的出现，让分析庞大且复杂的真实数据变得可能。并且，由于真实世界数据更加贴近现实生活和临床实际，基于真实世界数据的临床研究可以为我们解答以前在理想状态下的随机对照试验设计下无法解答的问题。因此，真实世界研究不管是作为确证上市后药物在真实世界的安全性和疗效，还是作为对于真实世界环境下临床实践的探索都在近几年备受关注。

在开展临床研究之前，研究者首先需要确定感兴趣的研究方向，这个非常重要。只有确定了研究方向和开展临床研究的目的，研究者才能根据研究特有的研究目的选择合适的研究设计，确定是否与申办方合作，以及制定合理的研究管理方案。关于如何在开展 *H. pylori* 的试验中选择合适的研究设计，我们将在本章节的第一部分详细提到。

研究者需要选择合适的研究对象。研究对象的选择需要充分反映研究之外的人群（总体），从而使样本研究得出的结论可以恰当地应用到总体当中，也称作外部真实性（external validity）。关于如何确定研究对象以及确定合适的纳排标准，我们在本节的第三部分将详细提到。

同时，在临床研究当中，统计分析计划的确定对于确保临床研究结论的科学性也十分重要，严谨的统计分析计划是确保统计分析方法的合理性和结论可靠性的关键。因此，在本节的第五部分，我们向研究者们强调事先确定统计分析计划的重要性，我们将分别针对确证性随机对照试验和观察性研究，向研究者们介绍在拟定统计分析计划时研究者需要注意的几个主要要点。

最后，在临床试验当中，除了外部真实性之外，研究者还要确保试验的内部真实性（internal validity）。内部真实性是指准确地实施研究计划，使样本研究结果与研究中的真实情况保持一致。通过高质量的数据管理，确保研究数据的正确性是确保临床试验内部真实性的关键。在本节的最后一部分，我们将详细提到临床研究当中数据采集、治理和管理一体化的解决方案，电子源数据存储库（electronic source data repository，ESDR）。临床研究项目当中，ESDR 平台的建设将在很大程度上提高数据的可溯源性。

本章节将主要依据两个国际 *H. pylori* 临床试验和一个我国的 *H. pylori* 观察性研究，来对临床研究设计和统计学相关注意事项展开讨论。我们希望通过本节案例的解析来为想要开展 *H. pylori* 临床试验的研究者们提供一些初步的设计思路和方向。

一、研究设计

无论是单一的抗菌类型药物还是单一的抗溃疡药物都无法根除 *H. pylori*[1]。先前国际上的研究表明，阿莫西林单一疗法对 *H. pylori* 的根除率为 0[2]，质子泵抑制剂（PPI）的单一疗法对 *H. pylori* 的根除率也低于 5%，其中，单一的奥美拉唑的根除率为 3%~4%[3]，单一的兰索拉唑为 2%[4]。因此，目前国际上所有治疗 *H. pylori* 治疗方案都是多药治疗方案，一般包括两个主要成分，抗菌药物和抗溃疡药物。

基于此原因，在国际上针对探索或确证治疗 *H.pylori* 新药或者新的治疗方案的临床研究一般分为以下三种类型：

1. 用新药替代已批准的治疗方案中的一种成分 这在治疗 *H. pylori* 的临床研究中比较常见，特别是在过去几年，一种新型钾离子竞争性胃酸阻断剂（potassium-competitive acid blocker, P-CAB）沃诺拉赞（vonoprazan）被发现比质子泵抑制剂（PPI）对胃酸的抑制作用更强，且更持久[5]之后。在 2019—2020 年，美国胃肠病学和肝病学的专家，William D. Chey 在美国和欧洲开展的研究沃诺拉赞对于 *H. pylori* 的根除作用的Ⅲ期临床试验（试验编号：NCT04167670）[6] 当中，研究者就感兴趣于确证用沃诺拉赞替代传统治疗方案当中的兰索拉唑时，新的治疗方案相较于传统治疗方案的非劣效性。在这样的试验设计中，由于除了被替代的药物成分，其他的背景用药在两个比较组中相似，且在两个组中都对观察到的疗效都起到作用，试验设计可以运用非劣效性检验。但研究者需注意选择有临床意义的非劣效检验界值，在 William D. Chey 的临床试验当中，研究者所选用界值为 10%[5, 6]。

2. 在已批准的治疗方案中添加新药　如果研究者感兴趣于探索或确证在传统治疗方案当中添加新药的有效性，在研究设计当中，研究者应该注意采用安慰剂对照的方式，以确保试验过程当中的盲态的保持。这时，由于研究者的研究目的在于对比"新药＋已批准的治疗方案"与"安慰剂＋已批准的治疗方案"的疗效差别，我们期望新药的疗效优于安慰剂，而不是超过一个非劣效性的界值。因此，在这样的研究设计当中，非劣效性检验就不再适用，研究者应选择优效性检验来证明新添加药物的有效性。

3. 开发以前未研究过的新方案　开发以前未研究过的全新的多药治疗方案，在目前的治疗 *H. pylori* 的临床研究中比较少见。如果研究者感兴趣于研发一种新的多药治疗方案，研究者将应采用析因设计。析因设计是研究多药方案的一种常用临床研究设计，其对方案当中的各个药物的各个水平所有组合进行比较的一种研究设计。在析因设计中，研究者不仅关心各研究药物的主效应（main effect），即多药方案中每一个成分对疗效所起到的作用，还关心各研究药物间的交互作用（interaction），即各个成分相互之间的影响。

当研究者所感兴趣的是研究当用新药替代已批准的治疗方案中的一种成分，这种新的治疗方案的有效性时，研究者可以采用非劣效性设计。这时的非劣效性检验的目的一般是比较 C-T 的疗效差异，即比较活性对照组的响应率减去干预组的响应率是否小于某一个预先定义的非劣效性界值。在采用非劣效性研究中，研究者有三个需要额外考虑的地方：①在开始非劣效研究之前，研究者应该根据历史研究或预试验来检验和确定一个活性对照组（活性对照药物 + 背景药物）相较于安慰剂对照组（安慰剂 + 背景药物）的治疗效果，这个治疗效果被称为 M1。这个治疗效果（M1）将被选作活性对照效应量的一个保守估计（最小的效应量）[7]。②由于对活性对照 M1 效应量的估计来源于历史研究，研究者在设计新的活性对照非劣效性试验时，要注意保证现行的非劣效性研究要与得出 M1 效应量的历史研究足够相似，来避免由于研究设计的不同而产生的活性对照 M1 效应量的偏差。③尽量避免，会减小观察到的 C-T（对照组 - 试验组）疗效差异，使最终得出的非劣效结论的不正确的不符合研究方案的操作，如：不准确或没有严格实施的入排标准，没有严格排除会影响到试验用药的伴随用药，错误的药物分配，依从性差等。

二、研究对象

在确定适当的研究对象时，一个重要的原则就是外部真实性，又称为外推性（generalizability）[8]，即研究中所得出的结论可以很好地外推至所关注的人群总体（population）。因此，确定适当、全面、且可行的抽样方法和入组纳排标准十分重要。

抽样方法一般分为非概率抽样和概率抽样。非概率抽样，一般由符合纳排标准且容易获得的患者组成抽样样本。而概率抽样则是保证临床试验外推性的"金标准"[8]。概率抽样一般包括简单随机抽样，系统随机抽样，分层随机抽样和整群随机抽样。其中，分层随机抽样比较常见，是指研究者首先根据患者特定的特征分层，然后在每一层（每一亚组）进行随机抽样的方法。

除了筛选抽样方法以外，确定合适的纳排标准也十分重要，纳排标准分为纳入标准和排除标准。纳入标准确定了受试者能够入组的基本条件。纳入标准保证了所纳入的人群是一个研究目标人群（总体）的代表人群。同时，合理的纳入标准也确保了，在临床研究中，所得出的结论可以充分地反映研究之外的总体，也就是我们在前面所提到的研究结论的外部真实性（external validity）。

而排除标准应该是在符合纳入标准的受试者的基础上的其他不满足试验要求的特殊情况[9]。任何研究排除标准（如"儿童"）都应该明确考虑和衡量这项研究对被排除的人群造成的风险和利益，如果研究对具有某些特征的受试者风险很大，出于伦理的考量，研究者都应该确保将这一部分人群排除在临床试验当中。

接下来，我们将基于案例，为研究者们列举一些在 H. pylori 临床试验中，常见的纳入和排除标准。在 2019—2020 年，美国胃肠病学和肝病学的专家，William D. Chey 在美国和欧洲开展的研究沃诺拉赞对于 H. pylori 根除作用的Ⅲ期临床试验（试验编号：NCT04167670）[6]当中，研究者所确立的主要的纳入标准包括：患者必须≥18周岁，并且拥有至少一个下列的临床状况：消化不良；最近 / 新的诊断为不出血性消化性溃疡；消化性溃疡史且既往未接受过针对 H. pylori 感染的治疗；需要长期接受稳定剂量的非甾体抗炎药治疗。患者必须在筛查入组时没有正在接受的治疗，同时，通过 C- 尿素呼气试验（UBT）诊断 H. pylori 感染呈阳性。

在筛查过程中，所有招录的患者都进行了内镜下胃黏膜活检，试验一共提取了两个活检样本（分别来自胃窦大弯和胃体小弯）用于 H. pylori 培养和抗菌药物敏感试验。研究者从胃窦大、小弯和胃体大、小弯各取 1 块胃黏膜样本来进行 *H. pylori* 组织病理学检查。研究者要求纳入分析数据集的患者必须是同时通过组织病理学和细菌培养确认 *H. pylori* 感染呈阳性患者。

在上述 William D. Chey 开展的研究当中，研究者所确立的主要排除标准则包括：胃癌患者，或由于胃或十二指肠溃疡目前或最近正在出血的患者，或在随机分组的前 4 周内有临床显著性的胃肠道出血的患者。详细的纳排标准请见上述临床试验的注册页（ClinicalTrials.gov；NCT04167670）[6]。

三、随机化和盲法

随机化和盲法是临床研究中减少偏倚、控制混杂因素的两个重要工具和措施。其中，随机分组和对分组的隐匿目的在于防止研究者或患者事先知道或决定患者分配到哪一组接受治疗，降低了偏倚的同时使患者的分配取得了均衡。其中，降低偏倚（bias reduction）是指对未知的重要预后因素的均衡，它们是不可测量或不可获得的影响因素，如：患者的精神状态。而取得均衡（achieving balance）是指对已知的重要预后因素的均衡，如：年龄、性别、病情轻重、受教育程度等。

盲法的目的在于，防止干预措施实施过程中和结局指标测量时来自研究者或患者的主观偏差或个人偏好，避免了临床试验实施过程中的偏倚。如："新药治疗组"的患者由于较高的期望可能会夹杂"安慰剂"效应，使观察药效比实际药效大大加强，而相反地，"空白治疗组"或"标准治疗组"的患者可能会感觉很"失望"，并提前退出试验。因此，由于盲法需要在整个治疗和随访过程中保持盲态，一般较难实施。

在 2019—2020 年，美国胃肠病学和肝病学的专家，William D. Chey 在美国和欧洲开展的Ⅲ期临床试验（试验编号：NCT04167670）[6] 当中，研究者所采用的随机化方法是区组随机化，并且所选择的区组长度为 6。区组随机化是通过先将符合条件的患者分成若干个大小相等的区组，然后再在每个区块内将患者按照一定的比例分配到各个比较组的随机化方法。研究者可以将区组想象成一辆火车中可以容纳相等数量乘客的车厢，而区组的长度就是车厢能够容纳的乘客的数量。由于研究者希望同时研究沃诺拉赞的二联疗法和三联疗法分别相较于传统疗法的非劣效性，研究者开展的是拥有三组的临床试验。其中，由于沃诺拉赞三联疗法与传统疗法的背景用药完全一样（阿莫西林 1g+ 克拉霉素 500mg b.i.d.），唯一不同的是将传统疗法中兰索拉唑 30mg b.i.d. 换成了研究用药沃诺拉赞 20mg b.i.d.，研究者为沃诺拉赞三联疗法和传统疗法这两组设置了双盲。在沃诺拉赞二联疗法这一组中，研究者采用的治疗方案是沃诺拉赞 20mg b.i.d. 和阿莫西林 1g t.i.d.。基于阿莫西林在药物生产中难以控制交叉污染，研究者无法对这一组的患者的用药设盲。

在多药治疗方案中，采用双盲双模拟措施是推荐的。但是，由于伦理或实际操作等问题，有时也会存在研究者无法开展设盲试验的客观原因。这时，研究者应该根据研究价值以及患者和研究者的主观偏倚将会对研究结果所带来的影响来判断是否开展开放性临床试验。

我们建议研究者在临床试验开始之前与流行病学家以及统计学家积极沟通，根据不同的研究目的和实际情况选择合适的随机分组和实施盲法的方法。

四、统计分析计划

在这部分内容中，我们想向研究者们强调事先确定统计分析计划的重要性以及统计分析计划书当中的几个主要要点。我们会分别从随机对照试验（RCT）和观察性研究两个方面来介绍统计分析计划。

1. 随机对照试验（RCT）的统计分析计划书　在确证性随机对照试验（RCT）当中，必须在统计分析计划书中事先规定研究当中的主分析内容，任何其他的统计分析内容都只能作为探索性分析结果[10]。统计分析计划书应在试验方案和病例报告表确定之后形成，并在第一次揭盲之前以文件形式确认，此后不再作任何修改或变动[11]。统计分析计划书的几个主要要点包括统计分析集的选择、主要指标、次要指标、统计分析方法、疗效及安全性评价方法等。

统计分析集的定义需在试验方案的统计部分明确提出，并在盲态审核时确定每位受试者所属的分析集[11]。根据随机对照试验（RCT）中的意向性治疗原则（intent-to-treatment，ITT），主要分析结果应该是受试者完全按照随机化结果进行随访而获得的研究结果。但是，完整地随访所有随机化对象，这一理想状态在现实生活中往往很难实现。因此，在 ICH-E9[12] 中，策略者提到了两种常用于对试验资料进行分析的数据集，一种被称为"全分析集"，另一种被称为"符合方案集"。

简单来说，"全分析集"是指尽可能接近意向性治疗理想状态的数据集，即从所有随机化的受试者中以最少的和合理的方法排除受试者后得到的数据集[12]。"符合方案集"是在"全分析集"中一个具有一定依从性的受试者的子集。在2019—2020 年，美国胃肠病学和肝病学的专家，William D. Chey 在美国和欧洲开展的Ⅲ期临床试验（试验编号：NCT04167670）[6] 当中，研究者选择了"全分析集"作为主分析集，但所有对于主要和次要终点的评估都在"符合方案集"中进行了再次验证和对比。

在一个随机对照试验（RCT）当中，研究者可能会根据不同目的设立多个观察指标，但是，往往能够根据试验的主要目的，提供与临床最有关且可信的证据只有一个，也就是临床试验当中的"主要指标"。而次要指标则是与试验主要目的相关的支持性指标，或与次要目的相关的疗效指标[13]。在 2018—2019 年，日本胃肠病学和肝病学的专家，Sho Suzuki 在日本开展的研究 7 天沃诺拉赞的二联疗法（VA-dual）的多中心非劣效性试验[5]当中，研究者所运用的主要指标是治疗期后至少 4 周的 *H. pylori* 根除率，通过 UBT 检查得出。同时，次要指标是不良事件频率和严重性，以及根据克拉霉素敏感性和阿莫西林耐药性分层的 *H. pylori* 根除率。

在统计分析计划书中，研究者根据研究目的所选用的统计分析方法和统计分析软件应该是国内外公认的，其中，统计分析方法大致可以概括为以下几方面：①描述性统计分析：指对受试者的人口学特征、基线资料、主要 / 次要指标进行统计描述；②参数估计、置信区间和假设检验：指在试验中分别根据主要指标和次要指标提出要检验的假设，并根据假设选择适当的统计分析方法以及涉及的统计模型，如：针对两个样本均值比较的参数检验 -*t* 检验以及非参数检验 - 秩和检验；针对多样本均数比较的参数检验 - 方差分析以及非参数检验 -Kruskal-Wallis 检验；以及针对两个（或多个）样本之间率比较的卡方检验和费歇尔检验等；③协变量分析：指对可能会影响主要指标的其他影响因素进行识别、控制和分析，来提高对主要指标的估计精度的过程。统计学专业人员应根据拟定的统计分析计划书中确定的统计分析方法完成统计分析工作[11]。

2. 观察性研究（observational study）统计分析计划书　在讨论观察性研究当中的统计分析计划书前，首先简单介绍一下什么是观察性研究。观察性临床研究是指，在研究当中，研究者不主动对患者施加干预，只是"被动"地对研究对象进行观察和记录其在常规医疗诊治情况下的从初诊、复诊和随诊过程中各种与研究目的相关的医疗个人纵向大数据，这种研究设计在探索性研究中非常常见。而如果利用患者的医疗真实世界数据，采用合理的统计方法，在控制混杂因素后进行数据分析得到相应的真实世界证据。

由于观察性研究，特别是利用真实世界数据的观察性研究无法像随机对照试验（RCT）一样通过严格的纳排标准，针对研究过程中出现的混杂、偏倚进行也无法严格地控制，通常是无法随机分组和难以盲法设计。因此，在观察性研究中，不同的统计分析模型的选择往往会导致不同的分析结果。为了避免结果驱动的偏倚和保证研究过程的透明性，在真实世界环境下的研究中，特别强调，至少主分析的统计分析计划应该与研究方案同步确定，这与在随机对照试验（RCT）中规定统计分析计划可以在第一次揭盲之前完成有很大的不同[14]。

在对于观察性研究的数据质量，其中真实世界数据的可溯源性尤为重要性，即需要在研究方案和统计分析计划中明确真实世界数据的治理方案和治理过程，应确保分析数据中的关键暴露／干预变量、协变量和结局变量能够追溯至源数据[14]，并能反映数据的提取、清洗、转换和标准化过程。无论采用人工数据处理还是自动化程序处理，数据治理标准化操作程序和验证确认文件要清晰记录和存档，尤其反映数据可信性的问题，如数据缺失程度、变量值域、衍生变量计算方法和映射关系等。

对于回顾性的数据，无论数据是来自电子病历或是过去开展的临床研究，都应经过统一的数据治理来确保数据满足分析的要求。而对于前瞻性收集的数据，研究者应通过严格和规范的数据管理，来确保用于统计分析的数据质量。

针对幽门螺杆菌治疗的观察性研究，推荐参考 2020—2021 年，中国胃肠道专家，Wen Gao 和 Guigen Teng 在中国开展的基于真实世界场景下的回顾性临床研究[15]。在这个临床研究当中，研究者没有对患者实施常规治疗以外的干预，是一个利用真实世界数据的观察性研究。其研究目的是探索在真实世界环境下，针对在既往 *H. pylori* 的治疗中一次或多次失败的患者，沃诺拉赞二联疗法（沃诺拉赞＋阿莫西林）作为补救治疗的有效性和安全性。

五、数据质量

在上一部分内容中，我们提到了，在临床研

569

究当中，特别是真实世界环境下的观察性研究当中，采取合理的数据采集、数据治理和管理的办法是确保研究质量和研究结果可靠性的核心要素。在这一过程中，研究团队需要制定详尽的计划和策略，以确保数据的准确性、完整性、可溯源性和合规性。

在前面的内容中，我们提到了临床研究的外部真实性，也就是临床研究结果的外推性。但是，在开展临床研究当中，研究者除了要确保结果的外部真实性之外，还要确保研究结果的内部真实性（internal validity），其是指样本的研究结果可以充分反映研究当中的真实情况。而临床研究的内部真实性，很大程度上，取决于研究数据的准确性，因为不准确或不完整的研究数据，必然会导致基于数据所得出的研究结果与真实情况相悖。而研究数据的准确性，又在很大程度上，依赖于合理、可靠的数据采集计划以及切实、高效的数据治理与管理计划。

在这一部分中，我们将从数据采集、治理和管理三个方面向大家解析在数据收集和处理的过程当中如何确保数据的高质量，进而做到对整个研究的质量控制。

（一）源数据采集（source data collection）

1. 源数据来源　*H. pylori* 感染的临床研究数据来源多种多样，可能包括患者病历、生物标本、实验室检查、问卷调查、内窥镜检查、影像学检查、医疗记录和医嘱、治疗反应记录、遗传学和分子生物学数据以及随访数据等。这些多样的数据来源为研究提供了全面的信息,用于诊断感染情况、评估治疗效果和检测潜在的并发症。

2. 数据采集时点 明确定义数据采集的时间点是确保数据的一致性和可比性的关键因素。这些时间点可能包括初次诊断、治疗开始、治疗过程中的关键时间点以及随访期。确保这些时间点在不同研究中一致,以减少数据不一致性。

3. 数据质量控制 在数据采集过程中,应实施数据质量控制措施,以及时发现和纠正潜在的错误。包括数据采集培训、实时监控、数据验证和核查、数据完整性的维护、数据标准化、数据源追踪、内部审计和外部审查、核证副本数据的备份和存储、数据共享和报告的规范化,以及伦理和法规合规。这些步骤有助于减少数据采集过程中的错误和不一致性,确保数据的可靠性。

4. 随访数据 包括患者的服药情况、症状、治疗反应、并发症等信息。这些数据可能来自多个渠道,包括临床随访、电话随访、电子问卷、患者自报告和医疗记录。为确保随访数据的采集质量,关键步骤包括使用标准化问卷和数据表,培训和指导医疗专业人员和研究人员,制订定期随访计划,妥善存储数据,进行数据验证和核查,以及加强患者管理减少失访。

(二)源数据治理(source data governance)

1. 源数据验证和核查 必须建立严格的源数据验证和核查程序。这涵盖逻辑检查、校验规则和数据审核，用于发现潜在的错误或不一致性。关键环节是要确保数据的可追溯性，包括数据的来源、采集时间和修改历史等信息，每一次数据变更都应有相应的记录。这些程序应紧密嵌入到数据提取过程中，并定期执行。此外，为了确保数据的完整性，应采取访问控制和权限管理措施，以限制对源数据未经授权的修改和删除。这一系列步骤有助于维护数据的准确性和完整性，从而确保研究的数据质量。

2. 数据提取　在数据提取过程中，保护患者隐私至关重要，因此需要对受试者信息进行脱敏处理，以确保合规性与伦理要求的遵守。传统的人工转录方法容易受到人为错误的影响，如数据输入错误或遗漏，可能导致数据的不准确性。此外，人工转录需要大量时间和资源，特别是在大规模研究中，会增加数据录入的成本和工作量。为解决这些问题，电子源数据记录（e-source record，ESR）技术应运而生[16]，它指的是直接从源数据来源捕获、收集和存储与研究项目直接相关的电子源数据和元数据。采用 ESR 技术可以显著提高数据提取的效率和质量。结构化数据通常以固定的数据格式存储，如在医院信息系统中的基本人口学信息、用药记录和检验信息等。这些数据可以直接提取到研究数据库，无需额外处理，从而确保了数据的完整性和准确性。对于非结构化数据，如医疗记录中的文本数据和检查报告数据，采用自然语言处理技术进行提取是一种关键方法[17]。这些技术可以帮助将文本信息转化为结构化数据，从而使数据更易于分析和管理。

3. 数据标准化 旨在减少数据异构性，提高数据的互操作性和可比性。这要求采用统一的数据术语、格式和字典，以确保不同系统和研究机构之间的数据一致性。通过标准化，可以减少数据转换的错误，降低数据解释和分析的复杂性。此外，标准化也包括确保医院的电子病历系统采用标准化数据字段，以便在数据传输过程中保持数据的完整性。数据标准化的实施需要数据质量监控，包括数据验证、逻辑检查和数据审核，以确保标准化数据的准确性和完整性。

（三）电子源数据集中统一存储

1. 建立电子源数据存储库 对于医疗卫生机构开展研究者发起的临床研究，国家卫生健康委员会要求医疗卫生机构应当建立临床研究源数据的管理体系，实现集中统一存储[18]。电子源数据存储库（electronic source data repository，ESDR）是基于 ESR 技术构建的[19, 20]，用于同步采集和存储直接关联于临床研究项目的电子源数据和元数据的数据库。ESDR 发挥着至关重要的作用，提供了安全的数据存储和管理。此外，ESDR 记录了数据的生成和处理过程的所有细节，同时采取数据留痕和防篡改措施，以确保数据的可追溯性。

2. 院内源数据管理流程　采用 ESDR 技术进行源数据管理时，需要建立明确的院内管理流程[20]。首先，研究者在医院病历系统中记录所需数据，并提交相关文件以获得数据接口。医院信息部门在许可后允许数据传输，确保数据的安全性。这一过程中，受试者信息得到脱敏处理，保护隐私。随后，根据研究方案，标注指南由研究者或医学专员定义，然后使用自然语言处理等技术从原始电子病历中提取信息，形成临床研究源数据库。这些数据经过脱敏、结构化、标准化和质控处理，建立了专用数据库，用于受试者筛选、数据提取和统计分析。完成数据治理后，项目申办单位与数据供应商签订脱敏研究数据传输协议，并将研究数据导出至电子数据采集（electronic data capture，EDC）系统。

六、结语

临床研究设计方法多样，没有一种研究设计可以通用于所有的临床研究，研究者应该根据自己的研究问题选择相应的研究设计。同时，我们也鼓励研究者在试验初期与流行病专家和统计学家建立合作，共同完成研究方案设计，假设检验的拟定，合理的数据采集方式的确定以及相应的统计分析方法的选择。

在此，我们为感兴趣开展 H. pylori 临床研究的研究者总结和提供了常见的一些临床研究设计和统计相关问题，希望可以为初次开展 H. pylori

临床研究的研究者提供一些思路。

（王昱洁 姚 晨）

参 考 文 献

[1] PETERSON WL, CIOCIOLA AA, SYKES DL, et al. Ranitidine bismuth citrate plus clarithromycin is effective for healing duodenal ulcers, eradicating H. pylori and reducing ulcer recurrences [J]. Aliment Pharmacol. Ther, 1996, 10（3）: 251-261.

[2] HARFORD W, LANZA F, ARORA A, et al. Double-blind, multicenter evaluation of lansoprazole and amoxicillin dual therapy for the cure of Helicobacter pylori infection [J]. Helicobacter, 1996, 1（4）: 243-250.

[3] LAINE L, JOHNSON E, SUCHOWER L, et al. US double-blind, controlled trials of omeprazole and amoxicillin for treatment of Helicobacter pylori [J]. Aliment Pharmacol Ther, 1998, 12（4）: 377-832.

[4] SCHWARTZ H, KRAUSE R, SAHBA B, et al. Triple versus dual therapy for eradicating Helicobacter pylori and preventing ulcer recurrence: a randomized, double-blind, multicenter study of lansoprazole, clarithromycin, and/or amoxicillin in different dosing regimens [J]. Am J Gastroenterol, 1998, 93（4）: 584-590.

[5] SUZUKI S, GOTODA T, KUSANO C, et al. Seven-day vonoprazan and low-dose amoxicillin dual therapy

as first-line helicobacter pylori treatment：a multicentre randomised trial in Japan ［J］. Gut, 2020, 69（6）: 1019-1026.

［6］CHEY WD, MÉGRAUD F, LAINE L, et al. Vonoprazan triple and dual therapy for helicobacter pylori infection in the United States and Europe：randomized clinical trial ［J］. Gastroenterology, 2022, 163（3）: 608-619.

［7］WANGGE G, ROES KC, DE BOER A, et al. The challenges of determining noninferiority margins：a case study of noninferiority randomized controlled trials of novel oral anticoagulants ［J］. CMAJ, 2013, 185（3）: 222-227.

［8］Hulley SB, Cummings SR, Browner WS. 临床研究设计 ［M］. 4版. 彭晓霞, 唐迅, 主译. 北京：北京大学医学出版社, 2017.

［9］张强, 蒙萍, 单爱莲. 关于药物临床试验方案中纳入、排除标准的若干思考 ［J］. 中国临床药理学杂志, 2017, 33（2）: 99-101.

［10］食品药品监管总局. 药物临床试验数据管理与统计分析的计划和报告指导原则 ［EB/OL］.（2016-07-27）［2025-01-28］.https://public.zhongyuan.gov.cn/D49Y/1593482.jhtml.

［11］食品药品监管总局. 化学药物和生物制品临床试验的生物统计学技术指导原则 ［EB/OL］.（2005-03-18）［2025-01-28］.https://www.nmpa.gov.cn/xxgk/fgwj/gzwj/gzwjyp/20050318010101201.html.

［12］LEWIS J A. Statistical principles for clinical trials：ICH harmonized tripartite guideline ［J］. Statistics in Medicine，1999，18：1903-1942.

［13］卓宏．临床试验方案设计中主要疗效指标及试验时间的考虑要素［J］. 中国临床药理学杂志，2008，24（3）：3.

［14］国家药监局药审中心．药物真实世界研究设计与方案框架指导原则（试行）［EB/OL］.（2023-02-17）［2025-01-28］.https：//www.nmpa.gov.cn/xxgk/ggtg/ypggtg/ypqtggtg/20230217143016157.html.

［15］GAO W，TENG G，WANG C，et al. Eradication rate and safety of a 'Simplified rescue therapy'：14 - Day vonoprazan and amoxicillin dual regimen as rescue therapy on treatment of helicobacter pylori infection previously failed in eradication：A real - world，retrospective clinical study in China［J］. Helicobacter，2022，27（5）：e12918.

［16］Food and Drug Administration（FDA）. Guidance for industry：electronic source data in clinical investigations［EB/OL］.（2013-09-17）［2025-01-28］.https：//www.fda.gov/media/85183/download.

［17］晋菲斐，姚晨，马军，等．高效可行的临床真实世界数据采集模式探索 - 海南博鳌乐城国际医疗旅游先行区的实践［J］. 中国食品药品监管，2020（11）：21-31.

［18］国家卫生健康委，国家中医药局，国家疾控局．医疗卫生机构开展研究者发起的临床研究管理办法

[EB/OL].（2024-09-18）[2025-06-25]. https://www. gov.cn/zhengce/zhengceku/202409/content_6976872. htm.

[19] 姚晨，谢红炬，郝新宝，等. 真实世界数据采集、治理与管理的一体化解决工具研究[J]. 中国食品药品监管，2021（11）：62-70.

[20] 姚晨，王斌，朱赛楠，等. 基于真实世界研究项目电子源数据存储库的审核查验路径和要点研究[J]. 中国食品药品监管，2023（10）：68-80.

第九章

幽门螺杆菌感染治疗的
中医认识与策略

我国幽门螺杆菌感染整体呈现高感染率、高耐药率和低根除率的特点。当前，以抗生素为核心的根除治疗是主流疗法，主要包括以 1~2 种抗生素、抑制胃酸分泌药物、保护胃黏膜药物为基础的三联疗法、四联疗法和高剂量二联疗法。但逐渐面临抗生素耐药性和不良反应增加、依从性和根除率下降的治疗瓶颈。研究表明中医药治疗 *H. pylori* 感染相关疾病，不仅可以提高 *H. pylori* 根除率、减少药物不良反应，而且在缓解患者临床症状、逆转胃黏膜病变等方面具有独特的优势，正在成为新方法、新路径。本章将对 *H. pylori* 中医分型、辨证论治及中西医协作对策进行论述。

第一节　幽门螺杆菌感染中医分型及
辨证论治

近年来，中医药在 *H. pylori* 的相关基础和临床研究取得了一定的成果，并在临床中不断实践与总结，进一步明确了中医药在 *H. pylori* 治疗中的作用。基础研究主要围绕单味中药、中药单体、中药复方的体外或动物实验针对 *H. pylori* 的抑菌或杀菌有效性及机制研究，以及中医药对耐药菌株的作用等方面开展。临床研究主要围绕 *H. pylori* 相关疾病的中医证候分型，中医药联合四联或三联药物提高 *H. pylori* 根除率，中药联合西药针对 *H. pylori* 根除失败患者的补救治疗等方面；结合现有的循证医学证据及专家共识意见，针对难治性 *H. pylori* 感染提出了中西医病证结合论治的模式和临床中治疗 *H. pylori* 的有效方药研究等[1]。

一、中医药干预幽门螺杆菌感染相关基础研究

（一）单味中药及中药单体

单味中药具有显著抑制 *H. pylori* 的作用，研究表明：某些中药或其单体在体外或动物实验有确切的抑菌或杀菌作用，而且对耐药菌株也有杀灭作用。其效应机制可能是通过抑制 *H. pylori* 功能蛋白合成、破坏细胞结构、抑制生物膜合成、抑制毒力因子释放、降低黏附力、抑制尿素酶释放、调节免疫反应、抑制炎症因子释放、调节胃内微生态、增强抗生素抗菌活性以及保护和提高胃黏膜防御能力及维护机体微环境的平衡等途径来实现[2]。

归纳目前主要研究，总体而言，单味中药

及其单体干预 *H. pylori* 的相关研究主要集中在三类中药。首先，清热燥湿或清热解毒类中药抑制 *H. pylori* 相关研究最多，如黄连、黄芩、黄柏、苦参、紫花地丁、虎杖、半枝莲、苦豆子、大黄、大蒜素等药物均显示具有较好的抑制 *H. pylori* 的作用。其次是益气养阴类中药，如黄芪、五味子；再次是活血化瘀类中药，如三七等。姜成[3]等通过体外实验，对15种中药进行体外抗 *H. pylori* 的筛选，发现黄连、黄柏、黄芩、大黄、虎杖、紫花地丁的抑菌强度较好。董凤[4]研究表明，黄连素、大黄素、五味子以及黄芩苷对多重耐药性的 *H. pylori* 具有明显的体外抑菌作用，其中以黄连素的抑菌效果最好。黄衍强[5]等采用标准琼脂平板倍比稀释法研究表明，大黄素、黄连素、苦参碱、黄芩苷对耐药 *H. pylori* 具有较明显抑制作用，能明显抑制菌株生物膜形成。有学者以敏感菌株 J99 为敏感菌株对照，结果显示大黄素、黄连素、五味子、黄芩苷对克拉霉素耐药的 *H. pylori* 有体外抑制作用[6]。范建华[7]、肖兰青[8]等从半枝莲中提取并分离出3个黄酮类化合物单体，并对其抗 *H. pylori* 活性进行检测，发现这3个化合物均具有较好的抗 *H. pylori* 活性。李江、胡伏莲[9]等研究表明，大黄及黄连提取物对 *H. pylori* 临床耐药菌株具有较明显的体外抑菌作用；黄芩提取物对 *H. pylori* 临床耐药菌株具有较弱的体外抑菌作用。另外，随着大蒜油浓度升高，其对 *H. pylori* 的抑杀作用也增高[10]，苦豆子的 2 种提取物均具有较好的体外抗 *H. pylori* 作用[11]。黄芪的主要有效成分黄芪苷通过抑制 *H. pylori* 中的 DNA、RNA、蛋白质合成与降解机制杀灭 *H. pylori*[12]。石雪迎等[13]报道，单独应用三七皂苷单可引起 *H. pylori* 细胞凋亡，并呈一定的时间依赖性。

（二）中药复方

中医药复方抑杀 *H. pylori* 的研究也逐渐引起人们的关注，其中比较有代表性的就是辛开苦降的半夏泻心汤的实验研究。曲智威等采用液体稀释法研究半夏泻心汤及 7 种单味中药（黄芩、黄连、甘草、人参，半夏、大枣及干姜）对 *H. pylori* 的抑制作用，结果表明半夏泻心汤及 4 种单味中药（抑菌作用强弱依次为黄芩＞黄连＞甘草＞人参）对 *H. pylori* 耐药菌株均具有较强的体外抑菌作用，且细菌不易对中药产生耐药性[14, 15]。

二、中医药干预幽门螺杆菌感染相关临床研究

中医药干预 *H. pylori* 感染的临床研究，主要包括单味中药、中药复方、中成药，相关研究为中医药治疗 *H. pylori* 相关疾病提供了较好的循证医学证据[16]。

单味中药研究显示黄连素及大蒜素联合西药根除 *H. pylori*，均提示具有较好的增效作用，且安全性好。一项比较"含黄连素四联方案"

与"传统三联方案"（2 种抗生素＋质子泵抑制剂）治疗 *H. pylori* 相关性消化性溃疡的疗效和安全性的荟萃分析研究，纳入 7 项随机对照试验共 948 例患者，meta 分析显示，*H. pylori* 根除成功率试验组（含黄连素）优于对照（86.78% vs. 70.04%）[17]。一项探讨大蒜素对 *H. pylori* 阳性十二指肠溃疡的治疗作用的荟萃分析研究，共纳入 8 项研究 961 例患者，meta 分析结果显示，大蒜素治疗 *H. pylori* 阳性十二指肠溃疡的溃疡愈合总体有效率及 *H. pylori* 根除率均高于对照组[18]。

中药复方研究显示，含清热燥湿方药较多的黄连温胆汤、连朴饮等可提高西药根除 *H. pylori* 的疗效。一项研究提示，黄连温胆汤治疗 *H. pylori* 相关性胃部疾病与三联或四联疗法方案比较，黄连温胆汤能有效治疗 *H. pylori* 相关性胃部疾病，提高 *H. pylori* 根除率，且比单纯应用西药治疗疗效更佳[19]。多项临床研究提示，连朴饮可作为 *H. pylori* 感染相关胃病（脾胃湿热证）的主要方剂，提高临床治疗总有效率及 *H. pylori* 根除率[20-25]。寒热错杂方药，如半夏泻心汤联合西药治疗 *H. pylori* 相关胃炎及消化性溃疡的 meta 分析结果显示，半夏泻心汤联合西药治疗有效率优于单纯使用西药[26]。脾胃虚弱方药，如香砂六君子[27]，meta 分析结果显示，香砂六君子汤联合西医标准疗法能有效改善患者症状，明显提高 *H. pylori* 根除率，并能更有效降低 *H. pylori* 的复发率。一项关于黄芪建中汤的 meta 分析结果显示，黄芪建中汤联用常规西药治疗 *H. pylori* 相关性消化性溃疡的有效性和安全性优于单用常规西药治疗[28]。

中成药联合三联或四联疗法首次或补救治疗 *H. pylori* 相关胃病的随机对照临床研究较多，如荆花胃康胶丸[29-32]、温胃舒 / 养胃舒胶囊[33]、三九胃泰[34] 等中药可以一定程度提高 *H. pylori* 根除率，并能减少西药三联或四联疗法的药物副作用。

综上，结合目前 *H. pylori* 根除现状及相关循证医学进展，《全国中西医整合治疗幽门螺杆菌相关"病 - 证"共识》提出在当前 *H. pylori* 药耐情况下，联合中医中药治疗是当前治疗 *H. pylori* 感染新手段，提出了中西医联合治疗 *H. pylori* 的优势和合理方案，并强调借鉴中医的传统理论和辨证经验，强调个体化治疗。

三、幽门螺杆菌感染相关疾病证候研究

"证"是中医基础与临床的连接，也是中医治疗的关键环节。"病 - 证"结合、辨证论治是当今中医药治疗 *H. pylori* 相关疾病的基本原则。辨证论治是一种个体化治疗，就是根据每个患者症状、体征、舌、脉特点，四诊合参，确定中医的证型，然后根据不同的证型给予不同的方药（包括中成药）治疗。中医药治疗主要是通过整体调节，同时也有一定的抑杀 *H. pylori* 的作用；

中医药治疗能够同时明显改善 *H. pylori* 感染患者的临床症状、提高患者生活质量。

　　H. pylori 感染相关疾病中医证候的分布有一定的特点和规律。李培彩等[35]纳入文献69篇，报告病例 14 398 例，报道证候类型 14种，*H. pylori* 感染相关疾病最常见证候是脾胃湿热证 4 087 例（28.4%）肝胃不和证 3 928 例（27.3%）、脾胃虚弱证 3 248 例（22.6%）。陈润花等[36]通过文献分析，提取 *H. pylori* 相关性慢性胃炎的证候要素，探讨其中医证候分布特点，纳入文献36篇，报告 *H. pylori* 阳性病例 7 331例，报道证候类型 19 种，以肝胃不和和脾胃湿热为主；证候要素 14 个，主要病位证素为胃、肝、脾，病性证素中实证证素以热、湿为主，虚证证素以气虚、阴虚多见。陈瑶等[37]开展 *H. pylori* 相关性胃病中医证型及证候要素演变规律的多中心研究，结果显示，中医证型出现频率较高的是湿热证，其次为肝胃不和证、脾胃虚弱证、胃络瘀阻证；主要证候要素出现频率由高到低依次为热 > 湿 > 气滞 > 寒 > 血瘀 > 气虚 > 阴虚，因此 *H. pylori* 相关性胃病的中医证型以湿热证和肝胃不和证为主，中医证候要素以热、湿、气滞为主。

　　综上所述，*H. pylori* 相关性胃病以胃、脾、肝胃主要病位，以湿、热、气虚、阴虚为主要证候，以湿热证所占的比例最高。

四、幽门螺杆菌感染相关疾病的中医药辨证论治

（一）辨证要点

H. pylori 属中医"邪气"范畴，"邪之所凑，其气必虚""正气存内，邪不可干"，而 *H. pylori* 感染又多与"湿""热"之邪相关。本病病位在胃，与脾、肝密切相关。临床中部分感染 *H. pylori* 患者无明显消化系统临床症状，但可根据其身体整体症状进行辨证。临床中辨证主要把握"邪""正"的关系，实证以脾胃湿热证多见，临床可见湿阻滞中焦、热灼胃阴的表现；虚证以脾胃虚弱证多见，临床可见脾气虚弱、胃阳不足的表现；虚实夹杂可表现为虚、实同时出现，可由湿伤脾、热伤胃所致的虚证，又兼有湿或湿热仍留滞于脾胃的表现。临床中当从证候要素从简辨证，而湿、热、气虚、阴虚是其主要的证候要素[38, 39]。

（二）治疗原则

扶正祛邪是 *H. pylori* 相关病证的基本治疗原则。根据其虚、实分治，实者泻之，虚者补之，虚实夹杂者补泻并用。实者以湿热为主，祛邪重在清热祛湿。虚者以脾虚为主，扶正重在健脾和胃，补中益气。临床中，也可结合现代药理研究成果进行加减用药，选用专病专药，如黄连、黄芩、黄柏、苦参、紫花地丁等有一定的抑杀 *H. pylori* 的效果。

（三）辨证论治

1. 脾胃湿热证

主症：上腹痞满或疼痛、嘈杂、烧心；恶心或呕吐；口干或口苦或口臭；口干不欲饮水；食欲减退或食欲增多；小便黄、大便臭秽。

舌脉：舌红，苔黄厚腻，脉滑数。

病机分析：湿热内蕴，困阻脾胃，气机不利，则上腹痞闷或疼痛，嘈杂等表现；湿热中阻，气机不利，升降失司，故见恶心呕吐；湿热灼阴，热腐胃络，则表现为口干、口苦、口臭等；脾为湿困，纳运失职，而见食欲减退；或胃热炽盛可见饮食增多；大便臭、小便黄秽为湿热留滞胃肠、伤津所致；舌红苔黄腻，脉滑数为湿热壅盛之象。

治法：清热化湿，理气和中。

主方：连朴饮（《霍乱论》）[20-25]。

药物：厚朴 10g、黄连 5g、石菖蒲 10g、法半夏 9g、淡豆豉 10g、栀子 10g、芦根 15g。

随证加减：恶心呕吐明显者，加竹茹、陈皮、旋覆花降逆止呕；口苦、口干，加柴胡、郁金、天花粉清热利胆养阴；纳呆不食者，加鸡内金、谷麦芽开胃导滞；嘈杂不适者，合用左金丸开痞散结；便溏者，加白扁豆、白豆蔻、陈皮化湿和胃。

2. 脾胃虚弱（寒）证

主症：上腹隐痛或胀满；喜温喜按；口吐清水；食欲减退；疲乏、气短、懒言；手足不温；

大便溏泻。

舌象：舌淡边有齿痕，苔薄白，脉沉细。

病机分析：脾胃虚弱，健运失职，升降失常，故上腹胀满或隐痛，时轻时重；脾胃虚寒，故喜温喜按；脾虚不运，故见食欲不佳、便溏；脾胃气虚，形神失养，故见神疲乏力、少气懒言、手足不温；舌质淡，齿痕、苔薄白，脉沉细为脾胃虚弱之象。

治法：健脾益气，和胃安中。

主方：香砂六君子汤（《古今名医方论》）[27, 40, 41]。

药物：木香 6g、砂仁 3g（后下）、陈皮 10g、法半夏 9g、党参 15g、白术 10g、茯苓 10g、炙甘草 6g。

随证加减：胀闷较重者，可加枳壳、木香、厚朴理气运脾；四肢不温，阳虚明显者，加制附子、干姜，或合理中丸温胃健脾；纳呆厌食者，加砂仁、神曲理气开胃；舌苔厚腻，湿浊内蕴者，加清半夏、茯苓，或改用香砂六君子汤加减以健脾祛湿、理气除胀。

3. 寒热错杂证

主症：上腹痞满或疼痛，遇冷加重；胃脘嘈杂、口干或口苦；食欲减退；恶心或呕吐；肠鸣；大便溏泻。

舌象：舌淡，苔黄，脉弦细滑。

病机分析：饮食不节，寒温失调，或久病不愈，脾胃内伤，复感外邪，邪正交杂，寒热互结于中焦，致使寒热错杂，脾胃气机升降失调，可见上腹痞满、疼痛；气机上逆，则恶心、呕吐；运化失司则食欲不佳，肠鸣便溏；中焦热甚则胃脘嘈杂，口干或苦；舌淡，苔黄，脉弦细滑乃寒热错杂之症。

治法：辛开苦降，和胃消痞。

主方：半夏泻心汤（《伤寒论》）[14, 15, 42, 43]。

药物：法半夏 9g、黄芩 10g、黄连 5g、干姜 10g、炙甘草 6g、党参 15g、大枣 6g。

随证加减：口舌生疮者，去干姜，加连翘、栀子、丹皮清热凉血；腹泻便溏者，加炒白术、草豆蔻、白扁豆、砂仁健脾化湿；畏寒怕冷，加附子、肉桂温中健脾；痞满较重者，加枳实、佛手行气除满。

五、小结

既往研究显示，多种中医药单味药或单味药提取物、中药复方、中成药联合西药治疗，可一定程度提高 *H. pylori* 的根除率，提高 *H. pylori* 相关疾病的总有效率，尤其针对 *H. pylori* 耐药的治疗显示了良好的前景。中医把"幽门螺杆菌"定义为"外邪"，*H. pylori* 相关性疾病与正邪有关，临床中胃为主要病位，以湿、热、气虚为主要证候要素，以脾胃湿热证、寒热错杂证、脾胃虚弱证为主要证候，临床可分别选用连朴饮、半夏泻心汤、香砂六君子汤加减。针对当前 *H. pylori* 药物耐受的情况，联合中医中药治疗是当前治疗 *H. pylori* 感染新手段，临床中应当强调病 - 证结合，中西医互补，个体化治疗。

（张声生　吴震宇　周　强）

参 考 文 献

［1］全国中西医整合幽门螺杆菌处理共识专家组．全国中西医整合治疗幽门螺杆菌相关"病-证"共识［J］．中华医学杂志，2018，98（26）：2066-2072.

［2］史彬，刘楠洋，毕红岩，等．中医药治疗幽门螺杆菌感染研究进展［J］．中国中西医结合杂志，2017，37（4）：507-511.

［3］姜成，鄢春锦，刘蔚雯，等．15味中药抑制幽门螺杆菌的体外实验［J］．福建中医学院学报，2003，13（6）：30-32.

［4］董凤．中药成分对多重耐药性幽门螺杆菌的体外抑菌作用［J］．中西医结合心血管病电子杂志，2017，5（15）：78.

［5］黄衍强，黄干荣，李晓华，等．中药提取物对耐药幽门螺杆菌生物膜形成的影响［J］．医药导报，2013，32（11）：1407-1409.

［6］黄衍强，黄小凤，赵丽娟，等．大黄素等中药提取物对幽门螺杆菌克拉霉素耐药基因的作用［J］．世界华人消化杂志，2014，（6）：825-830.

［7］范建华，吴瑾，张羽，等．抗幽门螺杆菌感染的中药治疗价值探索［J］．中国中西医结合消化杂志，2013，21（5）：234-237.

［8］肖兰青，熊小虎．半枝莲中的黄酮抗幽门螺杆菌作

用研究 [J]. 第三军医大学学报，2011，33（15）：1643-1644.

[9] 李江，成虹，高文，等. 不同中药提取物对幽门螺杆菌耐药菌株体外抗菌活性研究 [J]. 现代中医临床，2015（2）：21-23，28.

[10] 张静祎，周曾芬，张喻. 大蒜油抑制幽门螺杆菌体外实验研究 [J]. 临床消化病杂志，2006，18（2）：108-109.

[11] 段玲，严祥，韩俭. 中药苦豆子体外抗幽门螺杆菌的实验研究 [J]. 中国热带医学，2010，10（4）：406-407，450.

[12] 缴稳苓. 中药对幽门螺杆菌抑制作用的研究 [J]. 天津医药，1997，25（12）：740-741.

[13] 石雪迎，赵凤志，由江峰，等. 3种中药有效成分对幽门螺杆菌培养滤液转化的人胃黏膜上皮细胞的杀伤作用 [J]. 北京中医药大学学报，2007，30（7）：454-457，插2.

[14] 曲智威，温春阳，于明俊，等. 半夏泻心汤及7种单味中药对幽门螺杆菌耐药菌株的体外抑菌实验研究 [J]. 中国中西医结合消化杂志，2015，23（8）：543-546.

[15] 黄干荣，莫小强，黄衍强，等. 半夏泻心汤提取液对多重耐药性幽门螺杆菌的抑制作用 [J]. 右江民族医学院学报，2016（1）：12-13，19.

[16] 姜立根，卢增珍，杨柳，等. 中药辅助治疗幽门螺杆菌感染的 Meta 分析 [J]. 世界华人消化杂志，2020，28（5）：172-183.

［17］司小北，张旭敏，蓝宇."含黄连素四联方案"治疗幽门螺杆菌感染及其相关消化性溃疡的 Meta 分析［J］.世界华人消化杂志，2018，26（32）：1864-1873.

［18］胡雪，马静静，田山，等.大蒜素治疗幽门螺杆菌阳性十二指肠溃疡的 Meta 分析［J］.海南医学，2017，28（17）：2898-2902.

［19］杨闪闪，张学智.黄连温胆汤治疗幽门螺杆菌相关性胃部疾病的 Meta 分析［J］.现代中医临床，2019，26（5）：25-29.

［20］吴雪艳.连朴饮联合四联疗法治疗幽门螺杆菌相关性胃炎患者的临床研究［J］.临床医药文献电子杂志，2020，7（01）：162-163.

［21］何学梅.王氏连朴饮加味治疗脾胃湿热型幽门螺杆菌相关慢性胃炎 30 例［J］.浙江中医杂志，2019，54（12）：892.

［22］王曦宇.连朴饮加减联合四联疗法治疗幽门螺杆菌相关性胃炎脾胃湿热证的临床研究［J］.中国医药指南，2019，17（1）：153-154.

［23］谭亚云.连朴饮加减治疗幽门螺杆菌阳性慢性胃炎疗效观察［J］.四川中医，2016，34（5）：142-144.

［24］田光芳，刘敏.连朴饮加减联合四联疗法治疗幽门螺杆菌相关性胃炎脾胃湿热证临床研究［J］.中国中医药信息杂志，2015，22（3）：32-35.

［25］王捷虹，刘力，汶明琦，等.连朴饮加味治疗幽门螺杆菌相关性胃炎［J］.实用中医内科杂志，

2013，27（6）：114-115.

［26］邓天好，谭达全，龙承星，等.半夏泻心汤治疗幽门螺杆菌相关性胃炎与消化性溃疡的 Meta 分析［J］.湖南中医杂志，2015，31（10）：134-136.

［27］顾鸣佳，徐艳，严晶，等.香砂六君子汤联合西医标准疗法根除幽门螺杆菌的 Meta 分析［J］.北京中医药，2018，37（12）：1178-1184.

［28］陈新怡，曾梅艳，宋厚盼，等.黄芪建中汤联用常规西药治疗幽门螺杆菌相关性消化性溃疡有效性及安全性的 Meta 分析［J］.时珍国医国药，2019，30（4）：993-998.

［29］胡伏莲，成虹，张学智，等.多中心临床观察荆花胃康联合三联疗法治疗幽门螺杆菌相关性十二指肠溃疡和胃炎疗效及耐药分析［J］.中华医学杂志，2012，92（10）：679-684.

［30］王婷婷，张月苗，张学智，等.荆花胃康胶丸联合PPI 三联疗法对幽门螺杆菌阳性慢性萎缩性胃炎的效果：多中心随机对照临床研究［J］.中华医学杂志，2013，93（44）：3491-3495.

［31］成虹，胡伏莲，盛剑秋，等.荆花胃康胶丸联合含呋喃唑酮三联或四联疗法补救治疗幽门螺杆菌感染的多中心随机对照研究［J］.中华医学杂志，2016，96（40）：3206-3212.

［32］夏瑞丽.荆花胃康胶丸联合三联疗法对 *H. pylori* 补救治疗的疗效对比分析［J］.中华全科医学，2014，12（07）：1179-1180.

［33］陈世耀，高虹，李锋，等.三联方案联合温胃舒或

养胃舒根除幽门螺杆菌治疗胃溃疡疗效评价［J］.
中华消化杂志，2011，31（2）：126-129.

[34] 董欣红，胡伏莲，李世荣，等.三九胃泰四联疗
法治疗消化性溃疡及根除幽门螺杆菌的多中心临
床研究［J］.中国新药杂志，2002，11（6）：476-
479.

[35] 李培彩，吴震宇，卢小芳，等.幽门螺杆菌感染
相关疾病中医证候分布的文献研究［J］.北京中医
药，2016，35（1）：21-24.

[36] 陈润花，刘敏，陈亮，等.幽门螺杆菌相关性慢性
胃炎中医证候分布特点文献研究［J］.中华中医药
杂志，2013，28（6）：1878-1881.

[37] 陈瑶，刘庆义，叶晖，等.幽门螺杆菌相关性胃病
中医证型及证候要素演变规律的多中心研究［J］.
现代中医临床，2015，22（2）：12-16.

[38] 黄秋月，叶晖，史宗明，等.基于湿热理论认识
幽门螺杆菌黏附致炎过程［J］.世界中西医结合杂
志，2021，16（1）：185-188.

[39] 赖英哲，王静滨，戈焰，等.中医对幽门螺杆菌
阳性慢性非萎缩性胃炎的认识及治疗［J］.中医学
报，2019，34（4）：717-719.

[40] 解晓静，邢兆宏，权红，等.不同时点加用加味
香砂六君子汤联合四联疗法治疗幽门螺杆菌感染
的疗效比较［J］.中医临床研究，2018，10（31）：
53-56.

[41] 李淑红，刘华一，唐艳萍.香砂六君子汤联合四联
疗法治疗幽门螺杆菌感染致脾胃虚弱型消化性溃

疡 48 例临床观察［J］. 中医杂志，2016，57（21）：
1854-1857.

［42］邓天好，谭达全，龙承星，等. 半夏泻心汤治疗
幽门螺杆菌相关性胃炎与消化性溃疡的 Meta 分
析［J］. 湖南中医杂志，2015，31（10）：134-136，
139.

［43］孙小卉. 半夏泻心汤对三联未根除 *H. pylori* 感染者
的治疗作用观察［J］. 世界中医药，2013，8（1）：
50-53.

第二节　幽门螺杆菌感染的中西医
协作对策

一、概述

　　H. pylori 于 1982 年被首次分离至今，一直
备受关注。1994 年被世界卫生组织列为Ⅰ类致
癌因子[1]，2022 年被美国卫生及公共服务部列
为明确致癌物[2]。我国是 *H. pylori* 高感染率国家
和胃癌高发病率国家，*H. pylori* 感染是我国胃癌
发病的主要危险因素[3]。然而，*H. pylori* 相关疾
病的临床情况复杂，根除与否需要详细评估。对
于胃癌高危人群，根除 *H. pylori* 非常必要，根除
H. pylori 可以降低胃癌的发生风险[4]，是预防胃
癌的最主要手段，根除治疗的最佳时机为重度萎
缩尚未发生之前[5]。

二、幽门螺杆菌根除的临床困境

多种因素均会导致 H. pylori 根除治疗失败，包括 H. pylori 对抗生素耐药、根除治疗不规范、患者依从性差等。H. pylori 对抗生素耐药是根除治疗失败的最主要原因[6]，且应用于 H. pylori 治疗的抗生素种类本就有限，一旦发生耐药，根除治疗则变得极为棘手。因此世界胃肠病学组织在2021年 H. pylori 诊疗指南中指出，根除成功的主要决定因素是在治疗前了解抗生素耐药性，临床中应关注 H. pylori 的耐药性[7]。此外，现代医学对于 H. pylori 根除后胃黏膜病变如萎缩、肠上皮化生、异型增生等基于危险程度分层的随访观察为主，药物治疗疗效有限。因此在 H. pylori 胃炎及胃癌前病变的全程管理中存在着一系列的问题。

三、中医对幽门螺杆菌的认识

H. pylori 是现代医学微生物学概念，中医古籍中没有 H. pylori 特定的病名记载，中医医家大多将其归属于"邪气"的范畴。H. pylori 致病符合湿热外邪侵袭和致病的特点，因此可将 H. pylori 归属于湿热邪气[8]。H. pylori 胃炎病位在胃，与脾、肝密切相关。《湿热条辨》有云："湿热之邪，从表伤者，十之一二，由口鼻入者，十之八九。阳明为水谷之海，太阴为湿土之脏，因此多阳明太阴受病"，脾为太阴湿土，喜燥恶湿，胃为阳明燥土，喜润恶燥，决定了脾胃是湿热之邪最易损害的脏腑。*H. pylori* 感染后常隐而不发，若脾气健运，内无湿浊痰饮，机体处于阴平阳秘状态，*H. pylori* 潜而不发；当脾胃受损，*H. pylori* 则急性起病，并且以脾胃湿热证为主，长期慢性感染则可见到寒热错杂、虚实夹杂证候。

四、中医药是治疗幽门螺杆菌感染的新路径

抗生素具有抑菌杀菌效应强、起效快的优点，但具有易产生继发耐药、患者不良反应严重等缺点[9]。中药抑菌杀菌效应虽难以与抗生素媲美，成分和作用机制复杂，但在提高根除率、免疫调节、改善患者临床症状、降低 *H. pylori* 耐药性、不易产生耐药性、减少抗生素使用、减少不良反应和改善胃黏膜病变等方面具有独特优势。因此，与单纯西医治疗或中医治疗相比，中西医结合治疗是 *H. pylori* 感染提供理想的治疗方案。《全国中西医整合治疗幽门螺杆菌相关"病 - 证"共识》中提出中医药等非抗生素疗法是治疗 *H. pylori* 感染的新路径[10]。中医从整体观念出发，将西医的诊断治疗与中医的辨证施治相结合，即病证结合，开创了 *H. pylori* 中西医协作全程管理的理念，强调不滥用抗生素，而是主张重视治疗前的病情评估和提高初次治疗的成功率。根据症状、体征、既往对药物耐受性等因素，对患者进行分层管理，在根除治疗前、

后或同时加载中药，形成"先中后西""先西后中""中西并用"等治疗方案，以提高根除率及依从性，减少继发耐药的发生。对于需要补救治疗及难治性 *H. pylori* 感染，则应进行个体化整体评估，然后进行分阶段、标本兼治的个体化整体治疗，即进行整体调节和胃内微环境调节 - 根除治疗 - 根除后疗效巩固治疗。此外，中医药在 *H. pylori* 根除后还可进一步发挥逆转或稳定胃黏膜萎缩、肠上皮化生的作用，实现从根除治疗到黏膜病变的全程管理。

五、幽门螺杆菌感染的中西医协作对策

中西医协作诊治强调应根据患者不同病情及人群特点开展分阶段、分层次协作诊疗。分阶段即 *H. pylori* 根除治疗和除菌后胃黏膜病变管理；分层次即根据患者有无根除制衡因素、经治状况等分为一般人群、特殊人群，初次治疗人群、补救治疗、难治人群等。中西医协作治疗 *H. pylori* 感染在临床中主要适用于以下情况：

（一）降低耐药性

以往研究重视中药的直接抑菌杀菌作用，但其尚难以媲美抗生素的杀菌效应。而另一方面中药可以通过抗黏附、抗生物膜形成、抑制主动外排泵、减少 *H. pylori* 球形变等非特异性耐药途径降低 *H. pylori* 对抗生素的耐药性。如体外研究发现荆花胃康胶丸可以逆转部分耐药 *H. pylori* 菌株的甲硝唑耐药性，从提高菌株对抗生素的敏感性

的角度提高了甲硝唑的杀菌效应，为中医药防治 *H. pylori* 耐药提供更多的思路[11]。此外，中药具有不易产生继发性耐药的特点，体外耐药诱导实验中发现，*H. pylori* 不易对中药提取物广藿香醇[12]、双氢丹参酮[13]、连翘素[14]和丁香提取物[15]产生耐药性，其最低抑菌浓度（minimum inhibitory concentration，MIC）均未发生明显变化，而甲硝唑 MIC 值则发生了最为明显的提高，克拉霉素次之[12]。

（二）减少不良反应

与抗生素治疗相关的最常见胃肠道副作用包括腹泻、恶心、呕吐、腹胀和腹痛，可能导致治疗中止，从而导致治疗失败和 / 或抗生素耐药性发展的风险[16]。质子泵抑制剂（PPI）因其抑酸性对肠道菌群也具有明显影响[17]。因此临床中应重视抗 *H. pylori* 治疗后潜在的不良反应，包括但不限于肠道感染和肠易激综合征[17]。多项国内研究发现，中药与三联或铋剂四联疗法联用，在提高 *H. pylori* 根除率的同时，可以缓解患者的临床症状并降低不良反应的发生率，对于临床症状明显或胃肠道不良反应明显的患者，可采用"先中后西""先西后中"和"中西并用"的中西医协作方案以减少不良反应的发生。基础研究显示，广藿香[18]和土荆芥[19]等中药具有调节 *H. pylori* 感染后肠道菌群恢复的作用，这可能是含中药方案不良反应发生率较低的机制之一。

（三）减少抗生素应用

中西医结合治疗 *H. pylori* 感染可以缩短抗生素的疗程，同时根除率与铋剂四联相当。全国多中心临床研究[20]显示，中药联合铋剂四联 10 天疗法在 *H. pylori* 补救治疗中获得了非常理想的 *H. pylori* 根除率，同时减少了抗生素总的用量及疗程。

（四）难治性 H. pylori 感染

"难治性 *H. pylori* 感染"的概念逐渐形成并受到关注。近年来国内外共识或指南先后给出了难治性 *H. pylori* 感染的定义，如《全国中西医整合治疗幽门螺杆菌相关"病 - 证"共识》认为经 3 次及以上规范治疗失败者为难治性 *H. pylori* 感染[10]，《2022 中国幽门螺杆菌感染治疗指南》将其定义为"连续 2 次及以上规范的 *H. pylori* 感染根除治疗后依然未能根除成功"[21]，美国胃肠病学会则定义为 1 次及以上规范治疗失败[7]。虽然目前国内和国际对其具体定义尚存在一定分歧，但目标是统一的，即尽一切努力解决可能导致根除失败的因素，破解 *H. pylori* 临床难治的瓶颈。

《2022 中国幽门螺杆菌感染治疗指南》中明确推荐难治性 *H. pylori* 感染可采用中药联合铋剂四联进行治疗，铋剂四联联合荆花胃康胶丸或半夏泻心汤等中药可能提高 *H. pylori* 根除率[21]。《全国中西医整合治疗幽门螺杆菌相关"病 - 证"共识》指出，对于反复根除失败的难治性 *H.*

pylori 感染者，首先应对患者进行个体化整体评估，实施个体化治疗，应选择不易产生耐药或耐药率低的敏感抗生素，如阿莫西林、呋喃唑酮、四环素等，有条件者建议进行药敏试验以选择敏感抗生素[10]。对难治性 *H. pylori* 感染，可采用"标本兼治的分阶段综合疗法"[10]，具体分为以下 3 个阶段：

（1）治疗前准备的个体化治疗，此阶段主要为对症治疗，采用中药辨证施治或益生菌，如调整菌群、缓解消化道症状等，以提高患者后续根除治疗的依从性。患者症状缓解后停药至少 2 周，于治疗前必须重复 $^{13/14}$C-UBT 检测，确定为阳性者才能进入第 2 阶段的根除 *H. pylori* 治疗。

（2）含抗生素的标准化个体化杀菌治疗。

（3）巩固疗效的个体化治疗，对有明显症状者进行对症治疗，中药辨证施治。

（五）铋剂不适用人群

《2022 中国幽门螺杆菌感染治疗指南》[21] 明确推荐，可在铋剂四联方案低根除率地区实施经验性中药联合铋剂四联方案治疗；在铋剂过敏或无法获取、存在明显不良反应时，可考虑用某些中药替代铋剂四联方案中的铋剂，即中西医结合四联疗法，其根除率与铋剂四联方案相当，同时可以缓解患者的临床症状和降低不良反应发生率[22]。

（六）改善胃黏膜病变

根除 *H. pylori* 可以改善慢性非萎缩性胃炎的

活动性炎症，阻止慢性非萎缩性胃炎进一步进展为萎缩和肠上皮化生[5, 21]。癌前状态萎缩性炎症、肠上皮化生和癌前病变异型增生可以增加胃癌的发生风险，因此需要干预和随访[5, 21, 23]。目前西医对于胃癌前病变缺乏有效干预手段，中医药在缓解、逆转胃黏膜萎缩、肠上皮化生和异型增生等胃黏膜病变中具有优势，辨证施治采用经方、自拟方、中成药对胃黏膜病变均有一定的改善作用，针对肠上皮化生、异型增生等胃黏膜病变，可在辨证施治的基础上加用藤梨根、半枝莲、白英、白花蛇舌草等清热解毒类抗肿瘤药物[8, 24]。

（七）防治结合

《黄帝内经》有云："正气存内，邪不可干；邪之所凑，其气必虚。"正气可以抵御病邪侵袭、及时祛除病邪，对机体具有保护作用；邪气可以对人体的功能和形态产生损害，对机体具有侵害作用。对于预防 *H. pylori* 感染，首先要加强身体素质，同时调摄饮食，养成良好的生活习惯；其次，应该避免接触 *H. pylori*，*H. pylori* 是一种传染性病原体，主要通过口 - 口和粪 - 口途径传播，因此采用分餐制、使用公筷，避免食用不洁食物对于预防 *H. pylori* 感染具有重要意义；最后，研究发现，清热化湿复方[25]、荆花胃康胶丸[11]等中药具有良好的抗 *H. pylori* 黏附效应，黏附是 *H. pylori* 定植于胃黏膜上皮的前提，是药物降低 *H. pylori* 定植密度、提高后续根除治疗成功率的关键作用点，抑制黏附与中医治未病思想相通，因此开发具有抗黏附作用的中药产品将在 *H. pylori* 预防领域存在较好的应用前景。

中西医结合全程治疗 *H. pylori* 感染方案见图 9-1[9]。

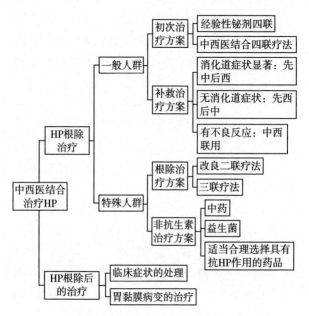

图 9-1 中西医结合全程治疗 *H. pylori* 感染方案

六、结语

控制 *H. pylori* 感染、阻断炎 - 癌转化是我国胃癌防治的关键，而 *H. pylori* 根除治疗及胃癌前病变的干预均存在诸多亟待解决的临床瓶颈。中医药在 *H. pylori* 治疗中具有提高根除率、减少不良反应发生、不易产生继发性耐药、降低 *H. pylori* 耐药性和改善胃黏膜病变等优势，中西医协作治疗在提高 *H. pylori* 根除率同时，降低了不良反应发生率，且中药在目前西医疗效有限的胃黏膜病变领域具有独特优势。中西医协同，充分发挥各自优势，能够在 *H. pylori*- 胃炎 - 癌前病变 - 胃癌的全程各环节形成针对性的方案，提高临床疗效，实现临床获益。中医药有着全面整体的辨证论治理念，以及丰富的药物资源，利用好、开发好中医药宝库，形成安全、有效、简单易行的 *H. pylori* 根除治疗方案，研发胃黏膜病变治疗的创新方药，将使 *H. pylori* 诊治和胃癌防治的中西医结合新路径越走越深入、越走越宽阔。

（张学智）

参 考 文 献

[1] IARC Working Group on the Evaluation of Carcinogenic Risks to Humans. Schistosomes, liver flukes and Helicobacter pylori [J]. IARC Monogr. Eval. Carcinog. Risks Hum., 1994, 61: 1-241.

[2] The U.S. Department of Health and Human Services (HHS). 15th Report on Carcinogens 2021 [EB/OL]. (2021-12-21)[2014-10-08] https://ntp.niehs.nih.gov/whatwestudy/assessments/cancer/roc.

[3] 中国幽门螺杆菌根除与胃癌防控的专家共识意见（2019 年，上海）. 中华消化杂志 [J]. 2019,（5）:

310-316.

［4］CHIANG T H，CHANG W J，CHEN S L，et al. Mass eradication of Helicobacter pylori to reduce gastric cancer incidence and mortality：a long-term cohort study on Matsu Islands［J］. Gut，2021，70（2）：243-250.

［5］MALFERTHEINER P，MEGRAUD F，ROKKAS T，et al. Management of Helicobacter pylori infection：the Maastricht Ⅵ/Florence consensus report［J］. Gut，2022，71（9）：39.

［6］TSHIBANGU-KABAMBA E，YAMAOKA Y. Helicobacter pylori infection and antibiotic resistance-from biology to clinical implications［J］. Nat. Rev. Gastroenterol. Hepatol.，2021，18（9）：613-629.

［7］SHAH S C，IYER P G，MOSS S F. AGA Clinical Practice Update on the Management of Refractory Helicobacter pylori Infection：Expert Review［J］. Gastroenterology，2021，160（5）：1831-1841.

［8］张学智，魏玮，蓝宇. 成人幽门螺杆菌引起的胃炎中西医协作诊疗专家共识（2020，北京）［J］. 中医杂志，2020，61（22）：2016-2024.

［9］黄秋月. 清热化湿复方抗幽门螺杆菌黏附 - 炎症的效应及对胃肠菌群的影响［D］. 北京大学，2022.

［10］全国中西医整合幽门螺杆菌处理共识专家组. 全国中西医整合治疗幽门螺杆菌相关"病 - 证"共识［J］. 胃肠病学和肝病学杂志，2018，27（9）：1008-1016.

［11］JIA X，HUANG Q，LIN M，et al. Revealing the novel

effect of Jinghua Weikang capsule against the antibiotic resistance of Helicobacter pylori [J]. Front Microbiol, 2022, 13: 962354.

[12] XU Y F, LIAN D W, CHEN Y Q, et al. In Vitro and In Vivo Antibacterial Activities of Patchouli Alcohol, a Naturally Occurring Tricyclic Sesquiterpene, against Helicobacter pylori Infection [J]. Antimicrob Agents Chemother, 2017, 61 (6): e00122-17.

[13] LUO P, HUANG Y, HANG X, et al. Dihydrotanshinone I Is Effective against Drug-Resistant Helicobacter pylori In Vitro and In Vivo [J]. Antimicrob Agents Chemother, 2021, 65 (3): e01921-20.

[14] LI R J, QIN C, HUANG G R, et al. Phillygenin Inhibits Helicobacter pylori by Preventing Biofilm Formation and Inducing ATP Leakage [J]. Front Microbiol, 2022, 13: 863624.

[15] PENG C, SANG S, SHEN X, et al. In vitro anti-Helicobacter pylori activity of Syzygium aromaticum and the preliminary mechanism of action [J]. J. Ethnopharmacol, 2022, 288: 114995.

[16] MALFERTHEINER P, MEGRAUD F, O'MORAIN C A, et al. Management of Helicobacter pylori infection-the Maastricht V/Florence Consensus Report [J]. Gut, 2017, 66 (1): 6-30.

[17] BRUNO G, ZACCARI P, ROCCO G, et al. Proton pump inhibitors and dysbiosis: Current knowledge and

aspects to be clarified［J］. World J Gastroenterol, 2019, 25（22）: 2706-2719.

［18］伍世颖, 庄惠玲, 丁彧, 等. 广藿香醇抗幽门螺杆菌的作用及对肠道微生物的影响［J］. 中药新药与临床药理, 2019, 30（8）: 927-934.

［19］史宗明, 于靖, 黄秋月, 等. 土荆芥对幽门螺杆菌感染小鼠肠道菌群多样性的影响［J］. 北京中医药, 2018, 37（10）: 932-937.

［20］成虹, 胡伏莲, 盛剑秋, 等. 荆花胃康胶丸联合含呋喃唑酮三联或四联疗法补救治疗幽门螺杆菌感染的多中心随机对照研究［J］. 中华医学杂志, 2016, 96（40）: 3206-3212.

［21］中华医学会消化病学分会幽门螺杆菌学组. 2022中国幽门螺杆菌感染治疗指南［J］. 中华消化杂志, 2022, 42（11）: 745-756.

［22］肖惠霞. 荆花胃康胶丸联合三联疗法补救治疗 H. pylori 感染多中心随机对照临床研究［D］. 北京中医药大学, 2022.

［23］SUGANO K, TACK J, KUIPERS E J, et al. Kyoto global consensus report on Helicobacter pylori gastritis ［J］. Gut, 2015, 64（9）: 1353-1367.

［24］李军祥, 陈誩, 吕宾, 等. 慢性萎缩性胃炎中西医结合诊疗共识意见（2017年）［J］. 中国中西医结合消化杂志, 2018, 26（2）: 121-131.

［25］QIUYUE H, HUI Y E, ZONGMING S, et al. Efficacy of Qingre Huashi decoction on infection of: inhibiting adhesion, antioxidant, and anti-inflammation［J］. J

Tradit Chin Med，2022，42（6）：915-921.

第三节　第二次中国中西医整合治疗幽门螺杆菌相关"病 - 证"共识

幽门螺杆菌（*H. pylori*）是最常见的感染性疾病，是胃炎、消化性溃疡、胃癌及胃 MALT 淋巴瘤的主要病因，其耐药日益严重，*H. pylori* 防控一直是全球公共卫生领域的重要挑战。2018年，首次发布的《中国中西医整合治疗幽门螺杆菌相关"病 - 证"共识》融合了西医除菌治疗和中医的辨证施治理念，为 *H. pylori* 感染的防治提供了整合医学的独特视角。该共识提出了针对"难治性幽门螺杆菌感染"的个体化治疗原则，并在其框架下提出了中西医整合等"幽门螺杆菌治疗新路径"，为我国 *H. pylori* 的防控做出了突出贡献。

在过去的六年中，中西医结合治疗 *H. pylori* 的理论与实践取得了诸多进展，为进一步提升中西医整合治疗 *H. pylori* 相关疾病的科学性与可操作性打下了坚实基础。2023 年发布的《中国幽门螺杆菌感染防控》白皮书[1]，系统分析了我国 *H. pylori* 的感染现状、风险因素及防治策略，提出了精准防控的有效措施，强调了中西医整合策略在有效预防和治疗 *H. pylori* 感染相关疾病中的重要作用。这些成果为新的共识修订提供了科学依据。

2024 年修订的《中国中西医整合治疗幽门螺杆菌相关"病 - 证"共识》不仅延续了整合医学理念，还纳入了近年来的最新研究进展。新的共识将继续为我国 *H. pylori* 感染的防治提供全面、科学、系统的指导，推动中西医结合治疗的临床应用，助力健康中国建设。

第一部分：中国 *H. pylori* 治疗现状与挑战

【临床问题 1】疗程为 14 天的铋剂四联疗法是目前国内外推荐的主要 *H. pylori* 根除方案，临床实践中如何理解和合理应用这一方案？

疗程为 14 天的铋剂四联疗法是当前首选推荐方案[2, 3]，但抗生素的选择和疗程必须根据当地 *H. pylori* 耐药情况，因人因地而异[4-6]。若联合中药治疗，不仅能提高 *H. pylori* 根除率，而且有利于缓解症状，减少治疗中的不良反应，还有可能缩短抗生素疗程[7, 8]（临床问题 10~14）。

【临床问题 2】如何评价大剂量抑酸药和阿莫西林组成的 *H. pylori* 根除治疗的二联方案？

大剂量二联方案具有简单、依从性高的特点。我国 2022 年发布的 *H. pylori* 感染治疗指南推荐可以作为一线治疗方案及补救治疗方案[2]。由于该方案使用了较大剂量的阿莫西林，Maastricht Ⅵ 共识中该方案并非首选一线治疗方案，共识更倾向于推荐四联疗法和三联疗法[3]。在某些特定情况下，例如在一线治疗失败后，或在已知的抗生素耐药性较高的地区，二联方案可被视为替代选择[3]。尽管阿莫西林相对安全，但仍需谨慎控制剂量，尤其是对老年人、儿童和肾功能不全患者，以最大限度地降低不良反应的风险。

【临床问题3】H. pylori 根除率逐渐下降的原因是什么？

H. pylori 根除失败的原因是多方面的，包括治疗不规范、治疗方案不适合该患者、患者依从性以及 H. pylori 耐药性等[9-13]。其中 H. pylori 耐药性是导致 H. pylori 根除率越来越低的主要原因[14, 15]。所以，如何避免 H. pylori 耐药性是提高 H. pylori 根除率的关键[16]。从群体角度，规范抗生素使用，避免耐药性快速增加是减少抗生素耐药的关键，在个体角度，选择敏感抗生素，选择合理抗生素组合提高根除率的关键。

【临床问题4】通过延长疗程和增加药物剂量可以提高 H. pylori 根除率吗？

为了提高 H. pylori 根除率，H. pylori 治疗方案的疗程已经从7天逐渐延至10天、14天[17]，是否还能继续延长？目前无论国内外 H. pylori 治疗共识，其疗程都不超过14天，但在补救治疗中，对甲硝唑可以优化剂量（增至 1.6g/d）以克服其耐药性[16, 18, 19]。但无论延长疗程或增加药物剂量，不良反应都会随之增加[20, 21]。

【临床问题5】H. pylori 反复治疗是否对肠道菌群产生影响？

在反复治疗的患者中，有些患者由于抗生素

的反复应用，有可能导致敏感细菌逐渐减少，耐药菌逐渐增加，肠道各类细菌数量比例发生变化而导致肠道菌群失调[22-26]，其中有些患者的消化道症状可能与肠道菌群失调有关。

第二部分："难治性幽门螺杆菌感染"问题

【临床问题6】如何正确理解和运用 *H. pylori* 相关共识？

"共识"对临床医生具有重要指导作用，但具体应用时必须因人因地而异，强调个体化治疗[16, 27]，对反复治疗失败者应根据当地 *H. pylori* 耐药监测及患者具体的情况来选择相应的治疗方案[28]。鉴于 *H. pylori* 耐药的严峻现状，在首次治疗时，照搬共识经验已经不适合我国的国情，因此首次治疗时就应当考虑个体化治疗，即"首战即决战"[29]。

【临床问题7】如何理解"难治性幽门螺杆菌感染"？

"共识"符合多数人，这是共识的基本原则，但并不涵盖所有人，有可能少部分患者虽然按照"共识"治疗，但还是反复失败，这些按"共识"处理反复失败者可归属为"难治性幽门螺杆菌感染"[30]。

【临床问题8】如何界定"难治性幽门螺杆菌感染"？

鉴于地区和个体差异，难治程度有所不同，所以"难治性幽门螺杆菌感染"很难下一个确切定义，但整体而言必须遵循以下原则[30]：①连续按"共识"中推荐的治疗方案治疗失败两次以上（包括两次）；②每次疗程10~14天（至少有一次疗程是14天）；③每次治疗都按"共识"要求完成全疗程。

【临床问题9】"难治性幽门螺杆菌感染"处理基本原则是什么？

基本原则是应该实施个体化治疗，遵照以下基本原则[14, 27, 30]：

（1）首先选择不易产生耐药性或耐药率低的敏感抗生素，如阿莫西林、呋喃唑酮、四环素，敏感抗生素的选择因人因地而异。

（2）但对曾经同时用过上述三种抗生素、或三者中的任何两种仍然失败者，建议于治疗之前作药敏试验来选择敏感抗生素。

（3）反复治疗失败的患者，需要继续治疗时，必须首先对该患者进行"个体化整体评估"[31]。

【临床问题10】对多次 *H. pylori* 治疗失败的患者如何进行"个体化整体评估"？

对多次 *H. pylori* 治疗失败患者的"个体化整体评估"，是经验治疗的前提，也是再次治疗策略的选择依据。评估内容包括：

（1）是否存在慢性萎缩性胃炎、肠化、不典型增生，等明显的胃黏膜病变。

（2）根除 *H. pylori* 治疗失败原因（如耐药、患者依从性、对常用抗生素过敏、不良生活习惯等）。

（3）是否存在严重躯体疾病，等抗衡因素。

（4）是否存在由于反复治疗而导致的胃肠菌群失衡。

（5）是否存在青霉素过敏。

（6）是否存在明显消化道症状而影响依从性等。

（7）既往治疗方案、治疗时机是否恰当。

（8）是否存在 *H. pylori* 生物学行为的改变，*H. pylori* 定植在胃体时引起胃体黏膜萎缩，酸分泌减少，细菌球形变，因而其生物学行为发生改变而不容易被根除[32, 33]。

（9）其他因素，如宿主 *CYP2C19* 基因多态性对 PPI 代谢的影响，*H. pylori* 菌株类型及毒力的影响，药物相互作用的影响，不良生活习惯的影响等。

第三部分：*H. pylori* 耐药形势下，中西医整合治疗是最好的选择

【临床问题 11】是否有基础研究证实中医药对 *H. pylori* 的抑菌或杀菌作用？其可能作用机制是什么？

已有基础研究证实某些中药、单体[34]以及含中药的黏膜保护剂[35]在体外或动物在体实验有确切的抑菌或杀菌作用，而且对耐药菌株也有杀灭作用。研究其机制可能是通过抑制 *H. pylori* 功能蛋白合成[36]、破坏细胞结构[37]、抑制生物膜合成[38, 39]、抑制毒力因子释放[36]、降低黏

附力[40]、调节免疫反应[41, 42]、抑制炎症因子释放[43-45]、调节胃内微生态[46]、增强抗生素抗菌活性[47]等途径实现的。

【临床问题 12】是否有临床研究证实中医药对 H. pylori 的根除作用及临床症状的缓解效果？

已有全国多中心随机平行对照的临床研究显示三联或四联疗法联合中药可以明显提高 H. pylori 根除率，而且能减少三联或四联疗法的药物不良反应[48-52]，对 H. pylori 治疗失败的患者也能取得较好的疗效，包括根除率、症状等[53-55]。在当前 H. pylori 耐药情况下，联合中医药治疗是当前治疗 H. pylori 感染相关疾病的新手段。

【临床问题 13】中药四联疗法（中药 +PPI 三联）是否与铋剂四联疗法一样有效？

已有随机平行对照的全国多中心临床研究显示，在慢性胃炎患者首次和补救治疗中，某些中药四联疗法与铋剂四联疗法的 H. pylori 根除率两者是相当的，但中药四联疗法在改善消化不良症状方面具有优势，同时联合中药治疗组不良反应还明显减少[56-59]。

【临床问题 14】中西医整合治疗 H. pylori 相关疾病可以缩短抗生素治疗的疗程吗？

中西医整合治疗 H. pylori 相关疾病可缩短抗生素的疗程，减少治疗中不良反应。已有全国多中心临床研究[60]显示铋剂四联 10 天疗法联合中药在 H. pylori 相关疾病的补救治疗中获得很好的疗效，不仅减少了抗生素用量，而且获得了非

常理想的 *H. pylori* 根除率。

【临床问题 15】疗程 14 天的铋剂四联在联合中药治疗 *H. pylori* 相关疾病时，其根除率是否优于单用疗程 14 天的铋剂四联疗法？

目前已有临床研究[61-65]证实疗程 14 天的铋剂四联如果联合中药治疗，不仅 *H. pylori* 根除率可以优于铋剂四联疗法，而且不良反应可以明显减少，这对 *H. pylori* 治疗反复失败的患者是较好的选择。

第四部分：反复治疗失败患者的"个体化整体评估"

【临床问题 16】对反复治疗失败的患者，应暂停抗 *H. pylori* 治疗（所谓的踩刹车），如何理解和处理踩刹车？

在 *H. pylori* 治疗失败后，细菌可能暂时表现出耐药性，这不仅是由于球形变，还与基因突变、外排泵活性增加和生物膜形成等机制有关，暂停抗生素治疗后，细菌可以通过调整代谢途径或耐药基因的表达来恢复敏感性。这种适应性恢复是"踩刹车"理论的核心，暂停治疗有助于细菌重新活跃，提高后续治疗成功率，同时恢复胃肠道微环境，增强机体对 *H. pylori* 的抵抗力。除了暂时停止抗 *H. pylori* 治疗之外，对这些反复失败的患者同时还应该进行"个体化整体评估"（临床问题 10）和个体化治疗（临床问题 9），首先应该作好下一次根除 *H. pylori* 的治疗前准备[27, 30, 66]（临床问题16），然后进行标准的抗 *H. pylori* 治疗。

【临床问题17】如何实现"难治性幽门螺杆菌感染"相关疾病的"个体化的整体治疗"？

对"难治性幽门螺杆菌感染"相关疾病的"个体化的整体治疗"是"态靶辨治"策略指导下的"标本兼治的分阶段综合疗法"。中医强调"调态"，即通过恢复机体的内稳态来改善症状和体征。在 *H. pylori* 感染的情况下，中医通过调理脾胃、清热解毒、活血化瘀等方法，旨在增强机体的免疫力，改善患者的整体健康状况。西医侧重"打靶"，更注重对疾病的直接治疗，强调通过药物的靶向作用来消灭病原体，快速有效地解决感染问题。中医的整体调理和西医的精准治疗相辅相成，使得治疗更加个体化和系统化。

（1）治疗前的"调态"，在正式治疗之前，使用中药，或微生态制剂进行调理，改善机体的内环境。这一阶段的目标是增强患者的免疫功能，提高对 *H. pylori* 的免疫力。例如，针对脾胃湿热证的患者，可以使用清热祛湿的中药，如黄芩和茯苓，以帮助恢复脾胃的正常功能。

（2）同步使用中西药物，含抗生素的个体化杀菌治疗。在治疗过程中，可联合中药可以增强西药的根除效果，减少抗生素的不良反应。

（3）治疗后的中药巩固。根除治疗后，继续使用中药进行巩固治疗，对有肠道菌群紊乱的患者，可以使用微生态制剂。以改善患者的整体症状和生活质量。

【临床问题 18】如何理解和运用"幽门螺杆菌治疗新路径"-*H. pylori* 感染的非抗生素疗法？

治疗 *H. pylori* 感染有两个途径[7]：一是抗生素直接杀灭作用；二是其他药物通过影响炎症因子、加强黏膜屏障、改变胃内微环境以及减弱 *H. pylori* 在胃内黏附与定植，从而抑制或清除 *H. pylori* 的非抗生素作用。"幽门螺杆菌治疗新路径"是指中药、益生菌、黏膜保护剂等非抗生素类药物在 *H. pylori* 感染相关疾病治疗中的合理应用[7]。有研究显示，中药为主的非抗生素疗法或单独使用经方在治疗 *H. pylori* 及其相关疾病方面均显示出一定的疗效，具有一定的临床应用前景[67-70]。推荐使用有临床证据支持的中成药，或辨证施治应用中草药，可联合益生菌制剂。较常应用的药物包括中成药（如荆花胃康、温胃舒、养胃舒、胃复春、摩罗丹等）[48, 58-60, 71-73]、中药方剂如半夏泻心汤，或多从湿热论治[74]。益生菌作为单药疗法，与安慰剂相比，可实现一定的清除 HP 效应，但与特定的菌株及剂量相关[75, 76]。某些益生菌（如乳酸杆菌、布拉氏酵母菌等）[77-79]或黏膜保护剂[44, 80-84]联合含抗生素的标准三联或四联疗法能提高 *H. pylori* 根除率，减少治疗中不良反应。关于这些都需要将来作更多、更深入、更细致的基础和临床研究以证实其有效性和作用机制。

H. pylori 相关疾病处理策略流程图见图 9-2。

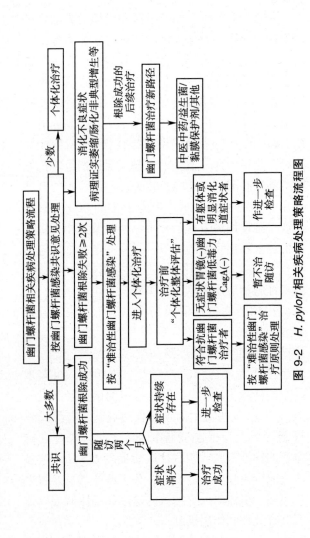

图 9-2 H. pylori 相关疾病处理策略流程图

第五部分：*H. pylori* 相关疾病治疗的中西医整合，"病 - 证"整合，标本兼治

【临床问题 19】如何进行"病 - 证"整合，标本兼治？

证是中医基础与临床的连接，也是中医治疗的关键环节。"病 - 证"结合、辨证论治是当今中医药治疗 *H. pylori* 相关疾病的基本原则。辨证论治是一种个体化治疗，就是根据每个患者症状、体征、舌脉特点，四诊合参，确定中医的证型，然后根据不同的证型给予不同的方药（包括中成药）治疗。中医药治疗主要是通过整体调节而起作用[67, 85]，同时也有一定的直接抑杀 *H. pylori* 的作用[34]。中医药治疗也能够改善 *H. pylori* 患者的临床症状、提高生活质量。辨证论治如下[86]：

1. 治疗原则　*H. pylori* 属中医"邪气"范畴，"邪之所凑，其气必虚"，"正气存内，邪不可干"，扶正祛邪是 *H. pylori* 相关病证的基本治疗原则。根据其虚、实分治，实者泻之，虚者补之，虚实夹杂者补泻并用。实者以湿热为主，祛邪重在清热祛湿。虚者以脾虚为主，扶正重在健脾和胃，补中益气。

2. 证治分类

（1）脾胃湿热证的辨证论治见表 9-1。

（2）脾胃虚弱（寒）证的辨证论治见表 9-2。

（3）寒热错杂证的辨证论治见表 9-3。

表 9-1　脾胃湿热证的辨证论治

主症 （必备）	①上腹痞满或疼痛 ②口干或口苦
次症 （2项以上）	①口干不欲饮水 ②食欲减退 ③恶心或呕吐 ④小便黄
舌象 （参考）	舌红，苔黄厚腻 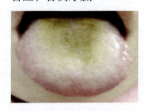
治法	清热化湿，理气和中
主方	连朴饮[87, 88]，见《霍乱论》
药物	厚朴　黄连　石菖蒲　法半夏各9g　淡豆豉　栀子　芦根各15g

表 9-2　脾胃虚弱（寒）证的辨证论治

主症 （必备）	①上腹隐痛或痞满 ②喜温喜按
次症 （2项以上）	①口吐清水 ②食欲减退 ③疲乏 ④手足不温 ⑤大便溏泻

舌象 （参考）	舌淡边有齿痕，苔白
	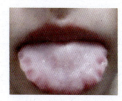
治法	健脾益气，和胃安中
主方	香砂六君子汤[89]，见《古今名医方论》
药物	木香 6g　砂仁 3g（后下）　陈皮 10g　法半夏 9g　党参 15g　白术 10g　茯苓 10g　炙甘草 6g

表 9-3　寒热错杂证的的辨证论治

主症 （必备）	①上腹痞满或疼痛，遇冷加重 ②口干或口苦
次症 （2 项以上）	①食欲减退 ②恶心或呕吐 ③肠鸣 ④大便溏泻
舌象 （参考）	舌淡，苔黄
	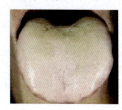
治法	辛开苦降，和胃消痞

续表

主方	半夏泻心汤[90]，见《伤寒论》
药物	法半夏 9g 黄芩 10g 黄连 5g 干姜 10g 炙甘草 6g 党参 15g 大枣 6g

"难治性幽门螺杆菌感染"中药辨证论治推荐方案图 9-3。

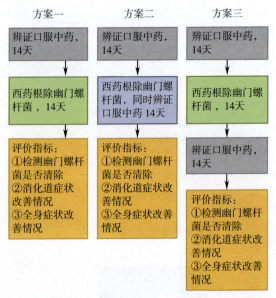

图 9-3　"难治性幽门螺杆菌感染"中药辨证论治推荐方案
注：行西药根除 HP 治疗前后，辨证口服中药的疗程推荐为 14 天，但临床应根据患者具体情况酌情确定。

（胡伏莲）

第十章

幽门螺杆菌研究重要参考文献分类速查

一、综述和 meta 分析

[1] DANESH J, APPLEBY P, PETO R. How often does surgery for peptic ulceration eradicate Helicobacter pylori? Systematic review of 36 studies [J]. BMJ, 1998, 316 (7133): 746-747.

[2] JAAKKIMAINEN R L, BOYLE E, TUDIVER F. Is Helicobacter pylori associated with non-ulcer dyspepsia and will eradication improve symptoms? A meta-analysis [J]. BMJ, 1999, 319 (7216): 1040-1044.

[3] MOAYYEDI P, SOO S, DEEKS J, et al. Systematic review and economic evaluation of Helicobacter pylori eradication treatment for non-ulcer dyspepsia. Dyspepsia Review Group [J]. BMJ, 2000, 321 (7262): 659-664.

[4] HUANG J Q, SRIDHAR S, HUNT R H. Role of Helicobacter pylori infection and non-steroidal anti-inflammatory drugs in peptic-ulcer

disease: a meta-analysis [J]. Lancet, 2002, 359 (9300): 14-22.

[5] HUANG J Q, ZHENG G F, SUMANAC K, et al. Meta-analysis of the relationship between cagA seropositivity and gastric cancer [J]. Gastroenterology, 2003, 125 (6): 1636-1644.

[6] FORD A C, QUME M, MOAYYEDI P, et al. Helicobacter pylori "test and treat" or endoscopy for managing dyspepsia: an individual patient data meta-analysis [J]. Gastroenterology, 2005, 128 (7): 1838-1844.

[7] FUCCIO L, MINARDI M E, ZAGARI R M, et al. Meta-analysis: duration of first-line proton-pump inhibitor based triple therapy for Helicobacter pylori eradication [J]. Ann. Intern. Med., 2007, 147 (8): 553-562.

[8] ZULLO A, DE FRANCESCO V, HASSAN C, et al. The sequential therapy regimen for Helicobacter pylori eradication: a pooled-data analysis [J]. Gut, 2007, 56 (10): 1353-1357.

[9] JAFRI N S, HORNUNG C A, HOWDEN C W. Meta-analysis: sequential therapy appears superior to standard therapy for Helicobacter pylori infection in patients naive to treatment [J]. Ann. Intern. Med., 2008, 148 (12): 923-931.

[10] FUCCIO L, ZAGARI R M, EUSEBI L H, et al. Meta-analysis: can Helicobacter pylori eradication treatment reduce the risk for gastric cancer? [J]. Ann. Intern. Med., 2009, 151 (2): 121-128.

[11] STASI R, SARPATWARI A, SEGAL J B, et al. Effects of eradication of Helicobacter pylori infection in patients with immune thrombocytopenic purpura: a systematic review[J]. Blood, 2009, 113 (6): 1231-1240.

[12] ZULLO A, HASSAN C, CRISTOFARI F, et al. Effects of Helicobacter pylori eradication on early stage gastric mucosa-associated lymphoid tissue lymphoma [J]. Clin. Gastroenterol. Hepatol., 2010, 8 (2): 105-110.

[13] QIAN B, MA S, SHANG L, et al. Effects of Helicobacter pylori eradication on gastroesophageal reflux disease [J]. Helicobacter, 2011, 6 (4): 255-265.

[14] MCNICHOLL A G, LINARES P M, NYSSEN O P, et al. Meta-analysis: esomeprazole or rabeprazole vs. first-generation pump inhibitors in the treatment of Helicobacter pylori infection [J]. Aliment. Pharmacol. Ther., 2012, 36 (5): 414-425.

[15] GATTA L, VAKIL N, VAIRA D, et al. Global eradication rates for Helicobacter pylori

infection: systematic review and meta-analysis of sequential therapy [J]. BMJ, 2013, 347: f4587.

[16] SIERRA M S, HASTINGS E V, GOODMAN K J. What do we know about benefits of H. pylori treatment in childhood? [J]. Gut Microbes, 2013, 4 (6): 549-567.

[17] FORD A C, FORMAN D, HUNT R H, et al. Helicobacter pylori eradication therapy to prevent gastric cancer in healthy asymptomatic infected individuals: systematic review and meta-analysis of randomised controlled trials [J]. BMJ, 2014, 348: g3174.

[18] LI B Z, THREAPLETON D E, WANG J Y, et al. Comparative effectiveness and tolerance of treatments for Helicobacter pylori: systematic review and network meta-analysis [J]. BMJ, 2015, 351: h4052.

[19] LEE Y C, CHIANG T H, CHOU C K, et al. Association Between Helicobacter pylori Eradication and Gastric Cancer Incidence: A Systematic Review and Meta-analysis [J]. Gastroenterology, 2016, 150 (5): 1113-1124.e5.

[20] KUO Y T, LIOU J M, EL-OMAR E M, et al; Asian Pacific Alliance on Helicobacter and Microbiota. Primary antibiotic resistance in Helicobacter pylori in the Asia-Pacific region: a

systematic review and meta-analysis [J]. Lancet Gastroenterol Hepatol, 2017, 2 (10): 707-715.

[21] YEO Y H, SHIU S I, HO H J, et al; Taiwan Gastrointestinal Disease and Helicobacter Consortium. First-line Helicobacter pylori eradication therapies in countries with high and low clarithromycin resistance: a systematic review and network meta-analysis [J]. Gut, 2018, 67 (1): 20-27.

[22] ROKKAS T, GISBERT J P, MALFERTHEINER P, et al. Comparative Effectiveness of Multiple Different First-Line Treatment Regimens for Helicobacter pylori Infection: A Network Meta-analysis [J]. Gastroenterology, 2021, 161 (2): 495-507.e4.

[23] TSHIBANGU-KABAMBA E, YAMAOKA Y. Helicobacter pylori infection and antibiotic resistance-from biology to clinical implications [J]. Nat Rev Gastroenterol Hepatol, 2021, 18 (9): 613-629.

[24] FORD A C, TSIPOTIS E, YUAN Y, et al. Efficacy of Helicobacter pylori eradication therapy for functional dyspepsia: updated systematic review and meta-analysis [J]. Gut, 2022: gutjnl-2021-326583.

[25] GRAHAM D Y, HERNAEZ R,

ROKKAS T. Cross-roads for meta-analysis and network meta-analysis of H. pylori therapy [J]. Gut, 2022, 71 (3): 643-650.

[26] FORD A C, YUAN Y, MOAYYEDI P. Long-Term Impact of Helicobacter pylori Eradication Therapy on Gastric Cancer Incidence and Mortality in Healthy Infected Individuals: A Meta-Analysis Beyond 10 Years of Follow-Up [J]. Gastroenterology, 2022, 163 (3): 754-756.e1.

[27] GRAHAM D Y, HERNAEZ R, ROKKAS T. Cross-roads for meta-analysis and network meta-analysis of H. pylori therapy [J]. Gut, 2022, 71 (3): 643-650.

[28] LI Y, CHOI H, LEUNG K, et al. Global prevalence of Helicobacter pylori infection between 1980 and 2022: a systematic review and meta-analysis [J]. Lancet Gastroenterol Hepatol, 2023, 8 (6): 553-564.

[29] MOSS S F, SHAH S C, TAN M C, et al. Evolving Concepts in Helicobacter pylori management [J]. Gastroenterology, 2023: S0016-5085 (23) 05083-7.

[30] MALFERTHEINER P, CAMARGO M C, EL-OMAR E, et al. Helicobacter pylori infection [J]. Nat Rev Dis Primers, 2023, 9 (1): 19.

［31］CHEN P Y, TSAI F P, CHEN M J, et al. Vonoprazan-based versus proton pump inhibitor-based therapy in Helicobacter pylori eradication: an updated systematic review and meta-analysis of randomised trials［J］. Gut, 2023: gutjnl-2023-329826.

［32］魏红, 杨桂彬, 胡伏莲. 幽门螺杆菌毒素及其与临床疾病相关性的研究进展［J］. 中华医学杂志, 2005, 85（37）: 2659-2662.

［33］谢川, 吕农华. 幽门螺杆菌与胃肠外疾病的关系［J］. 中华消化杂志, 2011, 31（12）: 843-845.

［34］刘冠伊, 王化虹, 滕贵根. 炎症性肠病与幽门螺杆菌关系的研究进展［J］. 中华医学杂志, 2015, 95（20）: 1628-1630.

［35］虞思祎, 房静远. 根除幽门螺杆菌预防胃癌的影响因素研究进展［J］. 中华消化杂志, 2016, 36（1）: 62-64.

［36］叶晖, 张学智. 幽门螺杆菌感染诊治方案进展［J］. 胃肠病学和肝病学杂志, 2017, 26（06）: 644-648.

［37］高杰, 林倩云, 彭文玲, 等. 幽门螺杆菌和胃微生态系统与胃疾病的关系［J］. 中华消化杂志, 2017, 37（3）: 205-208.

［38］彭磊, 张伟锋, 李璇, 等. 幽门螺杆菌感染的内镜诊断及评价［J］. 中华消化内镜杂志, 2019, 36（9）: 704-708.

［39］魏舒纯，党旖旎，彭磊，等.幽门螺杆菌与胃肠微生态的研究［J］.胃肠病学和肝病学杂志，2019，28（3）：262-266.

［40］解雅淋，何春燕，韦思琪，等.幽门螺杆菌根除治疗对幽门螺杆菌阴性胃 MALT 淋巴瘤疗效的研究进展［J］.胃肠病学和肝病学杂志，2020，29（12）：5.

［41］杨少鹏，王冬，张晓岚.幽门螺杆菌与急性消化道出血关系的研究进展［J］.胃肠病学和肝病学杂志，2020，29（6）：688-692.

［42］敦泽，郭立芳.幽门螺杆菌致病机制的研究进展［J］.中国中西医结合消化杂志，2020，28（8）：645-648.

［43］胡奕，吕农华.规范应用呋喃唑酮根除幽门螺杆菌［J］.中华消化杂志，2021，41（9）：639-641.

［44］毛立祺，胡玥，马陈皋，等.幽门螺杆菌感染与胃内菌群变化研究进展［J］.中华消化杂志，2021，41（1）：64-67.

［45］殷民月，石玉琪，徐岚，等.高剂量双联疗法和四联疗法在中国治疗幽门螺杆菌感染的疗效比较：系统评价和荟萃分析［J］.胃肠病学和肝病学杂志，2021，30（08）：893-899.

［46］项安易，李全林，周平红.幽门螺杆菌检测方法研究进展［J］.中华消化杂志，2022，42（11）：789-792.

［47］罗举，蔡昊，徐灿霞.幽门螺杆菌感

染与心血管疾病的研究进展［J］.中华内科杂志，2022，61（1）：121-125.

［48］姜洋，党小红，杨秀英.根除幽门螺杆菌影响因素的研究进展［J］.胃肠病学和肝病学杂志，2022，31（9）：969-973.

［49］郝科欣，邓涛.铋剂四联方案与高剂量双联方案治疗幽门螺杆菌感染的对比研究进展［J］.中华消化杂志，2023，43（5）：344-347.

［50］董潇阳，杜奕奇.口腔微生态与幽门螺杆菌感染相关性研究进展［J］.中华消化杂志，2023，43（6）：419-421.

［51］兰海涛，王小星，王世超，等.根除幽门螺杆菌在异时性胃癌中预防作用的 Meta 分析［J］.胃肠病学和肝病学杂志，2023，32（4）：428-432.

［52］范婧怡，王健.幽门螺杆菌感染与胰腺癌风险之间的相关性：一项荟萃分析［J］.胃肠病学和肝病学杂志，2023，32（7）：801-808.

（董锦沛）

二、基础研究

（一）英文文献

［1］MARSHALL BJ，WARREN JR.Unidentified curved bacilli in the stomach of patients with gastritis and peptic ulceration［J］.Lancet，1984，1（8390）：1311-1315.

[2] WOTHERSPOON A C, ORTIZ-HIDALGO C, FALZON M R, et al. Helicobacter pylori-associated gastritis and primary B-cell gastric lymphoma [J]. Lancet, 1991, 338 (8776): 1175-1176.

[3] AKOPYANZ N, BUKANOV NO, WESTBLOM TU, et al. PCR-based RFLP analysis of DNA sequence diversity in the gastric pathogen Helicobacter pylori [J]. Nucleic Acids Res, 1992, 20 (23): 6221-6225.

[4] THOMAS JE, GIBSON GR, DARBOE MK, et al. Isolation of Helicobacter pylori from human faeces [J]. Lancet, 1992, 340 (8829): 1194-1195.

[5] BERRY V, JENNINGS K, WOODNUTT G, et al. Bactericidal and morphological effects of amoxicillin on Helicobacter pylori [J]. Antimicrob Agents Chemother, 1995, 39 (8): 1859-1861.

[6] TOMB JF, WHITE O, KERLAVAGE AR, et al. The complete genome sequence of the gastric pathogen Helicobacter pylori [J]. Nature, 1997, 388 (6642): 539-547.

[7] ZHANG ZW, PATCHETT SE, PERRETT D, et al. The relation between gastric vitamin C concentrations, mucosal histology, and CagA seropositivity in the human stomach [J].

Gut, 1998, 43 (3): 322-326.

[8] VAN DOORN LJ, FIGUEIREDO C, ROSSAU R, et al. Typing of Helicobacter pylori vacA gene and detection of cagA gene by PCR and reverse hybridization [J]. J Clin Microbiol, 1998, 36 (5): 1271-1276.

[9] BASSO D, NAVAGLIA F, BRIGATO L, et al. Analysis of Helicobacter pylori vacA and cagA genotypes and serum antibody profile in benign and malignant gastroduodenal diseases [J]. Gut, 1998, 43 (2): 182-186.

[10] VAN DOORN LJ, FIGUEIREDO C, MÉGRAUD F, et al. Geographic distribution of vacA allelic types of Helicobacter pylori [J]. Gastroenterology, 1999, 116 (4): 823-830.

[11] MONTEIRO L, OCCHIALINI A, MARAIS A, et al. Direct detection of Helicobacter pylori resistance to macrolides by a polymerase chain reaction/DNA enzyme immunoassay in gastric biopsy specimens [J]. Gut, 1999, 44 (4): 463-467.

[12] SALAMA N, GUILLEMIN K, MCDANIEL TK, et al. A whole-genome microarray reveals genetic diversity among Helicobacter pylori strains [J]. Proc Natl Acad Sci USA, 2000, 97 (26): 14668-14673.

[13] YAKOOB J, FAN X G, HU G L, et

al. Polycolonization of Helicobacter pylori among Chinese subjects [J]. Clin Microbiol Infect, 2001, 7 (4): 187-192.

[14] SCOTT DR, MARCUS EA, WEEKS DL, et al. Mechanisms of acid resistance due to the urease system of Helicobacter pylori [J]. Gastroenterology, 2002, 123 (1): 187-195.

[15] PEREZ-PEREZ G I, SALOMAA A, KOSUNEN T U, et al. Evidence that cagA (+) Helicobacter pylori strains are disappearing more rapidly than cagA (−) strains [J]. Gut, 2002, 50 (3): 295-298.

[16] FALUSH D, WIRTH T, LINZ B, et al. Traces of human migrations in Helicobacter pylori populations[J]. Science, 2003, 299(5612): 1582-1585.

[17] TERRADOT L, BAYLISS R, OOMEN C, et al. Structures of two core subunits of the bacterial type Ⅳ secretion system, VirB8 from Brucella suis and ComB10 from Helicobacter pylori [J]. Proc Natl Acad Sci U S A, 2005, 102 (12): 4596-4601.

[18] YAMAOKA Y, OJO O, FUJIMOTO S, et al. Helicobacter pylori outer membrane proteins and gastroduodenal disease [J]. Gut, 2006, 55 (6): 775-781.

[19] GANGWER KA, MUSHRUSH

DJ, STAUFF DL, et al. Crystal structure of the Helicobacter pylori vacuolating toxin p55 domain [J]. Proc Natl Acad Sci USA, 2007, 104 (41): 16293-16298.

[20] SYCURO LK, PINCUS Z, GUTIERREZ KD, et al. Peptidoglycan crosslinking relaxation promotes Helicobacter pylori's helical shape and stomach colonization [J]. Cell, 2010, 141 (5): 822-833.

[21] MULLER C, BAHLAWANE C, AUBERT S, et al. Hierarchical regulation of the NikR-mediated nickel response in Helicobacter pylori [J]. Nucleic Acids Res, 2011, 39 (17): 7564-7575.

[22] KENNEMANN L, DIDELOT X, AEBISCHER T, et al. Helicobacter pylori genome evolution during human infection [J]. Proc Natl Acad Sci USA, 2011, 8 (12): 5033-5038.

[23] KUMAR N, MARIAPPAN V, BADDAM R, et al. Comparative genomic analysis of Helicobacter pylori from Malaysia identifies three distinct lineages suggestive of differential evolution [J]. Nucleic Acids Res, 2015, 43 (1): 324-335.

[24] JONES MD, LI Y, ZAMBLE DB. Acid-responsive activity of the Helicobacter pylori metalloregulator NikR [J]. Proc Natl Acad Sci

USA，2018，115（36）：8966-8971.

[25] YAMAOKA Y，KWON D H，GRAHAM D Y. A M（r）34，000 proinflammatory outer membrane protein（oipA）of Helicobacter pylori [J]. Proc Natl Acad Sci USA，2000，97（13）：7533-7538.

[26] MOODLEY Y，BRUNELLI A，GHIROTTO S，et al. Helicobacter pylori's historical journey through Siberia and the Americas [J]. Proc Natl Acad Sci USA，2021，118（25）：e2015523118.

[27] WU J C，LIU G L，ZHANG Z H，et al. 15NH4+ excretion test：a new method for detection of Helicobacter pylori infection [J]. J Clin Microbiol，1992，30（1）：1811-1814.

[28] FAN X G，KELLEHER D，FAN X J，et al. Helicobacter pylori increases proliferation of gastric epithelial cells [J]. Gut，1996，38（1）：19-22.

[29] WANG W H，WONG W M，DAILIDIENE D，et al. Aspirin inhibits the growth of Helicobacter pylori and enhances its susceptibility to antimicrobial agents [J]. Gut，2003，52（4）：490-495.

[30] DAI G，CHENG N，DONG L，et al. Bactericidal and morphological effects of NE-2001, a novel synthetic agent directed against Helicobacter

pylori [J]. Antimicrob Agents Chemother, 2005, 49 (8): 3468-3473.

[31] YUAN J, LI P, TAO J, et al. H. pylori escape host immunoreaction through inhibiting ILK expression by VacA [J]. Cell Mol Immunol, 2009, 6 (3): 191-197.

[32] GAO W, CHENG H, HU F, et al. The evolution of Helicobacter pylori antibiotics resistance over 10 years in Beijing, China [J]. Helicobacter, 2010, 15 (5): 460-466.

[33] ZHAO C, LU X, BU X, et al. Involvement of tumor necrosis factor-alpha in the upregulation of CXCR4 expression in gastric cancer induced by Helicobacter pylori [J]. BMC Cancer, 2010, 10: 419.

[34] XU C, RUAN X M, LI H S, et al. Anti-adhesive effect of an acidic polysaccharide from Aloe vera L. var. chinensis (Haw.) Berger on the binding of Helicobacter pylori to the MKN-45 cell line [J]. J Pharm Pharmacol, 2010, 62 (12): 1753-1759.

[35] SU P, LI Y, LI H, et al. Antibiotic resistance of Helicobacter pylori isolated in the Southeast Coastal Region of China [J]. Helicobacter, 2013, 18 (4): 274-279.

[36] CHEN L, LI B, YANG W C, et al. A dominant CD4 (+) T-cell response to Helicobacter

pylori reduces risk for gastric disease in humans ［J］. Gastroenterology, 2013, 144（3）: 591-600.

［37］ZHANG X, ZHANG J, ZHANG R, et al. Structural, enzymatic and biochemical studies on Helicobacter pylori arginase ［J］. Int J Biochem Cell Biol, 2013, 45（5）: 995-1002.

［38］WANG W, DING J, ZHANG Y, et al. Structural insights into the unique single-stranded DNA-binding mode of Helicobacter pylori DprA ［J］. Nucleic Acids Res, 2014, 42（5）: 3478-3491.

［39］CAO Q, DIDELOT X, WU Z, et al. Progressive genomic convergence of two Helicobacter pylori strains during mixed infection of a patient with chronic gastritis ［J］. Gut, 2015, 64（4）: 554-561.

［40］LI Y, HU X, DING D, et al. In situ targeted MRI detection of Helicobacter pylori with stable magnetic graphitic nanocapsules ［J］. Nat Commun, 2017, 8: 15653.

［41］LI H, YANG T, LIAO T, et al. The redefinition of Helicobacter pylori lipopolysaccharide O-antigen and core-oligosaccharide domains ［J］. PLoS Pathog, 2017, 13（3）: e1006280.

［42］SUN L, TALARICO S, YAO L, et al. Droplet Digital PCR-Based Detection of Clarithromycin Resistance in Helicobacter pylori

Isolates Reveals Frequent Heteroresistance [J]. J Clin Microbiol, 2018, 56 (9): e00019-18.

[43] SHU X, YIN G, LIU M, et al. Antibiotics resistance of Helicobacter pylori in children with upper gastrointestinal symptoms in Hangzhou, China [J]. Helicobacter, 2018, 23 (3): e12481.

[44] CHEN X, LIU R, LIU X, et al. L-ascorbic Acid-2-Glucoside inhibits Helicobacter pylori-induced apoptosis through mitochondrial pathway in Gastric Epithelial cells [J]. Biomed Pharmacother, 2018, 97: 75-81.

[45] LI N, FENG Y, HU Y, et al. Helicobacter pylori CagA promotes epithelial mesenchymal transition in gastric carcinogenesis via triggering oncogenic YAP pathway [J]. J Exp Clin Cancer Res, 2018, 37 (1): 280.

[46] GE X, CAI Y, CHEN Z, et al. Bifunctional Enzyme SpoT Is Involved in Biofilm Formation of Helicobacter pylori with Multidrug Resistance by Upregulating Efflux Pump Hp1174 (gluP) [J]. Antimicrob Agents Chemother, 2018, 62 (11): e00957-18.

[47] KUO C J, CHEN C Y, LO H R, et al. Helicobacter pylori Induces IL-33 Production and Recruits ST-2 to Lipid Rafts to Exacerbate Inflammation [J]. Cells, 2019, 8 (10): 1290.

［48］YAN W, GU L, REN W, et al. Recognition of Helicobacter pylori by protein-targeting aptamers［J］. Helicobacter, 2019, 24（3）: e12577.

［49］LI H, MARCEAU M, YANG T, et al. East-Asian Helicobacter pylori strains synthesize heptan-deficient lipopolysaccharide［J］. PLoS Genet, 2019, 15（11）: e1008497.

［50］JIANG X, DUAN Y, ZHOU B, et al. The Cyclopropane Fatty Acid Synthase Mediates Antibiotic Resistance and Gastric Colonization of Helicobacter pylori［J］. J Bacteriol, 2019, 201（20）: e00374-19.

［51］CAI Y, WANG C, CHEN Z, et al. Transporters HP0939, HP0497, and HP0471 participate in intrinsic multidrug resistance and biofilm formation in Helicobacter pylori by enhancing drug efflux［J］. Helicobacter, 2020, 25（4）: e12715.

［52］XIE C, LI N, WANG H, et al. Inhibition of autophagy aggravates DNA damage response and gastric tumorigenesis via Rad51 ubiquitination in response to H. pylori infection［J］. Gut Microbes, 2020, 11（6）: 1567-1589.

［53］TANG X, SHEN Y, HU R, et al. Re-assessment of the disk diffusion technique for routine antimicrobial susceptibility testing for

Helicobacter pylori [J]. Helicobacter, 2020, 25 (4): e12703.

[54] WU Z F, ZOU K, XIANG C J, et al. Helicobacter pylori infection is associated with the co-occurrence of bacteria in the oral cavity and the gastric mucosa [J]. Helicobacter, 2021, 26 (2): e12786.

[55] ZHOU J, ZHANG L, ZENG L, et al. Helicobacter pylori FabX contains a [4Fe-4S] cluster essential for unsaturated fatty acid synthesis [J]. Nat Commun, 2021, 12 (1): 6932.

[56] QIU E, JIN S, XIAO Z, et al. CRISPR-based detection of Helicobacter pylori in stool samples [J]. Helicobacter, 2021, 26 (4): e12828.

[57] ZHANG L, ZHANG L, DENG H, et al. In vivo activation of pH-responsive oxidase-like graphitic nanozymes for selective killing of Helicobacter pylori [J]. Nat Commun, 2021, 12 (1): 2002.

[58] CAO L, ZHU S, LU H, et al. Helicobacter pylori-induced RASAL2 Through Activation of Nuclear Factor-κB Promotes Gastric Tumorigenesis via β-catenin Signaling Axis [J]. Gastroenterology, 2022, 162 (6): 1716-1731.

[59] LIU M, ZHU P, ZHANG L, et al. Single-Cell Identification, Drug Susceptibility Test,

and Whole-genome Sequencing of Helicobacter pylori Directly from Gastric Biopsy by Clinical Antimicrobial Susceptibility Test Ramanometry [J]. Clin Chem, 2022, 68（8）: 1064-1074.

[60] YU Q, SHI H, DING Z, et al. The E3 ubiquitin ligase TRIM31 attenuates NLRP3 inflammasome activation in Helicobacter pylori-associated gastritis by regulating ROS and autophagy [J]. Cell Commun Signal, 2023, 21（1）: 1.

[61] WU X, ZHAO Y, ZHANG H, et al. Mechanism of regulation of the Helicobacter pylori Cagβ ATPase by CagZ [J]. Nat Commun, 2023, 14（1）: 479.

[62] CUI L, SHI X, LI H, et al. Crystal structures and solution conformations of HtrA from Helicobacter pylori reveal pH-dependent oligomeric conversion and conformational rearrangements [J]. Int J Biol Macromol, 2023, 243: 125274.

[63] ZHANG X, QIU H, ZHONG X, et al. A CRISPR/Cas12a-assisted array for Helicobacter pylori DNA analysis in saliva [J]. Anal Chim Acta, 2023, 1239: 340736.

（二）中文文献

[1] 王蔚虹，胡伏莲，贾博琦，等.用PCR-SSCP分析区分不同来源的幽门螺杆菌 [J].中华消化杂志，1995（S1）: 9-12.

[2] 胡伏莲，郭飞，贾博琦.幽门螺杆菌

毒素与胃癌发生的相关性研究 [J].中华内科杂志, 1998, 37 (9): 44-45.

[3] 郭飞, 胡伏莲, 贾博琦, 等.幽门螺杆菌毒素对胃黏膜细胞系 c-met, c-myc 基因表达的影响 [J].中华消化杂志, 1999, 38 (2): 64-65.

[4] 李淑德, 许国铭, 李兆申, 等.幽门螺杆菌 cagⅡ对胃上皮细胞 IL-8 基因转录的影响及机制 [J].中华消化杂志, 2000, 20 (4): 230-233.

[5] 唐芙爱, 郑鹏远, 李振峰, 等.幽门螺杆菌表达 LeWis B 抗原不影响细菌的黏附 [J].中华消化杂志, 2001, 21 (3): 162-164.

[6] 史彤, 刘文忠, 萧树东, 等.幽门螺杆菌对克拉霉素耐药的分子机制研究 [J].中华消化杂志, 2001, 21 (1): 25-27.

[7] 陆红, 陈晓宇, 刘文忠, 等.幽门螺杆菌感染对胃黏膜环氧合酶 -2 表达的影响 [J].中华消化杂志, 2001, 21 (5): 287-289.

[8] 姜政, 黄爱龙, 王丕龙, 等.幽门螺杆菌外膜蛋白的基因克隆及表达 [J].中华医学杂志, 2001, 81 (23): 1416-1419.

[9] 郜恒骏, 缪锟, 吕秀珍, 等.幽门螺杆菌感染胃黏膜病变基因表达和细胞生物学行为 [J].中华消化杂志, 2001, 21 (1): 18-21.

[10] 林军, 邓长生, 孙洁, 等.人类白细胞抗原 -DRB1 与胃腺癌及其临床特征和幽门螺

杆菌感染的相关性［J］.中华消化杂志，2001，21（3）：165-167.

［11］班宗文，吕宗舜，阎雪艳，等.幽门螺杆菌感染对 Fas/FasL 表达的影响在胃癌发生中的作用［J］.中华消化杂志，2002，22（4）：206-208.

［12］白杨，陈烨，王继德，等.幽门螺杆菌黏附素 AlpA 基因克隆、表达及免疫原性研究［J］.中华消化杂志，2003，23（11）：648-650.

［13］陈洁，陈旻湖，李国庆，等.幽门螺杆菌疫苗免疫小鼠的 Th 免疫应答及作用［J］.中华消化杂志，2003，23（12）：739-743.

［14］高文，胡伏莲，吕有勇.幽门螺杆菌对胃癌上皮细胞株 AGS 细胞的生长抑制作用及其分子机理探讨［J］.中华医学杂志，2003，83（9）：31-35.

［15］张卫民，赖卓胜，许刚，等.幽门螺杆菌源抗菌肽对胃黏膜上皮细胞及胃癌细胞生长的影响［J］.中华消化杂志，2003，23（12）：715-717.

［16］李淑德，许国铭，李兆申.幽门螺杆菌 cag 致病岛 ORF10 基因下调胃上皮白细胞介素 -8 转录［J］.中华消化杂志，2003，23（3）：158-160.

［17］杨桂彬，胡伏莲，吕有勇.胃黏膜病变演化过程中幽门螺杆菌感染与 p53 变异和 MG-7 抗原及核仁组成区相关蛋白表达的关系

[J].中华医学杂志，2003，83（15）：47-51.

[18] 韩跃华，刘文忠，朱红音，等.上海地区幽门螺杆菌菌株 iceA、babA2 基因型与临床的关系 [J].中华消化杂志，2004，24（6）：322-325.

[19] 朱永良，杜勤，钱可大，等.幽门螺杆菌 CagA C- 端功能域特征及其生物学功能研究 [J].中华消化杂志，2004，24（5）：278-281.

[20] 徐灿，李兆申，屠振兴，等.幽门螺杆菌 hpaA 核酸疫苗的构建及免疫原性检测 [J].中华消化杂志，2004，24（10）：579-582.

[21] 王剑，王吉耀，沈锡中，等.幽门螺杆菌感染 Balb/c 小鼠模型的建立及对 N- 甲基 -N- 亚硝基脲诱发胃癌的影响 [J].中华消化杂志，2005，25（3）：146-149.

[22] 祝荫，吕农华，陈江，等.幽门螺杆菌感染诱导胃黏膜上皮细胞凋亡及端粒酶逆转录酶表达 [J].中华消化杂志，2005，25（11）：672-675.

[23] 刘懿，林苏，邱冬妮，等.幽门螺杆菌感染对胃黏膜环氧合酶表达的影响 [J].中华消化杂志，2006，26（4）：254-257.

[24] 马慧霞，王蔚虹，胡伏莲，等.阿司匹林和塞莱昔布对幽门螺杆菌的体外影响 [J].世界华人消化杂志，2006，14（28）：2747-2752.

[25] 王华，邵世和.幽门螺杆菌 OipA、

HopX、HopW基因的检测及序列分析 [J]. 世界华人消化杂志，2007，15（35）：3710-3714.

［26］郭涛，钱家鸣，赵雯卿，等. 白细胞介素 -1β 介导幽门螺杆菌相关胃癌发生的实验研究 [J]. 中华消化杂志，2008，28（4）：217-220.

［27］刘志强，郑鹏远. 主动外排泵外膜蛋白编码基因 herA 在幽门螺杆菌多重耐药中的重要作用 [J]. 世界华人消化杂志，2008，16（16）：1751-1756.

［28］宋衍燕，赵飞，肖迪，等. 幽门螺杆菌与胃上皮细胞不同作用时间点蛋白质组的差异分析 [J]. 世界华人消化杂志，2008，16（12）：1260-1265.

［29］赵飞，何利华，姜葵，等. 一种新的幽门螺杆菌雷贝拉唑耐药相关基因 [J]. 世界华人消化杂志，2008，16（31）：3547-3550.

［30］张孝平，王蔚虹，田雨，等. 阿司匹林提高幽门螺杆菌对克拉霉素敏感性的机制 [J]. 世界华人消化杂志，2008，48（18）：1990-1996.

［31］郭瑞芳，臧师竹，房静远，等. 一组与胃黏膜病变演化及早期癌变相关基因的鉴定及生物学意义 [J]. 北京大学学报（医学版），2009，41（3）：353-360.

［32］黄学文，罗瑞华，赵琪，等. 幽门螺杆菌提取液诱导 AGS 细胞内活性氧类物质水平

的变化 [J]. 中华消化杂志, 2010, 30 (1): 37-41.

[33] 郭姝, 何利华, 张建中, 等. 儿童幽门螺杆菌耐药及对大环内酯类抗生素的耐药基因分析 [J]. 中华医学杂志, 2014, 94 (8): 563-566.

[34] 赵媛媛, 许建明, 张磊, 等. 幽门螺杆菌感染常用诊断方法的对比研究 [J]. 中华消化内镜杂志, 2016, 33 (6): 379-383.

[35] 刘芸, 滕贵根, 王蔚虹, 等. 硫糖铝对幽门螺杆菌感染小鼠胃黏膜损伤的保护作用及其对胃肠菌群的影响 [J]. 中华医学杂志, 2019, 99 (20): 1546-1552.

[36] 熊海林, 霍丽娟, 李素霞, 等. S100A8和S100A9在幽门螺杆菌相关胃炎中的表达及其临床意义 [J]. 中华消化杂志, 2020, 40 (6): 380-386.

[37] 李罗娜, 刘芸, 张鸿晨, 等. 幽门螺杆菌感染对AOM/DSS诱导的小鼠炎症相关性结直肠癌的影响及免疫机制 [J]. 中华医学杂志, 2020, 100 (34): 2689-2695.

[38] 胡奕, 何晨, 吕农华. 核因子κB信号通路在幽门螺杆菌致病中的作用 [J]. 中华消化杂志, 2020, 40 (11): 790-792.

[39] 朱晓文, 袁纯辉, 王军, 等. 前蛋白转化酶枯草溶菌素9在幽门螺杆菌感染导致炎症反应中的作用机制 [J]. 中华消化杂志, 2022,

42（5）：304-313.

（刘芳勋　杨桂彬）

三、临床研究

（一）中文参考文献

［1］高文，胡伏莲，成虹，等.国产药物组成的四联疗法对胃炎及十二指肠溃疡患者幽门螺杆菌感染根除效果的前瞻性多中心随机对照研究［J］.中华医学杂志，2016，96（4）：260-264.

［2］"温胃舒或养胃舒治疗幽门螺杆菌相关性慢性胃炎和消化性溃疡"全国多中心临床研究科研协作组.温胃舒或养胃舒治疗幽门螺杆菌相关性慢性胃炎和消化性溃疡的全国多中心临床研究［J］.中华医学杂志，2010，90（2）：75-78.

［3］梁洁，吴开春，杨云生，等.依卡倍特钠四联疗法根除幽门螺杆菌的临床试验：全国多中心临床研究［J］.中华消化杂志，2012，32（10）：662-664.

［4］萧树东，刘文忠，胡品津，等.短程三联疗法根除幽门螺杆菌的多中心临床研究［J］.胃肠病学，2000，5（1）：14-18.

［5］郑青，吴叔明，柯美云，等.雷贝拉唑与奥美拉唑三联疗法根除幽门螺杆菌多中心、随机、双盲、平行对照研究［J］.胃肠病学，2002，7（5）：272-276.

［6］中华医学会消化病学分会幽门螺杆菌

学组/全国幽门螺杆菌科研协作组,成虹,胡伏莲,等.中国幽门螺杆菌耐药状况以及耐药对治疗的影响——全国多中心临床研究[J].胃肠病学,2007,12(9):525-530.

[7]成虹,胡伏莲,张国新,等.含左氧氟沙星三联疗法一线治疗幽门螺杆菌感染:多中心随机对照临床研究[J].中华医学杂志,2010,90(2):79-82.

[8]高文,成虹,胡伏莲,等.含艾普拉唑四联七天疗法根除幽门螺杆菌的全国多中心临床研究[J].中华医学杂志,2012,92(30):2108-2112.

[9]胡伏莲,成虹,张学智,等.多中心临床观察荆花胃康联合三联疗法治疗幽门螺杆菌相关性十二指肠溃疡和胃炎疗效及耐药分析[J].中华医学杂志,2012,92(10):679-684.

[10]王婷婷,张月苗,张学智,等.荆花胃康胶丸联合PPI三联疗法对幽门螺杆菌阳性慢性萎缩性胃炎的效果:多中心随机对照临床研究[J].中华医学杂志,2013,93(44):3491-3495.

[11]成虹,胡伏莲,盛剑秋,等.荆花胃康胶丸联合含呋喃唑酮三联或四联疗法补救治疗幽门螺杆菌感染的多中心随机对照研究[J].中华医学杂志,2016,96(40):3206-3212.

[12]杨桂彬,胡伏莲,成虹,等.布拉氏酵母菌散联合三联疗法对幽门螺杆菌感染根除效果的多中心随机对照研究[J].中华医学杂志,

2022, 102（18）：1383-1388.

　　[13]上海地区"丽珠胃三联"临床研究协作组.不同三联方案治疗幽门螺杆菌阳性消化性溃疡的多中心临床研究[C].中华消化杂志，2000，20（6）：387-390.

　　[14]全国丽珠胃三联多中心临床协作组.以复方铋剂为主的四联疗法根除幽门螺杆菌全国多中心临床研究[C].中华消化杂志，2002，22（5）：271-274.

　　[15]董欣红，胡伏莲，李世荣，等.三九胃泰四联疗法治疗消化性溃疡及根除幽门螺杆菌的多中心临床研究[J].中国新药杂志，2002，11（6）：476-479.

　　[16]杨琼，尚琪，魏国强，等.含铋剂四联方案联合荆花胃康胶丸治疗幽门螺杆菌感染的前瞻性多中心随机对照研究[J].中华医学杂志，2019，99（4）：295-300.

　　[17]贾燕，潘元明，盛剑秋，等.多中心临床观察铝碳酸镁四联与铋剂四联根除幽门螺杆菌的疗效及安全性[J].胃肠病学和肝病学杂志，2022，31（6）：648-655.

　　[18]张月苗，王婷婷，叶晖，等.荆花胃康胶丸联合三联疗法治疗幽门螺杆菌感染慢性胃炎疗效观察[J].中国中西医结合消化杂志，2013，21（11）：587-590.

　　[19]李建勋，吕宾，杜勤，等.荆花胃康胶丸联合铋剂四联治疗幽门螺杆菌阳性慢性胃炎

多中心随机对照研究［J］.中国中西医结合消化杂志，2018，26（12）：998-1004.

［20］广州地区克拉霉素三联疗法协作组.克拉霉素三联疗法治疗幽门螺菌阳性十二指肠溃疡［C］.中华消化杂志，2000，20（3）：207.

（二）英文参考文献

［1］LANE JA，MURRAY L J，NOBLE S，et al. Impact of Helicobacter pylori eradication on dyspepsia，health resource use，and quality of life in the Bristol helicobacter project：randomised controlled trial［J］. BMJ，2006，332（7535）：199-204.

［2］HARVEY R F，LANE JA，MURRAY LJ，et al. Randomised controlled trial of effects of Helicobacter pylori infection and its eradication on heartburn and gastro-oesophageal reflux：Bristol helicobacter project［J］. BMJ，2004，328（7453）：1417.

［3］HOSKING SW，LING TK，CHUNG SC，et al. Randomised controlled trial of short term treatment to eradicate Helicobacter pylori in patients with duodenal ulcer［J］. BMJ，1992，305（6852）：502-504.

［4］MCCOLL KE，MURRAY L，EL-OUMAR E，et al. Randomised trial of endoscopy with testing for Helicobacter pylori compared with non-invasive H pylori testing alone in the management of dyspepsia [J]. BMJ, 2002, 324 (7344): 999-1002.

[5] CHIBA N, VAN ZANTEN SJ, SINCLAIR P, et al. Treating Helicobacter pylori infection in primary care patients with uninvestigated dyspepsia: the Canadian adult dyspepsia empiric treatment-Helicobacter pylori positive(CADET-Hp) randomised controlled trial [J]. BMJ, 2002, 324 (7344): 1012-1016.

[6] SUNG J J, LIN S R, CHING J Y, et al. Atrophy and intestinal metaplasia one year after cure of H. pylori infection: a prospective, randomized study [J]. Gastroenterology, 2000, 119 (1): 7-14.

[7] TAHA AS, ANGUS PW, DIXON JM, et al. Neutrophils, Helicobacter pylori, and nonsteroidal anti-inflammatory drug ulcers [J]. Gastroenterology, 1999, 116 (2): 254-258.

[8] PAN K F, ZHANG L, GERHARD M, et al. A large randomised controlled intervention trial to prevent gastric cancer by eradication of Helicobacter pylori in Linqu County, China: baseline results and factors affecting the eradication [J]. Gut, 2016, 65 (1): 9-18.

[9] HEANEY A, COLLINS JS, WATSON RG, et al. A prospective randomised trial of

a "test and treat" policy versus endoscopy based management in young Helicobacter pylori positive patients with ulcer-like dyspepsia, referred to a hospital clinic [J]. Gut, 1999, 45 (2): 186-190.

[10] LABENZ J, BÖRSCHEL H, PEITZ U, et al. Amoxicillin plus omeprazole versus triple therapy for eradication of Helicobacter pylori in duodenal ulcer disease: a prospective, randomized, and controlled study [J]. Gut, 1993, 34 (9): 1167-70.

[11] ZHANG W, CHEN Q, LIANG X, et al. Bismuth, lansoprazole, amoxicillin and metronidazole or clarithromycin as first-line Helicobacter pylori therapy [J]. Gut, 2015, 64 (11): 1715-1720.

[12] MAHADEVA S, GOH K L, LEOW AH, et al. Cost-effectiveness of and satisfaction with a Helicobacter pylori "test and treat" strategy compared with prompt endoscopy in young Asians with dyspepsia [J]. Gut, 2008, 57 (9): 1214-1220.

[13] MERA RM, FUENTES-PANANA EM, CAMORLINGA-PONCE M, et al. Dynamics of Helicobacter pylori infection as a determinant of progression of gastric precancerous lesions: 16-year follow-up of an eradication trial [J]. Gut, 2018, 67 (7): 1239-1246.

[14] ATHERTON JC, SPENCE RP, BURCHELL HH, et al. Effect of a test meal on the intragastric distribution of urea in the 13C-urea breath test for Helicobacter pylori [J]. Gut, 1995, 36 (3): 337-340.

[15] WU J C, CHAN F K, WONG V W, et al. Effect of Helicobacter pylori eradication on treatment of gastro-oesophageal reflux disease: a double blind, placebo controlled, randomised trial [J]. Gut, 2004, 53 (2): 174-179.

[16] VAN DOORN LJ, GLUPCZYNSKI Y, DUCHATEAU V, et al. Importance of Helicobacter pylori cagA and vacA status for the efficacy of antibiotic treatment [J]. Gut, 2000, 46 (3): 321-326.

[17] LIOU J M, LIN J T, CHANG C Y, et al. Levofloxacin-based and clarithromycin-based triple therapies as first-line and second-line treatments for Helicobacter pylori infection: a randomised comparative trial with crossover design [J]. Gut, 2010, 59 (5): 572-578.

[18] MERA R, FUENTES-PANANA EM, CAMORLINGA-PONCE M, et al. Long term follow up of patients treated for Helicobacter pylori infection [J]. Gut, 2005, 54 (11): 1536-1540.

[19] BORODY TJ, GEORGE LL, BRANDL S, et al. Omeprazole enhances efficacy of

triple therapy in eradicating Helicobacter pylori [J]. Gut, 1995, 37 (4): 477-481.

[20] TATSUTA M, OKUDA M, TANIGAWA T, et al. Reduction of gastric ulcer recurrence after suppression of Helicobacter pylori by cefixime [J]. Gut, 1990, 31 (9): 973-976.

[21] LIOU J M, CHEN C C, CHANG C Y, et al. Sequential therapy for 10 days versus triple therapy for 14 days in the eradication of Helicobacter pylori in the community and hospital populations: a randomised trial [J]. Gut, 2016, 65 (11): 1784-1792.

[22] LIU KS, HUNG IF, SETO WK, et al. Ten day sequential versus 10 day modified bismuth quadruple therapy as empirical firstline and secondline treatment for Helicobacter pylori in Chinese patients: an open label, randomised, crossover trial [J]. Gut, 2014, 63 (9): 1410-1415.

[23] MURAKAMI K, SAKURAI Y, SHIINO M, et al. Vonoprazan, a novel potassium-competitive acid blocker, as a component of first-line and second-line triple therapy for Helicobacter pylori eradication: a phase III, randomised, double-blind study [J]. Gut, 2016, 65 (9): 1439-1446.

[24] WONG B C, LAM S K, WONG W

M，et al. Helicobacter pylori eradication to prevent gastric cancer in a high-risk region of China: a randomized controlled trial [J]. JAMA, 2004, 291 (2): 187-194.

[25] RAUWS EA, TYTGAT GN. Cure of duodenal ulcer associated with eradication of Helicobacter pylori [J]. Lancet, 1990, 335 (8700): 1233-1235.

[26] HOSKING SW, LING TK, CHUNG SC, et al. Duodenal ulcer healing by eradication of Helicobacter pylori without anti-acid treatment: randomised controlled trial [J]. Lancet, 1994, 343 (8896): 508-510.

[27] FORBES GM, GLASER ME, CULLEN DJ, et al. Duodenal ulcer treated with Helicobacter pylori eradication: seven-year follow-up [J]. Lancet, 1994, 343 (8892): 258-260.

[28] DE BOER W, DRIESSEN W, JANSZ A, et al. Effect of acid suppression on efficacy of treatment for Helicobacter pylori infection [J]. Lancet, 1995, 345 (8953): 817-820.

[29] FUKASE K, KATO M, KIKUCHI S, et al. Effect of eradication of Helicobacter pylori on incidence of metachronous gastric carcinoma after endoscopic resection of early gastric cancer: an open-label, randomised controlled trial [J]. Lancet, 2008, 372 (9636): 392-397.

［30］CHAN F K, et al. Eradication of Helicobacter pylori and risk of peptic ulcers in patients starting long-term treatment with non-steroidal anti-inflammatory drugs: a randomised trial ［J］. Lancet, 2002, 359（9300）: 9-13.

［31］HAWKEY C, AVERY A, COUPLAND CAC, et al. Helicobacter pylori eradication for primary prevention of peptic ulcer bleeding in older patients prescribed aspirin in primary care（HEAT）: a randomised, double-blind, placebo-controlled trial ［J］. Lancet, 2022, 400（10363）: 1597-1606.

［32］MALFERTHEINER P, BAZZOLI F, DELCHIER JC, et al. Helicobacter pylori eradication with a capsule containing bismuth subcitrate potassium, metronidazole, and tetracycline given with omeprazole versus clarithromycin-based triple therapy: a randomised, open-label, non-inferiority, phase 3 trial ［J］. Lancet, 2011, 377（9769）: 905-913.

［33］CHAN F K, SUNG J J, CHUNG S C, et al. Randomised trial of eradication of Helicobacter pylori before non-steroidal anti-inflammatory drug therapy to prevent peptic ulcers ［J］. Lancet, 1997, 350（9083）: 975-979.

［34］CHOI IJ, KIM CG, LEE JY, et al. Family History of Gastric Cancer and Helicobacter

pylori Treatment［J］. N Engl J Med, 2020, 382
（5）: 427-436.

　　［35］CHOI IJ, KOOK MC, KIM YI, et
al. Helicobacter pylori Therapy for the Prevention of
Metachronous Gastric Cancer［J］. N Engl J Med,
2018, 378（12）: 1085-1095.

（刘芳勋　杨桂彬）